影像学
临床诊断与治疗应用

（上）

王正红等◎主编

吉林科学技术出版社

图书在版编目（CIP）数据

影像学临床诊断与治疗应用/王正红等主编. -- 长春：吉林科学技术出版社，2016.4
ISBN 978-7-5578-0433-6

Ⅰ. ①影… Ⅱ. ①王… Ⅲ. ①影像诊断—临床应用 Ⅳ. ① R445

中国版本图书馆CIP数据核字(2016) 第069584号

影像学临床诊断与治疗应用

YINGXIANGXUE LINCHUANG ZHENDUAN YU ZHILIAO YINGYONG

主　　编　王正红　燕宏军　李卫东　徐红卫　徐　薇　徐新丽
副 主 编　赵　艳　李拥军　易长虹　陈　威
　　　　　周静然　王晓妮　程留慧　周　舟
出 版 人　李　梁
责任编辑　张　凌　张　卓
封面设计　长春创意广告图文制作有限责任公司
制　　版　长春创意广告图文制作有限责任公司
开　　本　787mm×1092mm　1/16
字　　数　1140千字
印　　张　47
版　　次　2016年4月第1版
印　　次　2017年6月第1版第2次印刷

出　　版　吉林科学技术出版社
发　　行　吉林科学技术出版社
地　　址　长春市人民大街4646号
邮　　编　130021
发行部电话/传真　0431-85635177　85651759　85651628
　　　　　　　　　85652585　85635176
储运部电话　0431-86059116
编辑部电话　0431-86037565
网　　址　www.jlstp.net
印　　刷　虎彩印艺股份有限公司

书　　号　ISBN 978-7-5578-0433-6
定　　价　185.00元
如有印装质量问题　可寄出版社调换

主编简介

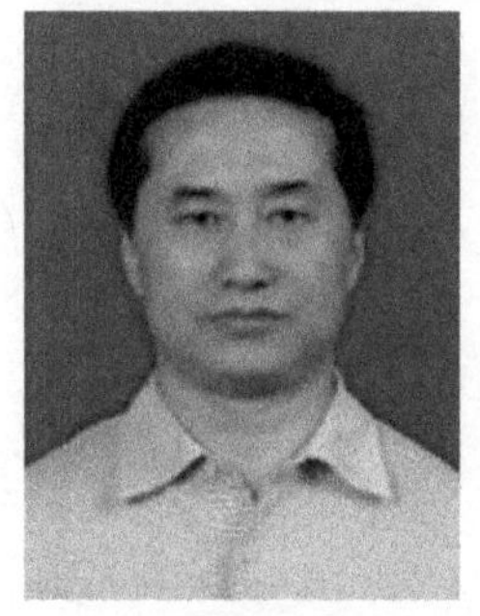

王正江

1963年出生，主治医师，大专学历，甘肃省抗癫痫协会常务理事，从事专业工作30余年。致力于癫痫脑血流灌注影像诊断的动态观察，对甲状腺、全身骨骼等SPECT影像诊断尤为擅长，并潜心于甲状腺系列疾病影像诊断与临床之结合的研究与实践。对甲亢、分化型甲癌、骨骼转移瘤的核素治疗及并发症的处理积累了丰富的施治经验，对甲亢核素治疗前后Graves眼病的处理取得了较好的临床效果。曾经在四川大学华西医院进修1年，参与编写人民卫生电子音像出版社《骨骼系统放射性核素检查》视听教材1部，参与省、厅级科研4项，主持市科委项目1项。

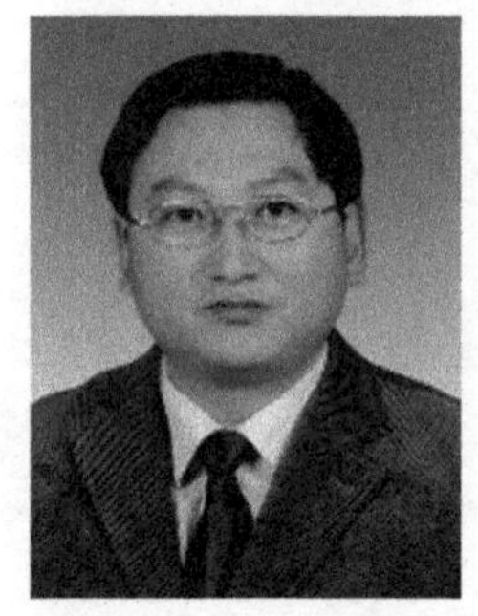

燕宏军

1970年出生，甘肃省白银市第一人民医院影像中心，副主任医师，本科学历，擅长呼吸及骨关节方面的影像诊断，发表论文多篇，主持完成课研1项，参与完成课研多项，获得科技进步奖2项。

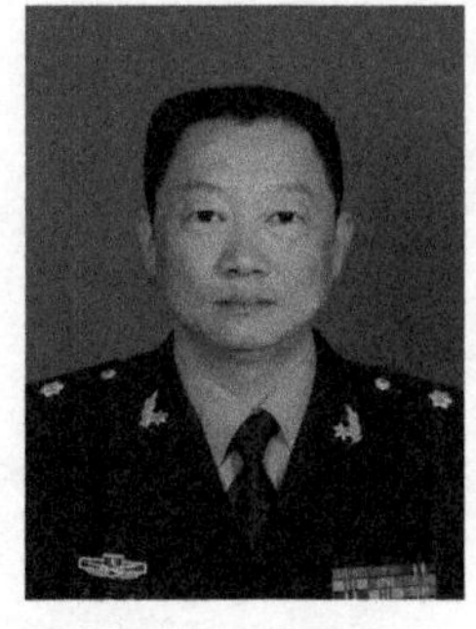

李卫东

1968年出生，解放军第153中心医院信息科主任，副主任医师。郑州大学特聘教授，研究生导师。现任中国医院协会信息管理专业委员会委员；中国卫生信息学会医院统计专业委员会委员；河南省医院信息管理专业委员会副主任委员；济南军区医院信息管理专业委员会副主任委员。目前承担的在研课题：1、基于心电信息的特殊人员识别系统；2、战场救治信息传输系统；3、战时“方舱医院”信息管理系统。

编委会

主　编　王正江　燕宏军　李卫东

徐红卫　徐　薇　徐新丽

副主编　赵　艳　李拥军　易长虹　陈　威

周静然　王晓妮　程留慧　周　舟

编　委　(按姓氏笔画排序)

王正江　兰州大学第二医院

王晓妮　青岛市第六人民医院

付传明　十堰市太和医院

湖北医药学院附属医院

刘智勇　内蒙古民族大学附属医院

李卫东　中国人民解放军第153中心医院

李拥军　青岛市第八人民医院

汪令生　十堰市太和医院

湖北医药学院附属医院

陈　威　邢台市人民医院

易长虹　湖北省荆州市中心医院

周　舟　河南中医药大学第一附属医院

周静然　湖北医药学院附属襄阳医院

赵　艳　甘肃省白银市第一人民医院

徐　薇　长江大学附属第一医院

荆州市第一人民医院

徐红卫　郑州大学第五附属医院
徐新丽　河南省驻马店市中心医院
黄　博　汉川市人民医院
　　　　武汉大学人民医院汉川医院
黄江华　湖北省荆州市中心医院
程留慧　河南中医药大学第一附属医院
燕宏军　甘肃省白银市第一人民医院

前　言

现代医学影像学包括影像诊断［X线、CT、磁共振（MRI）、超声检查、核医学］和应用等，影像设备的发展使图像分辨率和诊断的准确率明显提高，影像诊断已从单一依靠形态变化进行诊断成为集形态、功能和代谢改变为一体的综合诊断，而且在诊断的同时也开展治疗，扩大了医学影像的应用范围。医学影像学科在疾病诊断和应用中发挥越来越重要的作用，影像学的发展也促进了其他临床学科的发展。

本书从临床应用出发，在基础理论方面力求简洁、扼要，以临床常见病和多发病为重点，系统全面地讲解影像学检查的方法和内容，结合了新理论、新知识、新方法和新技术。共分为六篇，分别描述了X线检查的临床诊断与应用、CT检查的临床诊断与应用、MRI检查的临床诊断与应用、超声检查的临床诊断与应用、核医学检查的临床诊断与应用，并加入了数字医学信息的相关知识。

在编写过程中，由于参与编写的作者较多，叙述风格有所不同，加上时间紧张，篇幅所限，虽经多次加工修正，可能仍存有不妥之处，恳请读者及同仁指正，以便再版时进一步完善。

编　者

2016年4月

编写概况

全书内容共分六篇，三十五章，第一篇X线检查的临床诊断与应用（包括X线成像技术、呼吸系统疾病的X线检查、消化系统疾病的X线检查、泌尿系统疾病的X线检查、骨骼与关节疾病的X线检查），第二篇计算机体层成像检查的临床诊断与应用（包括计算机体层成像检查技术、神经系统疾病的CT检查、循环系统疾病的CT检查、呼吸系统疾病的CT检查、消化系统疾病的CT检查、泌尿系统疾病的CT检查），第三篇磁共振成像（MRI）检查的临床诊断与应用（包括磁共振成像技术、神经系统疾病的MRI检查、循环系统疾病的MRI检查、呼吸系统疾病的MRI检查、消化系统疾病的MRI检查、泌尿系统疾病的MRI检查、脊柱和脊髓疾病的MRI检查），第四篇超声检查的临床诊断与应用（包括超声成像技术、神经系统疾病的超声检查、循环系统疾病的超声检查、呼吸系统疾病的超声检查、消化系统疾病的超声检查、泌尿系统疾病的超声检查），第五篇核医学的临床诊断与应用（包括核医学显像技术、神经系统的核医学检查、心血管系统的核医学检查、呼吸系统的核医学检查、消化系统的核医学检查、泌尿生殖系统的核医学检查、内分泌系统的核医学检查、骨骼系统的核医学检查、炎症现象），第六篇数字医学信息（包括数字化医学、医学网络信息检索技术）。

参编的各位编委均来自临床一线影像学科室的骨干人员，共19位。其中主编王正江主要负责核医学显像技术章中分子核医学概论、心血管系统的核医学检查（核素心肌显像、心脏功能测定、心脏大血管动态显像和静脉血栓探测）、呼吸系统的核医学检查（肺灌注显像、肺通气显像、肺栓塞）、消化系统的核医学检查（唾液腺显像、胃肠出血显像、异位胃黏膜显像、胃肠功能测定、肝胆显像、肝动脉灌注与肝血池显像、肝胶体显像、脾脏显像）、泌尿生殖系统的核医学检查（肾动态显像、肾静态显像）、骨骼系统的核医学检查（骨、关节显像、骨密度测定）共计15万余字；主编燕宏军主要负责神经系统疾病的CT检查（脑缺血、出血和脑血管病变、颅脑外伤）、呼吸系统疾病的CT检查（肺肿瘤）、神经系统疾病的MRI检查（颅内肿瘤、脑血管病变）共计11万余字；主编李卫东主要负责第六篇数字医学信息（数字化医学、医学网络信息检索技术）共计7万余字；主编徐红卫主要负责计算机体层成像检查技术、循环系统疾病的CT检查（心脏及大血管损伤、冠心病、先天性心脏病）、呼吸系统疾病的CT检查（气管支气管疾病、肺部感染性疾病、弥漫性肺疾病）共计7.8万余字；

主编徐薇主要负责三维超声成像技术、循环系统疾病的超声检查（心脏瓣膜病、心肌梗死）、呼吸系统疾病的超声检查、泌尿系统疾病的超声检查，共计 6.8 万余字；主编徐新丽主要负责神经系统疾病的超声检查（颅脑超声解剖、超声探测方法和正常颅脑超声、新生儿及小儿颅脑超声检查）、循环系统疾病的超声检查（先天性心脏病、乳头肌功能不全和乳头肌断裂、感染性心内膜炎、心包炎和心包积液）、消化系统疾病的超声检查，共计 6.5 万余字；副主编赵艳主要负责核医学显像技术（放射性核素示踪技术、放射性核素显像技术）、神经系统的核医学检查、泌尿生殖系统的核医学检查（膀胱显像、阴囊血流及血池显像）、内分泌系统的核医学检查、炎症显像，共计 5 万余字；副主编李拥军主要负责超声成像技术（超声成像概述、超声成像特点及主要应用）、颅脑血管超声检查、急性心肌梗死的心电图分析，共计 4.8 万余字；副主编易长虹主要负责 X 线成像技术、呼吸系统疾病的 X 线检查（肺内阴影、胸膜病变）、原发性肝细胞癌的 CT 检查、磁共振成像原理，共计 4.5 万余字；副主编陈威主要负责呼吸系统疾病的 X 线检查（弥漫性肺部病变、肺内孤立性和多发性球形病灶、肺部索条状病变）、骨折的 X 线检查，共计 4.3 万余字；副主编周静然主要负责消化系统疾病的 X 线检查（咽部病变、食管病变、胃部病变）、神经系统疾病的 MRI 检查（颅脑损伤、颅内感染、脑萎缩、脑积水）、脊椎和脊髓疾病的 MRI 检查，共计 4 万余字；副主编王晓妮主要负责消化系统疾病的 X 线检查（十二指肠、小肠、结肠及盲肠病变、胆囊及胆管异变、肝脓肿、原发性肝癌）、消化系统疾病的 MRI 检查，共计 3.6 万余字；副主编程留慧主要负责消化系统疾病的 CT 检查（胃癌、直肠癌、阑尾炎、肝硬化、胆系结石、炎症、胰腺炎、胰腺癌、脾外伤）、泌尿系统疾病的 MRI 检查，共计 3.5 万余字；副主编周舟主要负责骨肿瘤的 X 线检查、鼻及鼻窦、咽喉部的 MRI 检查，共计 3 万余字；编委付传明主要负责泌尿系统疾病的 X 线检查、循环系统疾病的 MRI 检查，共计 1 万余字；编委黄江华主要负责磁共振成像特点与质量控制、磁共振成像系统的操作方法，共计 1 万余字，编委黄博主要负责关节创伤的 X 线检查、骨结核的 X 线检查、呼吸系统疾病的 MRI 检查（肺结核、肺癌、肺动脉栓塞、胸膜疾病），共计 1 万余字；编委刘智勇主要负责脑梗死的 CT 检查、泌尿系统疾病的 CT 检查，共计 1 万余字；编委汪令生主要负责 MRI 成像检查护理，共计 1.5 万余字。

目　录

第一篇　X线检查的临床诊断与应用

第二篇　CT检查的临床诊断与应用

第三篇 MRI 检查的临床诊断与应用

第四篇 超声检查的临床诊断与应用

第五篇　核医学检查的临床诊断与应用

第六篇 数字医学信息

第一篇

X 线检查的临床诊断与应用

第一章　X 线成像技术

第一节　X 线的特性及原理

一、X 线特性

X 线为波长较短的电磁波，X 线诊断常用的波长为 0.008 ~0.031nm，在电磁辐射谱中居 γ 射线与紫外线之间，肉眼看不见，它的特性为：

1. 穿透性　X 线有很强的穿透能力，可穿透可见光不能穿透的物质，穿透性是 X 线成像的基础。电压愈高，X 线波长愈短，穿透力愈强；反之，电压低，波长长，穿透力弱。另一方面，X 线的穿透力也与被穿透的物体有关，物体愈厚或物体密度愈大（原子序数愈大），则穿透力愈差；物体愈薄或密度愈小（原子序数愈小），则穿透力愈强。X 线在穿透过程中遇到不同厚度与不同密度的物体时，部分 X 线被吸收，称为 X 线衰减。

2. 荧光效应　X 线能激发荧光物质（如硫化锌镉及钨酸钙等），使之产生肉眼可见的荧光称为荧光效应。X 线透视就是利用这一特性，观察 X 线透过人体后所产生的影像，以诊断鉴别，所以这一特性是透视检查的基础。

3. 摄影效应　X 线能使许多物质产生光化学反应，如照射在涂有溴化银的胶片上，胶片感光后产生潜影，显影时溴化银中的银离子被还原成金属银，沉淀于胶片的胶膜呈黑色。而未感光的溴化银则在定影及冲洗时被洗掉，使胶片呈片基的透明状。照射的 X 线量的多少决定了胶片的黑化程度，所以摄影效应是 X 线摄影成像的基础。

4. 电离效应　X 线通过任何物体时都可使原子、分子电离，进入人体时也同样使人体产生生物学方面的改变，即生物效应。因此，应注意防护，避免损伤。

二、X 线成像原理

基于以上 X 线特性，加之当 X 线透过人体各种不同组织结构时，由于其密度和厚度的差别，它被吸收的程度不同，所以到达荧光屏或胶片上的 X 线量即有差异。这样，在荧光屏或 X 线片上就形成黑白对比不同的影像。这也就是 X 线成像的基本原理。

X 线图像的形成是基于以下 3 个基本条件：①X 线具有一定的穿透力，能穿透人体的组织结构。②被穿透的组织结构存在着密度和厚度的差异，X线在穿透各种组织后剩余的X线有量的差别。③有差别的剩余X线经过显像过程就能获得具有黑白对比、层次差异的X线图像。

传统X线检查可区分4种密度：高密度的有骨组织和钙化灶等，在X线片上呈白色；中等密度的有软骨、肌肉、神经、实质器官、结缔组织以及体液等，在X线片上呈灰白色；较低密度的有脂肪组织，在X线片上呈灰黑色；低密度的为气体，在X线片上呈黑色。

人体组织和器官形态不同，厚度也不一致。厚的部分，吸收X线多，透过的X线量少；薄的部分相反，从而在X线片或荧光屏上显示出黑白或明暗差别。

由此可见，密度和厚度的差别是产生影像对比的基础，是X线成像的基本条件。而密度与厚度在成像中所起的作用要看哪一个占优势。例如，肋骨密度高但厚度小，而心脏大血管系软组织，为中等密度，但厚度大，因而心脏大血管在X线胸片上的影像反而比肋骨影像白。

人体内许多组织由于密度差异小、重叠或厚度等因素导致自然对比不明显，一般需要应用人工对比的方法显示解剖结构。人工对比可使用阳性对比剂如钡剂、碘剂；阴性对比剂如空气、水等；亦可两者同时使用，如消化道气钡双重造影。

（易长虹）

第二节　X线图像特点及检查方法

一、X线图像的特点

（1）从黑到白不同灰度影像：胶片成像的银颗粒细小，显示细节多，但细节的差别不易分辨，因此图像的空间分辨率高而密度分辨率有限。数字化成像的密度分辨率有所提高。

（2）X线图像是重叠图像，可使结构显示不理想甚至产生假象。

（3）锥形X线束的影响可导致放大与虚影、变形与失真。

二、X线检查方法

（一）普通检查

1. 透视

（1）荧光透视：X线透过人体后，荧光屏显示人体组织和器官影像，称荧光透视。

（2）隔室透视：因荧光透视时医师和患者都在暗室内，所以受射线量大，操作不方便。紧接着便出现了隔室透视。因隔着房子透视，医师受射线量很少，患者在明室内行动方便，颇受患者和医师欢迎。

（3）电视透视：影像增强器能使荧光影像亮度增强1000倍，通过电视摄像机将增强器上影像摄下，并显示在监视器（电视屏）上进行观察，称电视透视。它克服了荧光透视和隔室透视的缺点，成为当代较满意的透视方法。

（4）透视适应证：用于观察器官活动，自然对比良好的器官如胸部等，需立即获得检查结果者。

2. 摄影　亦称平片检查。X线通过人体后，用胶片来显示组织或器官影像，称摄影。

主要适用于需要留下永久记录者，需显示组织或器官细微结构者。当前应用较广泛。优点是成像清晰，对比度及清晰度均较好；易使密度、厚度较大或密度、厚度差异较小部位的病变显影；可作为客观记录，便于复查时对照和会诊。缺点是每一照片仅是一个方位和一瞬间的 X 线影像，为建立立体概念，常需做互相垂直的两个方位摄影，例如正位及侧位；对功能方面的观察，不及透视方便和直接；费用比透视稍高。

这两种方法各具优缺点，互相配合，取长补短，可提高诊断的正确性。

（二）特殊摄影

1. 体层摄影　又称分层摄影、断层摄影。普通 X 线片是 X 线投照路径上所有影像重叠在一起的总和投影。一部分影像因与其前、后影像重叠，而不能显示。体层摄影则可通过特殊的装置和操作获得某一选定层面上组织结构的影像，而不属于选定层面的结构则在投影过程中被模糊掉。体层摄影常用于明确平片难于显示、重叠较多和处于较深部位的病变。多用于了解病变内部结构有无破坏、空洞或钙化，边缘是否锐利以及病变的确切部位和范围；显示气管、支气管腔有无狭窄、堵塞或扩张；配合造影检查以观察选定层面的结构与病变。

2. 软线摄影　采用能发射软 X 线的钼靶管球，用以检查软组织，特别是乳腺的检查。

其他特殊检查方法尚有：①放大摄影，采用微焦点和增大人体与照片距离以显示较细微的病变。②荧光摄影，荧光成像基础上进行缩微摄片，主要用于集体体检。③记波摄影，采用特殊装置以波形的方式记录心、大血管搏动以及膈运动、胃肠蠕动等。

（三）造影检查

人体内有很多器官和系统缺乏密度的差别，例如胃肠道、胆道系统和泌尿系统等。即使在天然对比较明显的胸部和四肢，也不能完全满足诊断要求。为了扩大诊断范围，必须在密度相近的管腔内或器官的周围，注入密度高或低于它们的物质，进行人工对比。这种方法通常称为造影检查。引入的物质称为造影剂。造影检查及其应用，大大地扩大了 X 线检查的范围。

1. 造影剂按密度高低分为高密度造影剂和低密度造影剂两类

（1）高密度造影剂为原子序数高、密度（比重）大的物质：常用的有钡剂和碘剂。

钡剂为医用硫酸钡粉末，按粉末微粒大小、均匀性和一定量胶，市场上有不同类型和规格的成品销售，使用时只需加入适量水，达到一定浓度，以适应不同部位检查的需要。硫酸钡混悬液主要用于食管及胃肠道造影，目前多采用气钡双重对比检查，以提高质量。

碘剂种类繁多，应用很广，分为有机碘和无机碘制剂两类。

有机碘水剂类造影剂注入血管内以显示器官和大血管，已有数十年历史。广泛应用于胆管及胆囊、肾盂及尿路、动静脉及心脏造影、CT 增强检查等。20 世纪 70 年代以前的均采用离子型造影剂，系高渗，故可引起血管内液体增多和血管扩张、肺静脉压升高、血管内皮损伤及神经毒性较大等缺点，使用中可出现不良反应。近 20 多年来开发出数种非离子型造影剂，这类造影剂具有相对低渗性、低黏度、低毒性等优点，大大降低了不良反应，更适用于血管、神经系统及造影增强 CT 扫描，但费用较贵。

有机碘水剂类造影剂有以下三种类型：①离子型：以泛影葡胺（Urografin）为代表。②非离子型：以碘海醇（Iohexol，碘苯六醇）、碘普罗胺（Iopromide）、碘帕醇（Iopamidol，碘必乐）为代表。

无机碘制剂中，以碘化油（Lipiodol）和碘苯酯（Pantopaque）为代表，但近来已用非离子型二聚体碘水剂，现已很少应用。

（2）低密度造影剂为原子序数低、密度小的物质：目前应用于临床的有二氧化碳、氧气和空气等。体内二氧化碳吸收最快，空气吸收最慢。空气与氧气均不能注入正在出血的器官，以免发生气栓。可用于蛛网膜下隙（腔）、关节囊、腹腔、胸腔及软组织间隙的造影。近年来已较少应用。

2. 造影检查方法

（1）直接引入法：①口服法，适用于食管及胃肠钡餐检查。②灌注法，借助导管将造影剂灌入体内。适用于钡剂灌肠、支气管造影、子宫输卵管造影、逆行胰胆管造影、逆行肾盂或膀胱造影和瘘管造影等。③穿刺法，借助穿刺针将造影剂引入体内。适用于心血管造影、椎管造影、关节腔造影、泪囊造影、涎腺造影、脓（囊）腔造影和淋巴造影等。

（2）生理积聚法：某些造影剂引入体内后，选择性经某一器官排泄而积聚于该器官并使之显影。方法有：①口服法，如口服胆囊造影。②静脉法，如静脉肾盂造影等。

三、X 线检查方法理想选择和合理应用

X 线检查方法的选择，应该在了解各种 X 线检查方法的适应证、禁忌证和优缺点的基础上，根据临床初步诊断，提出一个 X 线检查方案。一般应该选择安全、准确、简便且又经济的方法，X 线透视和摄片是比较简单的检查方法，通常被首先考虑，如应用这些方法可达到诊断目的要求，就无须再进行其他复杂检查，以免增加患者的痛苦与负担。对活动性器官进行动态观察，需了解其功能，以透视为宜；有些部位检查如颅骨、脊柱和骨盆等只能摄片，而透视无助于事。有时两三种检查方法都是必需的，如胃肠检查，既要透视，又要摄片；再如对于某些先天性心脏病准备手术治疗的患者，不仅需要心脏透视与摄片，还必须做心血管造影。可能产生一定反应和一定危险的检查方法或价格昂贵的检查必须慎用，不可视作常规检查加以滥用。

为了不遗漏影像上的异常表现，应对获得的所有影像进行有序、全面、系统地观察，并养成良好的读片习惯。例如，阅读胸部 X 线片时，要由外向内依次观察胸壁、肺、肺门、纵隔和心脏，在观察肺时也应自肺尖至肺底、自肺门至肺周有顺序地进行。否则，很容易遗漏某些不明显但有重要意义的异常表现，例如忽略胸壁的软组织异常或肋骨的骨质破坏，这在临床上并非少见。此外，还要切记观察影像时，不能只注意影像上显著的异常表现，而对其他部位未进行仔细观察，或者仅依临床拟诊情况进行观察，这就有可能遗漏某些重要的异常表现，例如，临床上考虑肺炎，胸部 X 线片上只注意观察到肺部有大片状致密影，内有含气支气管征，但遗漏了胃泡内软组织密度肿块这一重要异常表现。在观察数字化影像时，还应注意正确应用窗技术，必要时可在操作台或工作站上进行调节，方不致遗漏重要的异常表现。

（易长虹）

第二章　呼吸系统疾病的X线检查

第一节　弥漫性肺部病变

一、亚急性或慢性血行播散型肺结核

1. 临床特点　多见于成年患者，在较长时间内由于多次少量的结核菌侵入引起亚急性或慢性血行播散型肺结核。患者可有低热、咳嗽、消瘦等症状。病理上病灶多以增殖为主。

2. X线表现

（1）病灶主要分布于两肺上中肺野。分布不均匀，锁骨下区病灶较多；有时以一侧上中肺野为主。

（2）病灶结节大小极不一致，粟粒样细结节、粗结节或腺泡样结节同时混合存在。

（3）结节密度不均匀，肺尖、锁骨下区结节密度高，边缘清楚，可有部分纤维化或钙化；其下方可见增殖性病灶或斑片状渗出性病灶。

（4）病变恶化时，结节融合扩大，溶解播散，形成空洞，发展成为慢性纤维空洞型肺结核（图2－1）。

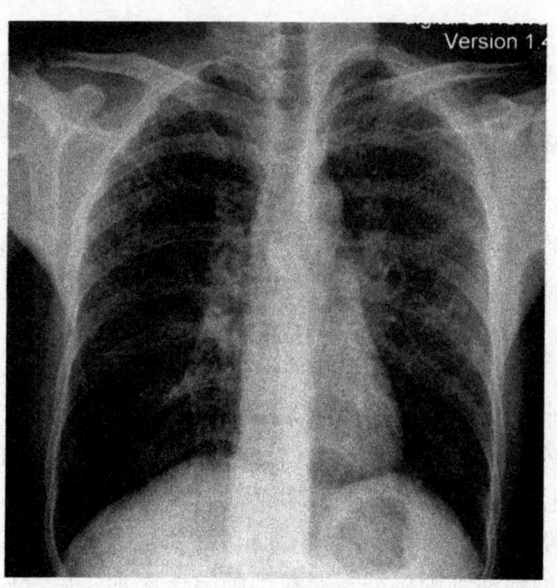

图2－1　亚急性血行播散型肺结核

粟粒样细结节大小不一致，分布不均匀，锁骨下区病灶较多，有部分纤维化及钙化

3. 鉴别诊断　亚急性或慢性血行播散型肺结核的特点是三不均匀（分布、大小、密度），多位于两肺上、中肺野，病灶结节大小不等，病灶可融合、干酪坏死、增殖、钙化、

纤维化、空洞。需与经常遇到的粟粒型支气管肺炎、尘肺病（肺尘埃沉着症）、肺泡细胞癌、粟粒型转移癌以及含铁血黄素沉着症等相鉴别，鉴别参照急性血行播散型肺结核的鉴别诊断。

4. 临床评价　亚急性、慢性血行播散型肺结核起病较缓，症状较轻，X线胸片呈双上、中肺野为主的大小不等、密度不同和分布不均的粟粒状或结节状阴影，新鲜渗出与陈旧硬结和钙化病灶并存，结合实验室检查一般诊断不难。胸部HRCT对于细微钙化影，有助于诊断（图2－2）。

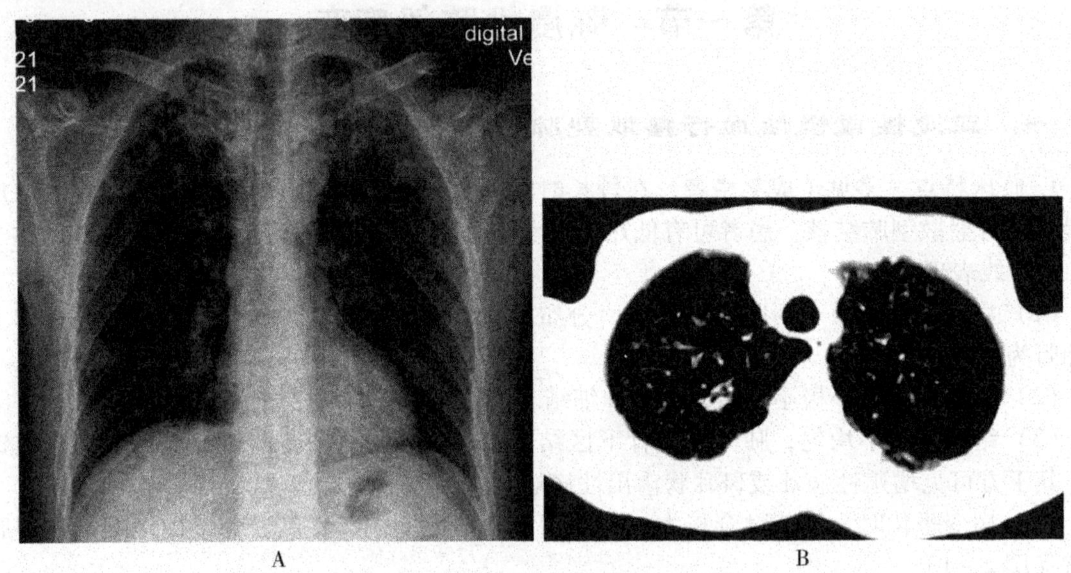

图2－2　血行播散型肺结核

X线（A）显示两肺散在粟粒；CT（B）显示两上肺散在粟粒，右肺上叶可见小斑片状钙化

二、肺泡细胞癌

1. 临床特点　本病为多发性的细支气管肺癌，癌肿起源于细支气管上皮或肺泡上皮，女性多于男性，发病年龄30～60岁，病程进展快。有人认为是多中心性发展为癌肿，亦有人认为是支气管播散的癌肿。细支气管肺泡癌分为三种类型：弥漫型、结节型和浸润型，临床工作中以弥漫型多见。临床症状有胸痛、顽固性咳嗽、呼吸困难、痰液量多而呈黏稠泡沫状，易误诊为肺转移癌。

2. X线表现　为两肺弥漫、大小不一的结节影，轮廓模糊，细如粟粒，粗的可似腺泡样结节，一般在肺门周围较多地密集，8%～10%病例可伴有血胸。有时可表现如小叶性肺炎样浸润粗大斑片影（直径1～2cm），边缘模糊。肺泡细胞癌有时亦可表现为巨大球状肿块影，边缘呈分叶状，直径大小为2～6cm，类似周围型肺癌（图2－3）。

3. 鉴别诊断　弥漫型肺泡细胞癌需与粟粒型肺结核鉴别，后者病灶直径较小，多为1～2mm，且大小一致，分布均匀，密度相同；尚需与肺转移灶鉴别，对有肺外肿瘤病史的应首先想到转移瘤，其病灶可大可小，轮廓相当整齐，分布于两肺中下部，病灶无支气管充气征；亦需与尘肺鉴别，但其有职业病史，除弥漫性结节状病灶外，肺纹理明显增多紊乱，交织成网状，肺门影增大，甚至出现壳状钙化。此外，需与肺真菌病、肺寄生虫病、结节病相鉴别。

浸润型肺泡细胞癌病变与肺炎渗出性病变相似，但后者改变快，经过有效治疗后，短期内明显吸收消失。

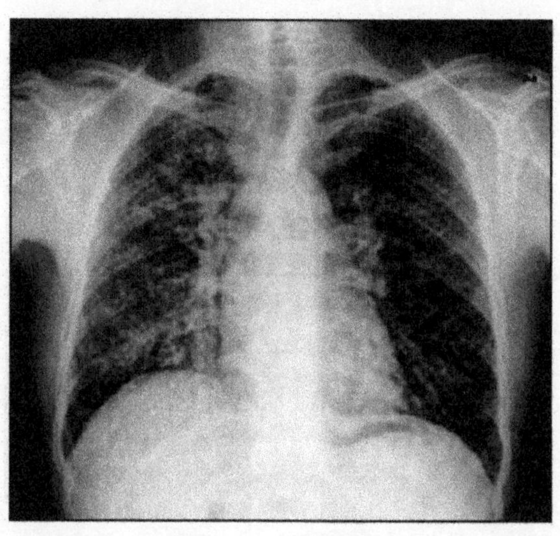

图2-3 肺泡细胞癌

两肺弥漫、大小不一的结节影，轮廓模糊，细如粟粒

4. 临床评价　结节型表现为孤立球形阴影，轮廓清楚，与周围性肺癌的X线表现相似，空泡征在此型肺癌较多见。浸润型与一般肺炎的渗出性病变相似，轮廓模糊。病变可呈片状，亦可累及一个肺段，甚至整个肺叶。病理上细支气管肺泡癌的组织沿肺泡壁生长蔓延，然后向肺泡内突入，肿瘤组织和分泌物可填塞和压迫肺泡腔和外围细小支气管，但较粗支气管腔仍保持通畅，因此在病变范围内通常夹杂未实变的肺组织，使其密度不均匀，并常见支气管充气征。弥漫型肺泡细胞癌表现为两肺广泛结节状病灶，直径多为3~5mm，密度均匀，边缘轮廓较清楚。病变有融合的趋势，形成团块状或大片状实变影，在实变阴影中可见支气管充气征。

三、特发性肺间质纤维化（Hamman-Rich综合征）

1. 临床特点　本病主要是原因不明的弥漫性肺间质纤维变，亦可能是一种自体免疫性疾病。由于主要病理改变有肺泡壁的炎性细胞增多，继以纤维化，故最近又称为纤维化性肺泡壁炎。患者男性多于女性，症状为进行性气短、咳嗽、胸闷、胸痛，如伴继发感染，可有发热、咳脓性痰，病程除少数急性者外，多数为数年至十数年的慢性过程，最后可导致肺动脉高压与右心衰竭而死亡。

2. X线表现　本病最早期的X线表现为细小的网织阴影，以下肺多见，此时患者可无症状，而肺功能检查已有异常表现，为肺弥散功能减退。后逐渐变为粗糙的条索状阴影，交织成粗网状影像，表现为两肺呈弥漫性索条状和网状影相互交织；肺纹理增多、增粗，延伸至外带，并呈广泛的蜂窝样结构，含有无数的、直径为3~10mm的囊性透亮区，囊壁多数较厚；有时亦可见到直径3~5mm的结节影，或呈细颗粒状的毛玻璃样阴影；晚期由于继发感染，可伴有炎症性的模糊片状影，以及右心室肥大的征象。如肺部出现弥漫性肺间质纤维变的蜂窝样改变，而不能以肺源性疾病或尘肺解释时，应多考虑到本病的可能性。

3. 鉴别诊断　患者的胸片上突出表现为两侧中下肺野弥漫性肺间质纤维化，而能产生肺部弥漫性间质纤维化的疾病很多，原发性弥漫性肺间质纤维化为其中一种，其病因尚未明确。对该病诊断必须慎重，首先要排除其他疾病导致的肺间质纤维化后，才可考虑本病的可能（图2－4）。

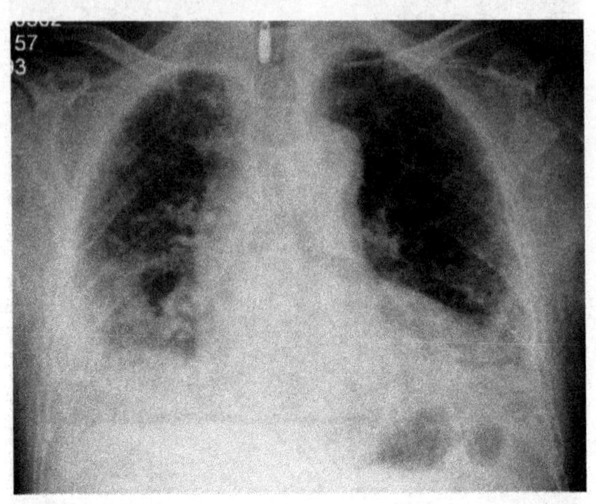

图2－4　特发性肺间质纤维化

X线见细小的网状阴影伴条索状影及有炎症性的模糊片状影，两下肺多见

4. 临床评价　由于本病的X线征象没有特征性，需结合临床表现，如患者有气急、咳嗽、体重减轻和乏力；一般痰量不多，可伴有血丝；可产生发绀和肺动脉高压，最后发展为肺源性心脏病，常有杵状指。肺功能检查最显著的改变为肺弥散功能减退。胸部HRCT检查有助于本病的诊断，可提出本病之可能，确诊往往依赖纤维支气管镜肺活检。

四、尘肺病（肺尘埃沉着症）

1. 临床特点　患者有长期接触粉尘的职业病史。病变以肺间质纤维组织增生为主，细支气管及血管周围纤维增生，肺泡壁及小叶间隔亦增厚，胸膜亦见增厚粘连，并有胶原纤维尘肺结节形成，肺门淋巴结轻度或中度肿大。临床上，患者可有胸痛、咳嗽、气短等症状。病变常自两下肺开始，逐渐向上肺发展。

2. X线表现　两肺肺纹理普遍增多、增粗，扭曲紊乱，粗细不匀，并有蜂窝样网状纹理，纹理改变伸展至两肺外带，两肺纹理间并有弥漫分布的圆形或不规整形致密斑点影，斑点大小不等，直径多在2～6mm间。结节的分布可以表现为均匀的成堆或不均匀的散在出现，有时可融合成团块状。两侧肺门影增宽而致密，可有蛋壳样钙化淋巴结影。网状影可出现于整个肺野，同时胸膜可增厚钙化（多见于矽酸盐肺），形成胸膜斑、胸膜钙化。胸膜斑好发于第7至第10肋侧胸壁及膈肌腱膜部，表现为胸膜壁层胼胝样增厚伴凸向肺野的圆形或不规则形结节，一侧或双侧，但不对称。胸膜斑内可有线状、点状或不规则形钙化。胸膜斑发生于膈肌腱膜及纵隔胸膜，致使心缘模糊、毛糙称蓬发心。肺和肋膈角胸膜极少累及，有时可有少量胸腔积液。矽酸盐肺患者易并发肺癌或胸膜间皮瘤，必须密切注意。

早期尘肺病（尘肺病Ⅰ期）结节影局限于中、下肺野的1～2个肋间隙范围内，往往是右肺先发现结节影。尘肺病Ⅱ期（尘肺病Ⅱ期）结节影大量增多，弥散于全肺野，自锁骨下区至膈面均有结节影，唯两侧肺尖区往往清晰而有气肿，结节极少或无。肺底区亦有气肿，两侧膈面常见有幕状胸膜粘连（图2－5）。晚期尘肺病（尘肺病Ⅲ期）可见两上肺结节融合为直径3～4cm的纤维肿块影，两侧对称或不对称存在（图2－6）。

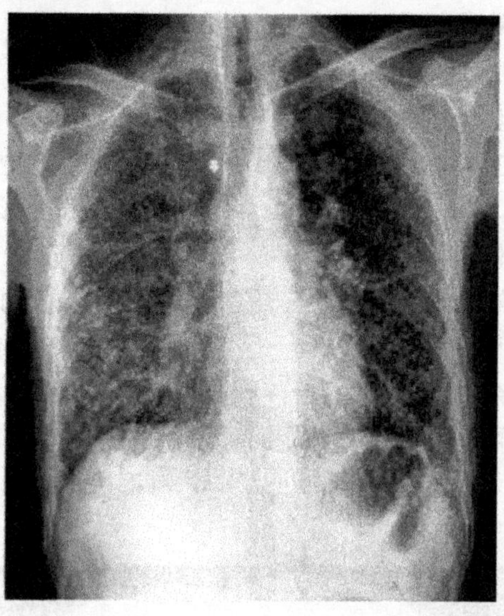

图2－5 Ⅱ期尘肺

两侧肺门影增宽而致密，两肺肺纹理增多、增粗，扭曲紊乱，粗细不匀，并有蜂窝样网状纹理，纹理改变伸展至两肺外带，两肺纹理间并有弥漫分布的圆形或不规整形致密斑点影，斑点大小不等，直径2～6mm

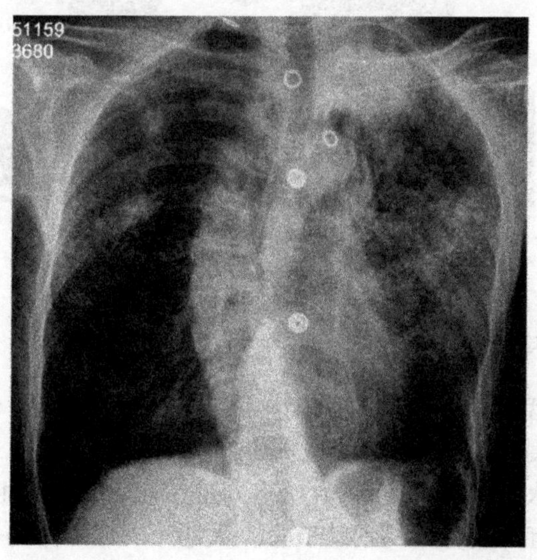

图2－6 Ⅲ期尘肺

两肺肺纹理增多、增粗，扭曲紊乱，粗细不匀，并有蜂窝样网状纹理，纹理改变伸展至两肺外带，两肺纹理间并有弥漫分布的圆形或不规整形致密结节影，结节大小不等，部分融合为直径3～4cm的纤维肿块影

3. 鉴别诊断　尘肺病X线表现为两肺有广泛的肺纹理改变和纤维条纹以及网状阴影，使整个肺野都像蒙上一层窗纱，或如毛玻璃样。尘肺结节的分布呈散在性，形态可不规则，

密度较高，边缘较锐利，肺内有散在局灶性肺气肿透明区域存在。如果 X 线片上出现如此改变，在未了解到职业史的情况下，尚需与急性粟粒型肺结核、肺炎、恶性肿瘤、寄生虫病、肺泡微石症、含铁血黄素沉着症等相鉴别。急性粟粒型肺结核的结节状影直径一般在 1～2mm。大小一致，分布均匀，密度相同，肺纹理增加不明确。肺炎临床有感染症状与体征，结节状影边缘模糊；细支气管癌的结节较本例患者结节大，直径一般为3～5mm，痰细胞学检查可多次找到癌细胞，无粉尘接触史。血行肺转移瘤，一般结节较大，且分布肺外围较多，有肺外恶性肿瘤病史。寄生虫病根据疾病流行区、接触史、粪便培养、血清学检查可诊断。肺泡微石症的胸片，肺纹理不能显示，沙粒样钙质密度影，多孤立存在，不融合。含铁血黄素沉着症有原发和继发两种，前者发病年龄在 15 岁以下，反复咯血；后者多有心脏病史，尤其是二尖瓣狭窄的患者，有左心衰竭、肺静脉高压，可资鉴别。

4. 临床评价　本病患者一般年龄较大，发病缓慢，患者身体情况尚可，主要表现有气急现象，有咳嗽，但痰不多。晚期患者有杵状指及肺源性心脏病症状。实验室检查一般无重要发现。当患者出现两肺弥漫性肺间质病变时，应详细询问其职业病史，如有明确的粉尘接触史，应想到本病的可能，及时移交给职业病鉴定相关机构。胸部 HRCT 检查对本病的鉴别诊断有帮助（图 2－7）。

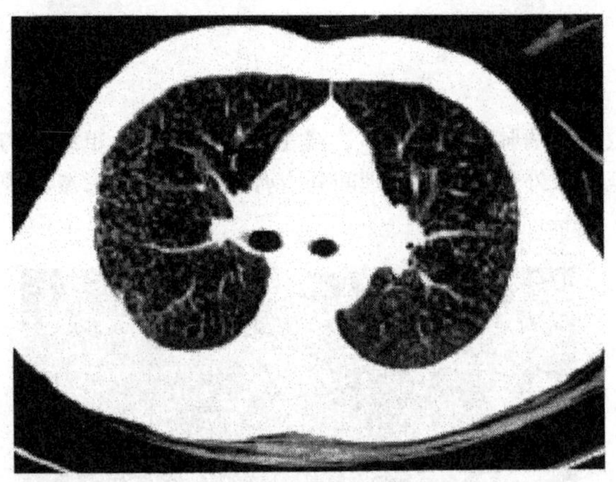

图 2－7　矽肺患者

示两肺粟粒型结节，密度较高，边界锐利

五、肺血行性转移癌

1. 临床特点　粟粒型肺转移癌最多见于血供丰富的原发肿瘤（如甲状腺癌、前列腺癌、绒毛膜癌，癌细胞直接侵入静脉系统→右心→肺毛细血管），或见于原发支气管肺癌，癌肿可贯穿于肺动脉，引起大量的癌细胞播散。临床症状有咳嗽、咯血、呼吸短促、发绀。

2. X 线表现　两肺有弥漫分布的细结节影，大小不一，结节分布很密，中、下肺较上肺多些，结节边界模糊，但肺尖区常无结节，这点可与粟粒型肺结核区别。肺纹理一般性增强，可合并胸腔积液（图 2－8、图 2－9）。

3. 鉴别诊断　粟粒型肺转移癌应与急性粟粒型肺结核、粟粒型支气管肺炎、尘肺以及含铁血黄素沉着症等相鉴别。

急性粟粒型肺结核 X 线片早期两肺野呈毛玻璃样密度增高，两肺从肺尖至肺底均匀分布、密度相似、大小一致的粟粒样结节；即“三均匀”特征。结节边缘较清楚，如结节为渗出性或结节融合时边缘可模糊。正常肺纹理被密集结节遮盖而不能显示，可有肺门或纵隔淋巴结增大。

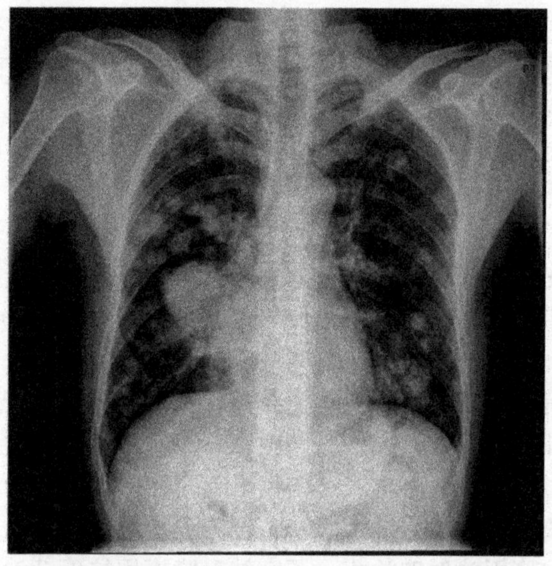

图2-8 右下肺癌伴两肺弥漫性转移

两肺有弥漫分布的细结节影，大小不一，局部结节分布很密，中、下肺较上肺多些

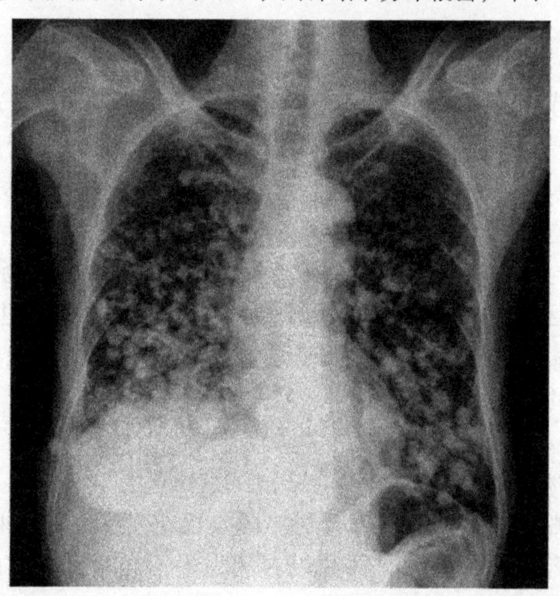

图2-9 右肾癌术后7个月，两肺见弥漫性转移癌

两肺有弥漫分布的细结节影，大小不一，局部结节分布很密，中、下肺较上肺多

尘肺有明确的职业病史，X线表现肺纹理增粗增多、紊乱扭曲、粗细不匀，甚至中断消失，并有蜂窝网状纹理。肺纹理间有大小不一、边缘清晰的结节影，直径在2～6mm。密度较高，结节是按支气管走向分布的，可为均匀的成堆出现或不均匀的散在出现，一般结节影变化非常缓慢，逐渐增大，密度增高，直至出现融合现象；一般都有弥漫性肺气肿改变，而粟粒型肺转移癌一般没有肺气肿征象。

粟粒型支气管肺炎又称小灶性支气管肺炎，病原体常由支气管侵入。引起细支气管、终末细支气管及肺泡的炎症。多见于婴幼儿，病情严重，有咳嗽、咳痰、气促、高热等症状，X 线平片两肺野呈广泛分布的模糊粟粒状结节影，可伴有较大的斑片状致密影，以两下肺及内带较密；抗炎治疗，病灶吸收消散较快，病程较短。实验室检查白细胞计数值升高明显，血沉正常。根据以上几点可与粟粒型肺转移癌相鉴别。

肺含铁血黄素沉着症为肺内多次少量出血，血液吸收后肺泡内吞噬细胞内有含铁血黄素沉着。多见于有心脏病病史者，也可为特发性，或合并肾小球肾炎（Goodpasture 综合征）。X 线多表现为双肺中、下野弥漫性结节影，密度较高，边缘清晰，阴影长时间无变化。

此外，有时尚需与细菌和病毒感染、寄生虫病、肺泡微石病、新生儿肺透明膜病、肺泡蛋白沉着症及真菌病等相鉴别，结合粟粒型肺转移癌 X 线影像学特点、临床病史及实验室检查可鉴别。

4. 临床评价　肺部是转移性肿瘤最多发生的部位，其他脏器的恶性肿瘤均可以通过血液或淋巴系统转移到肺部，所以常有肺外恶性肿瘤病史。肺转移瘤在未行治疗前，一旦发现进展迅速，半个月至 1 个月内病灶可增多、增大。有时初诊往往误为粟粒型肺结核，在发现原发肿瘤或在积极抗结核治疗下，弥漫性病变不但不见缓解，相反的进展恶化，即应高度怀疑转移癌的可能。甲状腺癌用放射碘治疗，子宫绒毛膜癌用抗癌药治疗，肺部粟粒型转移灶可全部吸收治愈。

六、肺结节病

1. 临床特点　肺结节病也称肉样瘤，鲍氏类肉瘤（Boeck sarcoid）等。属于一种非干酪性肉芽肿。国内较少见。有明显的地区性。温带较多，欧洲发病率较高。就人种而言，黑人最多，白人次之，黄种人少见。女性略多见。任何年龄均可发病，发病年龄多见于 20 ~ 50 岁。病程变化大，有自愈倾向。

病因不清，多认为与病毒感染有关。结节病的基本病理改变，系非干酪性肉芽肿（由上皮样细胞、郎格汉斯巨细胞、淋巴细胞及纤维细胞组成），可侵犯全身淋巴结、肺、眼、皮肤、肝、骨等组织。病变可在淋巴结或肺实质。结节可在数月内完全吸收，也可被纤维组织所代替，形成肺间质的弥漫性纤维化。

临床上多无症状或仅有轻微呼吸道症状，胸部体征阴性。全身性周围淋巴结肿大的约占 40%。肝脾大的约占 20%。血沉增快，皮内结核菌素试验常为阴性。

2. X 线表现　为两侧对称性肺门及气管旁纵隔淋巴结肿大，呈分叶状肿块影，边界清晰锐利，一侧或两侧气管旁淋巴结增大，往往以右侧为主，同时可伴有肺门淋巴结增大。淋巴结多呈中等增大，边缘清楚，多发性结节呈土豆块状。约有 60% 病例当肺门淋巴结缩小消退时，两肺野出现弥漫性粟粒状（直径 1 ~ 5mm）结节影，伴有网状纤维索条状阴影；经随访 1 ~ 3 年，大多数病例肺门淋巴结影与肺部浸润影可完全吸收。但有 15% ~ 20% 病例，肺部病变不见吸收而转化为肺间质纤维变，最后导致呼吸衰竭或肺源性心脏病。肿大淋巴结压迫支气管引起狭窄可致肺气肿或肺不张，累及骨骼出现趾、指的囊肿样改变，以及易出现肾结石等（图 2 – 10）。糖皮质激素治疗可促使病变吸收。

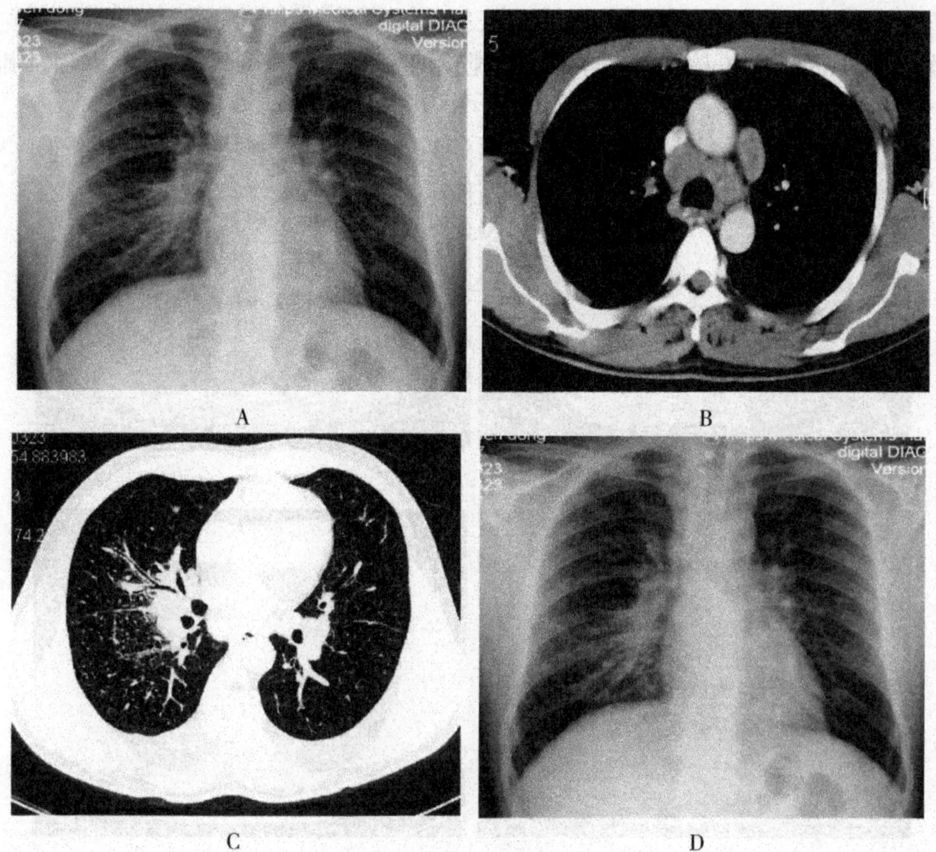

A B C D

图2－10　结节病

胸片（A）示上纵隔增宽，两肺门影增大，两中肺野肺纹理明显增多，并见细小结节影。CT增强纵隔窗（B）示纵隔淋巴结增大；CT肺窗（C）及胸片（D）示两肺门增大，右肺内见散在小结节影

3. 鉴别诊断　结节病的诊断常应与淋巴瘤、淋巴结结核、转移瘤及肺癌的纵隔淋巴结转移等鉴别。淋巴瘤通常从气管旁淋巴结开始，最常累及气管旁淋巴结、肺门及内乳淋巴结，早期累及单一淋巴结，肿瘤较小时，X线表现轻微，多难以确认；淋巴结增大明显时，其典型X线表现为纵隔多向两侧呈对称性增宽，肿瘤主要在气管两旁，可压迫气管变窄，肿瘤边缘清楚呈波浪状，或呈明显的分叶状，该类肿瘤对放射线的敏感性较大。淋巴结结核通常发生在儿童或青年，而结节病常为成人，淋巴结结核往往为单侧性的，结核菌素试验阳性，提示结核。原发肺肿瘤及肺转移瘤常伴有纵隔、肺门淋巴结肿大，但好发于中老年人，原发肺肿瘤常表现为肺内单个病灶，转移性肿瘤大多有肺外原发病灶。

4. 临床评价　非干酪性肉芽肿并非结节病所特有，因此本病诊断需结合临床、X线和病理检查的结果而定。结节病侵犯肺部X线表现多种多样，根据不同的病理基础分为淋巴结型、浸润型和硬变型。肺部的病变可以完全吸收。如存在时间较久而未吸收即可发展为间质纤维病变，而表现为间质纤维病变和结节病变同时存在；或者甚至以间质纤维病变为主。结节病两侧肺门淋巴结肿大，临床症状轻微，为其特点。常应用淋巴结及前斜角肌脂肪垫活检、支气管镜检查、结核菌素试验（PPD，5IU）及Kveim试验等方法证实。但有作者提出肝活检有助于诊断。还有作者指出，血管紧张肽转换酶（ECA）≥60U/ml 有确诊意义。

胸部 CT 尤其是 HRCT 检查有助于本病的影像学诊断，除了能清晰显示纵隔、肺门淋巴结肿大外，还能显示肺内结节及肺间质增厚征象（图 2－11）。

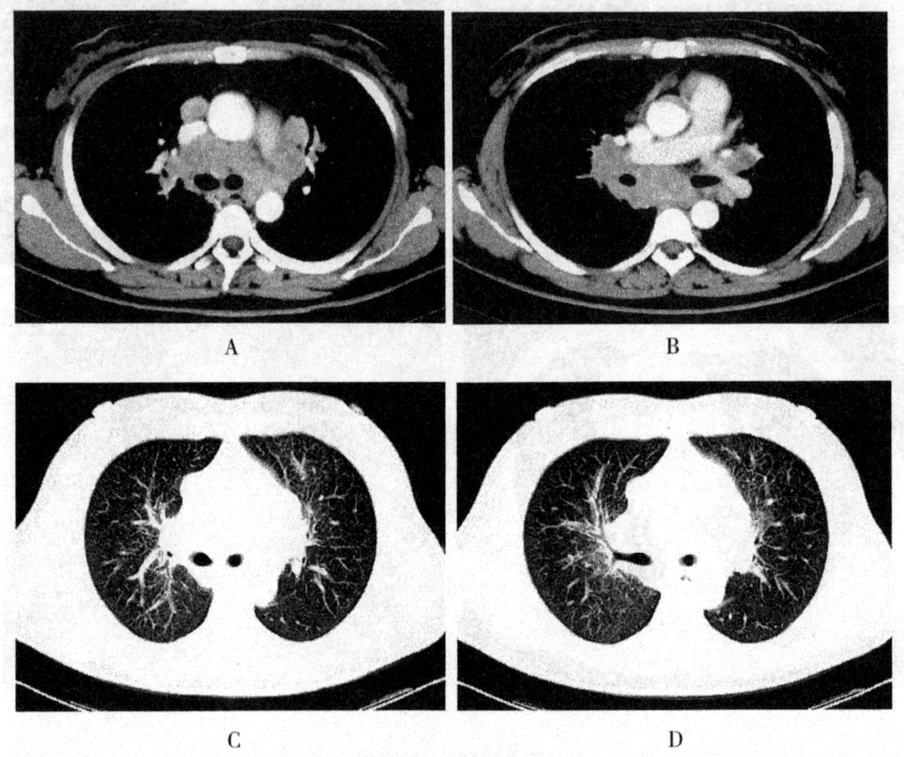

图 2－11　结节病 CT

CT 增强纵隔窗（A、B）显示纵隔淋巴结广泛肿大，淋巴结边缘清晰，部分呈分叶状。CT 肺窗（C、D）显示两肺小叶间隔增厚，局部呈细网状改变，并伴有支气管血管束增厚

七、过敏性肺炎

1. 临床特点　系一种肺部的过敏性表现，临床特征为肺内有一过性的，游走性的炎症病变，血液中嗜酸粒细胞增多，全身症状一般不显著。患者常有个人或家族史。不少患者查不出过敏源，可能有自体免疫的因素，常见的病原有各种寄生虫感染；也可由药物、花粉、真菌孢子过敏引起。病理改变为在肺间质、肺泡壁及末梢细支气管壁内及肺泡渗出液内有嗜酸性粒细胞浸润。

许多病例可无症状，有时只在体检透视时被发现。有些患者可有咳嗽、咳少量黏液性痰或有头痛不适感。多数病例不发热，或仅有低热。白细胞计数正常或有轻度至中度增高，而嗜酸性粒细胞分类可增高至0.1～0.7，血沉稍快。

2. X 线表现　病变无特征性，常表现为肺野内密度较低，边缘模糊的斑片状或大片状影像，以两肺中、下野较密集，肺尖区可无病变。往往多发、散在和非节段性分布，大多不与肺门相连。其影像较淡，与周围正常肺组织无明显界限呈薄纱状。少数患者可表现为粟粒样，但密度低，亦可表现为结节状（图 2－12）。可有轻微胸膜反应，病灶一般在 3～4 天内可自行消失，但可在其他部位又出现新病灶，这种病灶的暂时性和游走性是本病的特点。病变后期肺内可出现不规则小结节、线样影、网状或蜂窝影。

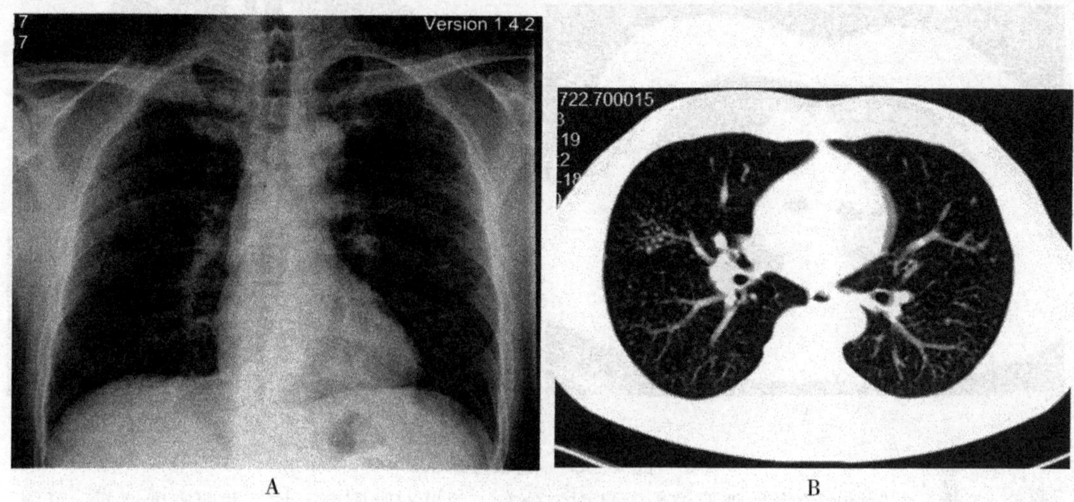

图 2－12　过敏性肺炎

A. 胸片示两肺弥漫分布粟粒样、淡密度、边界模糊影；B. 同一患者的 CT 肺窗示两肺弥漫分布粟粒样、淡密度的小叶中心性结节

3. 鉴别诊断　过敏性肺炎的弥漫性粟粒影多不均匀，常伴有小斑片状实变影，病灶的形态、密度短期内可出现变化，肺内病灶的暂时性和游走性是本病的 X 线影像特点；另外，肺内病变较重，而患者的临床表现较轻，是本病的另一临床特征。本病需与支气管肺炎、间质性肺炎、肺结核等相鉴别。

支气管肺炎常表现为两下肺内、中带见沿着肺纹理分布的颗粒状、小斑片或斑点状阴影，可融合成大片状，整个病变密度不甚均匀，边缘模糊不清，单个病变处中央部密度较高，可有小空洞，但较少见。

间质性肺炎表现为病变较广泛，分布常以胸膜下外带肺组织为主，肺门结构模糊，密度增高，轻度增大，细小支气管梗阻引起弥漫性肺气肿或肺不张表现，病变吸收较实变性炎症慢，慢性病例可导致肺间质纤维化。

肺结核的临床表现与本病有较多相似处，影像表现以其不同的病理阶段而表现不同，肺内常出现纤维空洞、钙化病灶，且肺结核的病变分布以上、中肺野多见，有相对好发的部位，结合痰找抗酸杆菌、结核菌素试验等检查，可与过敏性肺炎鉴别。

4. 临床评价　过敏性肺炎一般均有过敏原接触史，因此必须详细询问病史，尽可能找出过敏原，实验室检查嗜酸粒细胞增高，依据其影像表现，可确立诊断。因其肺内病灶的暂时性和游走性的 X 线影像特点，短期 X 线胸片复查是其必要的鉴别诊断手段。CT 检查，特别是 HRCT 检查有利于发现肺内病灶及提供鉴别诊断信息（图 2－13）。

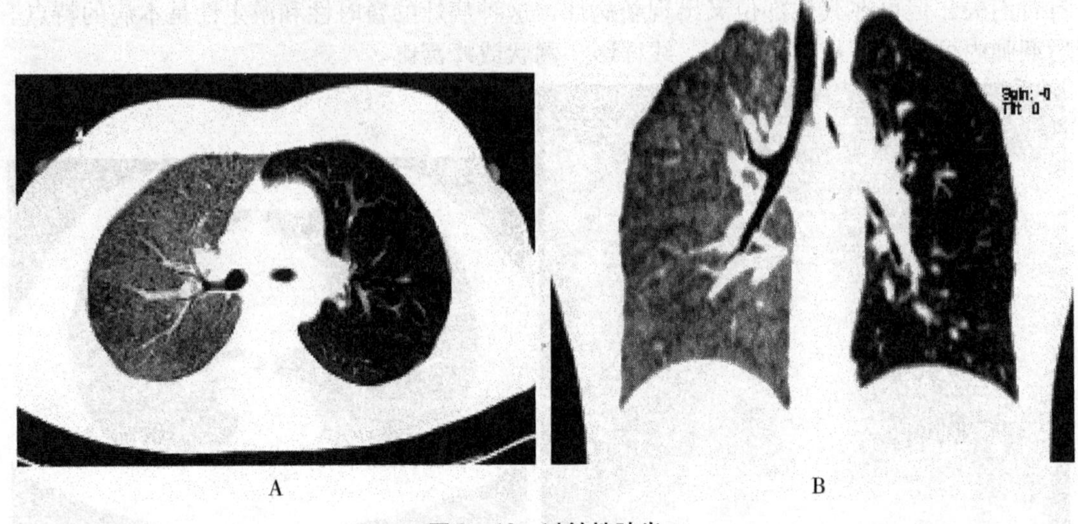

图 2－13　过敏性肺炎

胸部 CT 示：右侧肺野弥漫性细粟粒影，呈均匀分布，并见双肺密度不均，左侧密度减低，可能系左肺代偿性气肿所致

（陈　威）

第二节　肺内孤立性和多发性球形病灶

一、周围型肺癌

1. 临床特点　肺癌大多数起源于支气管黏膜上皮，也称之为支气管肺癌，少数起源于肺泡上皮及支气管腺体；近年来，肺癌的发病率明显增高，处于各恶性肿瘤的前列。多发生在 40 岁以上的成年人，男性多于女性，但近年来女性的发病率也明显升高。

周围型肺癌系指发生于肺段以下支气管直到细小支气管的肺癌。位于肺中间带及周边部，在肺内形成肿块，以腺癌及鳞癌多见。临床表现为咳嗽、咳痰、痰中带血，也可无任何临床症状。发生在肺尖部的肺上沟癌可有霍纳综合征，部分病例可伴有关节肿痛及内分泌紊乱症状。多数患者临床症状出现较晚。

真正的病因至今仍不完全明确。大量资料表明：长期大量吸烟，特别是多年每天吸烟 40 支以上者，肺癌的发病率是不吸烟者的 4～10 倍。环境污染是肺癌的一个重要致病因素。人体自身的免疫状况、代谢活动、遗传因素、肺部慢性感染等也可能对肺癌的发病有影响。

以往，肺癌分为小细胞及非小细胞肺癌，非小细胞肺癌又分为鳞状细胞癌、腺癌、复合癌和大细胞未分化癌。目前，临床将肺癌分为常见的 4 种类型：①鳞状细胞癌：肺癌中最常见类型，多见于 50 岁以上男性，以中央型肺癌常见。放化疗敏感，先淋巴道转移，血行转移较晚。②小细胞癌：发病率相对较低，多见于年龄较轻男性，以中央型肺癌常见。虽放化疗敏感，但预后差，较早发生转移。③腺癌：发病率相对较低，多见于年龄较轻女性，以周围型肺癌常见。细支气管肺泡癌也属此型。预后一般，较早发生血行转移。④大细胞癌：肺癌中最少见类型。预后最差。

2. X线表现　早期肿块较小，直径多在2cm以下，显示为密度较低、轮廓模糊的阴影，平片与炎症相似，癌肿继续发展，成为3cm以上较大的球形或圆形块影，可有以下征象。

（1）单发性肿块阴影，直径一般为2~6cm，以3~4cm者多见。

（2）肿块影密度较高，多数比较均匀，部分呈结节堆集而浓淡不均（图2-14）。部分病例可有空洞形成，洞内壁不规则，可见壁结节，少见气液平；以鳞癌多见。X线片少见瘤内钙化。

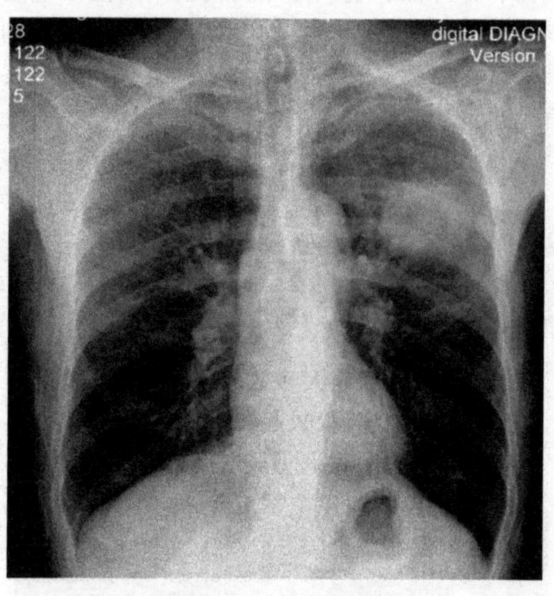

图2-14　左上肺周围型肺癌

X线胸片示左上肺球形病灶，可见浅分叶和毛刺，密度尚均匀

（3）肿块边缘多数有分叶或脐样切迹，也可呈边缘光滑的球形阴影（图2-15）。肿块影周边较模糊及毛刺是一重要X线征象。

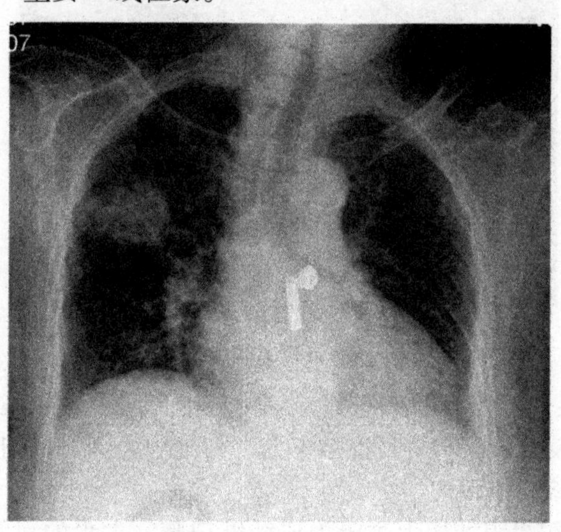

图2-15　右上肺周围型肺癌

X线胸片示右上肺球形病灶，可见分叶征，密度尚均匀

（4）瘤体周边部可有斑片状阻塞性肺炎阴影。

（5）胸膜下肿块易引起胸膜增厚及胸膜凹陷。亦可有肋骨破坏。

（6）胸内转移时可有胸腔积液，肺门及纵隔淋巴结增大。

（7）CT 检查能更清晰显示瘤周征象和瘤内结构，对确诊及检出转移灶有极大帮助。

3. 鉴别诊断　周围型肺癌诊断要点是外围肺组织内发现结节或肿块，直径 3cm 以下者多有空泡征、支气管充气征、分叶征、毛刺征以及胸膜凹陷征。直径较大者可有分叶征，肿块内可发现癌性空洞。周围型肺癌须与肺结核球、肺囊肿、肺良性瘤（炎性假瘤）、慢性肺脓肿等相鉴别。结核球周围有小结核病灶，即卫星灶；或有其他结核依据，如对侧或同侧其他部位有结核病变，或有结核性胸膜炎等。结核球有时可见外围粗长的毛刺，由周围指向中心，毛刺靠近病灶边缘常中断，是由于病灶周围纤维化形成。有时病灶边缘呈浅小的分叶状。

由于结核球融合过程中浓缩，在瘤体周围可形成 1～2cm 的环形透光影，称“月晕”征。病变多在上叶尖后段的肺表面部位（图 2－16）。结核球的发展较慢，在观察复查过程中，多数病例无增大或增大不明显。1 年以上无大小改变，基本可肯定结核球的诊断。癌性空洞是癌组织液化坏死并经支气管排出后形成。肺癌空洞较肺结核空洞少见，肺癌空洞通常偏心性、壁厚、内壁凹凸不平，外壁可见分叶和毛刺征象如有肋骨、胸椎等骨骼侵蚀或转移时，诊断就更为可靠。而肺结核空洞周围有“卫星病灶”，可有支气管引流，洞壁一般比较光整。依靠上述征象结核球可与周围性肺癌鉴别。

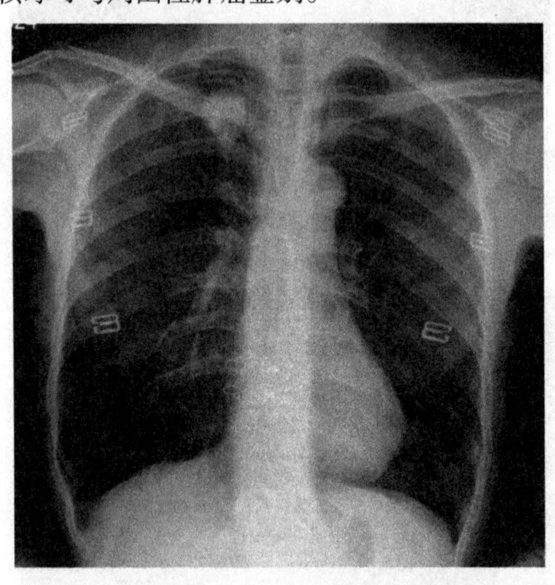

图 2－16　右上肺结核球

（1）支气管肺囊肿：在 X 线上表现为圆形、椭圆形阴影，单发或多发薄壁透光区，卷发状、蜂窝状阴影；虽反复感染，病灶部位不变，其他肺野无新病灶出现（图 2－17）。充分了解病史，一般鉴别诊断不困难。

（2）肺炎性假瘤：在组织结构上主要为成纤维细胞、大量的血管组织和各种炎性细胞的混合。本病的病因尚不完全明确，多数学者认为是炎性病变修复改变所形成。X 线表现为肺内团块状阴影，密度较高而均匀，边缘整齐，肿块直径多数在 2～4cm，但个别病例可以超过4cm，最大者可达10cm以上，肿块不出现空洞。一般肿块邻近肺野清楚，无炎性病变，也无胸膜改变。大多发生于肺表浅部位，生长缓慢，甚至无变化。极个别病例，病变阻塞叶支气管，形成肺叶不张、包裹性肿块，甚似中央型肺癌表现，对诊断带来困难，进一步支气管镜检查可帮助诊断。该病变为良性，当胸片难以定性时，可经皮穿刺活检，可确定诊断。

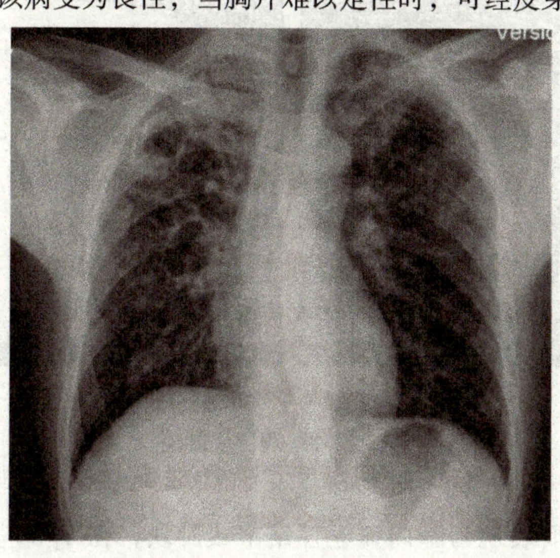

图2－17　支气管肺囊肿

X线上表现为圆形、椭圆形阴影，单发或多发薄壁透光区

（3）肺脓肿：早期表现可见受累的肺段呈楔形或不规则类圆形的致密影，中心浓而周围略淡，边缘模糊，与一般肺炎实变相似。1～2周后，致密影中出现含有液平的空洞透亮区，空洞周围有浓密的炎症浸润影。病程超过3个月以上的，往往转变为慢性肺脓肿，呈肺段性致密影，含有厚壁空洞及液平，常侵及邻近肺段，形成多房性肺脓肿。脓肿四周有粗乱的纤维条索影，病灶影可继续扩大，伴有胸膜增厚。短期内随访，可显示病变病理演化，可与周围型肺癌鉴别。

其他肺孤立性球形病灶错构瘤、脂肪瘤、单发转移瘤等，均可表现为肺孤立性球形病灶，但这类病变都有其各自的X线影像特征及典型病史，因此，综合病史及影像学特征可明确诊断。

4. 临床评价　肺癌起源于支气管黏膜上皮，并向支气管腔内或（和）邻近肺组织内生长，引起相应支气管的狭窄、闭塞，引起远端肺实质的继发性改变，局部形成占位征象。同时癌组织可侵犯淋巴、血管，通过淋巴道、血管、支气管转移扩散。常规X线胸片对诊断周围型肺癌有一定的局限性，特别是对早期周围型肺癌和隐匿在心影后方的病灶，有时较难发现；对是否有肺门及纵隔淋巴结转移更是难以显示。CT检查可弥补常规X线胸片的不足，对病灶内部及周边的细节CT能提供较多的信息，CT增强检查及CT灌注成像对周围型肺癌的鉴别诊断有极大的帮助。

CT检查对周围型肺癌的征象有：①结节肺界面：有毛刺征、放射冠及分叶征等。有上述征象者多支持肺癌的诊断。②结节内部征象：肺癌内部密度多不均匀；若病灶中心有坏死，可形成壁厚薄不均空洞；肺癌还可见到结节内的空泡征、支气管充气征；肺癌内钙化少见，仅占2%～5%。③胸膜及胸壁侵犯：病灶与胸膜间可见对诊断周围型肺癌较有特征意义的胸膜凹陷征，较大肺癌可累及邻近胸膜至胸壁，在 CT 显示肿块与胸膜界面不清楚；有时可见肋骨破坏，胸膜面小结节。④肺内转移征象，两肺可见大小不同结节灶，两下肺较多见（图 2－18）。

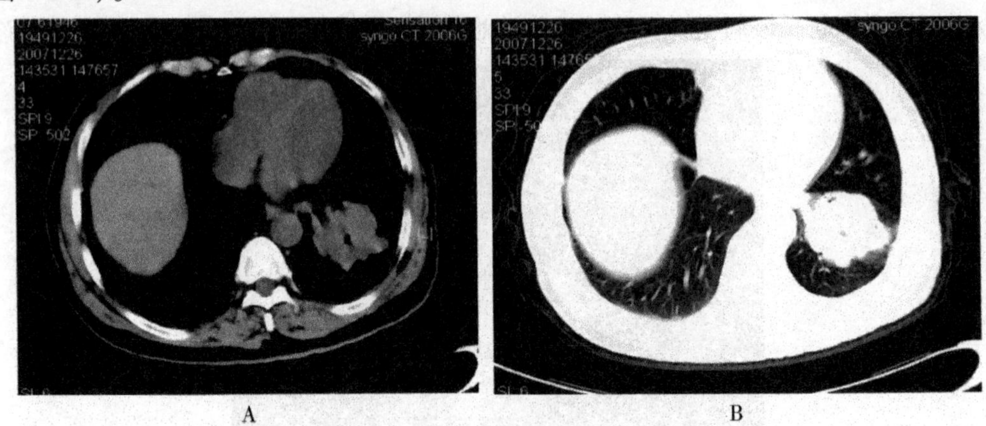

A　　B

图 2－18　周围型肺癌

CT 检查示分叶状球形病灶，内见空泡征，胸膜侧见胸膜凹陷征

MRI 周围型肺癌主要表现为肺内孤立性结节或肿块，在 T_1WI 呈中等信号（与肌肉相仿），T_2WI 与质子密度加权像均为高信号，显示肺内病变不如 CT，但对病变向周围侵犯情况及纵隔、肺门淋巴结转移情况可提供较多信息。

周围型肺癌还可沿血管周围直接向肺门浸润，产生球形阴影与同侧肺门之间的索条状阴影，通常较细而紊乱，断续地引向肺门，此时肺门通常已有肿大的淋巴结出现。周围型肺癌的诊断是一个比较复杂的问题，除了充分利用多种 X 线检查手段取得材料以外，还应密切结合痰细胞学检查、纤维支气管镜检查以及临床各方面的资料进行判断。

二、肺结核球

1. 临床特点　结核球（结核瘤）常为浸润型肺结核病变过程中的一种表现，病理上为局限性干酪化病。为纤维组织包绕的干酪样坏死团块，按形成过程分为 4 型：①干酪样肺炎局限而成的结核球，纤维包膜很薄，厚度仅 1mm。②同心圆层状结核球，系结核球扩展、再扩展后，历次形成的纤维包膜、历次扩展的厚度不等的干酪坏死层相间而成。③阻塞空洞型结核球，由于结核空洞的引流支气管完全阻塞，内容物浓缩凝固而成。④肉芽肿型结核球，结核性肉芽肿发生干酪样坏死而形成，由数个病灶融合而成。

2. X 线表现　结核瘤边缘多光滑、清楚或有索条，无分叶或仅浅分叶，偶有典型分叶；常有点状或斑点状、斑片状钙化，也可有空洞，其空洞为边缘性或呈裂隙样，大多数病例病灶周围有卫星灶，表现为致密的小或微小结节、索条状影等，有时可见肺纹理牵拉等肺结构扭曲改变（图 2－19）。

3. 鉴别诊断　典型的结核球诊断不难，以往常有肺结核病史，病灶内有斑点及斑片状钙化、周围有卫星病灶是其特征性影像表现。与其他疾病的鉴别诊断详见本节周围型肺癌鉴别诊断。

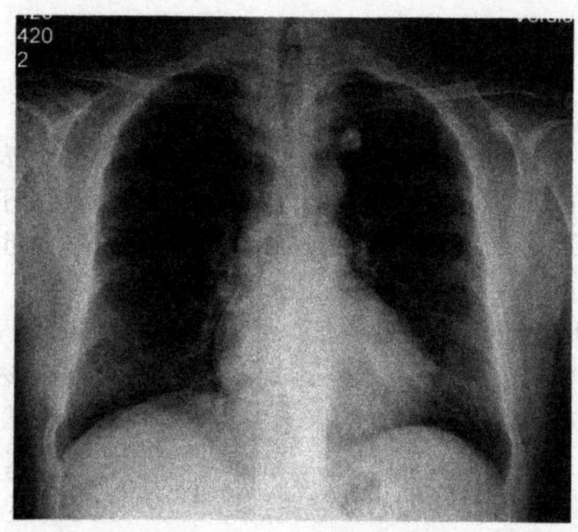

图2-19 左上肺结核球

X线胸片示左上肺结节状高密度致密影，边缘多光滑、清楚，见环形钙化

4. 临床评价　结核球的主要特征为球形病灶，其大小根据文献记载一般直径为1～4cm，大者可达8cm，个别可达10cm，但极罕见。由于在结核球形成过程中产生包膜，故一般呈圆形或椭圆形，边缘整齐、光滑。病灶密度较高而且均匀，其中可有钙化、干酪病变、浸润或液化，或小空洞。绝大多数病例，结核球周围有结核病灶，即卫星灶；或有其他结核依据，如对侧或同侧其他部位有结核病变，或有结核性胸膜炎等。结核球有时可见外围粗长的毛刺，由周围指向中心，毛刺靠近病灶边缘常中断，是由于病灶周围纤维化形成。有时病灶边缘呈浅小的分叶状。由于结核球融合过程中浓缩，在瘤体周围可形成1～2cm的环形透光影，称“月晕”征。结核瘤的数目大多为一个，有时可达几个。病变多在上叶尖后段的肺表面部位。结核球的发展较慢，在观察复查过程中，多数病例无增大或增大不明显。1年以上无大小改变，基本可肯定结核球的诊断。依靠上述征象可与其他病变鉴别。但缺少特征性改变时，可采取CT检查或经皮穿刺活检，甚至手术切除也是明智的，以免延误肺癌的诊断和治疗（图2-20）。

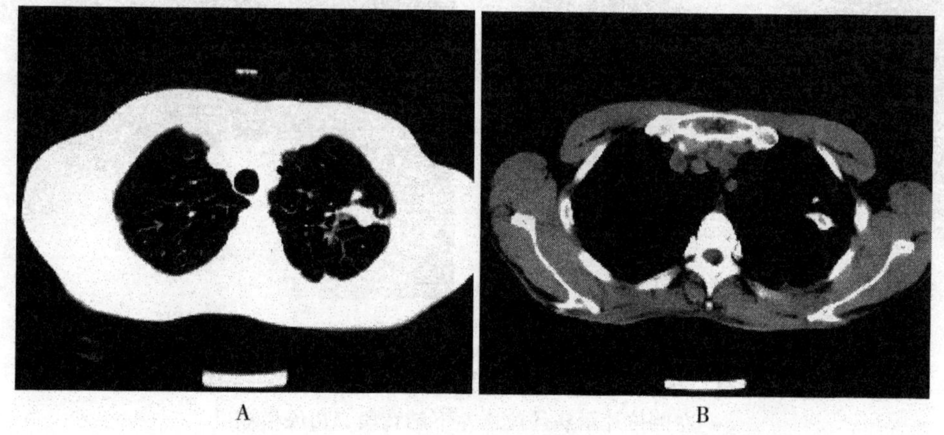

图2-20 左上肺结核球

CT示左上肺高密度结节状钙化影，周围见卫星灶及纤维条影

三、球形肺炎

1. 临床特点　形态呈孤立、圆形变的肺炎，称球形肺炎，是一个以 X 线胸片的形态表现特点而命名的肺炎。本病的临床特点是：多数患者有急性炎症的表现，如发热、咳嗽、咳痰、白细胞计数升高和血沉加快，还多合并有基础性疾病。常好发于肺门旁下叶背段或上叶后段的节段性肺炎。其形成机制，有人认为与呼吸道吸入性有关，也有人认为由炎性渗出物通过肺泡小孔，向邻近周围肺泡呈放射状扩散蔓延而成。

2. X 线表现　球形肺炎阴影的范围接近一个肺段（5～6cm），呈球形，无分叶及毛刺。仔细观察球形肺炎影的密度较淡而不均匀，深浅不一，含有隐约的透亮区，边界模糊，缺乏清晰的轮廓（图 2－21）。多数患者病灶周围及肺门方向有较长索状阴影，及所谓“局部充血征象”提示肿块为炎症。经 2～3 周的随访复查，肺炎阴影常迅速消散，而获最后确诊。

3. 鉴别诊断　最主要的是与周围型肺癌鉴别诊断。有人认为 X 线胸片上球形病灶的一半以上边缘模糊为肺炎表现，相反肺癌大部边缘清晰。另外是肺栓塞，可呈球形或类圆形，也是需要注意鉴别的。短时间内经抗炎治疗吸收消散是其与其他肺内孤立性球形病变的重要鉴别点。

4. 临床评价　鉴别诊断困难时，CT 和经皮肺穿刺活检为球形病灶的确诊提供了有效的手段。CT 对病灶的密度、边缘、强化征等征象显示更为确切。

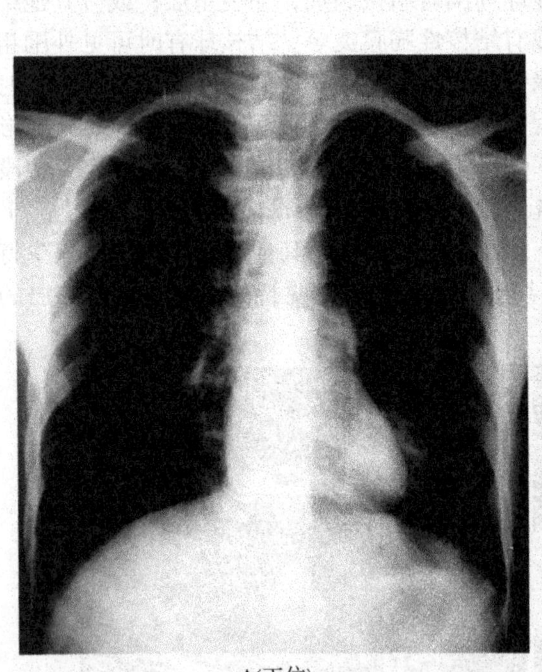

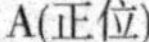
A(正位)

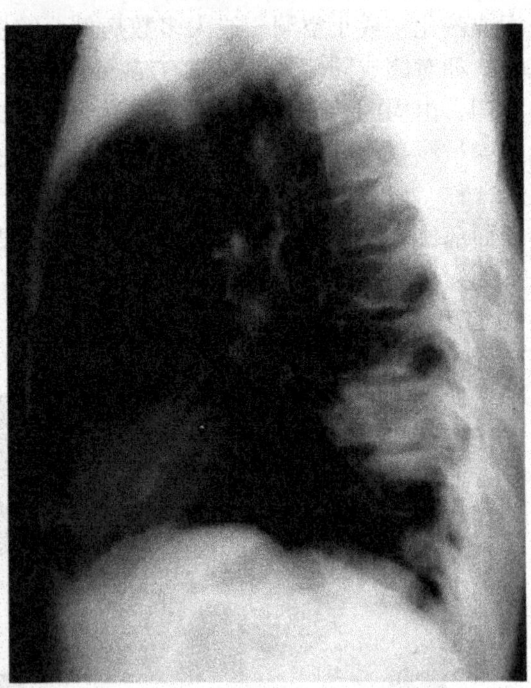
B(左侧位)

图 2－21　左下肺中内侧段类圆形孤立性球形病变——球形肺炎

左侧位片示病灶位于左下肺背段，边缘模糊

四、肺脓肿

1. 临床特点　肺脓肿是由多种病原菌引起的肺部化脓性感染，早期为化脓性肺炎，继而发生坏死、液化和脓肿形成。引起肺脓肿的病原菌与上呼吸道、口腔的常存菌一致，常见的有肺炎链球菌、金黄色葡萄球菌、溶血链球菌、克雷白杆菌等。急性肺脓肿常为上述细菌的混合感染。

发病机制分为3种类型：①吸入性：60%的肺脓肿是由于吸入口腔或上呼吸道带有病菌的分泌物、呕吐物等所致。尤其是在口腔、鼻腔及上呼吸道存在感染灶时，此外在受寒、极度疲劳或昏迷等使全身抵抗力降低，咽喉保护性放射减弱等情况下均有利于感染性分泌物的吸入。吸入性肺脓肿发生的部位与体位有关，好发于右肺上叶后段、下叶背段与左肺下叶后基底段，且右侧多于左侧。②血源性：身体其他部位感染性，引发败血症的脓毒栓子经血行播撒至肺，使肺组织发生感染、坏死及液化，形成肺脓肿。血源性肺脓肿多为两肺多发病灶，以金黄色葡萄球菌多见。③继发性：肺脓肿也可继发于支气管扩张、支气管囊肿、支气管肺癌等。急性肺脓肿随着有效抗生素的应用，脓液的排出，脓腔可缩小而消失，但若在急性期治疗不彻底，脓液引流不畅，炎症持续不退，脓肿周围的纤维组织增生使脓肿壁增厚，肉芽组织形成，病灶迁延不愈而转变为慢性肺脓肿。急性肺脓肿的表现类似于急性肺炎，如寒战高热、咳嗽咳痰、胸痛，全身中毒症状较明显等。发热1周后常有大量浓痰咳出，若为厌氧菌感染，则为臭痰。慢性肺脓肿有经常咳嗽、咳脓痰和血痰，不规则发热伴贫血、消瘦等，病程都在3个月以上，并可有杵状指。

2. X线表现　肺脓肿早期呈较大区域的密度增高影，边缘模糊，呈楔形的肺段或亚段实变，底部贴近胸膜。进一步发展，中央出现低密度液化坏死区，经支气管排出坏死物质后，形成空洞（图2－22、图2－23）。急性肺脓肿形成期的空洞内壁可凹凸不平，并多见气液平面，形成近肺门侧常见支气管与脓腔相通。急性肺脓肿可伴有反应性胸腔积液和胸膜增厚，可因肺脓肿破入胸腔而形成局限性脓胸或脓气胸。短期间，病灶阴影可有明显改变（吸收缩小或进展扩大）。肺脓肿痊愈后可不留痕迹，或仅留下少量纤维条索影。慢性肺脓肿以纤维厚壁空洞伴肺组织纤维化为主要特征，内外壁界限均比较清晰，邻近肺野有慢性炎症、支气管扩张、新的播散灶和旧的纤维化等。血源性肺脓肿多为两肺多发片状或结节状密度增高影，边缘模糊。有些结节中央出现液化坏死，有些则出现空洞，可见透亮区及液平面。

3. 鉴别诊断　吸入性肺脓肿需与癌性空洞及继发于阻塞性肺炎的肺脓肿鉴别；伴有液平时，还需与结核空洞、肺囊肿伴感染相鉴别。继发于阻塞性肺炎的肺脓肿，肺门部可见肺癌的原发病变，癌性空洞呈厚壁，外缘呈分叶，可见毛刺，边界清晰等可资与鉴别。结合病史分析及痰液检查，可以确诊。

4. 临床评价　大多数肺脓肿为吸入性，结合病史分析及痰液检查，X线表现病灶边缘模糊，洞壁光滑整齐，内多见液平，多数肺脓肿可明确诊断。CT检查可提供确立诊断和鉴别诊断的更多信息。

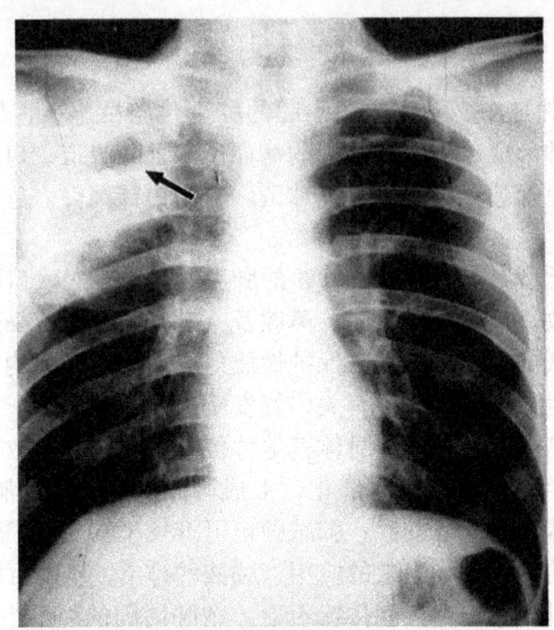

图 2-22　右肺上叶肺脓肿

正位胸片，为一类楔形实变，边缘模糊，病灶内出现厚壁空洞（箭头）

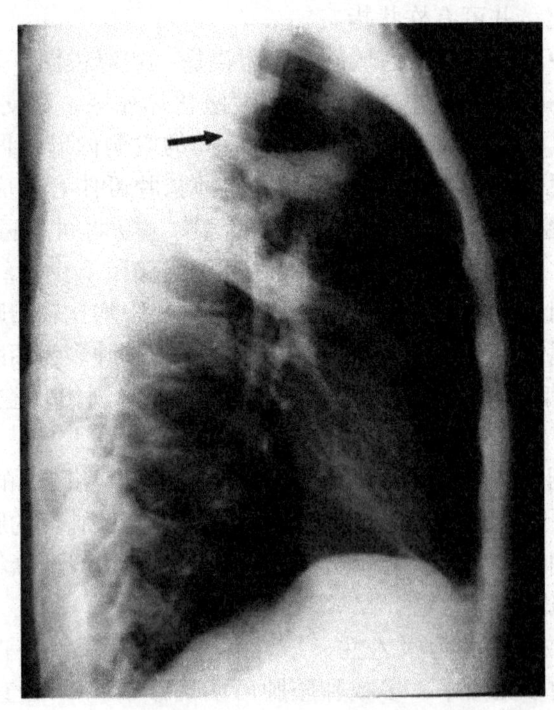

图 2-23　右肺上叶肺脓肿

右侧位胸片，箭头示空洞，洞内见气液平

五、血行转移性肺癌

1. 临床特点　人体许多部位的原发性恶性肿瘤均可经血行转移至肺内。血行转移途径多由于局部癌细胞侵入静脉系统，通过右心癌栓分布至肺血管及毛细血管，发展为两肺转移性癌灶。绒癌、乳腺癌、肝癌、胃癌、骨肉瘤、甲状腺癌、肾癌、前列腺癌、精原细胞瘤及肾胚胎瘤均可发生肺转移。

肺转移癌的临床症状：可无任何临床症状。两肺多发转移瘤可有咳嗽、咯血、胸痛及呼吸困难，随着肺内转移瘤数量增多长大，呼吸困难可进行性加重。

肺转移癌可是原发瘤的初发症状。有些患者肺转移癌得到病理证实，而找不到原发灶部位。

2. X线表现

（1）两肺野多发散在结节或球形肿块影，病灶密度中等，边缘清楚。因受血流分布影响，中、下肺野较多。4%左右的球形灶内可出现空洞。

（2）由于转移发生的时间有先后，故转移性球形灶的大小不等。

（3）短期内随访，球形肿块影的数目不断增多，体积亦渐增大。

（4）有时可伴发胸膜腔或心包腔血性积液。

（5）有些肺转移癌可以单发而较大，可误为原发的肺癌，每见于胃癌或肾癌的转移。

（6）有些肺转移癌可呈粟粒样结节，似粟粒型肺结核，每见于甲状腺癌的转移。

（7）成骨肉瘤的肺内转移灶可发生骨化，球形灶的密度增高如骨质。

（8）子宫绒毛膜癌的肺转移灶，可呈多发圆球形肿块影或为粟粒样结节影，经抗癌治疗后，常能完全吸收而治愈。

3. 鉴别诊断　肺转移癌需与肺结核、金黄色葡萄球菌肺炎及其他病源引起的肺炎、真菌病、胶原病、尘肺、恶性组织细胞病（恶性组织细胞增生症）、结节病、淀粉沉着症等相鉴别。其中以肺结核需与转移癌鉴别的机会较多，特别是发生于两肺中下肺野的血行播散型肺结核。

（1）急性粟粒型肺结核：有高热、咳嗽、呼吸困难、头痛、昏睡及脑膜刺激等症状。有的患者临床症状轻微，可仅表现低热、食欲减退及全身不适。血沉增快。在胸片上表现为两肺野从肺尖到肺底均匀分布的粟粒样大小结节阴影，其特点是“三均匀”：病灶大小均匀、密度均匀和分布均匀。病灶边缘较清楚。

（2）亚急性及慢性血行播散型肺结核：在临床上起病不明显，可有低热、咳嗽、咯血、盗汗，乏力及消瘦等临床症状。在胸片上特点是“三不均匀”：表现为大小不等阴影，密度较高与密度较低病灶可同时存在，有的病灶还可纤维化或钙化。病灶主要分布在两肺上、中肺野，但分布不均匀。

有时仅根据X线影像鉴别比较困难，应重视临床材料。对于一时鉴别确实有困难的病例可先行抗结核治疗。进行短期观察，或进行经皮穿刺活检确诊。

4. 临床评价　血行转移性肺癌较常见，X线检查是发现肺部转移癌较简单而有效的方法。在一般情况下X线片能够明确诊断。胸部CT检查发现肺转移癌较常规X线胸片敏感（图2-24），可发现胸片未能显示的肺内转移癌。由于转移性肿瘤常无明显特异性，因此，对原发灶不明的患者，应积极寻找原发病灶。

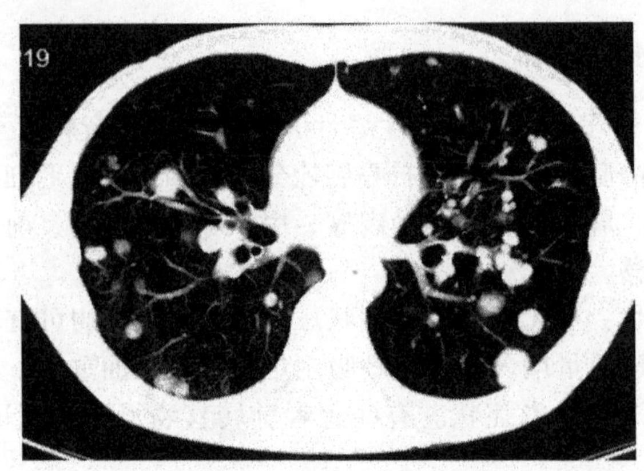

图 2－24　肺内多发转移癌

CT 肺窗示两肺多发、界清、大小不等的结节影

六、金黄色葡萄球菌肺炎

1. 临床特点　金黄色葡萄球菌肺炎是金黄色葡萄球菌引起的化脓性炎症。肺部病灶出现之前，患者常先有皮肤疮疖或化脓性骨髓炎的临床表现，后因脓性栓子侵入血流，经血行播散而侵入肺组织致病。

发病年龄以青壮年居多。临床有寒战、高热、咳嗽、胸痛、气促、发绀、脓性痰带血，病势严重。两肺均有散在的湿啰音。白细胞计数显著增高，中性粒细胞比例明显增高。血培养阳性。

2. X 线表现

（1）两肺野中、外带有散在多发的圆球状病灶（直径 1～3cm），或不规则的大小片状影，密度较高，边缘模糊，有时圆球的边缘亦可光整（图 2－25）。

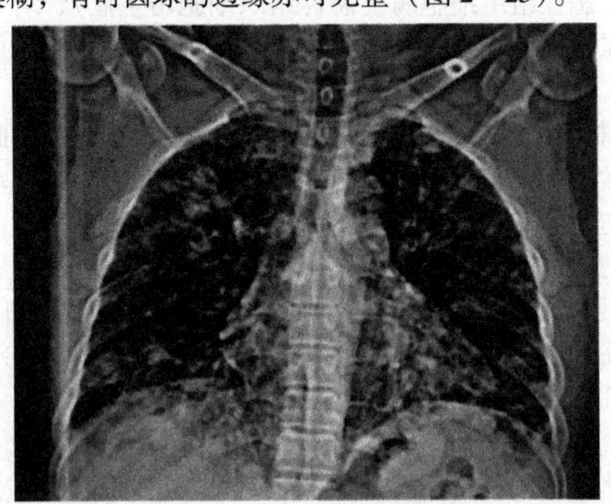

图 2－25　金黄色葡萄球菌肺炎

患者因大腿软组织蜂窝织炎就诊，定位胸片示两肺弥漫分布、斑片状及结节状、边界模糊影

（2）在球状或片状影内，可出现透亮区及小液面，成为多发性肺脓肿。脓腔壁较薄，周围浸润影较少。

（3）同时由于活瓣性细支气管阻塞，可出现薄壁圆形肺气囊（肺气肿），肺气囊壁菲薄。

（4）肺气囊直径1～4cm不等，肺气囊的大小形态在短期内变化很快，且易于消失。

（5）常合并气胸或脓气胸，甚至可合并化脓性心包炎。

（6）本病经积极抗菌药物治疗后，肺内炎症影、小脓肿影及肺气囊影均可迅速吸收、消散，可遗留少许纤维索条影。

3. 鉴别诊断　根据临床症状、体征，结合X线病变易形成肺脓肿和肺气囊、常合并脓胸、动态变化快等特点较易与其他炎性病变鉴别。确诊有赖于细菌学检查。

4. 临床评价　该病起病急、病情危重、病死率高。需尽早介入医学干预。由于细菌学检查（如血细菌培养）需较长时间才得到结果，当临床上怀疑金黄色葡萄球菌败血症时，如果X线检查发现典型的血源性金黄色葡萄球菌肺炎的X线表现，可为确诊提供有力的证据。X线检查对于及时处理患者很有价值。CT检查可提供更多信息（图2－26）。在细菌学检验结果未得到前，必须有针对性地选用抗生素先进行试验性治疗，以免贻误病情。

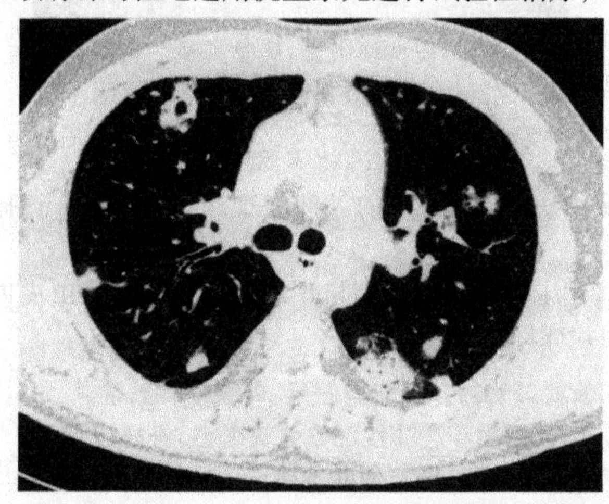

图2－26　金黄色葡萄球菌肺炎

与2－25图示是同一患者，对应的CT肺窗示两肺弥漫分布、斑片状及结节状、边界模糊影，部分结节内见透亮区

七、肺吸虫病

1. 临床特点　本症为地方性流行病，如在我国浙江（绍兴）、台湾，以及朝鲜等，因食用含有囊蚴的生的或未煮熟的蟹类而感染疾病。常见症状为咳嗽、胸痛、咳铁锈色痰、反复咯血。在痰中可查到嗜酸粒细胞和夏柯－雷登结晶，有时痰中还可找到肺吸虫卵。

2. X线表现

（1）出血破坏期：两侧中、下肺野有散在的椭圆形或圆形浸润影（直径2cm左右），边缘模糊（图2－27）。

（2）囊肿期：肺部浸润阴影内可见单房或多房性透明区，其周围可见条索状阴影伸向肺野。

（3）囊肿后期：肉芽组织和结缔组织增生包裹，形成边界清楚的圆形或椭圆形结节阴影。可单发，亦可聚集成团块状。

（4）愈合期：病灶缩小，密度增高，可见环状、点状或片状钙化。亦可呈条索状阴影。

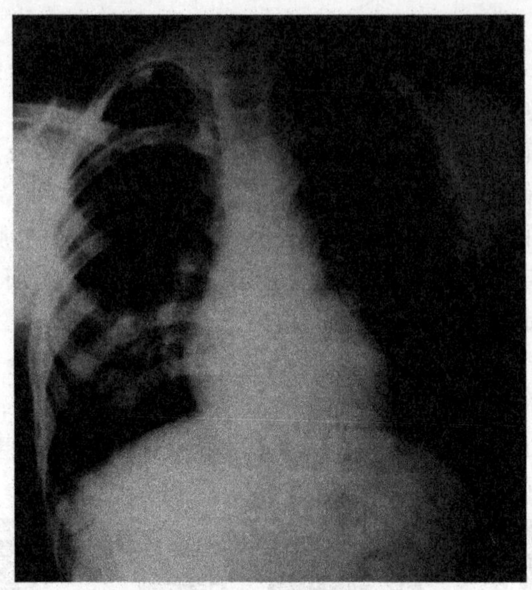

图 2－27　肺吸虫病

两中下肺见数个小圆形高密度影，边界欠清

3. 鉴别诊断　肺吸虫病无论哪一期的 X 线表现均无特异性，与肺结核的多形态 X 线表现鉴别较困难。

4. 临床评价　有食用未熟螃蟹、蛤蜊与蝲蛄史，如果肺吸虫皮内试验与补体结合试验阳性，痰内查到肺吸虫病卵即可确诊。

（陈　威）

第三节　肺部索条状病变

一、先天性心脏病

1. 临床特点　先天性心脏病（房间隔缺损、室间隔缺损、动脉导管未闭），由于左心压力高于右心，常产生左向右的分流，引起右心系统压力增高，肺动脉高压，肺动脉增粗。分流量以房间隔缺损为最大。

2. X 线表现

（1）肺血管纹理影普遍增粗，边缘锐利（图 2－28）。

（2）肺动脉段明显膨隆（图 2－29）。

（3）肺门舞蹈征：X 线透视下肺动脉搏动增强所致。

（4）残根征：由于长期的肺动脉高压，肺门区的中心肺动脉特别怒张，右下肺动脉干宽度 >15mm。而外围的小动脉痉挛收缩，小动脉壁增厚，使管腔变细，故周围肺纹理特别稀少而清晰。

3. 鉴别诊断　肺充血引起纹理增加的需与肺瘀血相鉴别。肺瘀血肺野透亮度减低，肺纹理增多，模糊。肺门影模糊。肺野可见间质性水肿线。而肺充血肺纹理边缘锐利，肺野无明显改变。以资鉴别。

4. 临床评价　肺充血为一些先天性心脏病的一种征象。心脏扩大以右心房、右心室为主，肺动脉段明显膨隆。结合临床病史、心脏杂音位置和性质，可以做出明确的诊断。

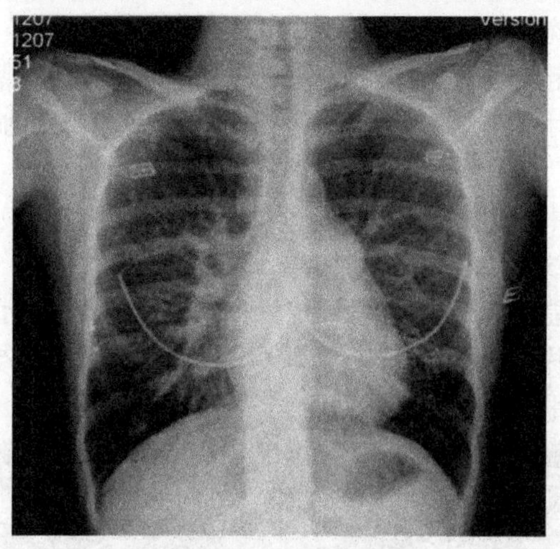

图2－28　房间隔缺损

肺动脉段突出，主动脉结缩小。右心房影增大。右心室增大使心尖上翘。肺充血征象：肺纹理增多，增粗，边缘锐利

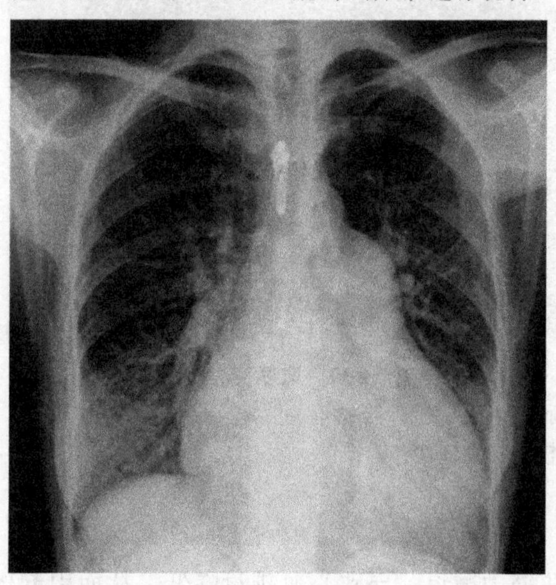

图2－29　室间隔缺损

肺动脉段突出，主动脉结缩小。右心室、左心室增大。肺充血征象：肺纹理增多、增粗，边缘锐利。右心室增大使心尖上翘

二、风湿性心脏病

1. 临床特点　风湿性心脏病各瓣膜均可受累，但以二尖瓣最为常见，尤其是二尖瓣狭窄。由于肺静脉血液回流受阻，肺部常发生瘀血征象。

2. X 线表现

（1）心脏呈典型的梨形，左心房和右心室扩大。

（2）肺野模糊，透亮度减低如雾状。肺静脉影扩张，模糊。

（3）肺门血管影亦增宽，边缘模糊。

（4）长期肺瘀血，引起继发性肺小动脉扩张，此时肺动脉、静脉均见扩张增粗。两上肺明显，下肺血管由于反射性挛缩反可变细，使上肺纹理多于下肺，称“肺血倒置”（图 2－30）。

（5）两肺中、下野的中、外带小静脉影普遍增粗、紊乱，交织如网状。

（6）可出现 Kerley B 线。

3. 鉴别诊断　X 线不能直接显示瓣膜系统，需与某些血流动力学相似的疾患鉴别。

4. 临床评价　X 线平片简便易行、心肺兼顾，可用于监测病变的演变。通过术前后的对照，可用于手术疗效的评价。

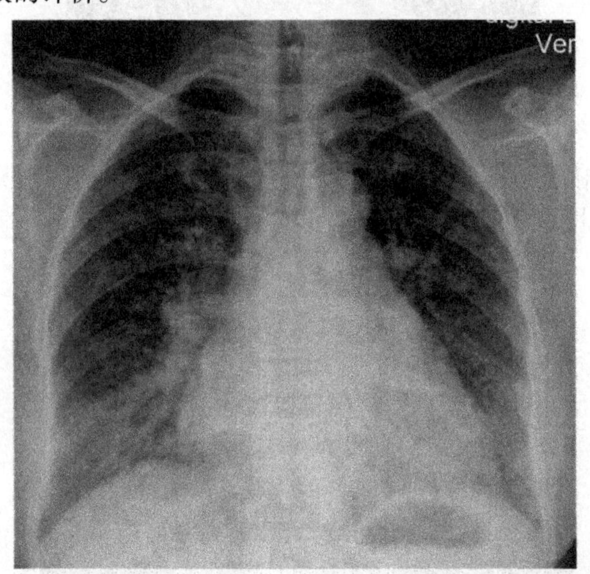

图 2－30　风湿性心脏病

肺瘀血征象：肺野透亮度减低，肺门影增大，模糊。肺纹理增多，模糊

三、心力衰竭

1. 临床特点　心室收缩力减退，导致心血排量降低，从而引起体和（或）肺循环的瘀积，称为充血性心力衰竭，可分为右心衰竭、左心衰竭和全心衰竭。

2. X 线表现

（1）右心衰竭：

1）两肺野清晰，无瘀血征象或有轻度瘀血，胸腔可有积液。

2）右上纵隔上腔静脉影增宽（图 2－31）。

3）肝脏瘀血致右膈肌抬高。

（2）左心衰竭：两肺瘀血程度严重，两肺可出现下列特征：

1）肺门影增宽，轮廓模糊。

2）两肺上叶静脉扩张（图2-32）。

3）两侧肺纹理普遍增粗、模糊，肺野浑浊（肺间质水肿）。

4）小叶间淋巴管水肿，出现Kerley B线。

5）叶间胸膜及两侧肋膈角有积液表现。

6）心影扩大。

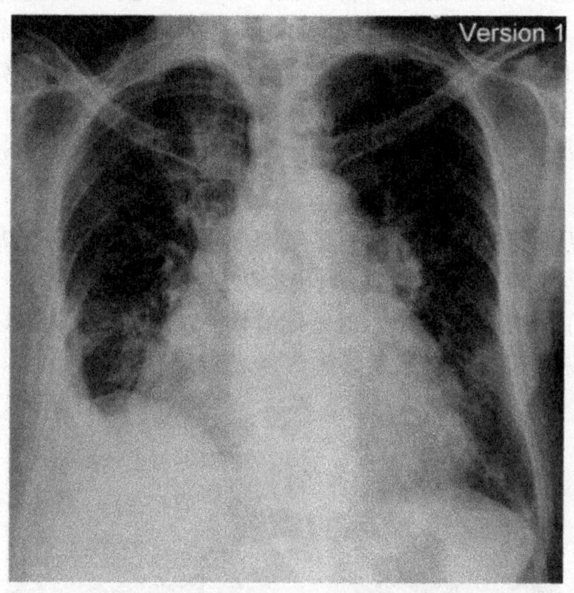

图2-31　右心衰竭

上腔静脉影增宽，肝脏淤血肿大致右膈肌抬高；双侧肺野内见轻度肺淤血。右侧中等量胸腔积液

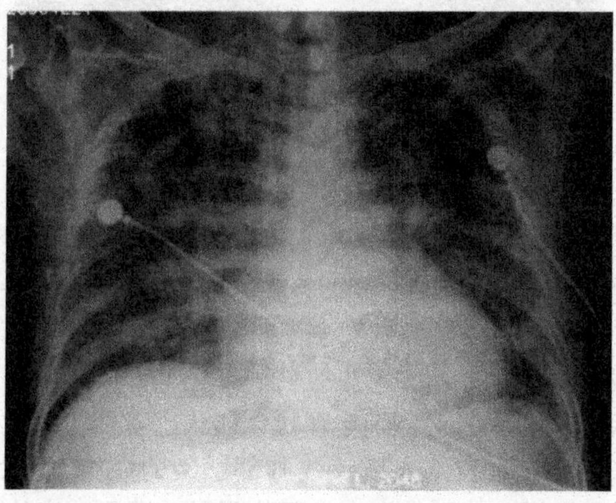

图2-32　左心衰竭

两肺透亮度减低，肺纹理普遍增粗模糊，上肺静脉扩张。肺门影增大，轮廓模糊

3. 鉴别诊断　X线需对左心衰竭、右心衰竭和全心衰竭做一个鉴别诊断，根据其相应临床表现及特征性X线表现，鉴别不是很困难。

4. 临床评价　左心衰竭、右心衰竭的X线征象与临床表现一致，但近1/4左心衰竭的患者中，X 线表现早于临床；而右心衰竭 X 线表现常晚于临床。左心衰竭用药控制后，肺部瘀血水肿征象多可迅速消失，肺门影缩小，肺纹理亦减少，肺野变为清晰。X 线胸片可评价治疗效果。

四、支气管扩张症

1. 临床特点　支气管扩张是指支气管内径的异常增宽。少数患者为先天性，多数患者为后天发生。根据形态可分为：柱状支气管扩张、静脉曲张型支气管扩张、囊状支气管扩张。临床表现有咳嗽、咳脓痰、咯血。患者的病史较长，反复发生感染。

2. X 线表现

（1）支气管扩张症的粗索条纹理改变，多位于两下肺以及右肺中叶或左肺舌叶，少数位于上肺。

（2）支气管影不规则增粗、扭曲，索条纹理的远端增粗更为明显，有时呈卷发状（图 2－33）。

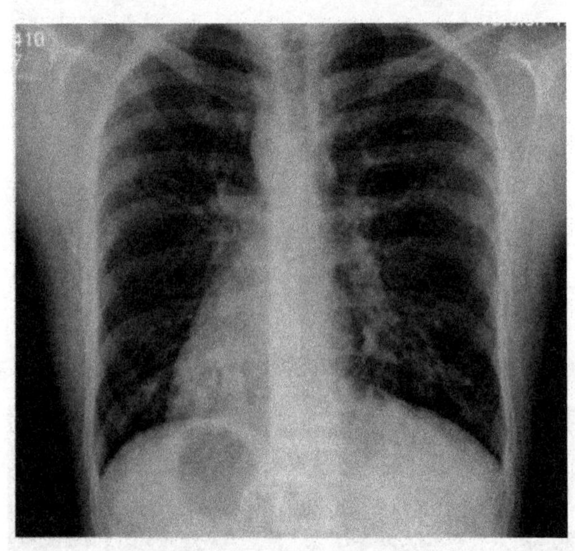

图 2－33　Kartagener 综合征

左下肺见柱状扩张支气管影，远端扩张，呈杵状指。此例有全内脏反位

（3）充气的管状透亮区或为薄壁圆囊状透亮区，大小约 1cm，相互重叠。个别圆腔中伴有小液平。有时索条影间可夹杂有炎症性模糊斑片影（图 2－34）。

（4）受累的肺叶或肺段常有萎缩肺不张改变。

（5）支气管造影检查，充盈的支气管呈囊状、柱状或囊柱状的扩张改变。

3. 鉴别诊断　当中青年患者有咯血或反复肺部感染的病史，X 线平片见两下肺片状阴影不易吸收，肺纹理明显增粗，特别是有多发环状阴影时提示本病的可能性。

4. 临床评价　X 线平片对本病的诊断有限度，既往确定诊断需做支气管造影检查，现可行 CT 检查，尤其是 HRCT（图 2－35）可明确支气管扩张的存在、累及肺叶范围、严重程度及其扩张类型。

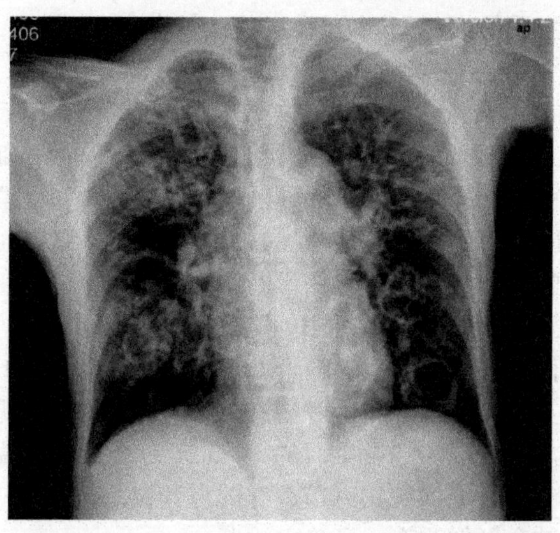

图2－34　囊状支气管扩张

两肺支气管影不规则增粗、扭曲，呈卷发状，内见类圆形薄壁囊状透亮区

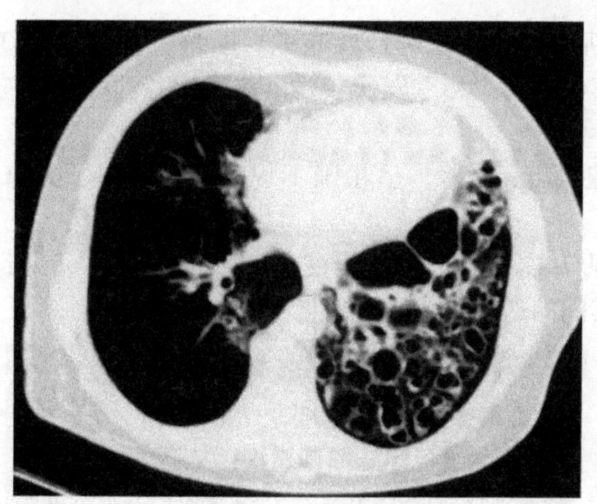

图2－35　支气管扩张

HRCT示左下肺多发薄壁囊状低密度影

五、急性毛细支气管炎

1. 临床特点　多见于婴、幼儿，由于急性感染，产生广泛的细支气管管壁炎性水肿增厚伴痉挛收缩。病理改变是毛细支气管上皮细胞坏死和周围淋巴细胞浸润，黏膜下充血、水肿和腺体增生、黏液分泌增多。毛细支气管狭窄甚至堵塞，导致肺气肿和肺部不张，出现通气和换气功能障碍。

临床表现主要是喘憋和肺部哮鸣。呼吸困难可呈阵发性，间歇期呼气性哮鸣消失，严重发作者，面色苍白、烦躁不安，亦口周和口唇发绀。全身中毒症状较轻，可无热、低热、中度发热、少见高热。体检发现呼吸浅而快，伴鼻翼扇动和三凹征；心率加快，肺部体征主要为喘鸣音，叩诊可呈鼓音，喘憋缓解期可闻及中、细湿啰音，肝、脾可由于肺气肿而推向肋缘下，因此可触及肝脾。由于喘憋，PaO_2 降低，$PaCO_2$ 升高，SaO_2 降低而致呼吸衰竭。本病高峰期在呼吸困难发生后的42～72小时，病程一般为1～2周。

2. X线表现

（1）两肺见有弥漫的细索条状影，两肺内、中带为多，下肺多于上肺。

（2）由于两肺细支气管痉挛以及管腔内分泌物造成的不全性细支气管阻塞，极易产生末梢细支气管性肺泡气肿，两肺出现明显的弥漫性肺气肿，两肺透亮度明显增强。

3. 鉴别诊断　本病主要X线表现为弥漫的细索条状影及细支气管性肺泡气肿，影像改变无特殊性。结合典型临床症状，一般鉴别诊断不难。

4. 临床评价　急性毛细支气管炎主要由呼吸道合胞病毒（RSV）引起，副流感病毒之某些腺病毒及肺炎支原体也可引起本病，最近发现人类偏肺病毒（HMPV）也是引起毛细支气管炎的病原体。毛细支气管炎常常在上呼吸道感染2～3天后出现持续性干咳和发作性喘憋，常伴中、低度发热。病情以咳喘发生后的2～3天为最重。咳喘发作时呼吸浅而快，常伴有呼气性喘鸣音即呼气时可听到像拉风箱一样的声音，以喘憋、三凹征和喘鸣为主要临床特点。典型的临床病史结合影像改变，可确立诊断。

六、慢性支气管炎

1. 临床特点　诊断标准：慢性进行性咳嗽、咳痰，每年至少3个月，连续2年以上。并除外全身性或肺部其他疾病。冬季发病较多。易发生急性呼吸道感染。

2. X线表现

（1）两肺纹理普遍增粗、增多，呈粗细不均、排列不齐、交错紊乱的索条影，有时伴有支气管扩张的改变。

（2）轨道征：多见于右下肺心缘旁。在支气管走行部位可见到互相平行的线状阴影，为增厚的支气管壁，其间的透光带为支气管腔（图2－36）。

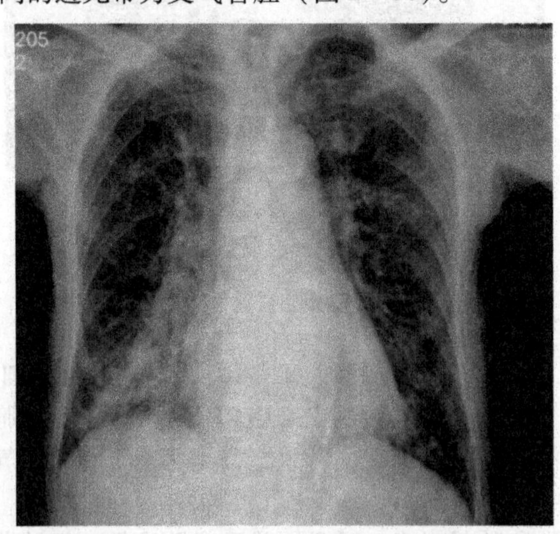

图2－36　慢性支气管炎伴肺气肿

两肺纹理普遍增粗、增多，紊乱。右下肺心缘旁见支气管“轨道”征。两肺弥漫性肺气肿（肋间隙增宽，两肺透亮度增高，横膈面低平，心影狭长）

（3）刀鞘状气管：是指气管胸段冠状径较小，矢状径增宽（气管横径与矢状径之比小于2/3）。形如刀鞘状。发生机制是因用力咳嗽及呼吸，使气管内压力增加，在气管壁炎症的基础上而引起刀鞘状变形（图2－37）。

（4）老年性慢性支气管炎的患者，常伴有弥漫性肺气肿。胸廓呈桶状，两肺透亮度增高，横膈面低平，呼吸运动幅度降低。心影狭长。

3. 鉴别诊断　临床病史结合典型线片诊断不难。

4. 临床评价　慢性支气管炎是常见的老年呼吸系统疾病，常伴发感染，并发肺大泡、肺气肿。X线检查简便快捷，可监测病程发展，及时发现并发症。

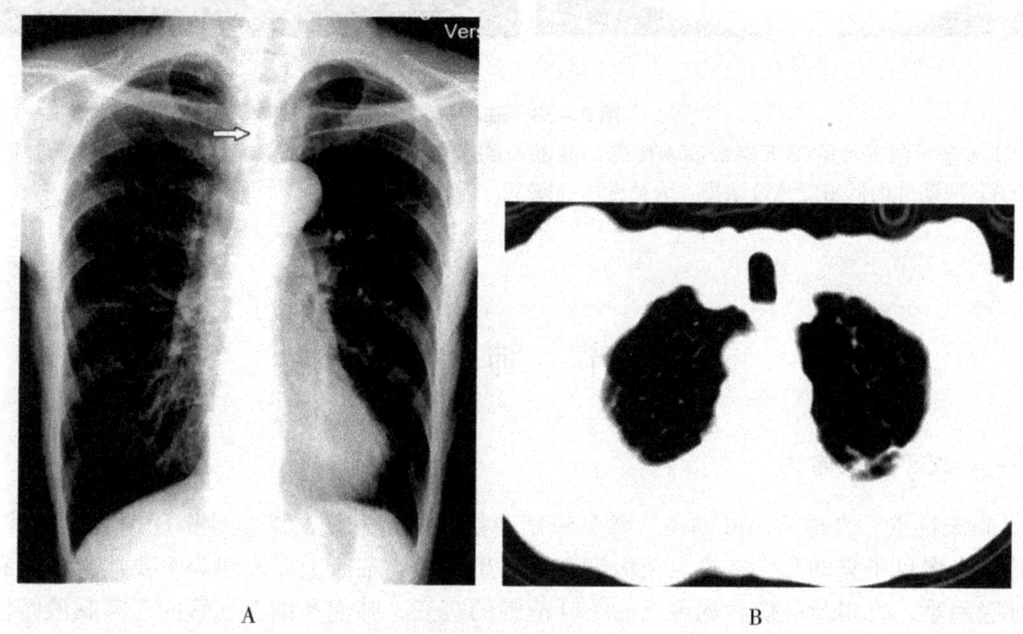

A　　B

图2－37　刀鞘状气管

A. 胸片示气管呈刀鞘状改变（箭头），两肺呈肺气肿改变；B. CT肺窗示气管呈刀鞘状改变

七、肺梗死

1. 临床特点　由于血液循环障碍导致肺组织坏死，称肺梗死。临床症状主要表现为突发的呼吸困难和胸疼。有时可有咯血。

2. X线表现

（1）肺体积缩小和肺缺血：当肺叶或肺段动脉栓塞时，相应区域内肺血管纹理减少或消失，透亮度升高。

（2）肺缺血区见楔状实变阴影或锥状阴影，底部与胸膜相连，尖端指向肺门。

（3）肺梗死病灶吸收后，梗死部位残留条索状纤维化阴影，并引起胸膜皱缩、局限性胸膜增厚及粘连。

3. 鉴别诊断　本病的X线表现无特征。对于下肢静脉血栓的患者，临床表现起病急、咯血和剧烈胸痛。X线平片有局限性肺纹理稀少或肺段阴影时应考虑到本病。

4. 临床评价　确诊可行CTPA（图2－38）或肺动脉造影检查。

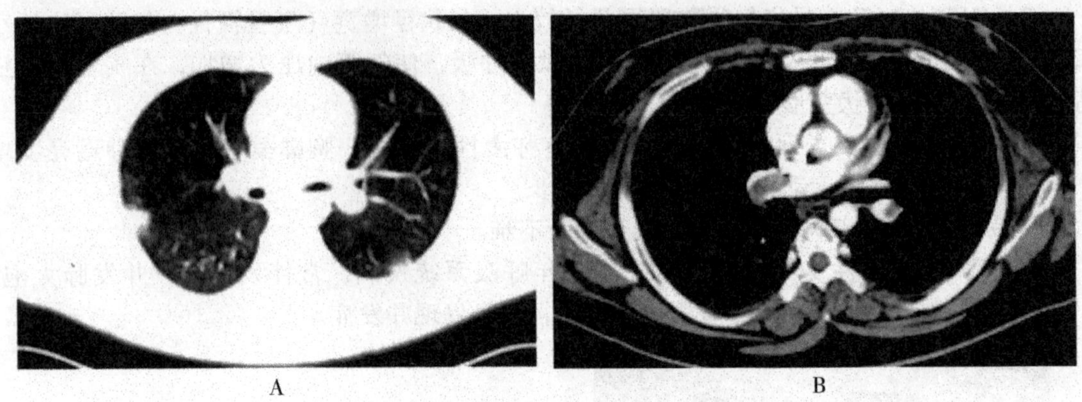

图 2－38　肺梗死

A. CT 肺窗示两下肺胸膜下楔形高密度影，底部与胸膜相连，尖端指向肺门；B. 同一患者对应 CTPA示两动脉内低密度充盈缺损，为肺动脉栓塞

（陈　威）

第四节　肺内阴影

一、支气管肺炎

1. 临床特点　又称为小叶肺炎。常见致病菌是肺炎链球菌、溶血性链球菌、葡萄球菌。支气管肺炎多见于婴幼儿、老年人及极度衰弱的患者。在临床上以发热为主要症状，可有咳嗽、呼吸困难、发绀及胸痛。病理上为小叶范围的实变，肺泡和细支气管内充满黏液脓性渗出物，含白细胞、吞噬细胞和纤维素。

2. X 线表现

（1）支气管炎和支气管周围炎引起肺纹理增强，边缘模糊。

（2）斑片状阴影病灶多位于两肺下野内带，肺叶后部病变较前部多，沿支气管分支分布（图 2－39）。

（3）如遇黏液阻塞细支气管，则可并发为小三角形肺不张阴影，周围间杂以局限肺气肿影或肺大泡影。

（4）有时小片状阴影可在 2～3 天内演变为融合大片状密度不均匀阴影，呈假大叶性分布。经抗炎治疗病灶可在 1～2 周内吸收。

3. 鉴别诊断　各种病原菌均可引起支气管肺炎，仅根据影像表现，鉴别支气管肺炎的病原性质比较困难。

4. 临床评价　支气管肺炎患者常有发热症状，实验室检查白细胞计数升高明显，血沉正常。本病经抗感染治疗后做追踪复查，胸部病灶吸收往往较快，病程较短。治疗过程中及时复查 X 线胸片，以了解肺内病况变化，可与其相关疾病相鉴别。

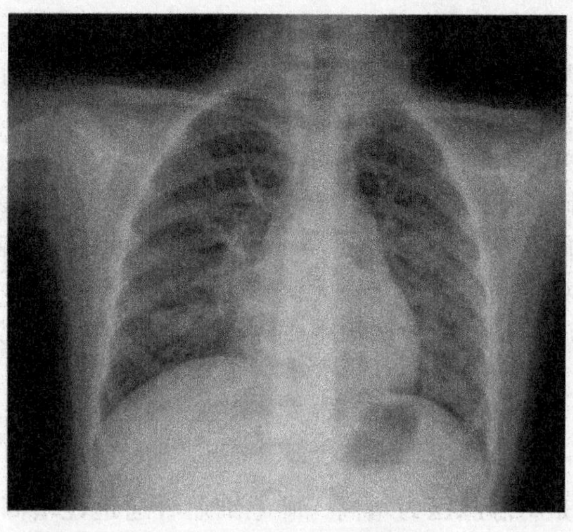

图2-39 儿童支气管肺炎

两肺纹理增多，中、下肺野见沿支气管分布的斑片状致密影

二、浸润型肺结核

1. 临床特点 浸润型肺结核是继发性肺结核，多为已静止的肺内原发灶重新活动，偶为外源性再感染。临床症状有低热、乏力、盗汗，重者可有高热、咳嗽、咯血、胸痛及消瘦。血沉加快，痰检可检出抗酸杆菌。

2. X线表现

（1）渗出性斑片状或云絮状边缘模糊的致密影，好发于两肺上叶尖、后段及下叶背段，由于以上部位氧分压较高所致。有时还可见引流支气管，也可出现空洞（图2-40）。

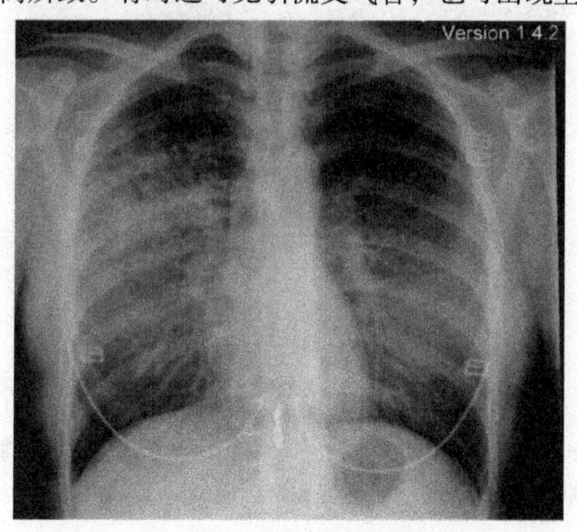

图2-40 右肺浸润型肺结核

右上肺见云絮状模糊的致密影，其内似见小空洞

（2）干酪性肺炎，表现为肺段或肺叶实变，其中可见不规则透明区为急性空洞形成表现。

（3）可伴有同侧、对侧或两侧肺支气管性广泛播散，造成两肺广泛播散性渗出与干酪性病灶。

（4）经过抗结核治疗，渗出病灶能完全吸收或转变成纤维增殖病灶。

3. 鉴别诊断　浸润型肺结核类似支气管肺炎表现，因予以鉴别。

支气管肺炎好发于两肺下叶，浸润型肺结核好发于两肺上叶尖、后段及下叶背段，但往往合并空洞存在。对于肺部斑片状阴影诊断困难的，可予以非抗结核的抗菌药物治疗，如无明显好转，应考虑到浸润型肺结核的可能。确诊需痰中找到抗酸杆菌和痰培养阳性。

4. 临床评价　X 线对于浸润型肺结核无确诊价值。但可对确诊肺结核的抗结核治疗进行评价，监测病情的转归。病变好转愈合时，渗出性病灶可完全吸收，也可纤维组织增生使病灶收缩形成瘢痕。

三、肺水肿

1. 临床特点　病理是肺静脉压力增高，肺毛细血管通透性增高，引起肺间质至肺泡实质内充满液体。肺间质水肿，胸片上则表现为肺间质纹理模糊、粗糙，同时血流动力学逆转，血液分布改变而使上肺野纹理多于下肺野。心脏影可增大，可以发展成肺泡性水肿。

临床症状有极度气急、端坐呼吸，气管内有痰声、粉红血性泡沫痰、发绀，两肺听诊闻满布水泡性湿啰音。

2. X 线表现

（1）两肺散在分布腺泡结节状及小片状阴影，边缘模糊，常分布于两肺内中带。

（2）当融合时呈典型的蝶翼状阴影。水肿影亦有含气支气管影存在（图 2－41）。

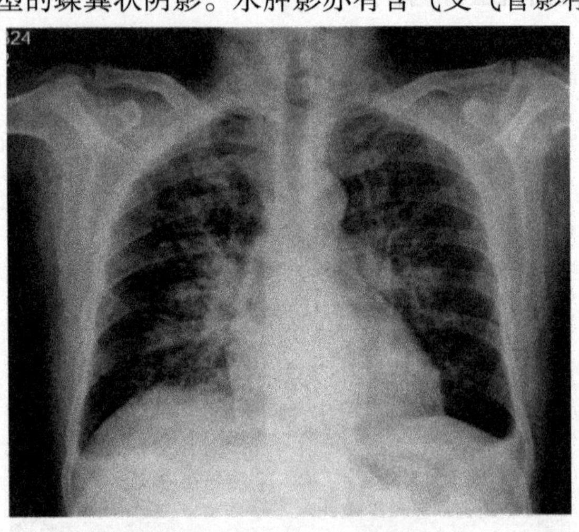

图 2－41　感染性心内膜炎

心力衰竭。双肺野透亮度减低，肺纹理增多、模糊。两侧肺门旁见蝶翼状阴影，左侧少量胸腔积液

（3）部分患者表现为单侧性肺水肿，系单侧肺毛细血管通透性改变、血流量增加所致。这一类小片状水肿可以类似肺炎表现，但单侧性水肿往往伴水肿间隔线（B 线）而且经过适当治疗，很快可以吸收，这两点可以同肺炎鉴别（图 2－42）。

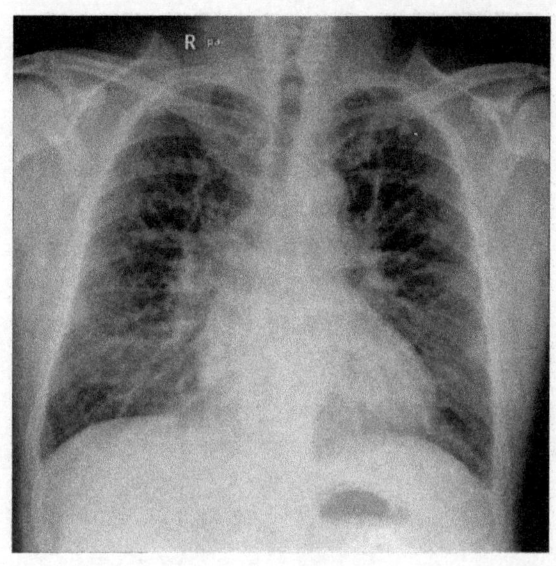

图2-42 肺水肿

双侧肺门影增大。两肺野透亮度减低，肺纹理增多，模糊，两下肺见 Kerley B 线

3. 鉴别诊断 急性肺水肿的主要X线表现是肺泡实变阴影，与肺炎的影像相似。肺水肿与肺炎的鉴别应注意以下几点：

（1）肺水肿的阴影密度较均匀，有时如毛玻璃状。

（2）肺水肿有间质异常阴影，如肺纹理模糊，增粗，有间隔线阴影。

（3）肺水肿阴影动态变化快，几天或数小时内有显著增多或减少，而肺炎阴影明显变化一般在2周左右。

（4）肺水肿不具备肺炎的临床表现，缺乏急性炎症的发热和白细胞增多等特点。

（5）肺水肿的病因和临床表现对鉴别诊断也有重要的参考价值。

4. 临床评价 X线检查是诊断肺水肿的重要方法，可用于肺水肿的早期诊断和了解病变的动态变化。X线与临床表现相结合有助于肺水肿的病因判断及与其他疾病相鉴别。

四、支原体肺炎

1. 临床特点 本病由肺炎支原体经呼吸道感染，多发于冬春、夏秋之交。本病主要病理为肺段范围的肺间质炎症浸润，在细支气管及血管周围，有炎性淋巴细胞浸润，肺泡壁增厚，同时肺泡腔内亦有胶状渗出液填充，内含淋巴细胞、大单核细胞及红细胞。患者多系青壮年，症状多轻微，可有咳嗽、微热、头痛、胸闷或疲劳感，重症可有高热，体温可达39～40℃。血冷凝集试验在发病后2～3周比值较高。

2. X线表现

（1）病变早期可仅表现肺纹理增多，边缘模糊，呈网格状改变，提示间质性炎症。

（2）中、下肺野见密度较低斑片状或肺段阴影。为肺间质性炎症或肺泡炎表现。病灶阴影多在1～2周完全吸收（图2-43）。

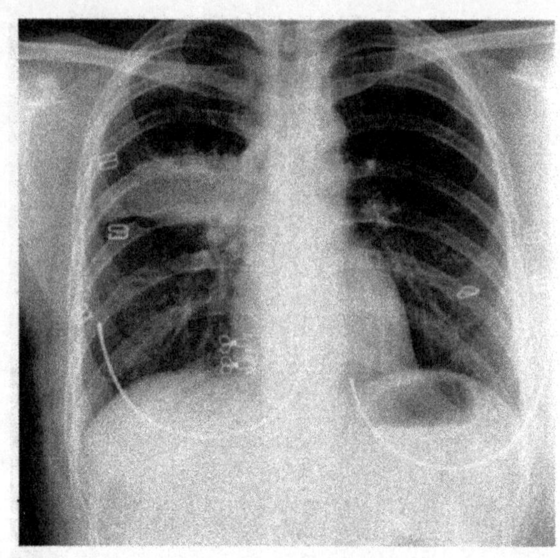

图 2-43　支原体肺炎

右肺上叶见片状致密影，边界欠清，右肺门影模糊不清。右肺上叶部分不张

3. 鉴别诊断

（1）肺炎支原体肺炎的 X 线表现需与细菌性肺炎、病毒性肺炎及过敏性肺炎鉴别。冷凝试验对于肺炎支原体肺炎的诊断有价值。

（2）肺炎支原体肺炎在影像上与浸润型肺结核相似。肺炎支原体肺炎一般 1 ~ 2 周可以明显吸收，而浸润型肺结核经抗结核治疗，其影像有明显变小需要 1 个月以上。

4. 临床评价　支原体肺炎是肺炎支原体引起的急性呼吸道感染伴肺炎，过去称为“原发性非典型肺炎”的病原体中，肺炎支原体最为常见。可引起流行，约占各种肺炎的 10%，严重的支原体肺炎也可导致死亡。其发病机制主要由于支原体穿过宿主呼吸道黏膜表面的黏液纤毛层，黏附于黏膜上皮细胞上，此黏附作用与肺炎支原体表面的 P1 蛋白的末端结构有关。当此黏附因子附着于呼吸道黏膜上皮细胞时，释放的有毒代谢产物可导致纤毛运动减弱，细胞损伤。感染肺炎支原体后，可引起体液免疫和细胞免疫反应。

X 线多表现为单侧病变，大多数在下叶，有时仅为肺门阴影增重，多数呈不整齐云雾状肺浸润，从肺门向外延至肺野，尤以两肺下叶为常见，少数为大叶性实变影。可见肺不张。往往一处消散而他处有新的浸润发生。有时呈双侧弥漫网状或结节样浸润阴影或间质性肺炎表现，而不伴有肺段或肺叶实变。体征轻微而胸片阴影显著，是本病特征之一。

五、支气管肺癌

1. 临床特点　支气管肺癌是肺部最常见的恶性肿瘤。系原发于支气管黏膜和肺泡的恶性肿瘤，病因至今尚不完全清楚，一般认为与大气污染、吸入某些工业废气和工矿粉尘、放射性物质、长期吸烟等因素有密切关系。

2. X 线表现

（1）肺段型肺癌系发生于肺段支气管内的癌肿，好发于上叶的前段、后段，下叶背段或在中叶、舌叶的肺段。由于肺段支气管癌的阻塞，常引起肺段的阻塞性肺炎和肺不张，形成楔状致密影，易误诊为肺炎。但细致地观察，可见节段性炎症和不张阴影的根部常有密度较高的肿块影。

（2）肺叶支气管肺癌（中央型）的后期常形成一侧肺门肿块影，以及所属肺叶的不张、阻塞性炎症的大叶性致密影，右上叶支气管肺癌引起整个右上叶不张，其下缘（水平裂）的大部分向上凹陷，在靠近肺门处的下缘则向下隆凸（肺门肿块），构成典型的横S形弯曲（图2－44）。中叶支气管肺癌的肺不张呈三角形阴影，其上、下缘常呈弧形隆凸改变。

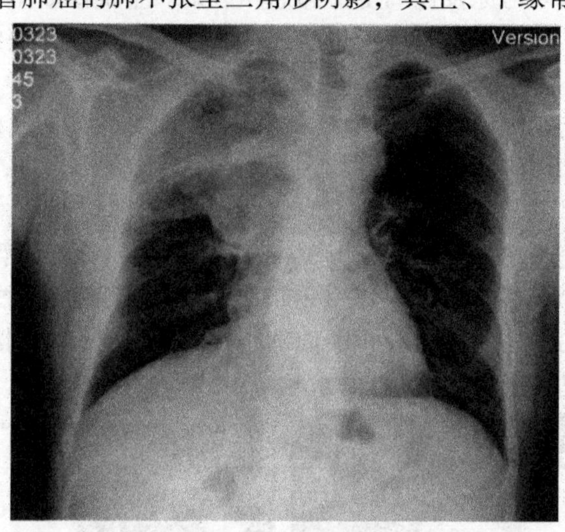

图2－44　右肺中央型肺癌

右侧肺门见不规则肿块影，右上叶不张呈大片致密影。水平裂向上凹陷，肿块向下隆凸，形成横S征

3. 鉴别诊断　周围型支气管肺癌易与肺结核球混淆。肺结核球多见于年轻患者，病变常位于上叶尖、后段或下叶背段，一般增长不明显，病程较长，在X线片上块影密度不均匀，可见到稀疏透光区，常有钙化点，边缘光滑，分界清楚，肺内常另有散在性结核病灶。粟粒型肺结核的X线征象与弥漫型细支气管肺泡癌相似。

粟粒型肺结核常见于青年，发热、盗汗等全身毒性症状明显，抗结核药物治疗可改善症状，病灶逐渐吸收。肺门淋巴结结核在X线片上的肺门块影可能误诊为中央型肺癌。肺门淋巴结结核多见于青幼年，常有结核感染症状，很少有咯血，结核菌素试验常为阳性，抗结核药物治疗效果好。值得提出的是少数患者支气管肺癌可以与肺结核合并存在，由于临床上无特殊表现，X线征象又易被忽视，临床医师常易满足于肺结核的诊断而忽略同时存在的癌肿病变，以致往往延误肺癌的早期诊断。因此，对于中年以上的肺结核患者，在肺结核病灶部位或其他肺野内呈现块状阴影，经抗结核药物治疗肺部病灶未见好转，块影反而增大或伴有肺段或肺叶不张，一侧肺门阴影增宽等情况时，都应引起结核与肺癌并存的高度怀疑，必须进一步做痰细胞学检查和支气管镜检查等。

早期肺癌产生的阻塞性肺炎易被误诊为支气管肺炎。支气管肺炎一般起病较急，发热、寒战等感染症状比较明显，经抗菌药物治疗后症状迅速消失，肺部病变也较快吸收。如炎症吸收缓慢或反复出现，应进一步深入检查。还需与肺脓肿相鉴别，肺癌中央部分坏死液化形成癌性空洞时，X线征象易与肺脓肿混淆。肺脓肿病例常有吸入性肺炎病史。急性期有明显的感染症状，痰量多，呈脓性，有臭味。X线片上空洞壁较薄，内壁光滑，有液平面，脓肿周围的肺组织或胸膜常有炎性病变。支气管造影时造影剂多可进入空洞，并常伴有支气管扩张。

支气管肺癌有时须与肺部良性肿瘤相鉴别。肺部良性肿瘤一般不呈现临床症状，生长缓慢，病程长。在X线片上显示接近圆形的块影，可有钙化点，轮廓整齐，边界清楚，多无分叶状。

肺部孤立性转移癌很难与原发性周围型肺癌相区别。鉴别诊断主要依靠详细病史和原发癌肿的症状和体征。肺转移性癌一般较少呈现呼吸道症状和痰血，痰细胞学检查不易找到癌细胞。

中央型肺癌有时可能与纵隔肿瘤混淆。诊断性人工气胸有助于明确肿瘤所在的部位。纵隔肿瘤较少出现咯血，痰细胞学检查未能找到癌细胞。支气管镜检查和支气管造影有助于鉴别诊断。纵隔淋巴瘤较多见于年轻患者，常为双侧性病变，可有发热等全身症状。

4. 临床评价　CT检查可提供更多信息，可以发现肿块及支气管管壁的情况（图2-45）。核素扫描、血清肺癌标志物测定（癌胚抗原、神经元特异性烯醇化酶）等检查有助于肿瘤组织类型的鉴别。另外，可做胸腔积液瘤细胞检查，淋巴结穿刺涂片或活检，以及纵隔镜检查等。确诊需穿刺活检或手术后病理检查。

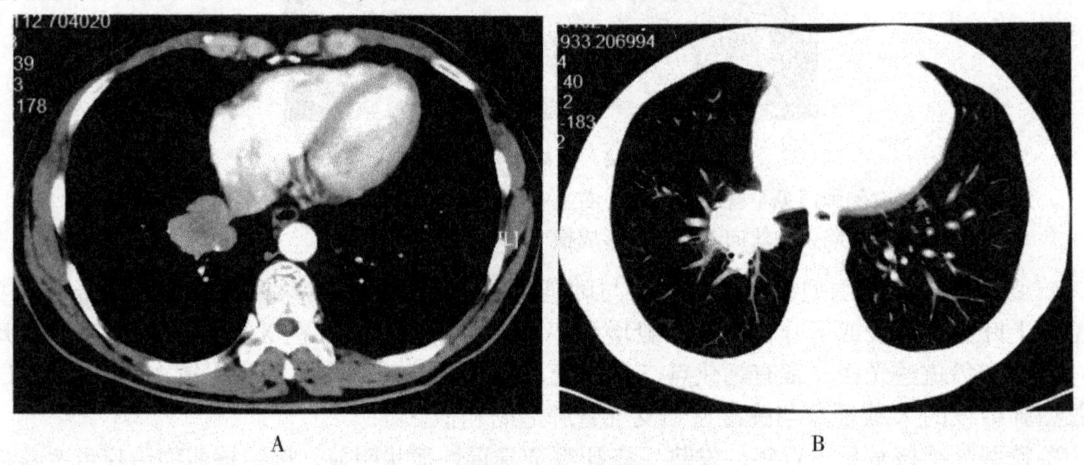

图2-45　周围型支气管肺癌

A. CT增强纵隔窗示右下肺内基底段分叶状软组织肿块影，病灶中度均匀性强化；B. 同一患者对应CT纵隔窗示右下肺内基底段分叶状软组织团块影，边界尚清

六、肺不张（肺叶、肺段）

1. 临床特点　形成肺叶（图2-46）、肺段的不张是由于支气管的完全阻塞所致。支气管阻塞的原因，大致可分为支气管腔内病变（如支气管肿瘤、支气管内膜结核所致肉芽组织或瘢痕，支气管异物、支气管结石、支气管腔内黏稠分泌物或凝血块等引起）；或为支气管腔外病变的压迫引起阻塞（如肺门淋巴结肿大、主动脉瘤、左心房扩大、心包积液等）。

2. X线表现　支气管完全阻塞后18~24小时，所属肺叶、肺段的肺泡腔气体，很快被吸收而引起肺组织的萎陷、容积缩小，形成密度增高的致密影，其范围相当于一个肺叶或肺段。由于肺不张的肺叶、肺段体积缩小，可使肋间隙变窄，心脏纵隔向病侧移位，吸气时移位更为明显，叶间裂亦移位（图2-46）。上叶不张肺门上移，下叶不张肺门下移，而中叶、舌叶不张并不影响肺门的位置，患侧的横膈可上升。在不张肺叶的邻近肺叶常产生代偿性肺气肿，局部肺纹理散开、稀疏。急性肺不张在阻塞原因消除后，患肺即可充气张开而恢复正常；慢性肺不张为时过久，可导致不可恢复性的肺纤维变，并发支气管扩张病变。

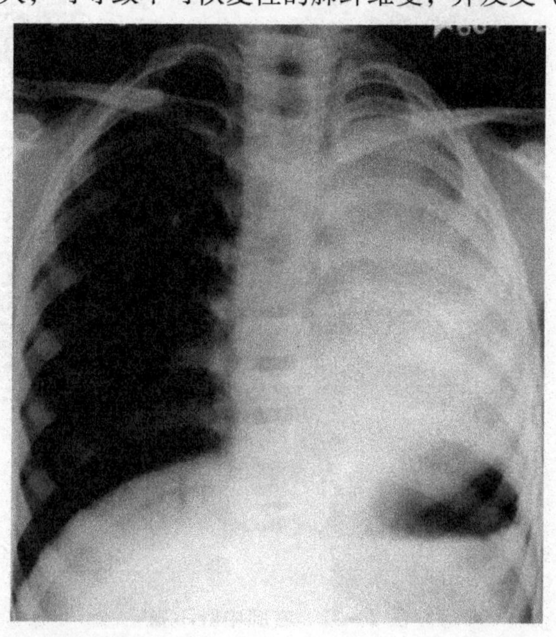

图 2－46　左肺不张

胸片示左肺野密度增高，体积缩小，纵隔左移，左膈抬高，右肺代偿性气肿

（1）右上叶不张：在右上肺野呈大片均匀性浓密阴影，其下缘（水平裂叶间线）向上移位呈凹弧线状，气管偏向病侧，肺门上移，右上肋间隙变窄。长期不张而显著缩小的右上叶，可形成三角形阴影，紧贴右上纵隔旁，其尖端指向肺门。右上叶不张时，右中、下肺呈代偿性气肿，血管纹理影分散稀疏。右上叶不张的常见原因为结核或肺癌。肺段不张形成的致密影范围较小，由于容积小，故并不影响气管肺门纵隔或横膈的位置。右上叶尖端不张，在右上纵隔旁形成三角状阴影，气管无移位。右上叶前段不张形成长方块影，其下缘向上凹陷。右上叶后段不张的阴影与前段不张相似，但位置偏向外侧，侧位片可明确前后段的位置所在。

（2）右中叶不张：在后前位胸片只见右心缘旁肺野有一片模糊增密影，右心缘模糊不清，不张中叶的上、下缘均无明显界线（图 2－47）。采用前弓位摄片，使不张中叶的长轴与 X 线平行，乃在右中、下肺可见一狭长的三角状致密影，尖端指向胸外围，上、下边缘锐利。侧位片更为清楚，狭长的三角状影与心影重叠，其尖端指向肺门。右中叶不张时，心脏纵隔均无移位。所谓“中叶综合征”，系指右中叶慢性炎症合并不张与支气管扩张，形成机制是由于中叶支气管狭长而细，其周围有多个淋巴结包绕，炎症性或结核性淋巴结肿大，易压迫中叶支气管，引起阻塞性炎症、继发支气管扩张与不张。临床上患者有反复发热、咳嗽、咳脓痰、咯血等病史。

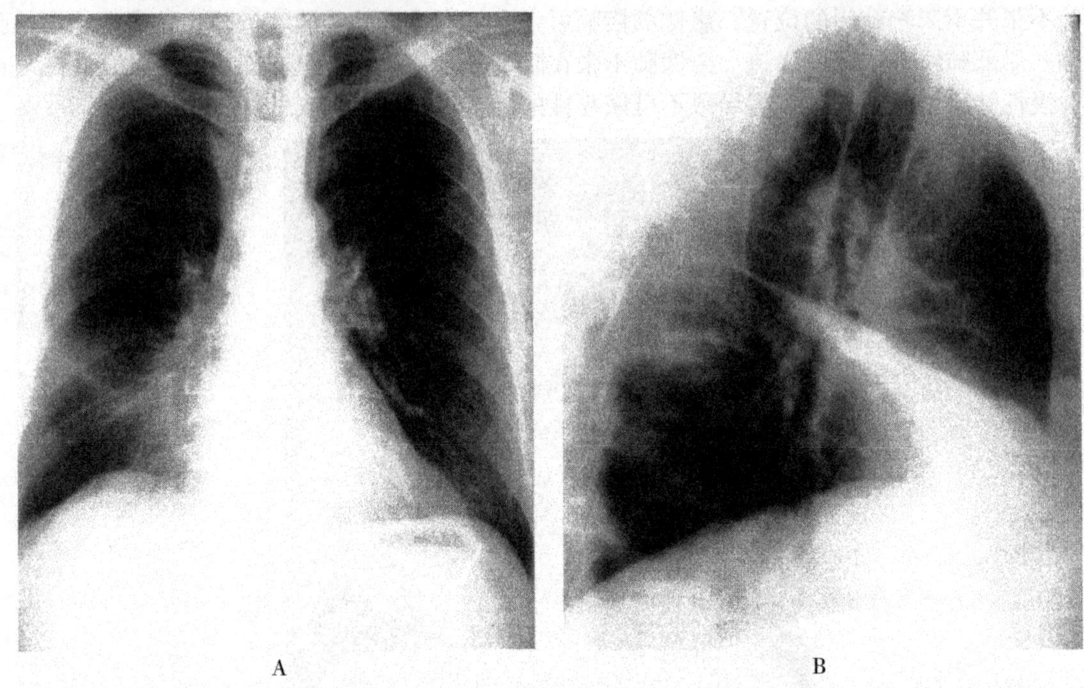

图 2－47　右肺中叶不张

A. 胸片示右下肺内带右心缘旁模糊密度影，似三角状，右心缘不清；B. 侧片示右肺中叶区三角状密度增高影，右肺中叶体积缩小

（3）右下叶不张：呈三角形阴影，位于心脏右缘旁，右肺门下移，右膈升高，心影向右侧偏移，透视下吸气期观察尤为明显；在侧位片上，可见不张下叶的楔状致密影位于胸部后下方，其前缘为后移的斜裂线，清晰可见（图 2－48）。

右下叶背段不张。正位片上显示为肺门旁楔状影，与肺门影重叠，侧位片背段不张影与脊柱影重叠。下叶前底段及外底段不张呈宽带状致密影，正位片上在下肺野中带，侧位片上在下肺野的中部。下叶后底段不张，正位显示为右心膈角区致密影，侧位片上在下肺野后方，部分与胸椎影重叠。

（4）左上叶不张：在正位片上显示为左上、中肺野内侧有大片致密影，其下缘为一模糊斜行线，自左肺门伸向左肺外上方；在侧位片上显示左上叶缩小的致密影偏于前上方，其后缘为斜裂线，明显地前移，呈弧形凹陷（图 2－49）。左上叶不张多由支气管肺癌引起。上叶尖后段不张可见左上肺内带有楔状致密影，将主动脉球影湮没。侧位片阴影位于上肺顶部，斜裂上缘前移。左舌叶段不张，在正位片上显示为左心缘旁淡薄阴影，在侧位片上可见一界线清楚的舌状影，位于胸部前下方，与心影重叠。

（5）左下叶不张的三角状阴影：在正位片上常被心影遮盖，故不易显示，而只见心影左移；须用斜位摄片或用高电压滤线器摄片始能显示（图 2－50）。在侧位片上可见不张的下叶位于胸部后下方，部分与脊柱影重叠，斜裂线明显后移。

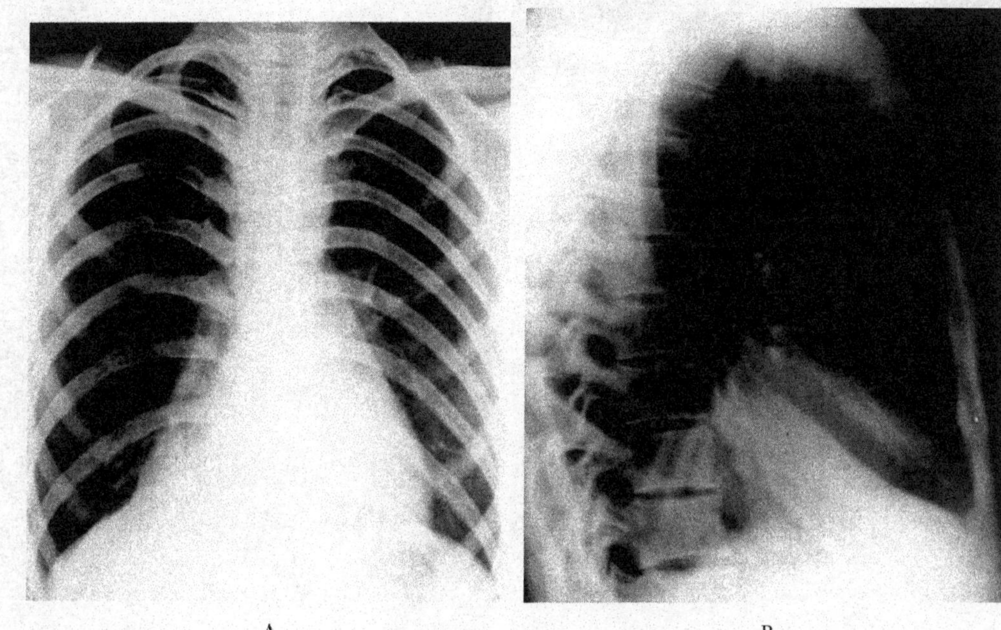

图2-48 右肺下叶不张

A胸片示三角形阴影，位于心脏右缘旁，右肺门下移，右肺上中叶代偿气肿；B侧位片示楔状致密影位于胸部后下方，其前缘为后移的斜裂线，右肺门下移，右肺上中叶代偿气肿

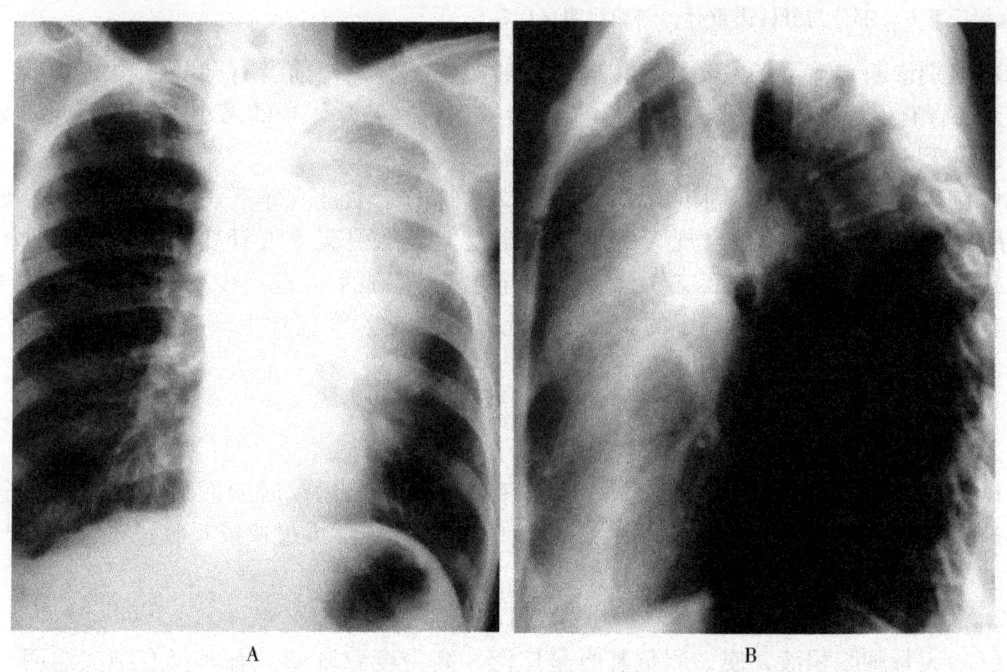

图2-49 左肺上叶不张

A. 正位胸片示左上、中肺野内侧有大片致密影，其下缘为一模糊斜行线，自左肺门伸向左肺外上方，心脏纵隔左移，左膈抬高，右肺及左肺下叶代偿气肿；B. 侧位胸片示左上叶缩小的致密影偏于前上方，其后缘为斜裂线，明显地前移，呈弧形凹陷，下肺代偿气肿

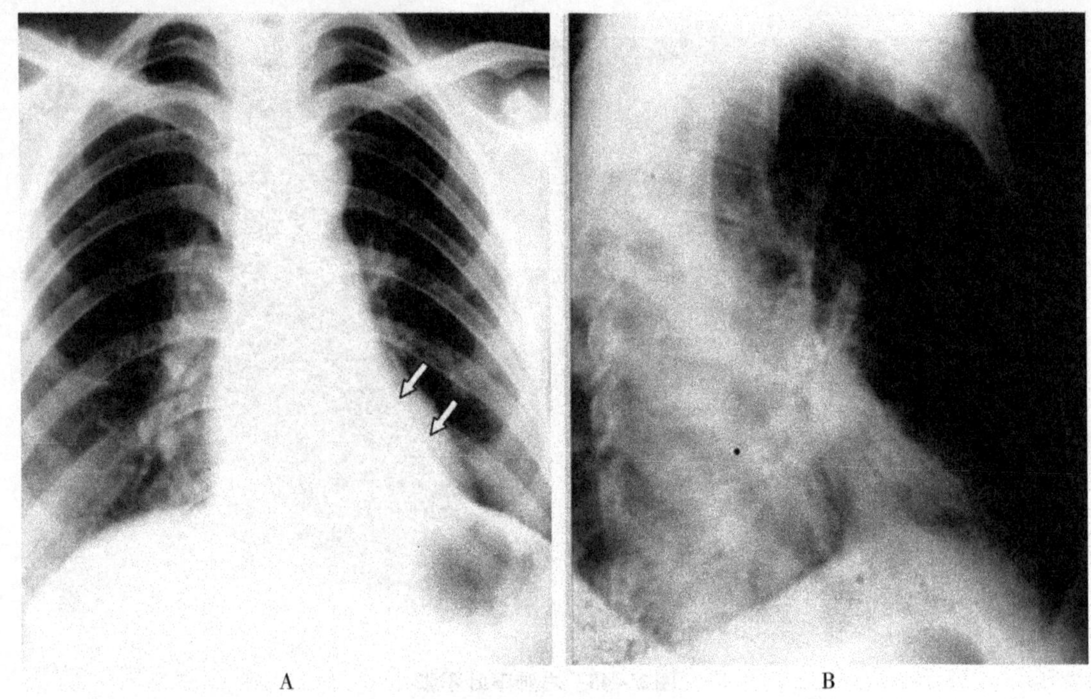

图 2－50 左肺下叶不张

A. 正位胸片示被心影遮盖的三角状阴影，不易显示，心影略左移；B. 侧位胸片示不张的下叶位于胸部后下方，部分与脊柱影重叠，斜裂线明显后移

3. 鉴别诊断 肺不张主要是与相应肺叶的实变相鉴别，前者有肺叶体积的缩小，并且近端支气管有引起肺不张的病变原因；而后者一般没有肺叶体积的缩小，一般无近端支气管病变，病变区支气管是通畅的。

4. 临床评价 引起肺不张的原因是近端支气管由于本身或邻近病变累及而致的支气管变窄所导致的气道不通畅。常规 X 线胸片常常仅能显示引起支气管变窄的结果，即相应肺段、肺叶的不张，而真正引起支气管变窄的病变常不能显示，进一步支气管镜检查及 CT 检查是非常必要的，常能检出真正的病因。因此，当常规 X 线胸片发现有肺段、肺叶不张时，应建议进一步检查，找出引起肺不张的原因。

七、大量胸腔积液

1. 临床特点 正常人胸腔内有 3～15ml 液体，在呼吸运动时起润滑作用。由于全身或局部病变破坏了滤过与吸收动态平衡，致使胸膜腔内液体形成过快或吸收过缓，临床产生胸腔积液。

2. X 线表现

（1）大量胸腔积液，使一侧整肺野呈广泛、高密度致密影，有时仅有肺尖透明。游离积液上缘由于胸腔负压和液体表面张力的作用而呈外高内低的弧形。

（2）患侧胸廓容积扩大，肋间隙明显增宽，横膈低位，气管及心脏、纵隔均向对侧移位（图 2－51）。

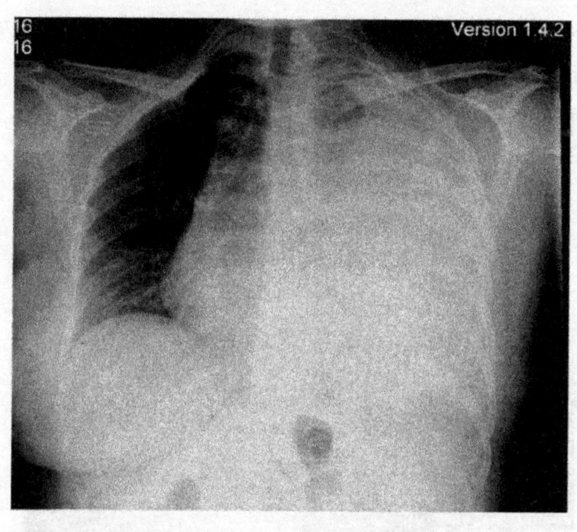

图 2－51 左侧大量胸腔积液

左肺野见大片致密影，其上缘呈外高内低弧形。气管、心脏及纵隔均向右侧移位

3. 鉴别诊断 引起胸腔积液的原因很多，当胸部影像检查发现胸腔积液时，应结合临床病史、实验室检查等结果，分析出导致胸腔积液的原因。

4. 临床评价 结核性胸膜炎产生渗出液；心肾疾病、充血性心力衰竭或血浆蛋白过低，可产生漏出液；恶性肿瘤引起的胸腔积液为血性或渗出性；外伤性胸腔积液为血液；胸腔内乳糜性积液为恶性肿瘤侵及胸导管及左锁骨下静脉所致。仅根据胸片表现不能鉴别胸腔积液性质。

（易长虹）

第五节 胸膜病变

一、胸腔积液

1. 临床特点 胸腔积液的病因很多，结核性及其他细菌、病毒感染引起的胸水为渗出液，心力衰竭、肾病或肝硬化时的胸水为漏出液，胸部外伤或因肺、胸膜恶性肿瘤引起的胸水为血性渗液。肺梗死、结缔组织病等亦可产生胸水，急性胰腺炎或膈下脓肿均可产生反应性胸膜炎积液。胸腔积液的性质各有不同，但由积液所产生的均匀性致密影是一致的。两侧性胸腔积液常见于心力衰竭、肾炎、肝硬化、多发性浆膜炎或肿瘤转移等。

2. X 线表现

（1）游离性胸腔积液：少量积液（200～300ml）时因重力关系，液体常积于胸膜腔最低处肋膈角（图 2－52），积液最高点未超过膈顶高度。侧位片后肋膈角变钝，呈一楔状致密影。中等量积液正位胸片可见下半肺野大片密度均匀的致密影，正常膈肌弧线影消失，但积液最高点未超过第 2 前肋下缘。其上缘呈一抛物线状，其外侧高于内侧，弧线由外上方倾斜向内下方，侧位胸片可见积液致密影上缘呈前后胸壁高而中央凹下的弧线。如胸腔积液同时伴有下叶肺不张或肿瘤，则正位片的上缘弧线成为内高外低的相反形态。大量积液使一侧肺野呈广泛大片状致密影，积液最高点超过第 2 前肋，肋间隙增宽，纵隔推向对侧，气管亦向健侧移位，患侧膈肌下降（图 2 - 53）。如有一侧大量积液而纵隔无移位，须考虑同时有肺不张，或是由于纵隔固定之故。

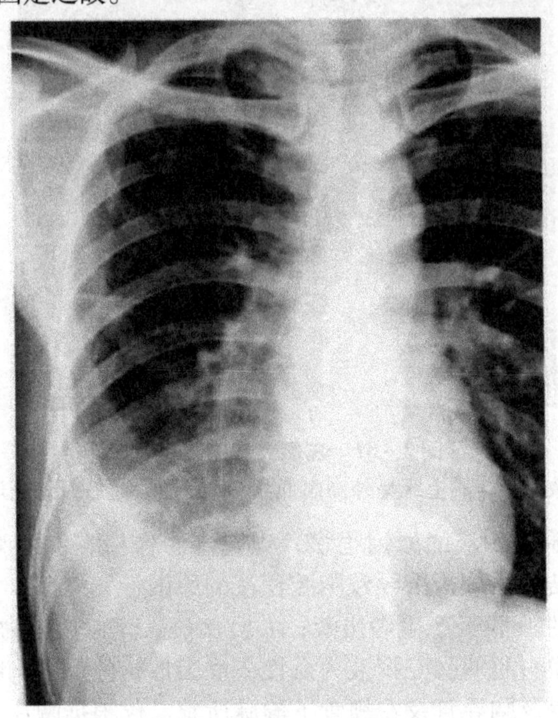

图 2 - 52　结核性胸膜炎

右侧少量胸腔积液，右侧肋膈角变钝

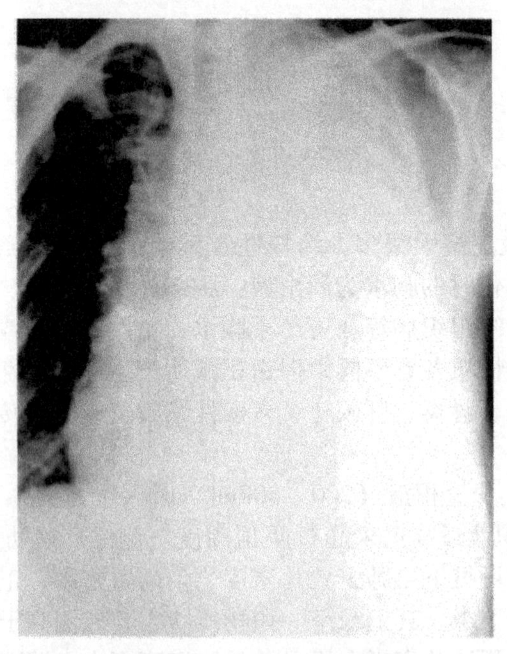

图 2 - 53　左侧大量胸腔积液

左侧肺野完全呈大片状致密影，心脏纵隔向对侧移位

（2）包裹性胸腔积液：包裹性胸腔积液多由胸膜部分粘连所致。包裹性积液位于侧胸壁时，正位片见有宽带形或半圆形局限性、均匀致密影，紧贴于侧胸壁缘，基底宽而向外呈扁丘状突向肺野，边缘清楚（图2－54）。位于后胸壁的包裹性积液，在正位胸片呈大片状椭圆形均匀性致密影，密度中央浓而边缘淡，边界模糊不清，可误诊为肺炎；在侧位胸片显示为巨大半球状致密影，基底紧贴后胸壁。如积液腔与支气管相通则成为液气胸，见有气液平。位于纵隔胸膜腔的积液称为纵隔积液，常和其他部位的胸腔积液同时存在，积液可位于纵隔旁胸膜腔内，X线正位片见一侧或两侧的纵隔影局限性的增宽，或三角形，边缘清楚或不清楚。右肺水平裂包裹性积液，正侧位胸片均见到平行的梭状影，边缘清楚，二端变尖，位于右肺中野。斜裂叶间积液在后前胸片，常形成中、下肺野边缘不清的大片致密影，类似肺内肿块，侧位胸片可见到两端变尖的椭圆形或梭形阴影，边缘清楚，阴影与斜裂方向一致，阴影尖端的两侧有增粗的叶间裂条状（图2－55）。

肺底积液可为游离性或包裹性的肺底胸腔积液，立位检查似膈肌升高，但细致观察，可见膈面最高点移至外1/3（膈面正常最高点位于内1/3），而膈面下肺纹理消失。

（3）脓胸（胸腔积脓）：可发生于肺脓肿的病例；亦见于手术外伤后支气管胸膜瘘的患者，结核性胸腔积脓（脓胸）少见。脓液可沉积于游离胸膜腔，X线表现同胸腔积液。或由于胸腔内脓液稠厚，易引起胸膜粘连，形成包裹性脓胸，可位于胸壁或叶间裂，X线征象如同包裹性积液所见。慢性脓胸胸膜极度增厚，并有钙化，经久不愈，结果可造成胸廓塌陷畸形，纵隔向病侧移位。脓胸可伴有支气管胸膜瘘或有胸壁瘘管，形成脓气胸时则见有液平面存在，脓气胸的腔壁明显增厚。

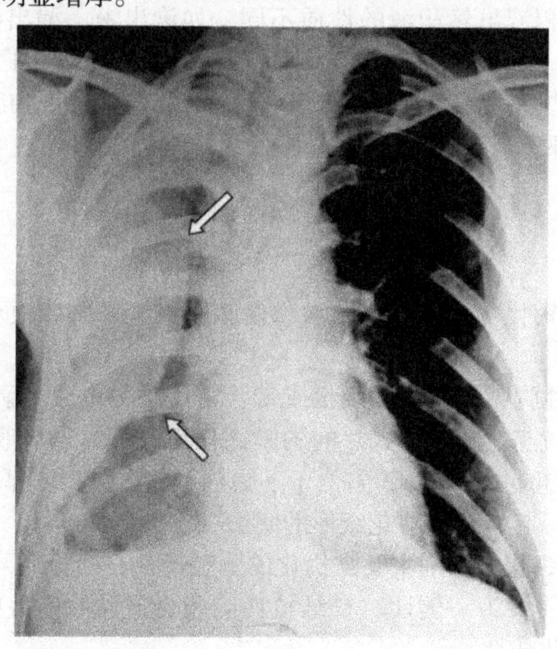

图2－54　右侧胸壁包裹性胸腔积液

右侧胸壁基底宽而向外呈扁丘状致密影突向肺野，边缘清楚

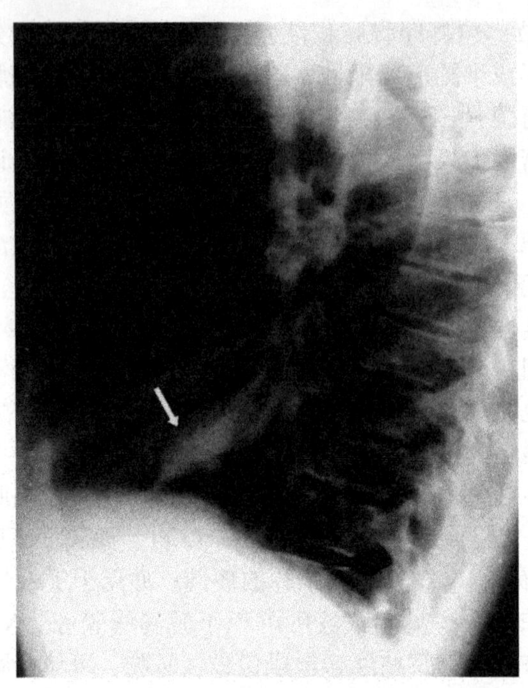

图 2-55　左侧斜裂包裹性积液

左侧位见两端变尖的梭形阴影，边缘清楚，阴影与斜裂方向一致

3. 鉴别诊断　胸腔积液虽然积液的性质不同，如渗出液、漏出液、积血、积脓等，但是具有相同的 X 线表现。渗出液所含蛋白 >30g/L，漏出液所含蛋白 <30g/L。胸腔积液的鉴别诊断需要将胸部 X 线表现、患者的病史和叩诊相结合。大量胸腔积液有时须与全肺不张鉴别。大量胸腔积液时，因占位效应，心脏及纵隔向对侧移位。全肺不张时，一侧肺萎陷，纵隔向同侧移位。

二、胸膜钙化

1. 临床特点　胸膜钙化常见于机化的渗出性胸膜炎、脓胸或血胸之后，亦可见于石棉肺患者（多为两侧性）。

2. X 线表现　局限性胸膜钙化，呈条状或带状密度均匀的致密影，位于肺野外带边缘，紧贴胸壁，或位于膈面，与之重叠。大片的胸膜钙化影又称为“胸膜斑”，范围较广，宽度一般超过 2~3cm，长度超过 4~5cm，多位于下胸部。它在胸膜增厚的背景下，显示大片的条状斑片状钙化影交织一起，宛似剪花纸形的阴影（图 2-56）。

3. 鉴别诊断　胸膜钙化的鉴别主要是机化的胸膜炎及石棉肺。

（1）机化的胸膜炎：多为一侧性，有结核性胸膜炎或脓胸、血胸病史，肺内常有结核愈合遗留的钙化及纤维化病灶。

（2）石棉肺：多为双侧性，且增厚和（或）钙化的胸膜分布也为多发性，还可合并胸腔积液。肺内病变轻微。石棉肺的胸膜斑最常见于膈肌的腱膜部分和侧胸壁（第 7~10 肋水平）。

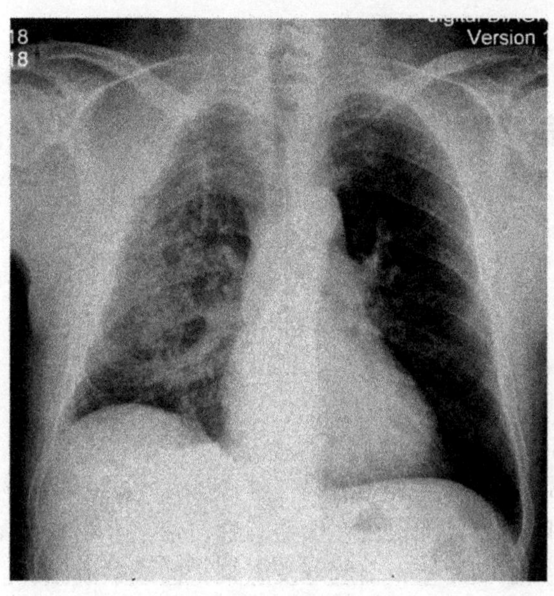

图 2－56 右侧胸膜炎

X 线正位见右侧胸廓缩小，右侧肋胸膜大片状钙化致密影，右侧膈肌上抬

4. 临床评价　结核性胸膜炎、血胸、脓胸等改变常见钙化伴胸膜增厚，或呈散在钙化斑块，多见于中、下肺野。钙化层与胸壁间见一增厚软组织密度层相隔，常单侧。石棉肺钙化多累及膈胸膜，此时了解患者的职业病史及胸部 HRCT 检查显得十分重要。

（易长虹）

第三章　消化系统疾病的 X 线检查

第一节　咽部病变

一、咽部异物

1. 临床特点　咽部异物多属意外情况下经口进入。尖锐细长物品如鱼刺、麦芒、竹丝等，可刺入腭扁桃体、咽侧壁、舌根或会厌谿等处。较大异物常停留于梨状窝。尖锐异物可刺透并穿过咽黏膜，埋藏于咽后壁，引起继发感染，甚或酿成脓肿。

2. X 线表现　咽部异物有高密度及低密度两种。高密度异物，平片即可完全显现异物位置、形态和大小，并可见咽部软组织肿胀和脓肿；低密度异物，需做钡餐检查，表现为充盈缺损即异物的一个侧面，以及咽部功能紊乱、咽部软组织改变。异物很小时，造影不一定显现，可以钡剂拌棉絮观察，显示钡絮滞留咽部，结合病史进行诊断。

3. 鉴别诊断　结合临床病史及颈部 X 线透视、摄片和服钡检查，可以判断有无异物及并发病的存在。

4. 临床评价　详细询问病史和分析症状可以初步诊断。大多数患者有异物咽下史并在查体时发现异物，部分患者开始有刺痛，检查时未见异物，可能是黏膜擦伤所致，此症状一般持续时间较短。对于疼痛部位不定，总觉咽部有异物存留，发生数日后来就诊者，应注意与咽异感症或慢性咽炎相鉴别（图 3－1、图 3－2）。

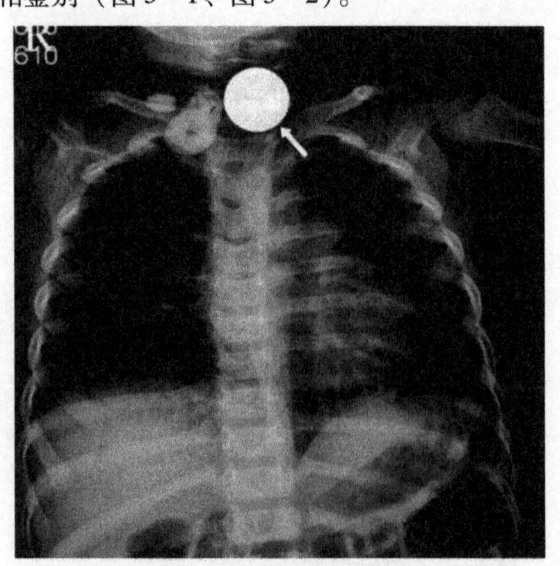

图 3－1　咽部金属异物

咽部见圆形金属密度影，有异物误服史

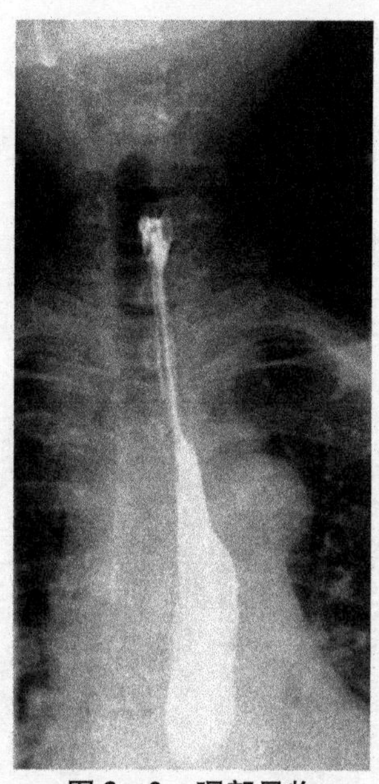

图3-2 咽部异物

食管钡棉透视示咽部见钡棉悬挂，有鱼刺误服史

二、咽壁脓肿

1. 临床特点 本病多见于异物刺伤后，亦可因颈椎化脓性或结核性感染所造成。脓肿多位于咽后壁，由于软组织肿胀或脓肿的压迫使咽部变形。

2. X线表现 除X线平片可见咽壁软组织肿胀、咽部受压，以及咽部移位、咽部与颈椎间距离增加外，有时可于肿胀影内见有积气或小液平面。

三、颈椎病

1. 临床特点 颈椎退行性改变，常使椎体骨赘形成，颈椎顺列变直，增生骨刺可压及下咽部，造成吞咽困难及异物感。

2. X线表现 颈椎间隙狭窄，椎体骨赘增生，压迫下咽部后壁形成一明显压迹。

（周静然）

第二节 食管病变

一、食管癌

1. 临床特点 食管癌是我国常见的恶性肿瘤之一，也是引起食管管腔狭小与吞咽困难的一种最常见的疾病。绝大多数食管癌为鳞状上皮细胞癌，但食管下端也可以发生腺癌。统计表明，食管癌好发于胸中段，胸下段次之，颈段与胸上段最少。

早期食管癌（限于黏膜及黏膜下层）的病理形态可分为平坦型、轻微凹陷型与轻微隆起型。随着癌的深层浸润，以及不同的生长方式，一般可分为息肉型、狭窄型、溃疡型与混合型。早期食管癌很少有症状，需做脱落细胞学检查才能发现。但肿瘤生长至一定大小，则出现持续性、进行性吞咽困难。一般说来，男性多于女性，40 岁以上患者多见。

2. X 线表现

（1）早期食管癌：食管黏膜纹增粗、中断、迂曲，可见单发或多发的小龛影，局限性充盈缺损，局限性管壁僵硬（图 3－3）。

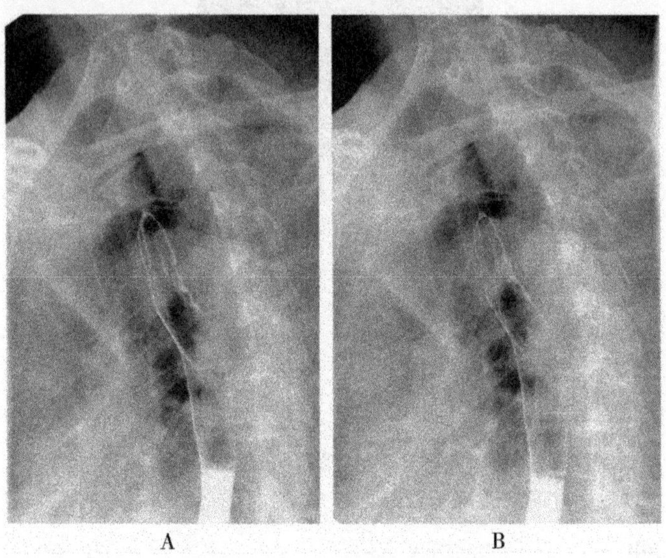

图 3－3 早期食管癌

食管中段黏膜中断、破坏，管壁稍僵硬，管腔未见明显狭窄

（2）中、晚期食管癌：黏膜纹破坏、充盈缺损、管壁僵硬、管腔狭窄、通过受阻与软组织肿块等。根据大体标本结合 X 线表现分述如下：

1）息肉型：肿瘤向腔内生长为主，呈不规则的充盈缺损与偏心性狭窄。但也有的肿块向壁外生长为主，犹如纵隔肿瘤，有人称之为外展型（图 3－4）。

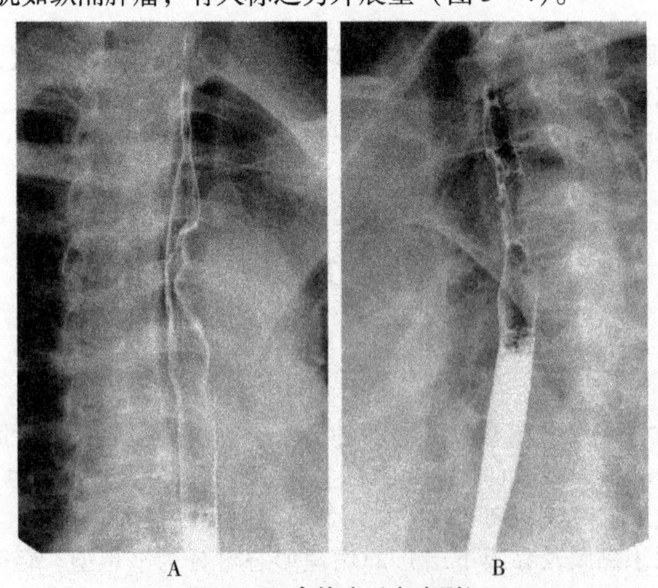

图 3－4 食管癌（息肉型）

食管中段腔内可见不规则的充盈缺损，食管偏心性狭窄

2）狭窄型：即硬性浸润癌，以环形狭窄为其主要特点，范围为3～5cm，上段食管明显扩张（图3－5）。

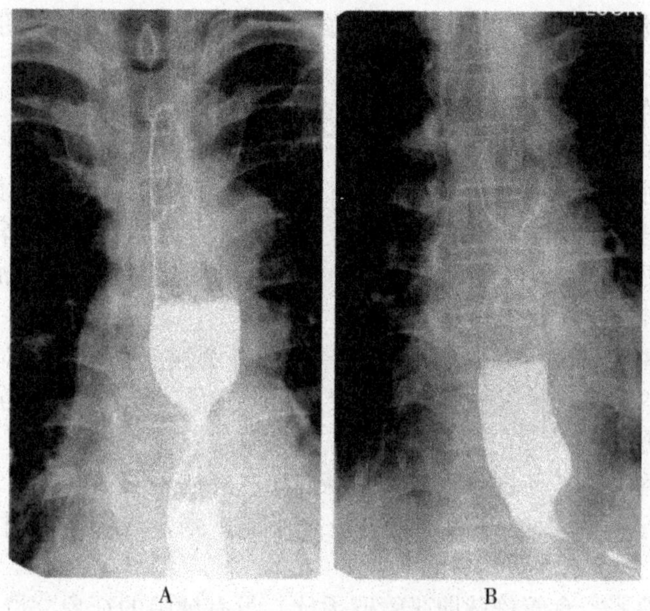

A B

图3－5 食管癌（狭窄型）

食管中段见环形狭窄，黏膜破坏，管壁僵硬，钡剂通过受阻，狭窄段上方食管扩张

3）溃疡型：呈长条状扁平形壁内龛影，周围隆起，黏膜纹破坏，管壁僵硬，扩张较差，但无明显梗阻现象（图3－6）。

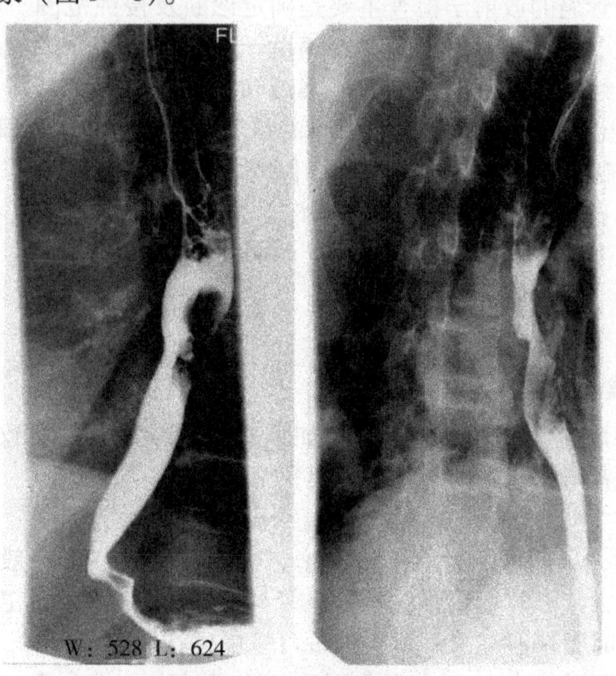

图3－6 食管癌（溃疡型）

管中段见管腔狭窄，黏膜中断、破坏，内见不规则龛影

4）混合型：具备上述两种以上的 X 线特征。

（3）并发症：

1）穿孔与瘘管形成：仅少数病例可出现食管气管瘘，也可向纵隔穿破，形成纵隔炎与纵隔脓肿。

2）纵隔淋巴结转移可出现纵隔增宽，气管受压等 X 线征。

3. 鉴别诊断

（1）食管良性肿瘤：表现为向腔内凸出的偏心性充盈缺损，呈半球状或分叶状。切线位肿瘤上、下端与正常食管分界清楚，钡剂通过肿瘤时呈偏流或分流，转动体位可发现管腔增宽，肿物不造成梗阻，上方食管无扩张。肿瘤局部食管黏膜皱襞展平消失，其对侧黏膜光整，无破坏改变，附近食管壁柔和光滑。

（2）贲门失弛缓症：贲门失弛缓症的狭窄段是胃食管前庭段两侧对称性狭窄，管壁光滑呈漏斗状，食管黏膜无破坏。用解痉药可缓解梗阻症状，吸入亚硝酸异戊酯后贲门暂时舒展，可使钡剂顺利通过。

（3）消化性食管炎：易与食管下段浸润癌混淆。炎症后期瘢痕狭窄常在下 1/3，但仍能扩张，无黏膜破坏。食管壁因癌肿浸润而僵硬，不能扩张，边缘不规则，黏膜皱襞有中断、破坏。

（4）食管静脉曲张：食管静脉曲张管壁柔软，没有梗阻的征象，严重的食管静脉曲张，管张力虽低，但仍有收缩或扩张功能，而癌的食管壁僵硬，不能扩张或收缩，局部蠕动消失。

（5）食管外压性改变：纵隔内肿瘤和纵隔淋巴结肿大等压迫食管，产生局限性压迹，有时并有移位，黏膜常光滑完整无中断、破坏。

4. 临床评价　食管癌的放射学检查主要是确定诊断及侵蚀范围。食管癌的中晚期 X 线改变较为明显，诊断并不困难。而早期食管癌由于癌组织仅限于黏膜及黏膜下层，病变表浅，范围小，因此 X 线改变很不明显，容易漏诊和误诊。所以 X 线检查时，必须多轴透视和点片，并采取双对比造影检查，能显示得更清楚。在诊断过程中，既要确定肿瘤类型，又要对肿瘤侵犯范围、黏膜皱襞的变化、狭窄的程度、食管壁僵硬程度等指标进行观察记录，食管周围的侵蚀及淋巴结转移则必须依靠 CT 或 MRI 进行检查，以指导分期，便于临床治疗。

二、食管炎

（一）腐蚀性食管炎

1. 临床特点　吞服化学性腐蚀性制剂（如强酸、强碱之类）所致，重者可发生食管破裂而引起纵隔炎，轻者则引起不同程度的瘢痕狭窄。

2. X 线表现

（1）病变较轻时，早期可见食管下段痉挛，黏膜纹尚存在，一般无严重后果。重症病例则表现为中、下段，甚至整个食管，都有痉挛与不规则收缩现象，边缘呈锯齿状，可见浅或深的溃疡龛影，有时因环肌痉挛严重，下段可呈鼠尾状闭塞（图 3－7）。

（2）病变后期，因瘢痕收缩而出现范围比较广泛的向心性狭窄，狭窄多为生理性狭窄部位，狭窄上段食管扩张程度较轻，病变食管与正常食管之间无明确分界，呈逐渐移行性过渡。

3. 鉴别诊断　浸润型食管癌：狭窄上段食管明显扩张，病变与正常食管之间分界截然。

4. 临床评价　应在急性炎症消退后进行钡餐造影检查，以观察病变的范围与程度。如疑有穿孔或有食后呛咳的患者，宜用碘油造影。由于腐蚀性食管炎后期可以发生癌变，因此X线检查对本病的随访非常重要。

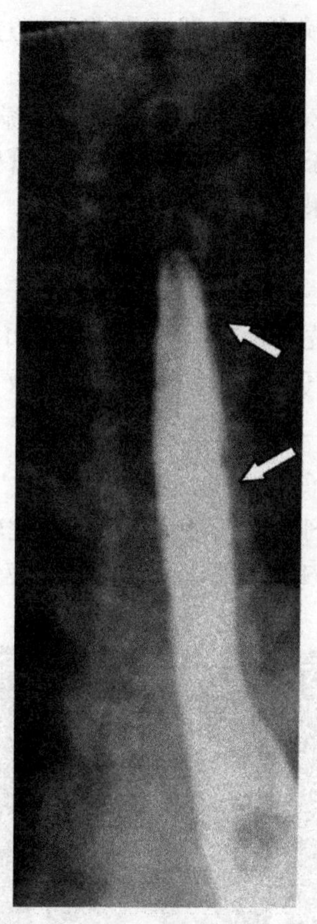

图3－7　腐蚀性食管炎

食管钡餐透视检查示食管上段壁边缘毛糙，患者有误服强碱病史

（二）反流性食管炎

1. 临床特点　系胃内容物包括胃酸及胃消化酶逆流到食管内对鳞状上皮的自身性消化所致。主要见于食管下段，多合并黏膜糜烂与浅表性溃疡，病变后期因纤维组织增生，可形成食管管腔狭窄与食管缩短。临床上多见于食管裂孔疝、贲门手术后、十二指肠球部溃疡的患者。主要表现烧心、胸骨后疼痛，进食时加重；因食管下段痉挛与瘢痕狭窄，故可有吞咽困难与呕吐等症状；严重者还可发生呕血。

2. X线表现

（1）早期或轻度反流性食管炎在钡餐造影时，一般只能看到食管下段痉挛性收缩，长达数厘米，边缘光整，有时出现第3收缩波而致管壁高低不平或呈锯齿状，但难以显示黏膜糜烂与浅小溃疡。

（2）晚期因管壁纤维组织增生及瘢痕组织收缩，可见食管下段持续性狭窄及狭窄上段食管代偿性扩大。如发现胃内钡剂向食管反流或合并食管裂孔疝，则支持反流性食管炎的诊断。

3. 鉴别诊断　要与浸润型食管癌相鉴别：食管癌时食管狭窄较局限，病变与正常食管之间分界明显，当服大口钡剂时可见狭窄部位管壁僵直，表面不规则，不易扩张。而食管炎时病变食管与正常食管之间无明确分界，呈逐渐移行性过渡，狭窄部位比较光滑，偶见小龛影。

4. 临床评价　X线钡餐检查对于判断病变的有无、病变部位及程度、病变原因很有帮助。一般来说采用双对比造影易于发现早期的细微黏膜管壁，但非特异性：诊断应结合临床病史、内镜活检及实验室检查结果进行综合诊断。

三、食管瘘

食管瘘按其病因来看，可分先天性和后天性两类，如按瘘道部位与相通的器官不同，又可分为食管－气管瘘、食管－支气管瘘、食管－纵隔瘘及食管－纵隔－肺瘘。

（一）食管－气管或食管－支气管瘘

1. 临床特点　主要症状即进食后呛咳、肺部感染等。

2. X线表现　造影时见造影剂进入气管或支气管，比较容易诊断。但要排除各种因素所造成的造影剂由咽喉部吸入气管内的假象，有怀疑时，应特别注意第1口造影剂通过的情况及瘘管影的显示（图3－8）。

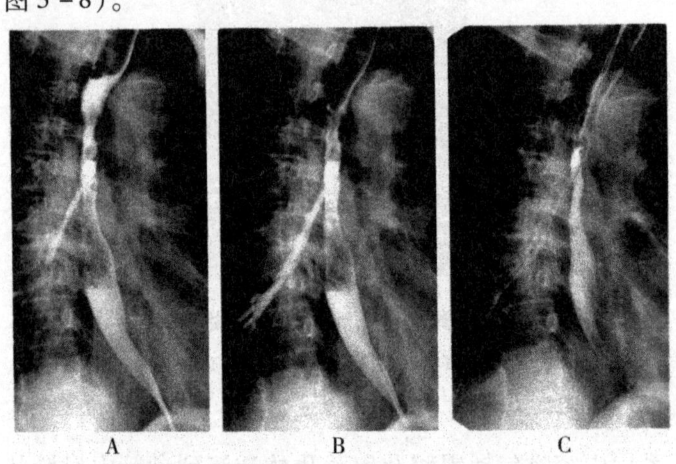

图3－8　食管－气管瘘（食管癌病例）

口服造影剂后见食管中段造影剂外溢，与支气管沟通

（二）食管－纵隔瘘/食管－纵隔－肺瘘

1. 临床特点　单纯食管－纵隔瘘少见。主要症状为高热及胸骨后疼痛。

2. X线表现　X线下显示纵隔阴影明显增宽，造影时造影剂溢入纵隔内。当纵隔脓肿逐步增大，最后则向肺或支气管穿通，而形成食管－纵隔－肺瘘。这种病大多发生于肺脓肿，必要时进行碘油食管造影，可显示瘘管及造影剂进入肺内，X线诊断较容易建立。

四、食管重复畸形（先天性食管囊肿）

1. 临床特点　食管重复畸形又称先天性食管囊肿，是较少见的先天性消化道畸形。系胚胎时期原始消化管头端的前肠发育畸形所致，多位于食管中段或下段，呈囊状或管状，可与食管相通，其囊内黏膜多数为胃黏膜，部分为肠黏膜、支气管黏膜组织或食管黏膜，可产生溃疡，可无临床症状。食管重复又称为副食管，较大的副食管可压迫气管引起呼吸困难，压迫食管产生吞咽困难，或副食管内溃疡出血，甚至穿孔等症状。

2. X线表现

（1）正侧位胸片：可见副食管呈边缘清晰、密度均匀之块影，并压迫纵隔使之移位，或突向邻近肺野的块影（图3－9）。

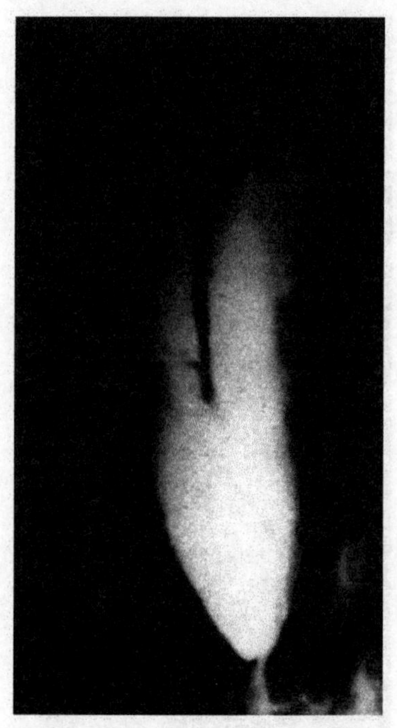

图3－9　食管重复畸形

食管上段见重复畸形，下段融合扩张

（2）若副食管与食管相通，钡餐造影可显示副食管与食管平行，其远端为盲端，内有黏膜纹。

3. 鉴别诊断

（1）食管憩室：食管壁局限性腔外膨出而呈陷窝或盲袋状，易于鉴别。

（2）缺铁性吞咽困难综合征：有缺铁性贫血表现，内镜检查见咽下部和食管交界处附近有食管黏膜赘片形成，其特征性改变有利于鉴别。

4. 临床评价　食管重复畸形的发生可能与遗传有关。本病变不仅影响食管正常功能，而且易反复损伤继发炎症，旷久可能诱发恶变，故应提醒患者注意饮食方式及自我保护，追踪观察，定期复查，酌情处理。CT和超声检查有助于本病的诊断和鉴别诊断。

五、食管黏膜下血肿

1. 临床特点　食管黏膜下血肿，主要是由于动物性尖锐骨性异物通过食管生理狭窄时所产生的继发性食管黏膜急性损伤性病变，偶尔也可由于烫伤或进食过快引起。在有血小板减少症、血友病或抗凝药治疗的患者中也可自行出现。主要发生于食管第1、第2生理狭窄处，甚少见。主要症状为突发的胸骨后疼痛、呕血、吞咽痛、吞咽困难。

2. X线表现　食管腔内黏膜层轮廓光滑的圆形或椭圆形充盈缺损，边缘清楚，形态轻度可变；如血肿破裂钡剂渗入血肿内，则形成腔内液－钡平面或腔内囊状钡剂充填影，钡剂渗入少并在立位时表现为腔内液－钡平面；当钡剂渗入多或卧位时表现为腔内囊状钡剂充填影（图3－10）。

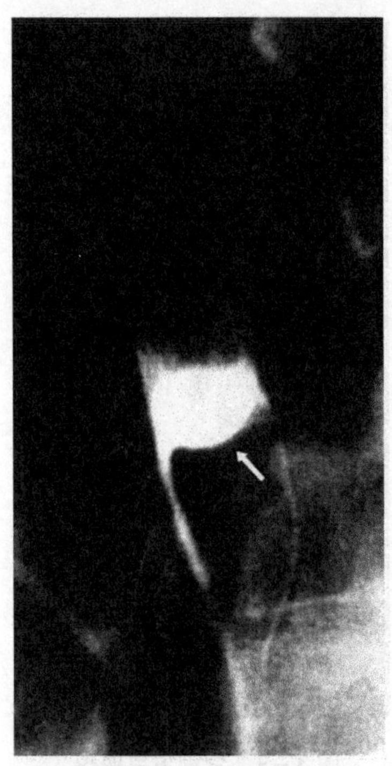

图3－10　食管黏膜下血肿

食管钡棉透视点片示食管腔内椭圆形囊状钡剂充填，边缘清楚（箭头）

3. 鉴别诊断

（1）黏膜层良性肿瘤：血肿患者有明确的尖锐异物误吞史，疼痛不适大多较广泛或最痛点与发现病变部位相一致，短期复查血肿消失或明显缩小；良性占位性病变患者无症状或症状轻，短期复查病灶无变化。

（2）食管外压性病变或黏膜下占位性病变：通过切线位显示黏膜下层隆起性病变；血肿临床表现及病史典型，来源于黏膜层隆起性病变。

（3）食管憩室：憩室切线位于腔外，黏膜向内延伸，形态可变性大，钡剂可排空；血肿始终位于腔内，短期复查变小或消失。

（4）食管内气泡：气泡多发、圆形，通过重复服钡，可消失或下移；血肿位置固定且始终存在。

4. 临床评价　食管黏膜下血肿多由细小血管损伤引起，血肿往往较为局限，极少引起大出血。食管黏膜下血肿根据临床表现的特点及 X 线影像表现，结合短期复查血肿变小或消失等特点，不难做出明确诊断。

（周静然）

第三节　胃部病变

一、慢性胃炎

1. 临床特点　慢性胃炎是成人的一种常见病，主要由于黏膜层水肿、炎症细胞浸润及纤维组织增生等造成黏膜皱襞增粗、迂曲，以致走行方向紊乱。

2. X 线表现

（1）胃黏膜纹有增粗、迂曲、交叉紊乱改变。

（2）由于黏膜皱襞盘旋或严重上皮增生及胃小区明显延长，则形成较多的约 0.5cm 大小息肉样透亮区。

（3）半充盈相上胃小弯边缘不光整及胃大弯息肉状充盈缺损，缺损形态不固定，触之柔软。

3. 鉴别诊断　胃恶性肿瘤：胃壁僵硬、蠕动消失，胃黏膜中断破坏，充盈缺损形态恒定不变。

4. 临床评价　X 线上只从黏膜皱襞相的变化来诊断胃炎是不可靠的。一些慢性胃炎就其本质来讲为萎缩性胃炎，进而加上增生及化生等因素，致使从肉眼及 X 线上都为肥厚性胃炎之征象。这样，从皱襞的宽度来判断为肥厚性胃炎还是萎缩性胃炎就不准确了。此外，皱襞的肥厚还受自主神经系的影响，甚至黏膜肌层的挛缩、药物的影响等也会导致皱襞的变化。

二、慢性胃窦炎

1. 临床特点　慢性胃窦炎是一种原因不太清楚而局限于胃窦部的慢性非特异性炎症，是消化系统常见疾病之一。临床上好发于 30 岁以上的男性，表现为上腹部饱胀，隐痛或剧痛，常呈周期性发作，可伴有嗳气、泛酸、呕吐、食欲减退、消瘦等，慢性胃窦炎还可表现为厌食、持续性腹痛、失血性贫血等。本症与精神因素关系密切，情绪波动或恐惧紧张时，可使症状加剧。副交感神经系统兴奋时也易发作。有些胃窦炎患者，上腹部疼痛症状与十二指肠球部溃疡相似。

2. X 线表现

（1）胃窦激惹，表现为幽门前区经常处于半收缩状态或舒张不全，不能像正常那样在蠕动波将到达时如囊状，但能缩小至胃腔呈线状。若有幽门痉挛，则可造成胃排空延迟。

（2）分泌功能亢进，表现如空腹滞留，黏膜纹涂布显示不良。

（3）黏膜纹增粗、增厚、紊乱，可宽达 1cm 左右，胃窦黏膜纹多呈横行，胃黏膜息肉样改变出现靶样征或牛眼征，胃壁轮廓呈规则的锯齿状，锯齿的边缘也甚光滑。

（4）当病变发展至肌层肥厚时，常表现为卧位时胃窦向心性狭窄，形态比较固定，一般可收缩至极细，但不能舒张，与正常段呈逐渐过渡或分界比较清楚。狭窄段可显示黏膜纹，多数呈纵行。而立位观察形态多接近正常。

（5）胃小区的形态不规则、大小不一，胃小沟密度增高且粗细不均、变宽模糊（图3-11）。

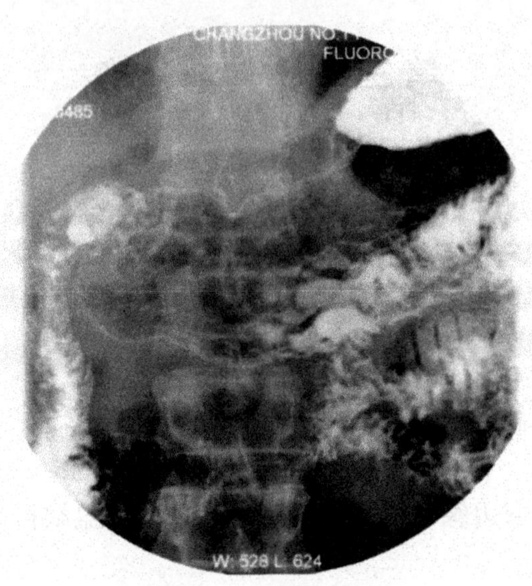

图 3-11　慢性胃窦炎

胃钡透气钡双重造影示胃窦部胃小区形态不规则，大小不一，胃小沟增宽，胃窦部胃壁边缘欠光整

3. 鉴别诊断　胃窦癌：黏膜纹显示僵硬、破坏，可伴有黏膜纹紊乱。胃窦多呈偏侧性狭窄变形，轮廓呈缺损性不规则。胃壁僵硬，蠕动完全消失。与正常胃壁边界截然、陡峭。扪诊检查，大多有质硬的肿块。胃窦炎黏膜纹主要表现增粗、迂曲、走行紊乱，无黏膜纹僵硬、破坏；胃窦多呈向心性狭窄变形，轮廓光整或锯齿状；病变区胃壁柔软度及蠕动存在或减弱，病变区边界常系移行性，故其边界多不够明确，多无肿块。胃镜在区分慢性胃窦炎与胃窦癌时有优势。

4. 临床评价　常规钡餐只能显示黏膜纹的改变，黏膜纹的宽度 >5mm，边缘呈波浪状，是诊断胃窦炎的可靠依据。而低张力气钡双重造影能显示胃小区的改变，有利于胃窦炎的诊断。临床研究证明胃癌与萎缩性胃窦炎之间有着密切的关系。因此，早期诊治慢性胃窦炎非常重要。而上消化道钡餐造影检查与临床体征相结合，是诊断慢性胃窦炎的可靠依据。在实际工作中要注意胃窦炎与胃窦癌相区别。

三、浸润型胃癌

1. 临床特点　浸润型胃癌是胃癌中最少见的一型，癌肿主要沿着胃壁浸润型生长，胃壁增厚，黏膜面粗糙，颗粒样增生，黏膜层固定，有时伴有浅表溃疡。根据病变范围，可分为局限型及弥漫型。

2. X 线表现　病变范围可广泛或局限，病变区表现如胃壁僵硬、蠕动消失、胃腔缩小，黏膜纹破坏、紊乱，严重者如脑回状黏膜纹，可伴有不规则的浅在性的龛影。充盈相上胃轮廓不规则。如病变范围广，可使全胃缩小、僵硬如皮革囊袋，故又称革袋状胃或皮革胃。当幽门被癌肿浸润而失去括约能力时，则胃排空加快。个别病例可仅有胃壁僵硬、蠕动消失，而无黏膜纹破坏，亦应加以注意（图3－12）。

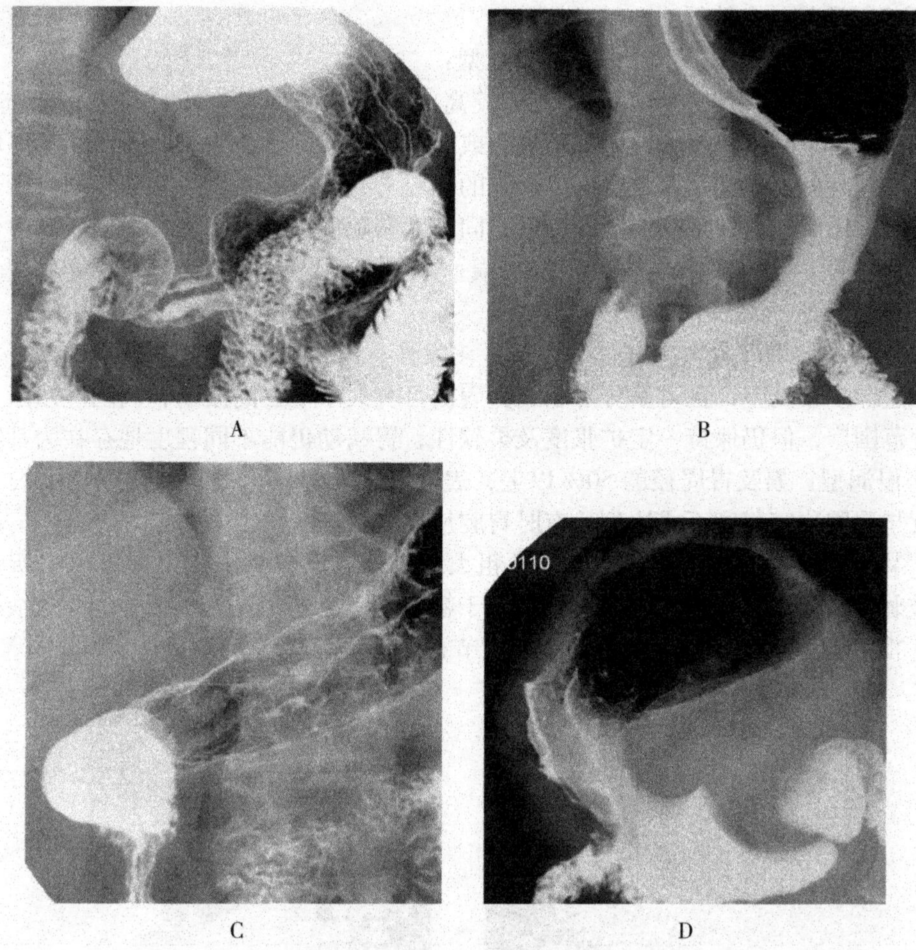

图3－12 浸润型胃癌（胃体）

胃体胃壁僵硬、蠕动消失、胃腔缩小，黏膜纹破坏、紊乱

3. 鉴别诊断

（1）高张力角型胃：浸润型胃癌，黏膜皱襞消失，无蠕动波，且因幽门受浸润排空增快，有时可见因贲门口受浸润僵硬而引起的食管扩张，而角型胃及其食管柔软，不会出现食管扩张和排空增快，有助于两者的鉴别。

（2）胃淋巴瘤：见本节。

4. 临床评价 浸润型胃癌发病率较其他类型少，传统单对比造影检查时容易误诊为胃炎或正常。双对比检查，可降低胃张力，增加胃扩张程度，容易发现胃壁僵硬和胃腔狭窄，有利于诊断和鉴别。

四、胃淋巴瘤

1. 临床特点 起源于胃黏膜下层的淋巴滤泡组织，沿黏膜下层浸润生长，易导致管壁增厚，黏膜粗大及肿块形成。黏膜表面可保持完整，亦可产生溃疡。临床表现与胃癌相似，胃淋巴瘤发病率相对偏小，发病年龄较年轻，临床表现主要取决于肿瘤的病理学改变及生物学特征。但总的说来临床症状不太严重，而X线已明显提示胃部病变严重，这种临床表现与X线不相一致是一个特征。

2. X线表现　其X线表现一般可分为6型：

（1）溃疡型：表现为龛影，其发生率较高，为最多的一种类型。溃疡的形态、大小、数目不一，多位于充盈缺损内，形态不规则或为盘状、分叶状、生姜状等。溃疡环堤常较光滑规则，部分尚可见黏膜皱襞与溃疡型胃癌的环堤常有明显的指压痕和裂隙征有所不同。邻近黏膜粗大而无中断破坏，病变区胃壁呈不同程度僵硬但仍可扩张，胃蠕动减弱但仍存在。

（2）肿块型：常表现为较大的充盈缺损，多见于胃体、窦部，呈分叶状，边界清楚，其内可有大小不等、形态不规则的龛影。

（3）息肉型：表现为胃内（体、窦部）多发性息肉状充盈缺损，直径多为1～4cm，大小不等，边缘多较光整，也可呈分叶状，其表面可有大小不一的溃疡；周围环以巨大黏膜皱襞。病变范围广，但仍保持一定扩张度及柔软性，胃蠕动仍能不同程度地存在为其特征。

（4）浸润型：累及胃周径的50%以上，表现为胃壁增厚，蠕动减弱但不消失，病变范围和程度与胃腔狭窄程度不成比例，有时胃腔反而扩张。

（5）胃黏膜皱襞肥大型：表现为异常粗大的黏膜皱襞，为肿瘤黏膜下浸润所致。粗大的黏膜皱襞略显僵硬，但常无中断、破坏。于粗大皱襞之间可见大小不等的充盈缺损。

（6）混合型：多种病变如胃壁增厚、结节、溃疡，黏膜粗大等混合存在（图3－13）。

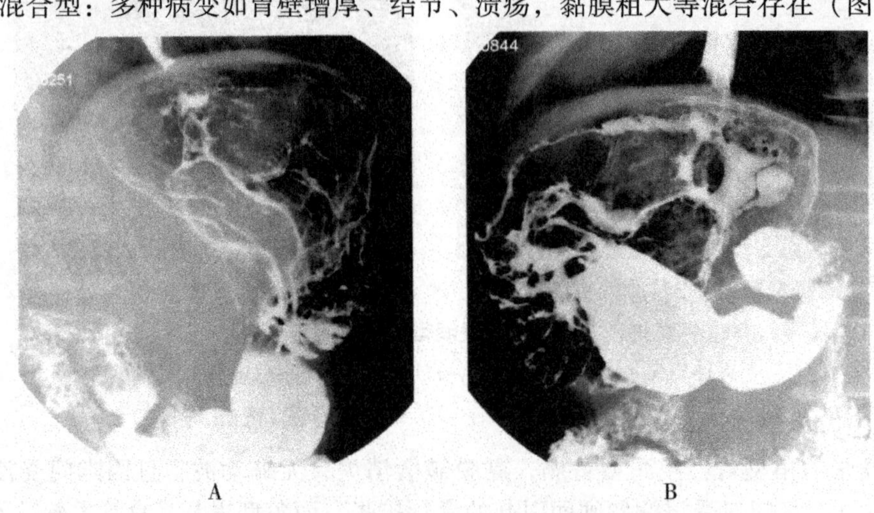

图3－13　胃淋巴瘤（混合型）

胃底胃体广泛黏膜破坏，可见充盈缺损、龛影

3. 鉴别诊断

（1）浸润型胃癌：首先，淋巴瘤胃壁僵硬、蠕动消失似浸润型胃癌的“革袋状胃”，但淋巴瘤压迫时胃壁可有一定的形态改变，不似胃癌僵直。同时，其胃壁边缘可见弧形充盈缺损，较多则呈“波浪”状，胃癌无此征象。其次，淋巴瘤黏膜破坏表现特殊，似多数大小形态不等的结节样充盈缺损构成，呈现凹凸不平状，充盈缺损表面不光整，可见不规则龛影。这与胃癌的黏膜中断、消失不同。此外，淋巴瘤多为全胃受累、病变广泛，浸润型胃癌如未累及全胃，病变区与正常胃壁分界截然，有时可见癌折角，鉴别诊断不难。

（2）肥厚性胃炎：肥厚性胃炎可形成大小不等的凸起状结节，其结节为黏膜增生肥厚形成，表现为与黏膜相连，似黏膜扭曲形成，而淋巴瘤的结节表现为彼此“孤立”，与黏膜皱襞不连；此外，较重的肥厚性胃炎胃壁柔韧度降低，有时蠕动亦不明显，但不僵硬，与淋巴瘤不同。

4. 临床评价　胃淋巴瘤患者临床表现无特殊性，内镜活检有时难以取到深部浸润的肿瘤组织而不能做出准确诊断。GI 检查时多表现为多发结节状充盈缺损或多发肿块，周围黏膜皱襞推移、破坏不明显，可见收缩和扩张；CT 扫描可见胃壁增厚，多密度均匀，呈轻、中度均匀强化，或呈黏膜线完整的分层强化，可伴有大溃疡或多发溃疡形成，在三期扫描中胃的形态可变。由于胃淋巴瘤对胃的形态和功能的影响均与胃癌有所不同，因此，联合 GI 和 CT 两种检查方法既了解胃的病变形态和范围，又观察胃的扩张和蠕动功能，做出胃淋巴瘤的提示诊断；胃镜活检时多点深取，或在 CT 引导下肿块穿刺活检，不需手术而做出胃淋巴瘤的正确诊断。

五、胃溃疡

1. 临床特点　常见慢性病，男多于女，好发于 20～50 岁之间，主要大体病理是黏膜、黏膜下层溃烂深达肌层，使胃壁产生圆形或椭圆形溃疡，深径 5～10mm、横径 5～20mm，溃疡底可为肉芽组织、纤维结缔组织，溃疡口部主要是炎性水肿。临床主要症状即规律性上腹部饥饿痛。

2. X 线表现　龛影即溃疡腔被钡剂充填后的直接 X 线征象，正位显示为圆形或椭圆形钡斑，侧位观显示壁龛，据溃疡位于壁内、周围黏膜水肿、肌纤维收缩及瘢痕纤维组织增生等，而形成下述良性溃疡 X 线特征。

（1）壁龛位于腔外：若溃疡位于胃窦前、后壁或伴有胃窦变形时，壁龛影的位置往往难以确定，因而这一征象不易判断（图 3－14）。

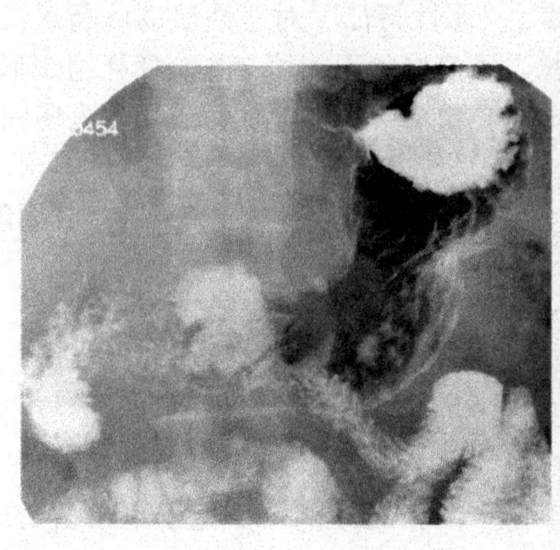

A

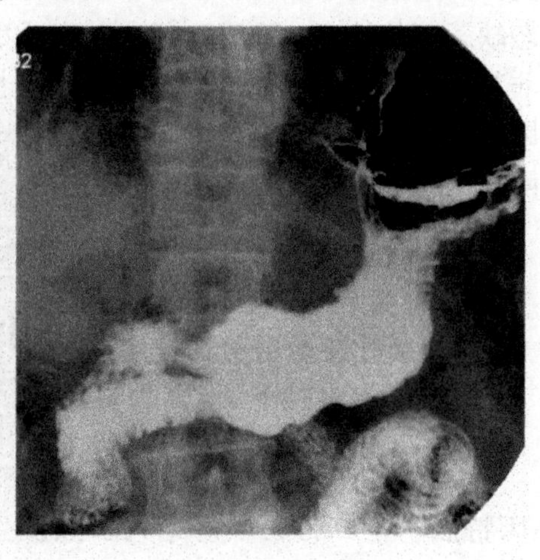

B

图 3－14　胃角溃疡

胃角处见小腔外龛影，周围黏膜呈放射状

（2）Hampton 线：不常见，系残留于溃疡口缘水肿的黏膜所形成，犹如溃疡口部一“垫圈”，切线位于龛影口边的上侧或下侧，呈宽 1～2mm 的窄透亮线，亦可见于整个龛边，使充盈钡浆的壁龛与胃腔分隔开。此征虽较少见，却是良性溃疡的特征。

(3) “狭颈”征和“项圈”征：系 Hampton 线及溃疡口周围肌层中等度水肿而构成。表现为 Hampton 线的透亮区明显增宽，至 5～10mm，位于壁龛上、下侧。轴位相加压时，于龛影周围形成“晕轮”状透亮带。

(4) “环堤”影：系溃疡口部以黏膜层为主的高度炎性水肿。钡餐检查，在适当压迫下取轴位观，呈一环状透亮带，内界较为明确，外界模糊不清，如同“晕轮”状；切线位则表现为一“新月”样透亮带，亦为溃疡侧边界明确，外界模糊不清。该透亮带无论是轴位还是切线位观，其宽度均匀，边缘较光整，黏膜纹直达环堤影边缘，此为良性“环堤”影特征。

(5) 以溃疡为中心、分布均匀的放射状黏膜纹，为溃疡瘢痕组织收缩的表现，系良性溃疡的特征：壁龛旁黏膜纹略增粗或伴有黏膜纹轻度扭曲现象。纠集的黏膜纹大多到达龛边，但部分病例由于溃疡口部严重水肿，靠近壁龛的黏膜纹逐渐消失而显示不清。

另有认为，龛影边缘“点状投影”，系钡浆存留于皱襞内所造成，它提示该溃疡周围有黏膜增厚和放射状黏膜皱襞存在，因此是良性溃疡较为特征性表现。

上述黏膜纹无论它是何种表现，均应有一定的柔软度和可塑性，这一点不可忽视。

(6) 新月形壁龛：它的产生是由于溃疡口缘黏膜严重的炎性水肿，并突向溃疡腔内而构成。钡餐造影时壁龛显示如新月形，其凹面指向胃腔，凸面指向胃腔外。

3. 鉴别诊断　溃疡型胃癌：癌肿内的恶性溃疡，大而浅，形态不规则，为“腔内龛影”，周围见高低、宽窄、形态不规则“环堤”，环堤内可见“尖角”征，龛影边缘有“指压”迹，龛影周围纠集的黏膜纹中断、破坏，邻近胃壁僵硬，蠕动消失等。骑跨于胃小弯的溃疡型癌，切线位加压投照时，呈“半月”征图像。这些均与良性溃疡不同，同时，良性溃疡临床上有节律性疼痛症状。

4. 临床评价　关于良性溃疡与溃疡性胃癌的鉴别，主要是依据龛影的大小形态和周围黏膜等情况。少数情况下慢性胃溃疡和溃疡性胃癌临床上缺乏特异性。X 线检查时，对溃疡大小、形态缺乏新的认识，X 线诊断有一定难度。“恶性特征”对恶性溃疡诊断意义虽然重要，但并非其独有，有些良性溃疡病变时间很长，瘢痕修复不能填充愈合坏死组织形成的龛影，反而因瘢痕收缩可使胃小弯缩短，形成假“腔内龛影”，且龛影大小可因溃疡周围瘢痕收缩较实际扩大。

（周静然）

第四节　十二指肠、小肠、结肠及盲肠病变

一、十二指肠溃疡

1. 临床特点　十二指肠溃疡绝大多数发生在十二指肠球部，少见于十二指肠球后部，多数病例为单发性溃疡。主要见于青壮年患者，男性多于女性。主要症状是上腹部周期性、节律性疼痛。多数患者胃酸增高。

2. X 线表现

(1) 十二指肠球部溃疡：

1) 龛影：为溃疡直接征象，呈圆形或椭圆形钡斑（龛影），加压时可见钡斑周围呈车

轮样环形透亮带（溃疡口部水肿），其大小不定。对小的龛影应加压点片做黏膜相检查，并应注意左右斜位摄片以显示壁龛，低张双重造影检查，均可提高龛影发现率（图3－15）。

2）畸形：是最常见的X线征象。黏膜水肿、肌层痉挛、瘢痕收缩、周围粘连等，均可导致畸形，表现为侧缘凹陷、花瓣样变形、憩室样囊袋、不规则缩窄等。

3）黏膜改变：黏膜纹增粗、变平或模糊，有时也可见以龛影为中心的放射状黏膜纹。

4）其他征象：如十二指肠球部激惹现象、压痛等。同时可合并胃窦炎、幽门梗阻。

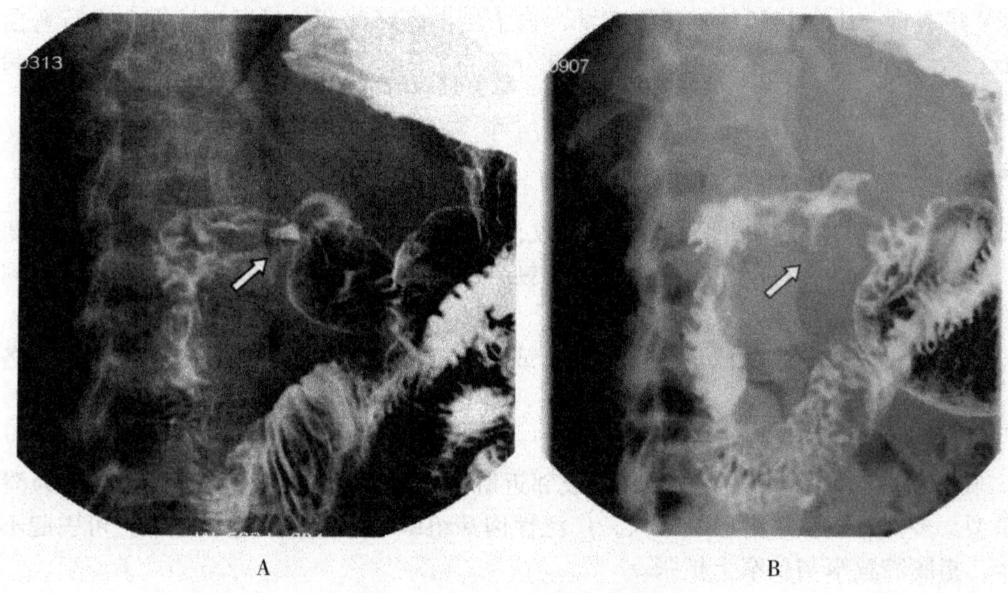

A　　B

图3－15　十二指肠球部溃疡

十二指肠球部变形，可见小钡斑

5）溃疡愈合：若溃疡很浅小，无明显纤维增生，愈合后十二指肠恢复正常，黏膜纹也是正常的。溃疡愈合过程表现为龛影变小、变浅，以至消失，周围水肿消退。较深的溃疡大多伴有较明显的纤维增生，即使溃疡已经愈合仍可见黏膜纠集和十二指肠球部畸形。若有前、后胃肠片比较，从正常轮廓内有龛影发展到畸形和龛影缩小，不能认为十二指肠球部溃疡恶化，相反应认为溃疡在愈合过程中。有的溃疡愈合后留下一侧壁变形，这是瘢痕形成的缘故，在瘢痕区黏膜消失。十二指肠球部的刺激征象减轻或消失也是溃疡好转和愈合中的征象。

（2）十二指肠球后部溃疡：钡餐检查十二指肠球部后部溃疡，由于十二指肠球部后段走行屈曲重叠，故应采用右前斜位及右侧位为佳。其主要X线表现为有龛影，大小不一，一般2～3mm，所以有时不易显示。常见征象为局部肠管狭窄，长约2cm，黏膜纹紊乱或消失，有十二指肠球部激惹现象，可伴有狭窄十二指肠球部前部扩大征象。

3. 鉴别诊断　十二指肠球部溃疡主要要与十二指肠球炎相鉴别。较大的溃疡易于在X线检查时发现，球部畸形、龛影、激惹等表现，易于诊断。但是小部分病例，并无球部变形、激惹现象，仅在压迫黏膜相方可显示出龛影，因而易漏诊，应加以充分注意。在球部畸形情况下，由于X线对于浅小溃疡显示有一定局限性，因此不能片面地根据未见龛影而武断地做出排除十二指肠球部溃疡的结论，常需借助内镜检查。

4. 临床评价　十二指肠溃疡出现出血、穿孔、幽门梗阻、瘘管形成等并发症，内镜检查能明确诊断。

二、十二指肠倒位

1. 临床特点　本病为先天性的位置变异，无明显临床症状，可因排空不畅而产生十二指肠瘀积现象。

2. X线表现　十二指肠球部位置正常，自十二指肠降部开始呈顺时针方向走行弯曲，与正常十二指肠曲走行方向正好相反，反位部分肠曲可固定，亦可有一定的移动度。本病诊断不难。

三、十二指肠冗长

1. 临床特点　亦为先天性发育异常所致，较多见，主要是指十二指肠上部的长度超过5cm，可达10~12cm，再由于肝、十二指肠韧带除正常固定十二指肠上部外，同时又固定了十二指肠降部上部，故使冗长、迂曲。

2. X线表现　钡餐检查，冗长段呈U形或蛇形弯曲，充盈后方充盈其余十二指肠各部。

四、十二指肠结核

1. 临床特点　多系淋巴血行感染，或邻近脏器结核的直接蔓延。病理上可分为溃疡型与增殖型。多伴有腹膜后淋巴结增大，广泛性肉芽组织增生与瘢痕组织收缩，可引起不同程度的十二指肠腔狭窄与狭窄上扩张。

2. X线表现

（1）溃疡型：可见十二指肠病变区黏膜皱襞增粗紊乱，有激惹征，肠管边缘毛糙不整，可见浅小溃疡。

（2）增殖型：可见局限性肠管变形狭窄，局部有呈息肉状之结核性肉芽组织增生。有时肠腔内可见息肉状充盈缺损。

（3）也可有肠外肿块（邻近淋巴结肿大），致十二指肠曲扩大及对肠管外压性改变。

3. 鉴别诊断　增殖型十二指肠结核需注意与十二指肠癌鉴别诊断。与之相比，前者病变范围较长，肠管局部存在激惹征，钡剂通过快，钡剂通过时肠管仍稍可扩张，与癌之狭窄僵硬仍有不同。

4. 临床评价　结合临床表现很重要，若同时患有肺结核或回盲部肠结核，有助于本病之诊断。一般需结合内镜活检确诊。

五、浸润型结肠癌

1. 临床特点　结肠癌是发生于结肠部位的常见的消化道恶性肿瘤。好发部位为直肠及直肠与乙状结肠交界处，以40~50岁年龄组发病率最高。浸润型结肠癌以向肠壁各层呈浸润生长为特点。病灶处肠壁增厚，表面黏膜皱襞增粗、不规则或消失变平。早期多无溃疡，后期可出现浅表溃疡。如肿瘤累及肠管全同，可因肠壁环状增厚及伴随的纤维组织增生使肠管狭窄，即所谓的环状缩窄型，此时在浆膜局部可见到缩窄环：切面肿瘤边界不清，肠壁因肿瘤细胞浸润而增厚。

左半结肠胚胎起源于后肠，肠腔较细，肠内容物呈固态，主要功能为贮存及排出粪便，癌肿多属浸润型，易致肠腔环形绞窄。常见症状为排便习惯改变、血性便及肠梗阻。肠梗阻可表现为突然发作的急性完全性梗阻，但多数为慢性不完全性梗阻，腹胀很明显，大便变细形似铅笔，症状进行性加重最终发展为完全性梗阻。

2. X线表现

（1）腹部平片检查：适用于伴发急性肠梗阻的病例，可见梗阻部位上方的结肠有充气胀大现象。

（2）钡剂灌肠检查：可见癌肿部位的肠壁僵硬，扩张性差，蠕动至病灶处减弱或消失，结肠袋形态不规则或消失，肠腔狭窄，黏膜皱襞紊乱、破坏或消失，充盈缺损等（图3－16）。

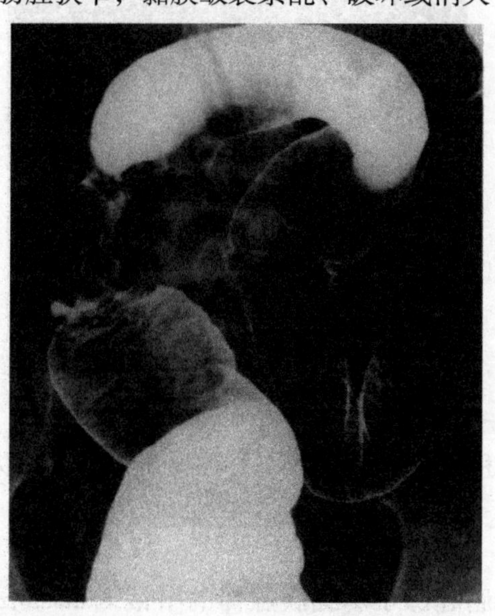

图3－16　浸润型结肠癌

乙状结肠管腔向心性狭窄，黏膜破坏，病变与正常肠壁分界清楚

3. 鉴别诊断　需与以下疾病鉴别：①特发性溃疡性结肠炎。②阑尾炎。③肠结核。④结肠息肉。⑤血吸虫病肉芽肿。⑥阿米巴肉芽肿。

4. 临床评价　对结肠腔内形态变化的观察，一般气钡灌肠检查优于CT。CT有助于了解癌肿侵犯程度，CT可观察到肠壁的局限增厚、突出，但有时较早期者难鉴别良性与恶性，CT最大优势在于显示邻近组织受累情况、淋巴结或远处脏器有无转移，因此有助于临床分期。

CT分期法：第1期：消化道管壁厚度正常（一般为5mm），息肉样病变向腔内突出。第2期：管壁局部增厚，呈均匀的斑块或结节状表现，无壁外扩展。第3期：管壁局部增厚，周围组织已有直接侵犯；可有局限或区域性淋巴结受累，但无远处转移。第4期：有远处转移（如肝、肺、远处淋巴结）。对肠道肿瘤的诊断仍未能明确者，MRI可弥补CT诊断的不足，MRI对直肠周围脂肪内浸润情况易于了解，故有助于发现或鉴别第3期患者。

六、子宫内膜异位症

1. 临床特点　见于直肠、乙状结肠，偶见于盲肠、小肠与阑尾。由于病变肠壁内周期性出血，可引起邻近组织反应性纤维组织增生，形成粘连包块，而致肠腔呈环形或压迫性狭窄。临床上多见于20~50岁女性患者，有周期性痛经、腹胀、腹泻症状。

2. X线表现　钡剂灌肠有两种X线表现：①环形狭窄，但黏膜纹可以正常。②病变肠曲有弧形或分叶状压迹（图3-17）。

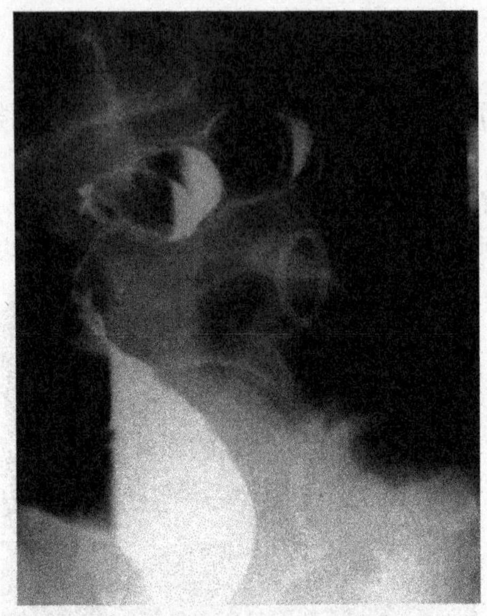

图3-17　子宫内膜异位症

直肠环形向心性狭窄

3. 鉴别诊断　上述两种X线表现难以与肿瘤鉴别需结合临床，才能做出诊断。

七、盲肠类癌

1. 临床特点　结肠类癌起源于肠黏膜腺体的嗜银Kultschitzkx细胞，又称嗜银细胞瘤。这种细胞是一种特殊的上皮细胞．在结肠呈弥散性分布，能产生多种肽胺类激素，与肾上腺细胞甚相似，具有嗜铬性，所以类癌又有嗜铬细胞瘤之称。是一种少见的低度恶性肿瘤；在结肠类癌中68%位于右半结肠，其中盲肠占50%。有半结肠与阑尾、回肠同起源于中肠，其类癌细胞类型65%属亲银性，30%属嗜银性。绝大多数类癌体积较小时无明显症状，临床上也多在偶然情况下发现。若瘤结节长到一定大小或生长于特殊部位时，常可引起一些肠道功能紊乱、腹痛或不同程度的梗阻症状。

2. X线表现　钡剂灌肠检查，由于病灶一般较小，所以常易漏诊，待发展到一定大小，可表现为轮廓光整的充盈缺损或肠管环状狭窄。在X线上，结肠的损害可表现出4种类型：①肿块型：呈多个结节融合。②息肉型：充盈缺损样改变。③浸润型：肠段浸润狭窄。④肠梗阻型：钡剂通过受阻。

3. 鉴别诊断　结肠类癌与盲肠癌很难鉴别，但本病往往比肠腔内充盈缺损病变要大，甚至大数倍于腔外肿块，且易侵及邻近肠襻或使之受压移位之特征，借以可与一般结肠癌进行鉴别。

4. 临床评价　结肠类癌早期无症状，随着肿瘤的进展，大部分都有不同程度的症状出现。但结肠类癌的临床表现缺乏特异性，与结肠腺癌较难鉴别，术前诊断较困难。临床上在诊断结肠疾病时，应考虑结肠类癌存在的可能性，并根据需要辅以X线钡剂造影检查、B

超、结肠镜检查等以帮助诊断。病理检查，是目前对类癌重要的诊断方法，根据肿瘤的组织学特点，一般不难做出诊断。

八、结肠阿米巴病

1. 临床特点　为肠道传染病之一，常发生于青壮年，个别病例可侵犯肝、肺、脑及皮肤等。肠道阿米巴病易侵犯盲肠及升结肠，其次为乙状结肠、直肠及阑尾。慢性期可导致盲肠变形。急性期临床表现为起病缓慢，以腹痛、腹泻开始，大便次数逐渐增加，便时有不同程度的腹痛与里急后重，后者表示病变已波及直肠。大便带血和黏液，多呈暗红色或紫红色，糊状，具有腥臭味，病情较重可为血便，或白色黏液上覆盖有少许鲜红色血液。患者全身症状一般较轻，在早期体温和白细胞计数可有升高，粪便中可查到滋养体。

2. X线表现

（1）肠道功能紊乱改变：如盲肠、升结肠之肠袋较深，大小不一，肠腔窄小，由于刺激性增强而钡剂易于排空。黏膜纹理紊乱，有时可见突出肠腔外龛影。

（2）因肠壁瘢痕收缩致盲肠腔窄小、缩短及肠袋消失，有时形成所谓锥状盲肠。

3. 鉴别诊断　本病应与盲肠结核鉴别：结肠阿米巴病呈跳跃性分布于盲肠、升结肠及横结肠，一般末端回肠多不侵犯，以此与盲肠结核进行鉴别。少数病例表现为多发性，常于肠腔某一侧产生较大的边缘缺损或圆形凹迹，使肠管产生偏心性狭窄，形态类似肿瘤，这类病例称之为阿米巴瘤。由于这类患者的病变为多发性，累及范围较长，病变与正常肠壁间边界为移行性，以内科治疗有较好的疗效，从而可与结肠癌进行区别。

4. 临床评价　本病以粪便内找到阿米巴滋养体而得以确诊，一般不用X线检查，X线征象虽非特征性改变，但可提示做进一步的粪便检查或乙状结肠镜检查而进行确诊。慢性期可用钡剂造影检查。

九、阑尾周围脓肿

1. 临床特点　急性阑尾炎化脓坏疽或穿孔，如果此过程进展较慢，大网膜可移至右下腹部将阑尾包裹并形成粘连，形成炎性肿块或阑尾周围脓肿。细菌感染和阑尾腔的阻塞是阑尾炎发病的两个主要因素。由早期炎症加重而致，或由于阑尾管腔梗阻，内压增高，远端血运严重受阻，感染形成和蔓延迅速，以致数小时内即成化脓性甚至蜂窝织炎性感染。阑尾肿胀显著，浆膜面高度充血并有较多脓性渗出物，部分或全部为大网膜所包裹。临床表现：患者多有右下腹疼痛，或者转移性右下腹疼痛病史，可有发热、恶心、呕吐等表现，亦可有轻微腹泻等表现。少数患者可因大网膜压迫肠管，造成不完全肠梗阻症状。

2. X线表现

（1）钡剂造影检查可见右下腹包块与肠管粘连，不能分开；盲肠变形，边缘不规则，但黏膜皱襞无破坏，局部有压痛。

（2）盲肠有激惹征象，钡剂通过快，盲肠也可处于痉挛状态。

（3）盲肠局部可出现压迹，末端回肠可同时向上推移。

（4）若脓肿与盲肠相同，可使之显影，为肠道外不规则窦腔（图3－18）。

3. 鉴别诊断　根据上述阑尾脓肿的X线特点，结合临床，多数诊断应无困难，但少数病例由于临床表现复杂，须与下列回盲部病变鉴别：包括回盲部良、恶性肿瘤及炎性病变，有些表现与脓肿相似，但均有相应的临床及 X 线特点可资鉴别。如结肠癌时的肠腔狭窄、充盈缺损、形态恒定、管壁僵硬、黏膜破坏、无弧形压迹、能触及肠腔内包块、临床可有黏液血便等。炎性病变可见肠腔狭窄、短缩、牵拉移位及激惹等，且有弧形压迹及包块。

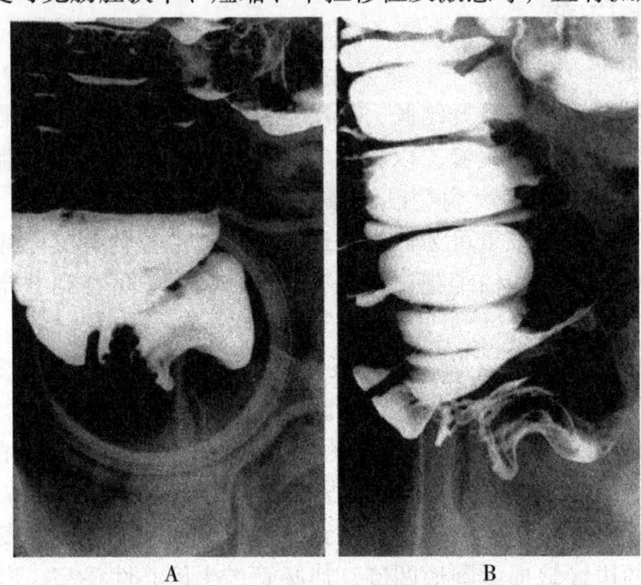

图 3－18　阑尾周围脓肿

盲肠下端管腔狭窄，见弧形压迹影，术后病理为阑尾脓肿

4. 临床评价　阑尾脓肿有以下 X 线特征：回盲部弧形压迹和触及肠腔外包块，压迹边缘毛糙不整，肿块多数较软，边缘不清，有明显压痛。回盲肠痉挛性狭窄变形，边缘呈锯齿状或毛刷状，肠壁软，形态多变。黏膜无异常，阑尾不显影。钡剂灌肠能很好地观察结肠及回盲部的充盈情况和黏膜有无异常，为首选方法。但钡餐检查由于回盲部往往充盈不满意而不常用，但能较好地观察功能性改变，如激惹、痉挛等，必要时可做气钡双重造影。CT 检查示病灶呈圆形或类圆形，其密率低于脑脊液，CT 值在 5～50Hu，边缘光整，与周围组织界限清晰，无占位效应，对于阑尾脓肿的诊断有较大意义（图 3－19）。

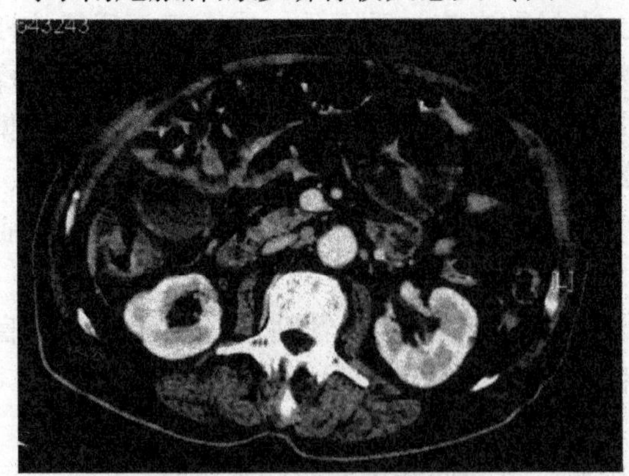

图 3－19　阑尾周围脓肿

阑尾区见类圆形水样密度肿块影，边缘欠清晰，局部盲肠等肠壁增厚，

增强后呈环形强化，中央低密度无强化

（王晓妮）

第五节 胆囊及胆管异变

一、慢性胆囊炎

1. 临床特点 为常见病，系指胆囊慢性炎症性病变，大多为慢性结石性胆囊炎，占85% ~95%，少数为非结石性胆囊炎，如伤寒带菌者。主要病理有胆囊壁增厚、瘢痕性收缩、囊腔缩小及其周围粘连等。本病可由急性胆囊炎反复发作迁延而来，也可慢性起病。临床表现无特异性，常见的是右上腹部或心窝部隐痛，食后饱胀不适，嗳气，进食油腻食物后可有恶心，偶有呕吐。在老年人，可无临床症状，称无症状性胆囊炎。

2. X线表现

（1）平片：有时所见胆囊壁钙化、阳性结石，偶见有胆囊积气。

（2）造影所见：①胆囊明显缩小或扩大。②胆囊轮廓不规则、平直或固定的屈曲改变。③浓缩功能和收缩功能明显差。④胆囊“脂肪”征，即胆囊浆膜下大量炎性脂肪沉积。⑤由于合并结石、胆囊管炎性闭塞或胆囊充满脓液，均可导致胆囊不显影（图3－20）。

3. 鉴别诊断 由于慢性胆囊炎的临床症状不典型，临床常易误诊，以下疾病常被误诊为慢性胆囊炎，故应注意鉴别：①消化性溃疡。②慢性胃炎。③食管裂孔疝。④原发性肝癌。⑤胆囊癌。

4. 临床评价 慢性胆囊炎的诊断主要依赖临床表现及超声检查。CT诊断慢性胆囊炎的价值有限，能看到胆囊壁增厚，胆囊内结石影，但胆囊壁厚度个体差异较大，充盈及排空时间相差也很大。若充盈良好，壁厚 >3mm 有一定意义，但一般不能作为诊断标准；若无结石，仅发现胆囊壁增厚不能做出明确诊断，有时可看到胆囊壁钙化，这是慢性胆囊炎的典型表现，但非常少见，胆囊体积多缩小，表现胆囊壁纤维化。少数可见增大，表示胆囊积液，但均无特征性。MRI表现与CT类似，但对结石及胆囊壁钙化的显示较CT差些（图3－21）。

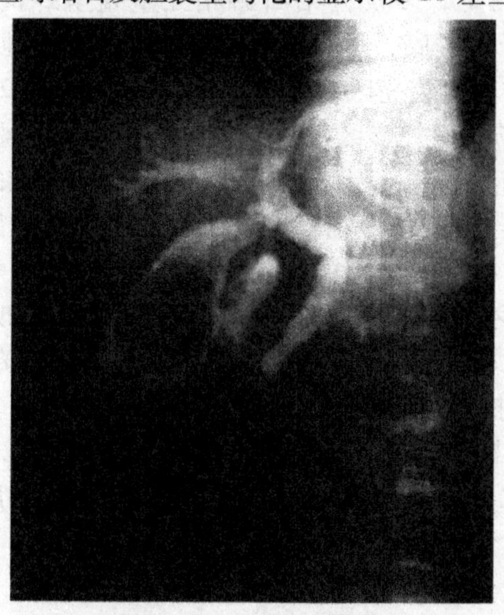

图3－20 慢性胆囊炎

胆结石造影，示胆囊壁增厚、瘢痕收缩，周围组织粘连，内见低密度结石影

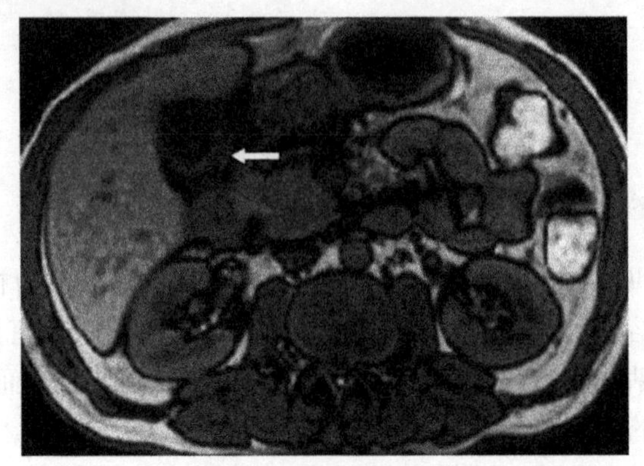

图 3－21　慢性胆囊炎

MRI T_1WI 示胆囊壁增厚，胆囊窝见液性低密度影

二、胆囊结石

1. 临床特点　属于胆囊腔内可移动性的充盈缺损。由于结石的化学成分不同，可分为：①胆固醇结石，多为单发、圆形，较大的可透 X 线结石。②胆色素结石，常系多发的、较小的、无一定形态的可透 X 线结石。③胆固醇胆色素结石，可单发或多发的、大小形态不定的可透 X 线结石。④凡钙盐含量较多的混合结石，往往是多发的、状如石榴样的不透 X 线结石。前三种称为阴性结石，X 线胆囊造影显示为可移动性的充盈缺损。

2. X 线表现

（1）阳性胆结石：平片即可发现。可单发或多发，呈多种形态，如圆形、类圆形、近方形，周围致密中央较透亮的阴影。较大的结石常表现中间透亮，周围有向心性成层钙化改变。需与右上腹其他钙化影鉴别，必要时可做胆囊造影进一步检查。

（2）阴性结石：需造影检查方可发现，表现为边缘光滑之负影，可移动，其大小、数目、形态依据存在的结石而定，多发性结石影相互重叠呈蜂窝状。直立摄片检查，直径 2mm 以下的小结石则沉积于胆囊底，呈一堆透亮阴影，或成层地漂浮在含造影剂的胆汁中，形成一层横贯胆囊的串珠样带状透亮区，称为浮形结石（图 3－22）。

3. 鉴别诊断　主要与肠腔积气影区别，与胆囊重叠的肠气影，其范围一般均超过胆囊影之外，同时伴有明显的结肠积气，因此鉴别不难。若仍有困难的，可在做造影检查时，视其阴影是否仍然存在，及其与胆囊的关系。还需与右侧肾结石鉴别，右肾结石有时与胆囊结石很难鉴别，但侧位片时，肾结石与脊柱重叠，而胆囊结石位于脊柱前缘，两者可鉴别。

4. 临床评价　有急性发作史的胆囊结石，一般根据临床表现不难做出诊断。但如无急性发作史，诊断则主要依靠辅助检查如 B 超检查可显示胆囊内光团及其后方的声影，诊断正确率可达 95% 以上。CT 扫描对于胆囊结石的诊断意义较大。对于阴性结石及阳性结石，因为 CT 密度分辨率较高，都可显示。磁共振胰胆管造影（MRCP）是不同于 ERCP 的无创性检查方法，不需要做十二指肠镜即可诊断胆囊结石及肝内、外胆管结石，但价格较贵，不易普及（图 3－23）。

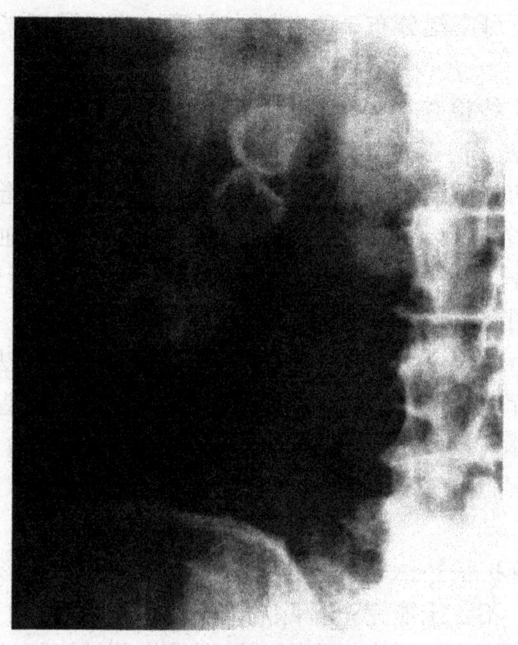

图3－22　胆囊结石

胆囊内见多发大小不等结节样充盈缺损，胆囊壁粗糙

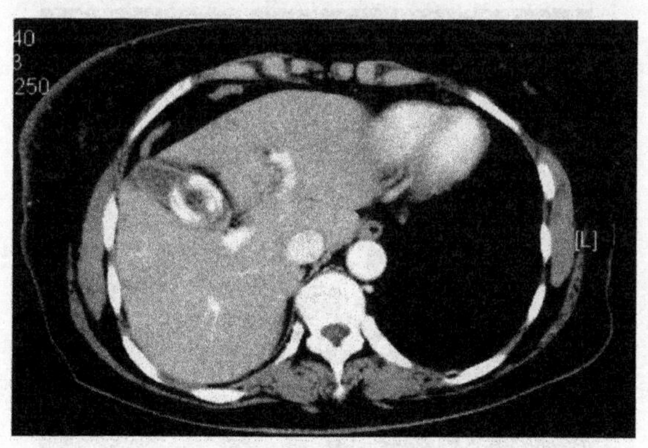

图3－23　胆囊结石

胆结石、胆囊炎，CT扫描示胆囊壁增厚，内见类圆形高密度结石影

三、胆管结石

1. 临床特点　胆管结石是指肝内外胆管内有结石形成，是最常见的胆管系统疾病。

结石阻塞胆管引起胆汁瘀滞，继发细菌感染而导致急性胆管炎发生。胆管反复炎症可造成局部管壁增厚或瘢痕性狭窄，而胆管炎症和狭窄又可以促进结石形成。胆管狭窄近端被动扩张，内压增高。临床上患者常出现上腹绞痛、寒战发热、黄疸，即夏科（Charcot）三联征。感染严重可出现休克和精神异常（Reynolds五联征），症状反复久之出现胆汁性肝硬化，继而出现门静脉高压症。

胆管结石分为原发性胆管结石和继发性胆管结石，原发性胆管结石系指在胆管内形成的结石，主要为胆色素结石或混合性结石。继发性胆管结石为胆囊结石排至胆总管者，主要为胆固醇结石。根据结石所在部位分为肝外胆管结石和肝内胆管结石。肝外胆管结石多位于胆总管下端；肝内胆管结石可广泛分布于两叶肝内胆管，或局限于某叶胆管，其中以左外叶和右后叶多见。

2. X 线表现　胆道 X 线检查主要有：

（1）静脉胆道造影法：造影剂经静脉注射或滴注进入血液循环，80% 与血浆白蛋白结合，10% 与红细胞表面的蛋白结合，循环至肝，与肝细胞小分子蛋白结合，由胆汁排出。常用造影剂有胆影钠、胆影葡胺、碘甘葡胺等。主要不良反应是低血压、过敏反应、肝肾功能损害等。轻度不良反应率为 5% ~20%，对肝内胆管结石的诊断效果较差。随着 ERCP 及 PTC 的应用，临床较少用此法。

（2）术中胆道造影：可分为术中穿刺胆总管法，经肝内胆管法、T 形管法等。对肝内胆管结石，采用非手术治疗者不适用，但适用手术切除胆囊、术中造影诊断肝内胆管结石。其中 T 形管法是在胆囊手术中，切开胆总管，清除胆总管结石，做 T 形管引流。术后可经 T 形管注入泛影葡胺，观察胆总管及肝内胆管结石的病情是否存在，图像清晰，对诊断肝内胆管结石有较大意义。

X 线所见：除有胆管扩张外，显示管腔有类圆形透亮区，其形态与胆囊结石相同。但需考虑到，胆管宽径正常，不一定能完全排除胆管内小结石存在的可能。再者，若用 T 形管胆道造影，应避免将气体注入，因为气泡影可被误认为阴性胆管结石，必要时可重复造影检查（图 3 –24）。

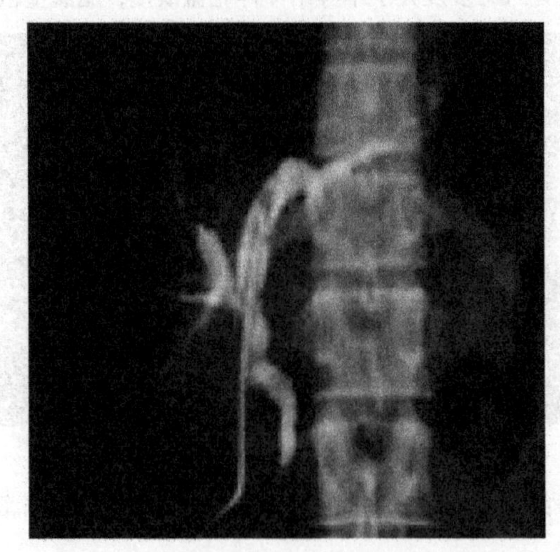

图 3 –24　胆管造影

示左肝内胆管见类圆形低密度影，边缘光整

3. 鉴别诊断　胆管结石需与胆管肿瘤鉴别。胆管良性肿瘤极为少见。多见的胆管癌，阻塞端常有破坏、狭窄、僵直及不规则充盈缺损。胆管结石的阻塞端多为圆形充盈缺损，典型者则显示“杯口”状充盈缺损是其特征，无破坏、狭窄及僵直改变。胆管癌扩张的肝内胆管往往呈“软藤”状，而结石扩张的肝内胆管则显示“枯枝”状，两者表现不同（图 3 –25）。

4. 临床评价　B 超检查可发现胆管内结石及胆管扩张影像，故胆管结石一般首选 B 超检查，必要时可加行 ERCP 或 PTC。PTC 的 X 线特征有：①肝总管或左右肝管处有环形狭窄，狭窄近端胆管扩张，其中可见结石阴影。②左右肝管或肝内某部分胆管不显影。③左右叶肝内胆管呈不对称性、局限性、纺锤状或哑铃状扩张。ERCP可选择性胆管造影，对肝内胆管结石具有较高的诊断价值，可清晰显示肝内胆管结石，确定结石的部位、大小、数量，肝内胆管的狭窄或远端扩张。CT扫描对于肝内胆管结石的诊断意义较大。胆总管结石由于较大而容易被发现，而胰腺钩突内结石则较小，尤其是含钙量少时只表现为小致密点，因为CT密度分辨率较高，则可显示。胆总管扩张时，胆总管的横断面呈边界清楚的圆形或椭圆形低密度影，自上而下逐渐变小。MRCP不管结石，对肝内胆管结石有较大诊断价值，但价格较贵。总之，B超、ERCP、胆道镜等方法诊断价值较大，简便易行，是诊断肝内胆管结石的首选方法。尤其是ERCP和胆道镜，对肝内胆管结石诊断的准确性高于B超。在B超检查发现肝内胆管结石后，应常规进行上述方法的检查。

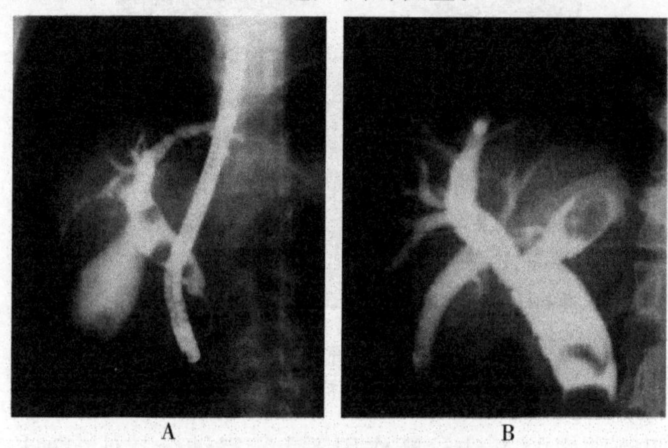

图3-25 胆管结石ERCP造影

示见类圆形充盈缺损，边缘光整，肝内胆管则显示“枯枝”状

四、胆管肿瘤

1. 临床特点 近50%肝外阻塞的患者是由非结石性病因引起的，其中以恶性肿瘤最多见。这些恶性肿瘤大多数发生于远端胆总管所在的胰头部，少数发生于肝胰壶腹部、胆管、胆囊和肝内。由转移性肿瘤和淋巴结阻塞胆管的现象极为少见。发生在胆管的一些良性乳头状瘤或绒毛状腺瘤也可阻塞胆管。早期肿瘤较小时，多无临床症状。随着胆管阻塞的症状和体征进行性加重，可见黄疸、不同程度的腹部不适、厌食、体重下降、皮肤瘙痒、腹部可触及包块或胆囊等，但寒战、高热少见。

2. X线表现 X线所见：早期多为偏侧性充盈缺损而造成胆管狭窄，其范围多在1cm以下，边缘光滑者应考虑为良性肿瘤，边缘不规则者多为癌，同时伴有狭窄上端胆管扩张；晚期则胆管不显影。本病术前X线确诊者少见，经皮肝脏穿刺可提高本病的诊断率（图3-26）。

3. 鉴别诊断 胆管肿瘤需与胆管结石鉴别。胆管良性肿瘤极为少见。多见的胆管癌阻塞端常有破坏、狭窄、僵直及不规则充盈缺损。胆管结石的阻塞端多为圆形充盈缺损，典型者则显示“杯口”状充盈缺损是其特征，无破坏、狭窄及僵直改变。胆管癌扩张的肝内胆管往往呈“软藤”状，而结石扩张的肝内胆管则显示“枯枝”状，两者表现不同。结节型胆管癌影像学有时需与胆管良性肿瘤如乳头状腺瘤相鉴别，后者少见，其在胆管内可形成广基底或带蒂的充盈缺损，轮廓光整，胆管壁光滑无内陷。而浸润型胆管癌所致胆管不规则狭窄，管壁粗糙、僵硬，与硬化型胆管炎累及范围较长、管腔狭窄、管壁光滑的影像也不同。

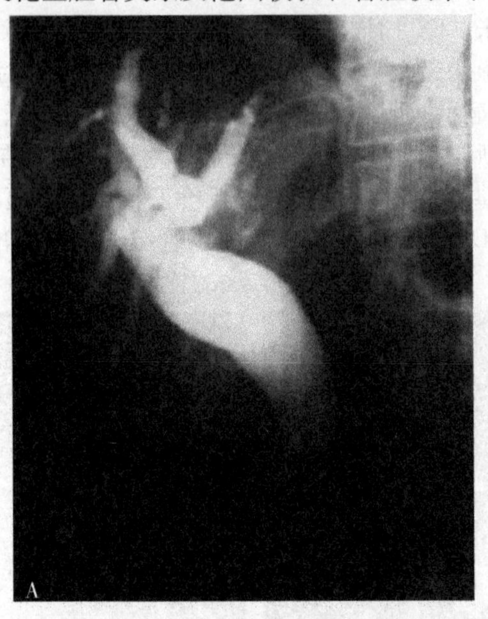

图 3－26　胆管癌胆管造影

胆总管下端梗阻，上端扩张，肝内胆管亦扩张呈“软藤”状

4. 临床评价　胆管肿瘤的 X 线诊断作用不大，需结合其他多种检查才能确诊，如：①实验室检查：主要表现为梗阻性黄疸的肝功能异常，如胆红素和碱性磷酸酶的增高等。②B超检查：B 超检查可显示扩张的胆管及梗阻的部位，胆管癌的超声像可呈肿块型、条索状突起型及血栓状，由于胆管扩张发生在黄疸之前，B 超具有诊断早期胆管癌的价值。③PTC：是诊断胆管癌的主要方法，它能显示胆管癌的位置和范围，确诊率可达 94% ~ 100%。④CT：胆管癌的 CT 基本表现为：胆管癌之近端胆管明显扩张，接近肿瘤的胆管壁增厚，于增强扫描时胆管更清晰，可被强化，管腔呈不规划的缩窄变形，一般可发现软组织密度的肿瘤影。肿瘤多数沿胆管壁浸润型生长，胆管壁增厚，边缘欠清晰，增强扫描时可被强化而易显示。少数呈息肉状或结节状向管腔内生长，结节呈软组织密度。肿瘤也可向腔外浸润扩展，管壁边缘模糊，常侵犯胆囊、肝脏毗邻的血管及淋巴组织，而呈不均密度软组织影，形态不规整，组织结构模糊、界限不清。⑤MRCP：对于胆管癌诊断意义较大。⑥ERCP：可直接观察十二指肠大乳头造影，能显示梗阻远端胆管。

（王晓妮）

第六节　肝脓肿

一、X 线诊断要点

较大的脓肿，腹部平片有时可见肝区含气或液平的脓腔影，改变体位投照，液平可随之移动。同时可见右膈膨隆、右下肺盘状不张、右胸膜增厚及胸腔少量积液。有并发症还可见膈下脓肿、肺脓肿、脓胸等。

二、临床联系

本病男性多见，全身症状明显，持续肝区疼痛，并放射到右肩，有时出现黄疸，还有消化系统症状。

（王晓妮）

第七节 原发性肝癌

一、X线诊断要点

1. 透视和平片检查 肝影可增大，右侧膈肌升高，活动正常或受限，膈面可不规则呈波浪状或结节状。有时在横结肠内积气的对比下，可见肝下缘向下伸展，其外下缘圆钝。肿瘤钙化可为散在的斑点状或不规则条状，但少见。病变侵及膈肌或胸膜时出现胸腔积液。

2. 肝动脉造影 肝动脉肝内分支显示扭曲、移位，肿瘤区内出现血管数量明显增加的肿瘤循环；有时肿瘤供应血管见于肿瘤周围，其中心区无血管。

二、临床联系

本病好发于30~60岁男性，症状多出现在中晚期，表现肝区疼痛、消瘦乏力、腹部包块，晚期出现黄疸。

（王晓妮）

第四章　泌尿系统疾病的X线检查

第一节　泌尿系统结石

一、肾结石

（一）常见症状与体征

肾区疼痛伴肋脊角叩击痛、血尿。

（二）X线表现

X线平片肾盂肾盏内均匀致密影，肾盂饱满，肾盏杯口平钝变形，肾脏轮廓较小。静脉肾盂造影片示肾盂肾盏形态与X线平片一致，健侧肾盂肾盏显影形态正常。输尿管及膀胱充盈显影正常（图4－1）。

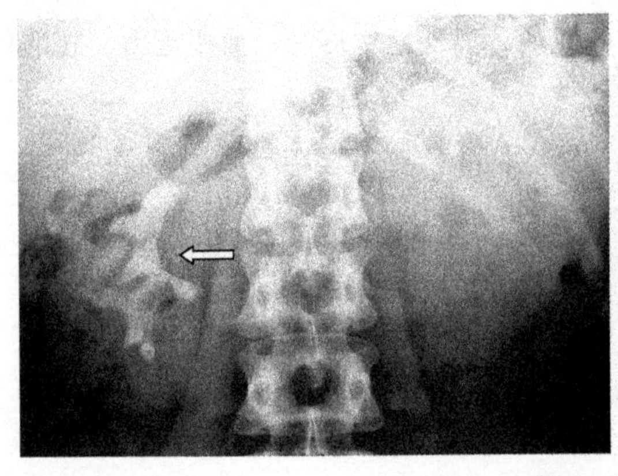
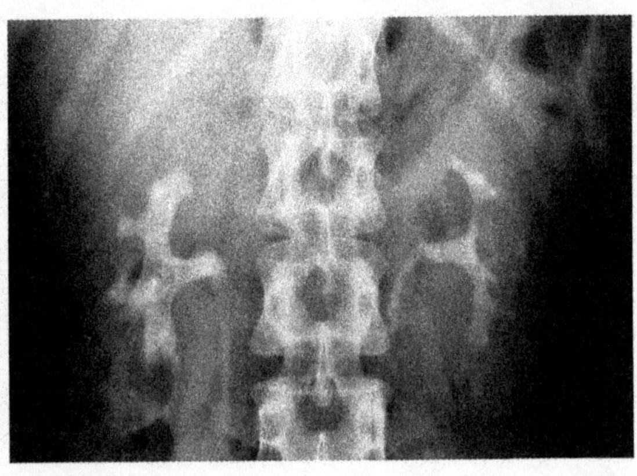

图4－1　肾结石

（三）诊断要点

（1）平片肾窦区及其附近单个或多个致密影。

（2）IVU肾盂、肾盏积水，不显影或延迟显影。

（3）阴性结石肾盂肾盏内充盈缺损。

（四）鉴别诊断

1. 结核的钙化　后者在皮质内，有相应肾盏的破坏。

2. 胆石症　胆性结石位置偏前，肾结石偏后与脊柱重叠。

（五）比较影像学与临床诊断

（1）透视对X线平片上有疑问的阳性结石做多角度、多体位检查效果较好。

(2) 阴性结石或X线平片难以确认的阳性结石，超声、CT可提供较大的帮助。

二、输尿管结石

(一) 常见症状与体征

肾绞痛，间歇性血尿。镜检：尿液红细胞阳性，肉眼血尿。

(二) X线表现

尿路平片示横突旁“粒状”致密影，边缘光滑，逆行造影相对应的位置造影剂截断，肾盂、肾盏积水（图4-2）。

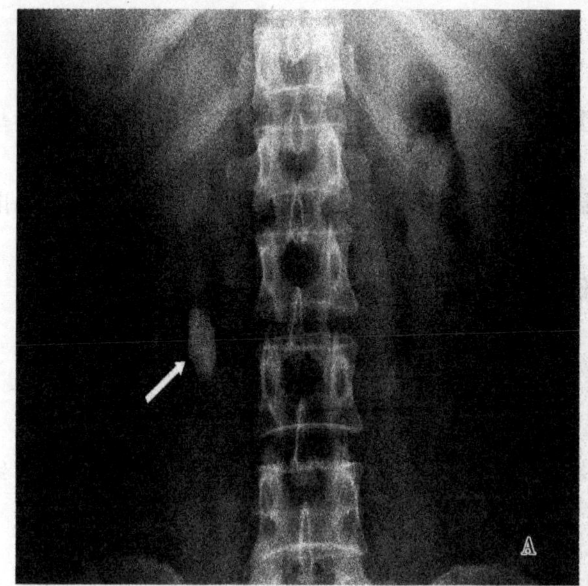

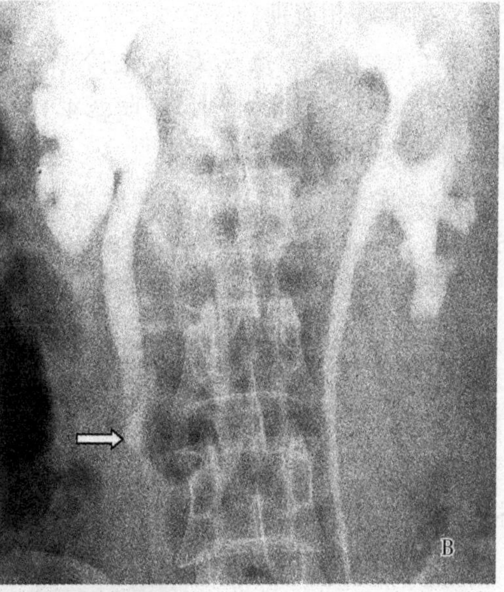

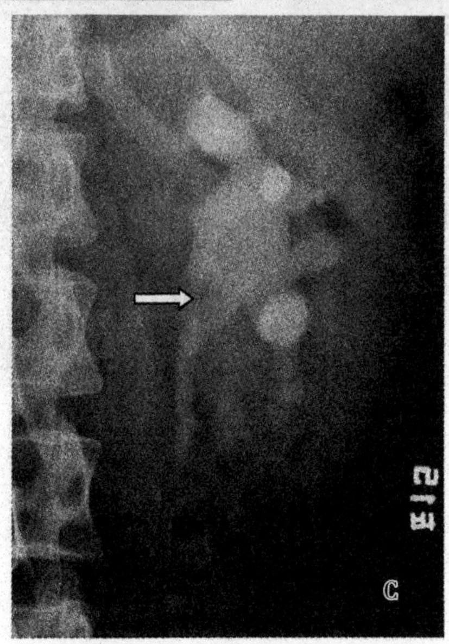

图4-2 输尿管结石

（三）诊断要点

（1）X 线平片常呈圆形、类圆形、枣核形等，位置与输尿管行径相符。

（2）结石嵌顿于输尿管生理狭窄处。

（3）造影表现为肾盂、肾盏显影延迟；肾实质显影密度高；肾盂、肾盏积水。

（4）阴性结石在静脉肾盂造影或逆行尿路造影时，可见输尿管扩张，充盈缺损，呈杯口状改变，在同一部位中断，输尿管中断处 X 线平片上无表现。

（四）鉴别诊断

结石常与肠袋及骨组织影相重叠不易确定，须与淋巴结钙化、盆腔静脉石、胰腺钙化、横突端骨影等相鉴别。

（五）比较影像学与临床诊断

（1）大多数输尿管结石在尿路平片上明确显示，可多发，甚至相邻排列在输尿管内呈串珠状改变。

（2）输尿管阴性结石在静脉肾盂造影或逆行尿路造影时显示，CT 平扫、强化诊断准确。

（3）MRI 较少应用于该病，B 超对下段结石不敏感。

三、膀胱结石

（一）常见症状与体征

排尿突然中断，疼痛放射至远端尿道及阴茎头部，伴排尿困难和膀胱刺激症状。常有终末血尿，小便困难，日间较甚。小腹胀痛，排尿时刺痛。

（二）X 线表现

膀胱区内椭圆形致密影，边缘光滑（图 4－3）。

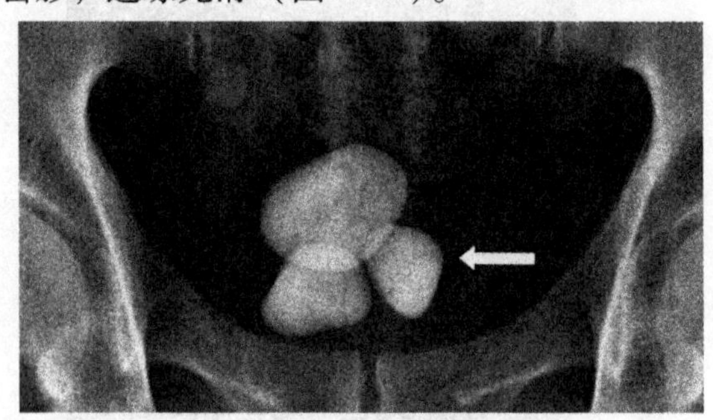

图 4－3　膀胱结石

（三）诊断要点

（1）平片小骨盆中部圆形、椭圆形致密影，随体位而移动。

（2）造影片显示膀胱内充盈缺损。

（四）鉴别诊断

（1）输尿管下端结石较小，长轴与输尿管走行一致，位置偏高、偏外。

（2）前列腺结石通常为两侧性多发，位于耻骨联合附近。

（五）比较影像学与临床诊断

（1）膀胱阳性结石，X线一般诊断不难。

（2）对疑有阴性结石或平片所见模棱两可时，造影检查能检出结石。

（3）B超检查能发现强光团及声影，膀胱内强回声团随体位而改变。

（4）膀胱镜检查直接见到结石。

（5）直肠指检较大者可扪及。

四、尿道结石

（一）常见症状与体征

排尿困难，点滴状排尿，排尿中断，血尿，伴尿痛，重者可发生急性尿潴留及会阴部剧痛。

（二）X线表现

耻骨联合上缘可见一圆形致密影，大小2cm×1.5cm，边缘光滑。

（三）诊断要点

（1）继发尿路结石以后尿道多见，位于前列腺段，多单发阳性结石。

（2）原发尿道如结石为阴性，造影显示充盈缺损。

（四）鉴别诊断

（1）前列腺结石为两侧多发，必要时造影。

（2）阴茎的横断面呈圆形、均匀的致密影。

（付传明）

第二节　泌尿系统结核

一、肾结核

（一）常见症状与体征

尿频、尿急、尿痛，终末血尿，脓尿，腰痛和肾区肿块。

（二）X线表现

肾上极肾盏顶端杯口边缘不齐如虫蚀状，密度不均匀，与之相连的肾盏、肾盂部分变形狭窄（图4-4）。

（三）诊断要点

（1）X线平片肾轮廓增大突出。

（2）肾区钙化或自截肾（图4-4C）。

（3）造影肾实质破坏形成空洞与邻近肾盏相通，小盏的外侧有造影剂呈湖状或云絮状（图4-4B）。

（4）肾小盏破坏形成狭窄（图4-4A）。

（5）肾盂、肾盏不显影或显影延迟。

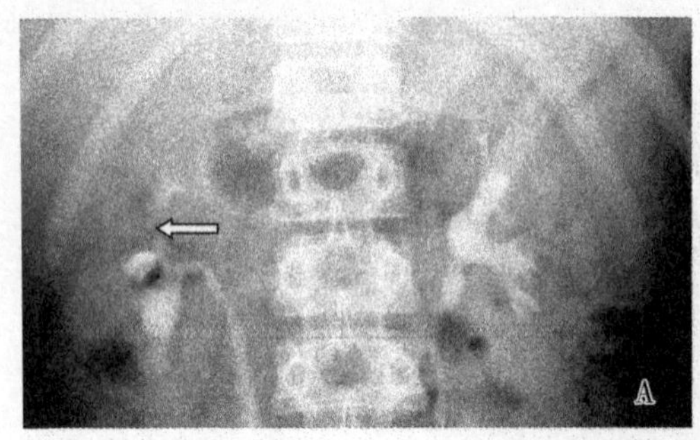

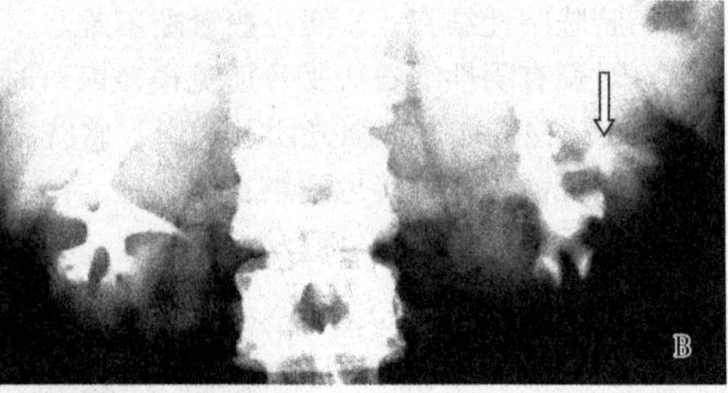

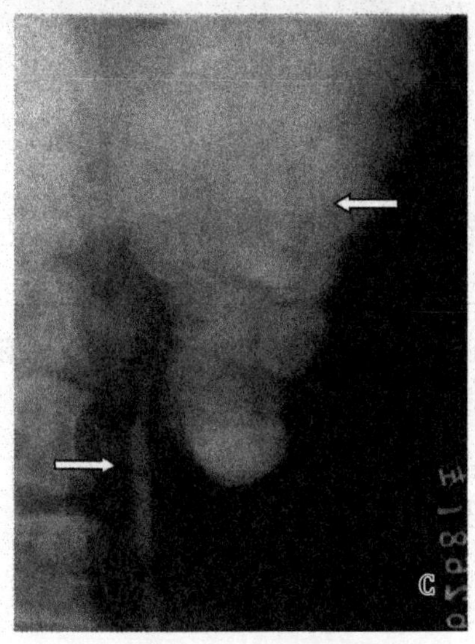

图 4－4 肾结核

（四）鉴别诊断

1. 肾的钙化与肾结石区别 后者多在肾盂肾盏内，密度较高，边缘清晰，侧位与脊柱重叠。

2. 肾结核的血尿需与非特异性膀胱炎的血尿进行鉴别 前者尿呈酸性，尿蛋白阳性，有较多红细胞和白细胞，可找到抗酸杆菌，血沉较快，有肺结核病史。

（五）比较影像学与临床诊断

（1）泌尿系结核表现为一侧结核、对侧积水、挛缩膀胱。

（2）超声简单易行，对于中晚期病例可确定病变部位，常显示肾结构紊乱。KUB 可检出病肾局灶或斑点状钙化影或全肾广泛钙化。CT 对于中晚期肾结核能清楚地显示扩大的肾盏肾盂、皮质空洞及钙化灶。MRI 水成像对诊断肾结核和对侧肾积水有重要价值。

二、输尿管结核

（1）平片输尿管走行区钙化影。

（2）呈典型“串珠”状改变及不规则狭窄与扩张相间，呈“串珠”状充盈，输尿管管壁僵硬，粗细不均，边缘毛糙。

（付传明）

第五章　骨骼与关节疾病的 X 线检查

第一节　骨折

X 线诊断骨折主要根据骨折线和骨折断端移位或断段成角。骨折线为锐利而透明的骨裂缝。

一、骨折类型

(1) 青枝骨折（图 5 - 1）。

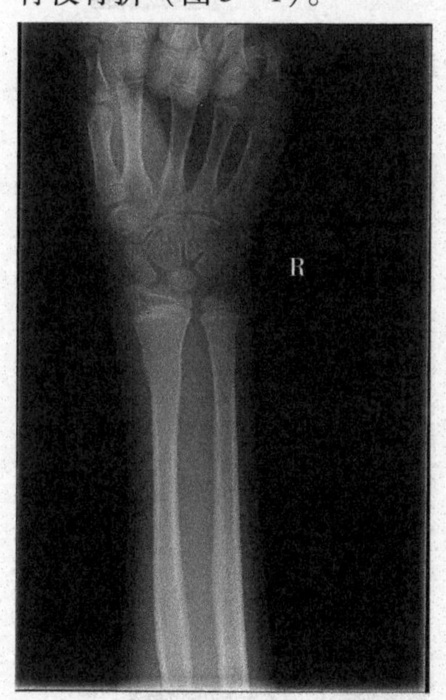

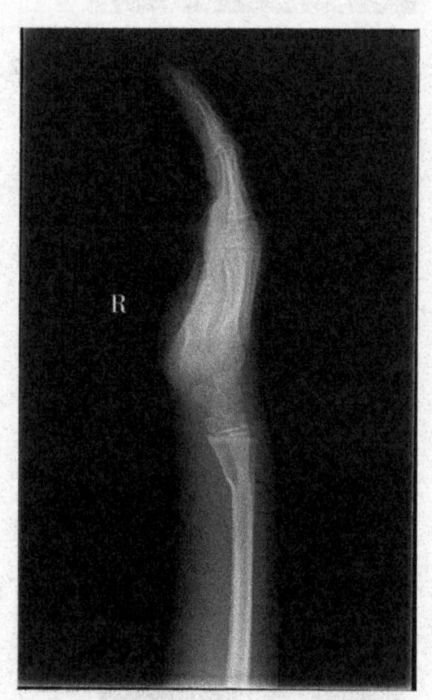

图 5 - 1　青枝骨折

（2）楔形骨折（图5－2）。

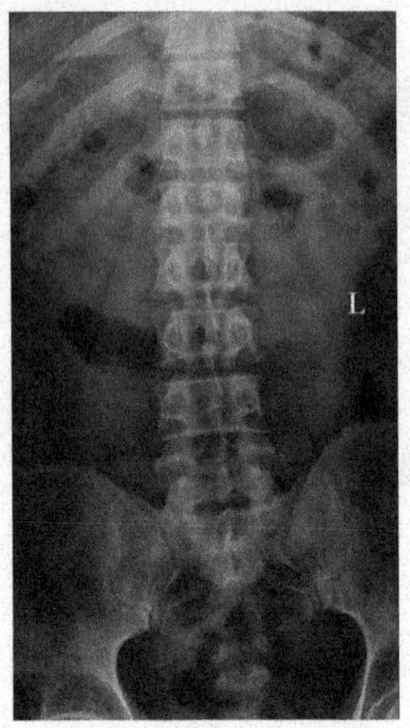

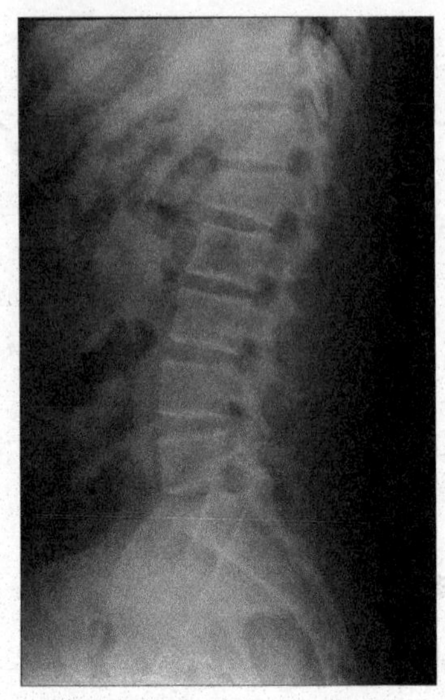

图5－2　楔形骨折

（3）斜形骨折（图5－3）。

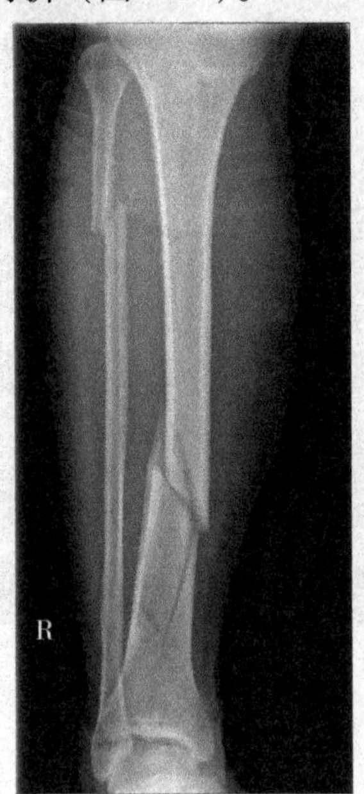

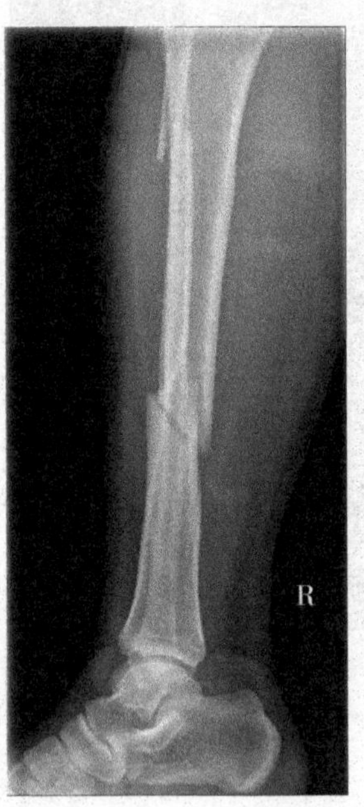

图5－3　斜形骨折

（4）螺旋骨折（图5-4）。

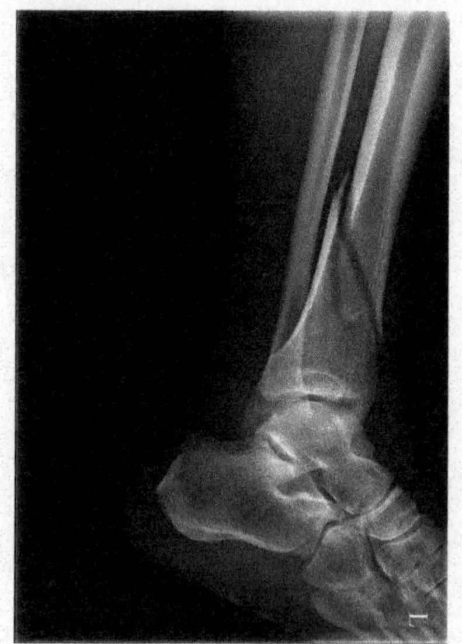

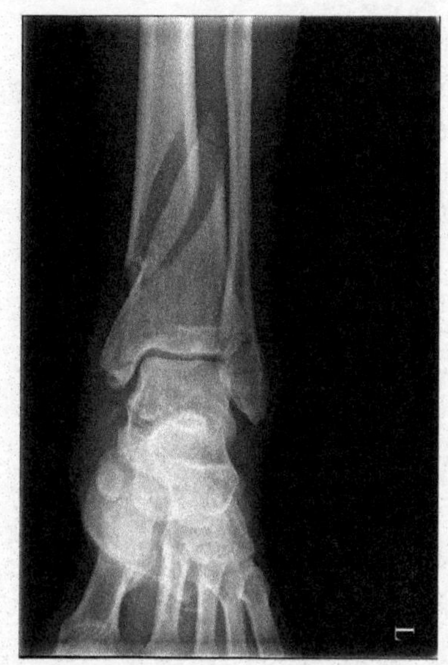

图5-4 螺旋骨折

（5）粉碎骨折（图5-5）。

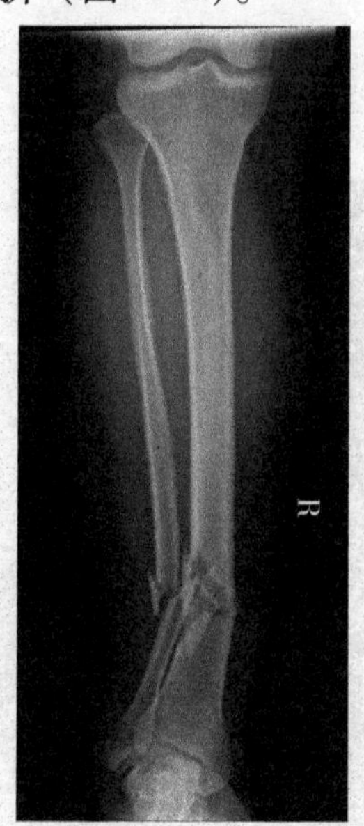

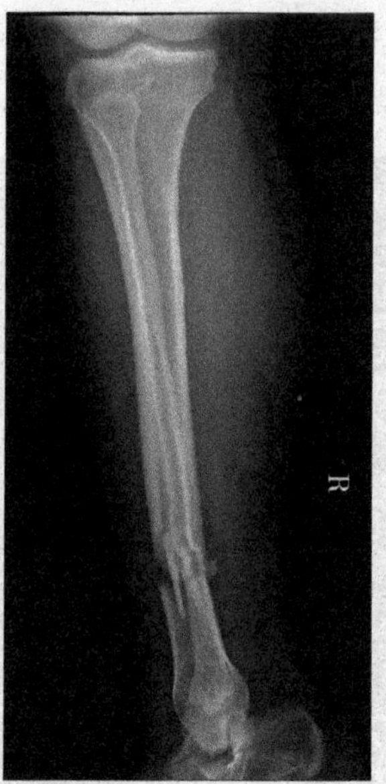

图5-5 粉碎骨折

(6) 压缩骨折（图5-6）。

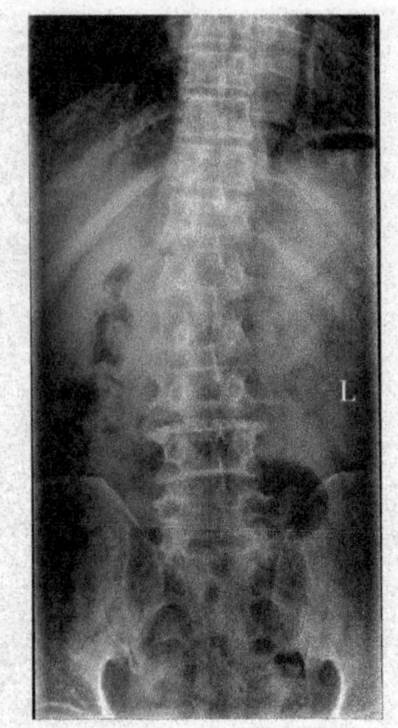

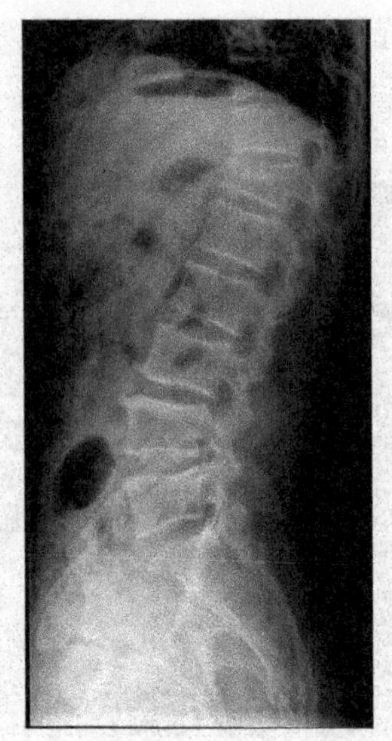

图5-6 压缩骨折

二、骨折移位

(1) 成角（图5-7）。

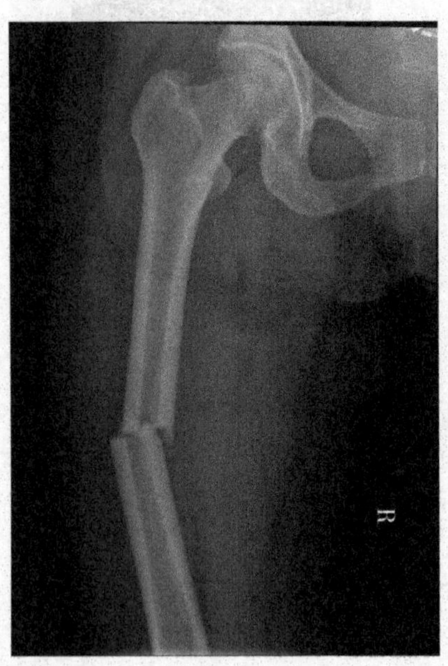

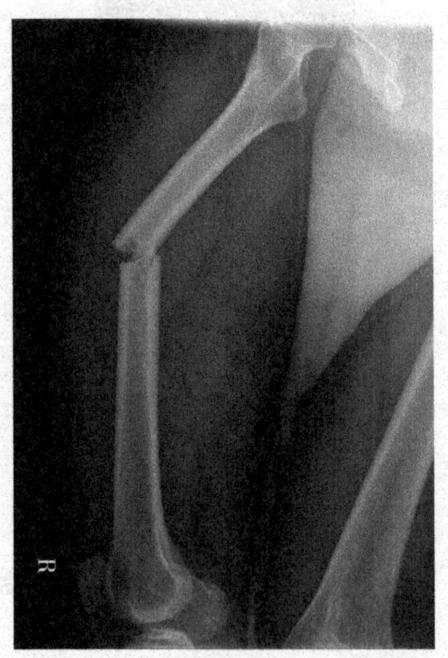

图5-7 成角

（2）横向移位（图5－8）。

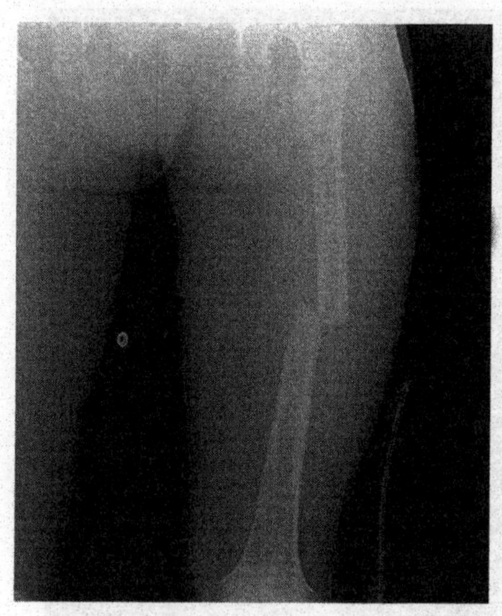

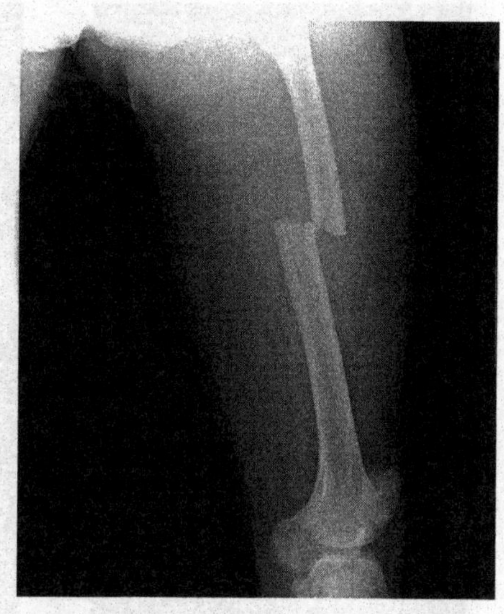

图5－8 横向移位

（3）重叠移位（图5－9）。

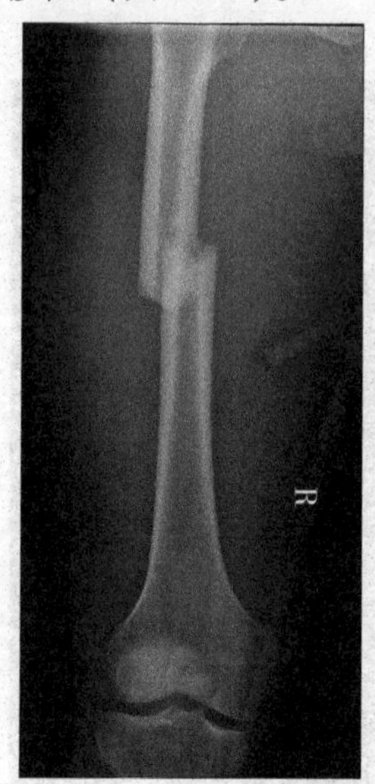

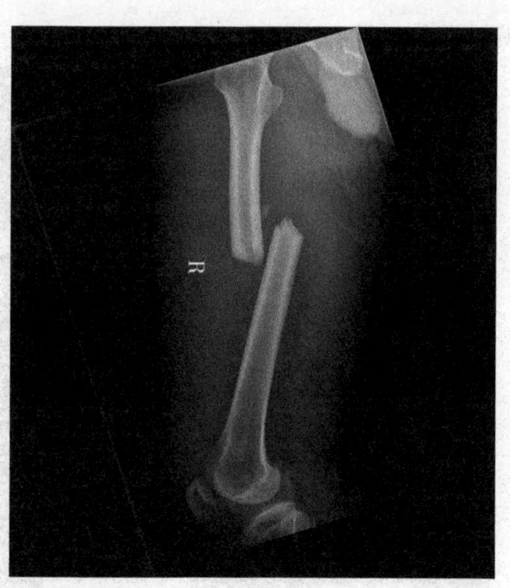

图5－9 重叠移位

（4）分离移位（图5－10）。

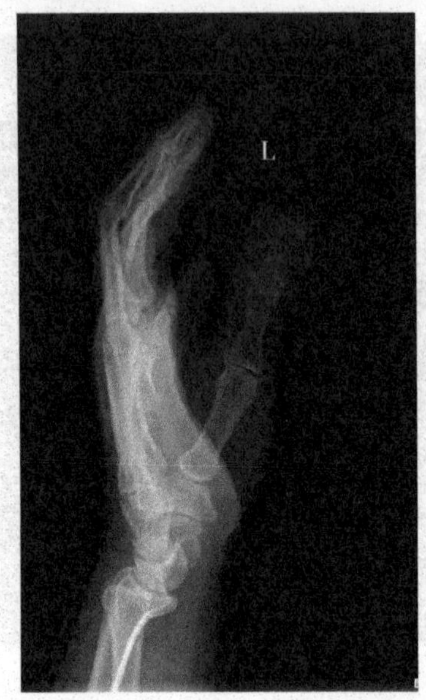

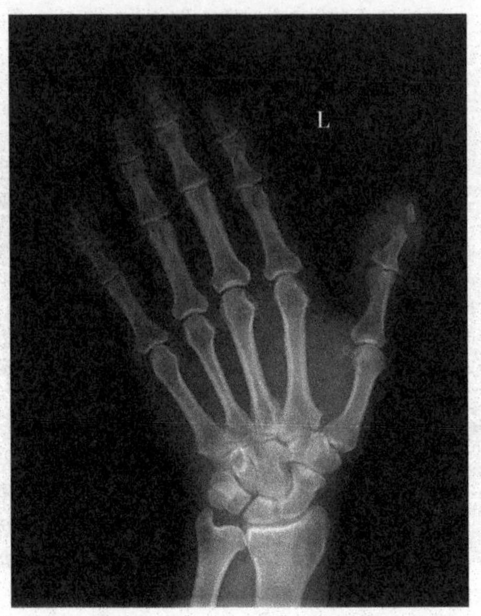

图5－10　分离移位

（5）旋转移位（图5－11）。

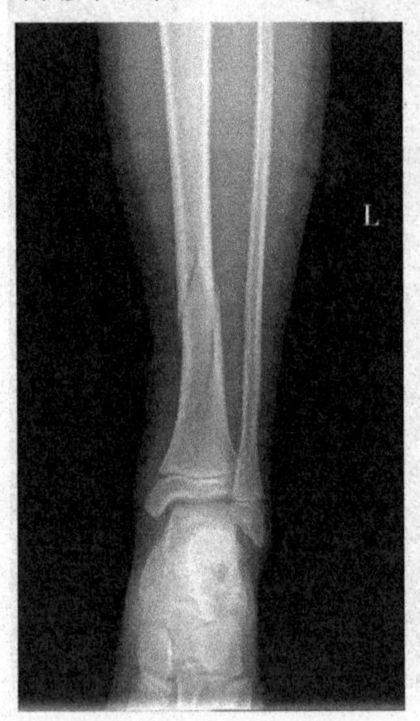

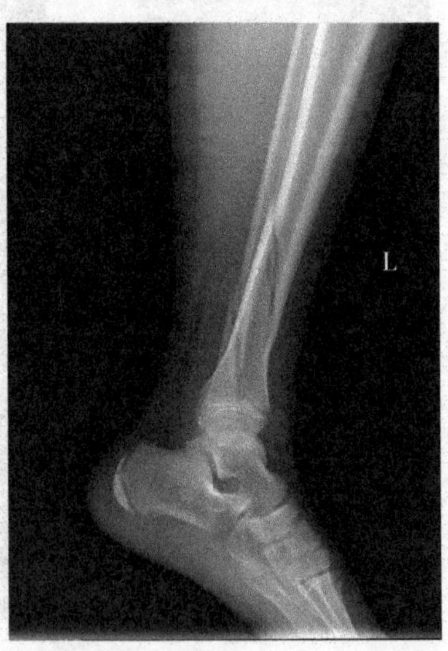

图5－11　旋转移位

三、骨折愈合

骨性骨痂在骨折2～3周后形成。表现为断端外侧与骨干平行的梭形高密度影，即为外骨痂。同时可见骨折线模糊，主要为内骨痂、环形骨痂和腔内骨痂的密度增高所致。如骨折部位无外骨膜（如股骨颈关节囊内部分、手足的舟骨、月骨等）或骨膜受损而不能启动骨外膜成骨活动，则仅见骨折线变模糊。松质骨如椎体、骨盆骨等的骨折，也仅表现为骨折线变模糊。编织骨被成熟的板层骨所代替，X 线表现为骨痂体积逐渐变小、致密，边缘清楚，骨折线消失，断端间有骨小梁通过。骨折愈合后塑形的结果与年龄有关，儿童最后可以看不到骨折的痕迹。

（陈　威）

第二节　关节创伤

一、关节脱位

（1）肩关节脱位：根据肩关节损伤机制可分为前脱位和后脱位（图 5－12）。

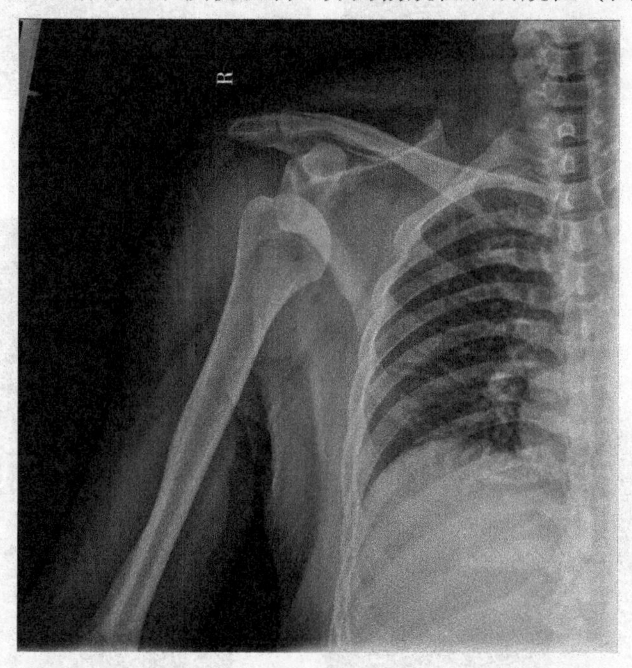

图 5－12　肩关节脱位

（2）肘关节脱位：常合并骨折，或伴有血管、神经损伤，以后方脱位多见（图5－13）。

（3）腕关节脱位：见图 5－14。

1）月骨脱位：月关节间隙消失，侧位片上月骨脱出于掌侧。

2）月骨周围脱位：正位片头月重叠或关节间隙消失；侧位片见头部脱出月骨的关节面，向背侧移位。

（4）髋关节脱位。以后脱位多见，常伴有髋臼后上缘骨折。中心性脱位合并髋臼粉碎性骨折，股骨头突入盆腔。

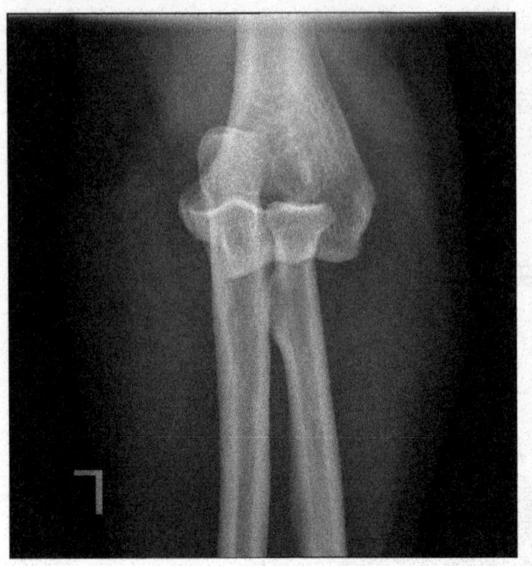

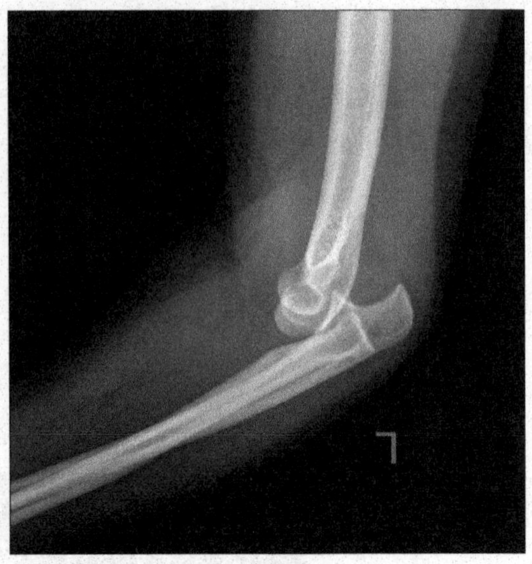

图 5－13　肘关节脱位

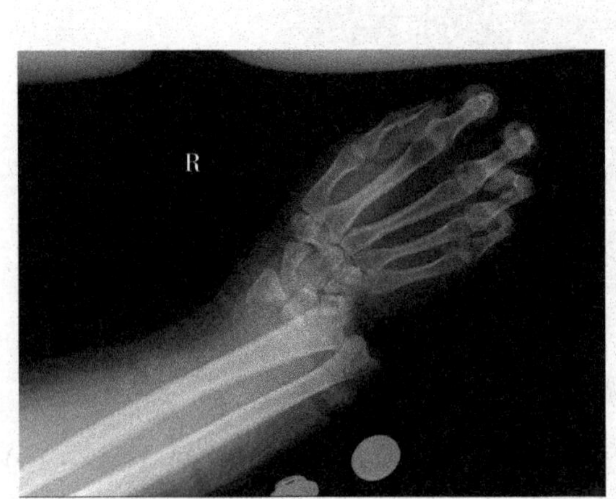

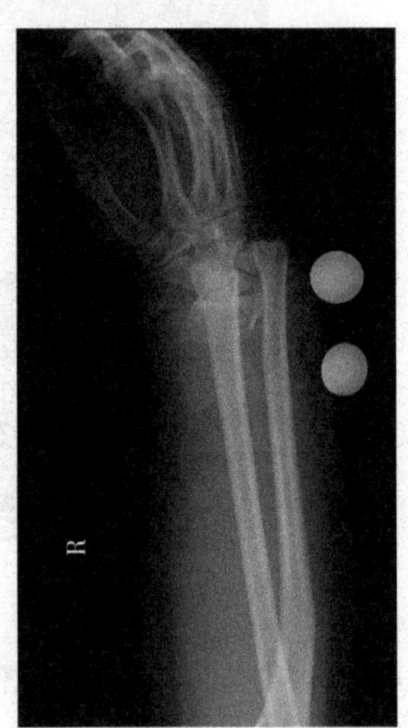

图 5－14　腕关节脱位

二、关节创伤

（1）肩袖撕裂：肩关节囊与肩山峰下三角肌滑液囊相通。

（2）肱骨外髁骨骺骨折。骨折线通过滑车部骺软骨，斜向外上方，达外髁干骺端。

（3）膝关节半月板的损伤（图 5－15）。

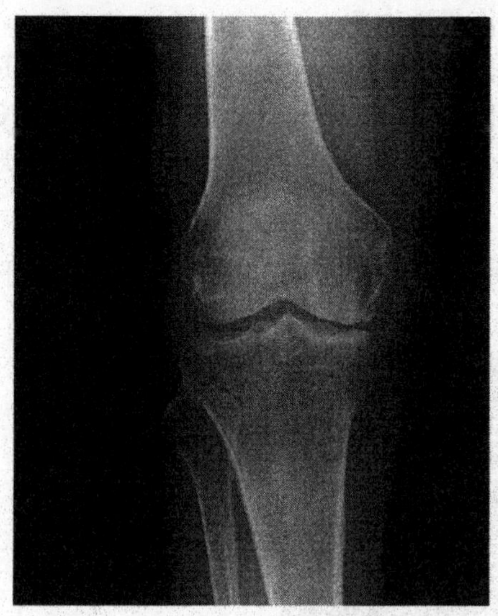
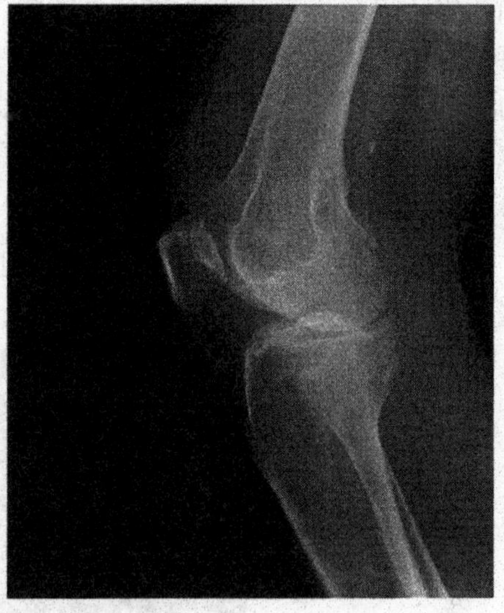

图5－15 膝关节半月板的损伤

（黄 博）

第三节 骨结核

一、骨骺及干骺端结核

（一）X线诊断要点

分为中心型和边缘型。

1. 中心型 病变位于骨骺、干骺端内，早期表现为局限性骨质疏松，随后出现弥散的点状骨质吸收区，逐渐形成圆形、椭圆形或不规则破坏区。病灶边缘清晰，骨质破坏区内有时可见砂粒状死骨，密度不高，边缘模糊，而化脓性骨髓炎死骨较大，呈块状。破坏性常横跨内后线。

2. 边缘型 病灶多见于骺板愈合后的骺端，特别是长管状骨的骨突处。早期表现为局部骨质糜烂。病灶进展，可形成不规则的骨质破损，可伴有薄层硬化边缘，周围软组织肿胀。

（二）临床联系

本病好发于骨骺与干骺端，发病初期，邻近关节活动受限，酸痛不适，负重、活动后加重。

二、骨干结核

（一）X线诊断要点

1. 长管骨结核 X线表现呈大片状、单囊或多囊样改变。继而侵及皮质，骨外膜增生成骨使骨干增粗。有的呈膨胀性改变，使骨干呈梭状扩张。如脓液反复外溢，则形成多层新骨，形如葱皮。以后骨膜新生骨与骨干融合，使骨干增粗。

2. 短管骨结核　X 线早期表现仅见软组织肿胀。手指呈梭形增粗和局部骨质疏松。继而骨干内出现圆形、卵圆形骨破坏，或呈多房性并向外膨隆，大多位于骨中央，长经与骨干长轴一致。病灶内有时可见粗大而不整的残存骨嵴，但很少见有死骨。病灶边缘大。

（二）读片

图 5－16，右手中指近节指骨囊状膨胀性骨质密度破坏区，骨皮质变薄，周围呈梭形软组织肿胀。

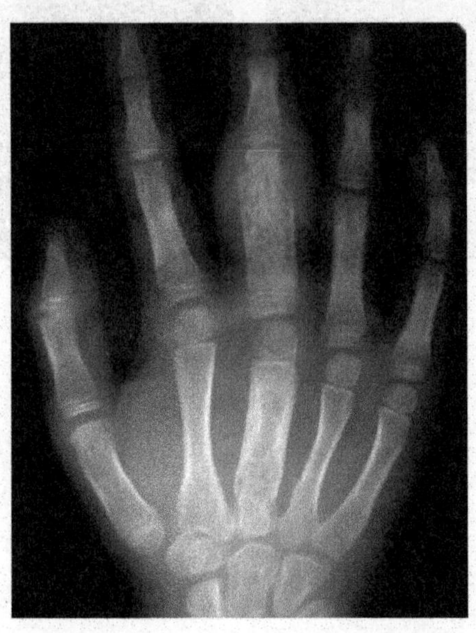

图 5－16　骨干结核

（三）临床联系

本病多见于 5 岁以上儿童。病变带为双侧多发，如发于近节指骨。可有肿胀等轻微症状，或无症状。

（黄　博）

第四节　骨肿瘤

一、良性骨肿瘤

（一）骨瘤

X 线诊断要点：颅骨骨瘤为一附着于骨板的骨性突起，常呈扁平状，边缘光滑整齐。一般肿瘤生长愈快，其密度亦愈低，体积也愈大。根据其密度不同，可分致密型和疏松型。前者内部结构均匀致密，后者结构疏松。

读片：图 5－17，骨瘤。下颌骨体部中间偏右（右下第 3 牙根下方）可见一类椭圆形高密度影，边界清楚。

临床联系：骨瘤好发于颅骨，其次为颌骨，多见于颅骨外板和鼻旁窦壁。骨瘤可在观察期内长期稳定不增大或缓慢增大。较小的骨瘤可无症状，较大者随部位不同可引起相应的压迫症状。

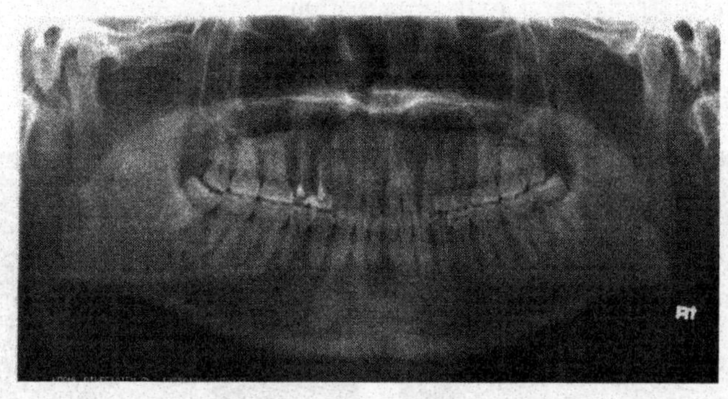

图5－17 骨瘤

（二）骨软骨瘤

X线诊断要点：肿瘤为一附着于干骺端的骨性突起，边界清楚。与骨骼相连处，可呈蒂状或宽基底。瘤体内含有软骨组织时，显示有透亮区。肿瘤生长活跃者，其表面之致密钙化多呈菜花状，其中常可见多数环状钙化。停止生长者，表面则形成光滑的线样骨板。

读片：（图5－18），滑膜骨软骨瘤。女，58岁，左侧胫骨近端后方（相当于腘窝区）可见数个大小不等的类圆形密度增高影，位于滑膜腔内。

临床联系：骨软骨瘤是最常见的骨肿瘤，好发于10～30岁，男性居多，早期一般无症状，仅局部可扪及一硬结，肿瘤增大时可有轻度压痛和局部畸形，近关节活动障碍。

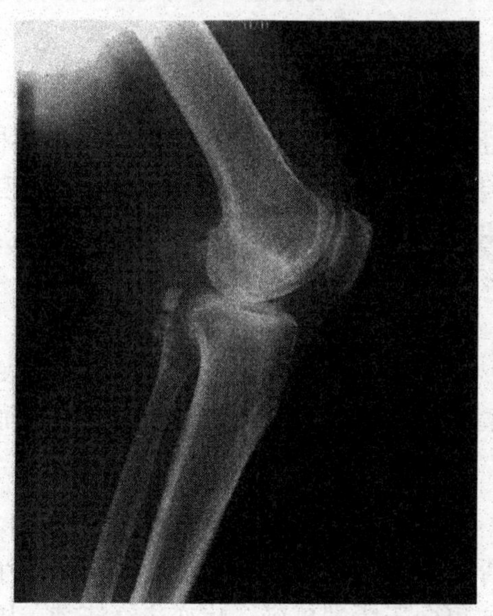

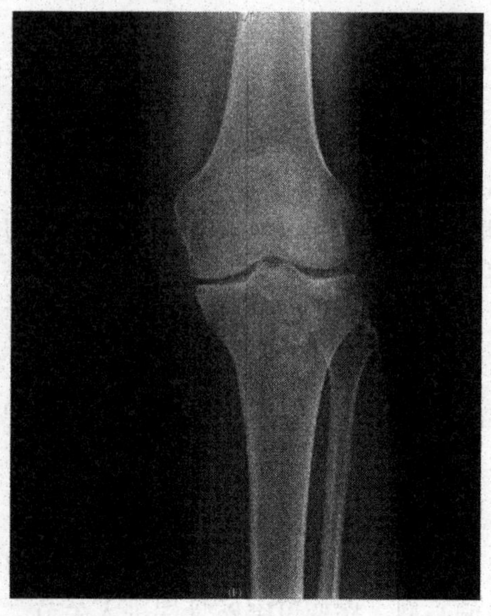

图5－18 滑膜骨软骨瘤

（三）软骨瘤

X线诊断要点：病变常开始于干骺部，随骨生长而生长。病变位于骨干者多为中心性生长为主，位于干骺端者以偏心性生长为主。内生性软骨瘤位于髓腔内，表现为边界清楚的类圆形骨质破坏区，多有硬化缘与正常骨质相隔。病变邻近的骨皮质变薄或偏心性膨出，其内缘因骨嵴而凹凸不平或呈多弧状。由于骨嵴的投影，骨破坏区可呈多房样改变。骨破坏区内可见小环形、点状或不规则钙化影，以中心部位多见。

读片：（图 5－19），软骨瘤。右手第 3 掌骨中段可见囊状低密度影，边缘清楚，骨皮质膨胀变薄，周围未见骨膜反应。

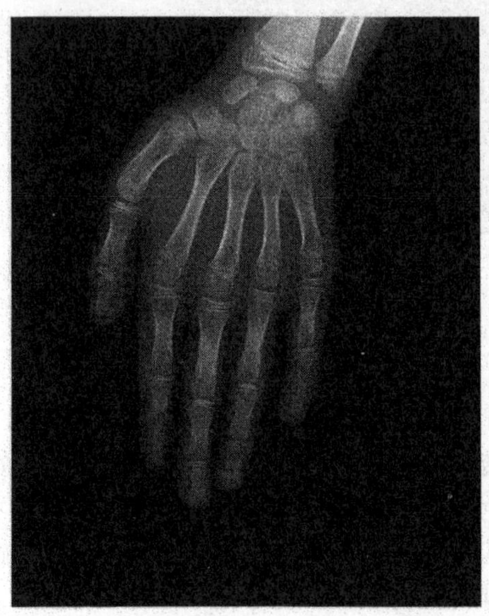
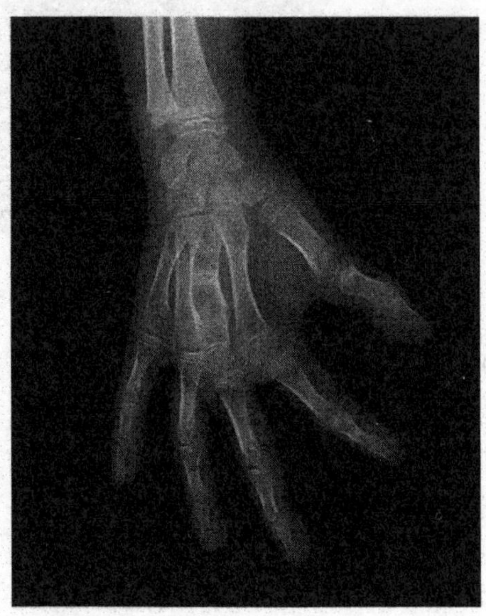

图 5－19　软骨瘤

临床联系：本病多发生于 11～30 岁男性，好发于手、足短管状骨，主要症状为轻微疼痛和压痛，表浅局部肿块，运动轻度受限。

（四）骨巨细胞瘤

X 线诊断要点：肿瘤好发于干骺愈合后的骨端，多呈膨胀性多房状偏心性骨破坏。有的肿瘤膨胀明显，甚至将关节对侧的另一骨端包绕起来，形成皂泡状影像。随肿瘤的发展，其中心部的皂泡影逐渐消失，而边缘又出现新的皂泡影。

肿瘤向外生长，骨内膜不断破骨，骨外膜不断形成新骨，形成骨壳。肿瘤生长缓慢者，骨壳多较完整；生长活跃者骨壳呈虫蚀样破坏。

临床联系：本病多发于 20～40 岁，以膝关节所属的骨端最常见。临床症状与发病部位及生长速度有关。通常为间期性隐痛。较大肿瘤触之有乒乓球感。如肿瘤突然生长加速，疼痛增剧，则有恶变的可能。

（五）软骨母细胞瘤

X 线诊断要点：肿瘤多位于干骺愈合前的骨骺，病灶多为圆形或不规则形局限性骨破坏区，常为偏心型。病变可突破骨端进入关节，亦可向干骺端蔓延。病变边缘清楚，周围多有较厚的硬化缘。病变易突破骨皮质，在软组织内形成肿块。

临床联系：本病多见于青少年，男性居多，好发于四肢长骨，发病缓慢，一般症状轻微，主要为邻近关节不适、积液、局部疼痛、肿胀、活动受限。

（六）软骨黏液样纤维瘤

X线诊断要点：为位于干骺端偏心性囊样膨胀性透亮区。病变内有骨嵴为多房型，呈蜂窝状改变，病变内无骨嵴为单房型，多为椭圆形或圆形的透亮区。前者常与骨长轴一致。后者多向横的方向膨胀，易突破骨皮质，侵入软组织。部分骨皮质中断后，残余的骨壳呈弧状改变，表现较为特殊。肿瘤近髓腔侧呈扇状增生硬化，外缘膨胀变薄呈波浪状改变，有时肿瘤膨胀较明显，可超越关节间隙，包埋关节。

临床联系：肿瘤多见于30岁以下，好发于长骨干骺端，尤以胫骨上段较多。临床症状可有轻度疼痛，常因触及肿块而就诊，或因外伤经X线检查而被发现。

（七）非骨化性纤维瘤

X线诊断要点：肿瘤多位于长骨干骺端距邻近骨骺板3~5cm处，多呈偏心性，为局限于皮质内或皮质下单房或分叶状透明区，呈椭圆形或圆形，境界清楚，病灶长轴与骨干纵轴平行。病变周围常环以薄的或厚薄不均的凹凸不平的硬化带，骨皮质膨胀变薄，亦可增厚或出现骨皮质缺损，透明区内有不规则骨嵴间隔。无骨膜反应，软组织多无改变。

读片：（图5-20），骨巨细胞瘤。胫骨近段外侧髁骨质破坏，骨皮质明显变薄，部分似不连续，周围未见骨膜反应。

临床联系：临床上多见于青少年，30岁以上罕见。胫骨上端及股骨下端为好发部位。多为单发，病程缓慢，可有局部轻度疼痛。

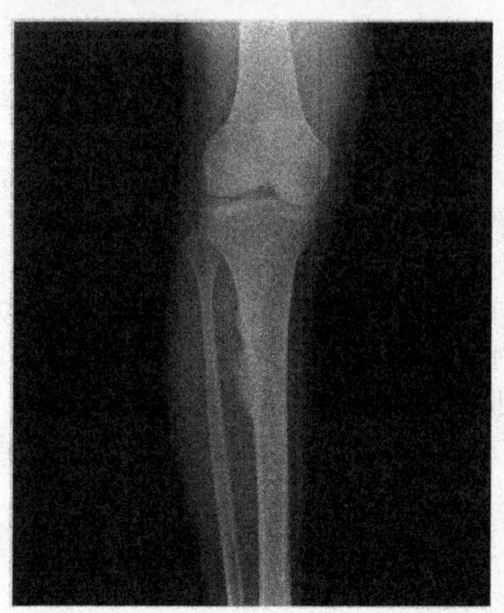
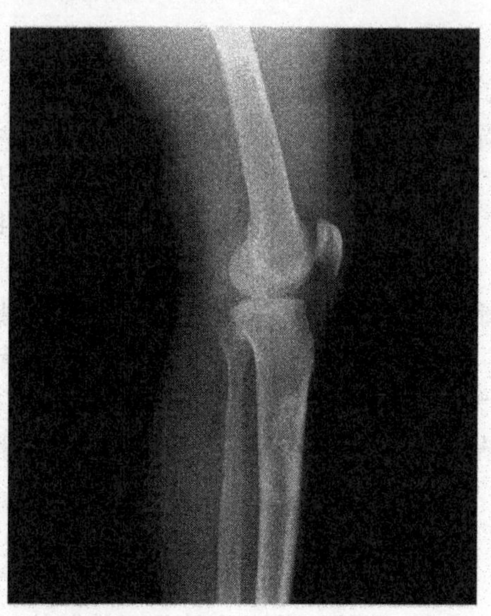

图5-20 非骨化性纤维瘤

（八）多发性骨髓瘤

X线诊断要点：多发性穿凿状的溶骨性破坏，普通性骨质疏松。随病变发展，可出现大片状骨质溶解消失。不规则的骨质破坏伴有软组织肿块者，常为生长迅速的征象；边缘清楚锐利伴有分房状膨胀改变者，多为缓慢发展的病变。此外，病变局限于骨髓内，骨小梁破坏较轻，X线片可无明显异常。

临床联系：本病多发于50~60岁，以男性较为多见，好发部位是颅骨、脊柱、骨盆、肋骨和四肢长骨。主要症状常为全身性普遍性疼痛，而以胸背部和腰骶部较明显。疼痛初为间歇性，后发展为持续性剧痛。可有多发性病理骨折，进行性贫血、发热、消瘦和易并发肺部感染。

（九）骨样骨瘤

X 线诊断要点：主要表现为直径不超过 2cm 的透亮瘤巢和其周围的骨质硬化。在肿瘤发展过程中，瘤巢中心可出现钙化和骨化，与周围的硬化间隔以环形透亮区，此为本病的特征性表现。

临床联系：本病为良性成骨性肿瘤，多见于 30 岁以下青少年，以患部疼痛为重，夜间加重。疼痛可发生在 X 线征象出现之前，服用水杨酸类药物可缓解疼痛。

（十）骨母细胞瘤

X 线诊断要点：肿瘤大小在 2～10cm，主要为一囊样膨胀性密度减低区，其密度的改变，随肿瘤所含的成分而异。早期多显示为一密度较低的透亮区，以后随钙化或骨化的出现密度逐渐增高，可表现为弥漫性密度不均的增高，或呈散在性的斑块状钙化或骨化。

临床联系：本病绝大多数为良性，男性多于女性，局部疼痛不适为最常见的症状。服用水杨酸类药物无效。

二、原发性恶性骨肿瘤

（一）骨肉瘤

X 线诊断要点：

1. 瘤骨　是肿瘤细胞形成的骨组织，瘤骨的形态主要有以下几种。

（1）针状：多与骨皮质呈垂直状或放射状，大小不一，位于骨外软组织肿块内。

（2）棉絮状：密度较低，边缘模糊，分化较差。

（3）斑块状：密度较高，边界清，分化较好。

2. 骨质破坏　早期，骨皮质表现为筛孔状和虫蚀状骨质破坏；骨松质表现为斑片状骨质破坏。晚期，破坏区互相融合，形成大片状骨质缺损。

3. 骨膜增生　骨肉瘤可引起各种形态的骨膜新生骨和 codman 三角。

4. 软组织肿块　境界多不清楚，密度不均，可含有数量不等的瘤骨，肿块多呈圆形或半圆形。

读片：（图 5－21），骨肉瘤。男，20 岁。右侧股骨中远段膨胀性骨质破坏，骨质密度不均。

临床联系：本病为最常见的骨恶性肿瘤，多见于男性，好发年龄 11～20 岁，恶性程度高，进展快，易发生肺转移。疼痛、面部肿胀和运动障碍为三大症状。

（二）软骨肉瘤

X 线诊断要点：主要为骨质破坏、软组织肿块和肿瘤钙化。

1. 中心型　呈溶骨性破坏，边缘不清，邻近骨皮质可有不同程度的肿胀、变薄，骨皮质或骨性包壳可被破坏而形成大小不等的软组织肿块。骨破坏区和软组织肿块内可见数量不等、分布不均、疏密不一或密集成堆或稀疏散在的钙化影。钙化表现为密度不均、边缘清晰或模糊的环形、半环形或沙砾样。

2. 周围型　多由骨软骨瘤恶变而来，表现为软骨帽不规则增厚变大，边缘模糊，并形成不规则软组织肿块，其内出现不同形状的钙化影。

读片：(图5－22)，软骨肉瘤。男，68岁，左侧尺骨远段可见局限性破坏区，边缘模糊不清，似有轻微膨胀及骨膜增生，局部软组织层次模糊，密度增高。

本病发病仅次于骨肉瘤，多见于男性，以股骨和胫骨最为常见，主要症状是疼痛和肿胀，并形成质地较坚硬的肿块。

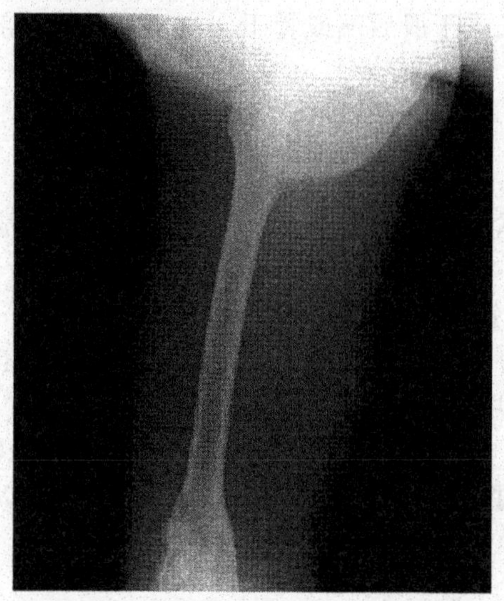

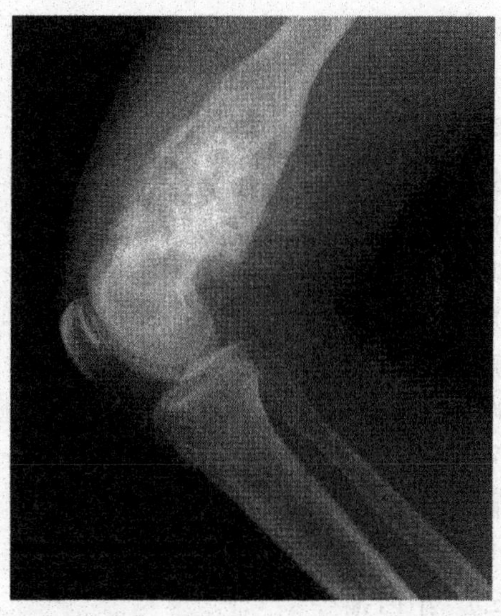

图5－21　骨肉瘤

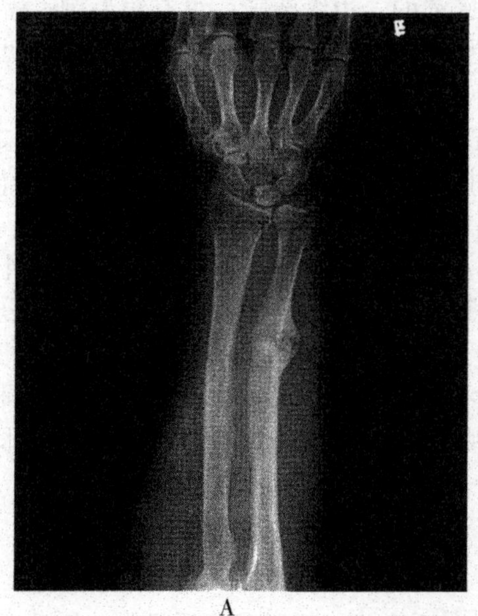

A

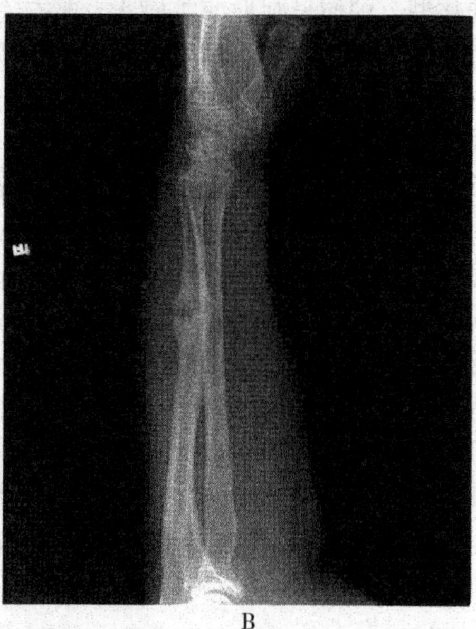

B

图5－22　软骨肉瘤

A. 正位；B. 侧位

（三）骨纤维肉瘤

X线诊断要点：

1. 中央型　边缘模糊的溶骨性破坏，周围呈筛孔样改变，一般无骨膜反应，无反应性骨硬化。

2. 周围型　表现为股旁软组织肿块和邻近部位的骨皮质毛糙、压迫性缺损或虫蚀样破坏，亦可穿破皮质侵入骨髓腔。

本病多见于20～40岁男性，好发于四肢长骨干股后端或骨干，主要表现有局部疼痛和肿胀，可有病理性骨折。

（四）滑膜肉瘤

X线诊断要点：

（1）关节附近或跨越关节软组织呈结节状或分叶状肿块，密度均匀，边缘光整，与周围软组织分界清楚。

（2）瘤内出现点状、条状、斑片状、弧状钙化。

（3）跨越关节侵犯数骨的骨质破坏，常为鼠咬状或囊状骨质破坏，病变区可有斑点状钙化。弥漫性迅速生长者，可有大片溶骨性破坏，表现为干骺端骨质破坏、消失。

（4）肿块附近可有骨膜反应，形态不一，可呈葱皮样、放射状或不规则状，但较少见。

本病高发年龄为20～30岁，好发于膝、肘部位，主要表现为肿块和疼痛。在X线平片上表现不典型者，动脉造影更有诊断价值。

（五）骨肉瘤

X线诊断要点：根据X线上不同表现，可分为4型。

1. 硬化型　肿瘤呈圆形或类圆形，瘤体致密浓的，边缘清晰，可有短毛刺，瘤体大部分紧贴骨皮质，与骨皮质间有较小的缝隙，邻近骨皮质多不受侵，呈分叶状者，可见分叶透亮间隙。软组织被推移位。

2. 发团型　肿瘤呈圆形，大部致密瘤骨表现为顺向的梳发样，边缘呈不连续之壳状，基底部密度较高，形成较典型的发团状，此为肿瘤主体。其余瘤骨少而不规则，钙化较多，肿瘤与骨皮质关系较密切，可压迫侵及骨皮质，软组织被推压移位。

3. 骨块型　肿块呈长形或肾形，大小不一，边缘整齐清楚，孤立于骨皮质之外，纵轴与骨干纵轴平行，肿瘤与骨皮质间可有明显间隙，有的骨块有蒂与骨相连，其余部分完全不与骨相连。瘤内密度不均匀，可有钙化。

4. 混合型　为上述各型的混合表现，但均不典型。瘤骨、瘤软骨分布不均，围绕骨生长，骨皮质甚至骨髓腔均可受侵，瘤内可见不规则钙化，可有骨膜反应，软组织肿胀明显。

本病高发于30～40岁，好发于长骨干骺端，尤其骨干下端腘窝部。症状轻微，局部有无痛性、固定性肿块，质地硬。晚期可有疼痛。

（六）尤因肉瘤

X线诊断要点：病变区有大小不一的斑片状骨质破坏，周围骨皮质呈虫蚀样破坏。骨膜反应可呈葱皮样，随肿瘤的发展，表现为断续不连或虫蚀状，在骨膜新生骨中断处，常出现细小放射状骨针。肿瘤突破骨皮质，境界不清的软组织内肿块。当骨膜新生骨被破坏时，可出现袖口征。

本病好发年龄为5～15岁，发生部位与年龄及红骨髓分布有关。全身症状类似骨感染，局部症状以疼痛为主，早期可发生转移，对放射治疗相当敏感为本病的特点之一。

（七）骨原发性网状细胞肉瘤

X线诊断要点：病变起于骨干或干骺端，沿骨长轴呈广泛的斑片状溶骨性破坏，骨膜反应不明显，是本病发生于长骨的主要特点。此外，有的表现为临床病变范围广泛，而骨的破坏呈溶冰状改变，亦是本病的相对特点之一。早期在髓腔出现多数颗粒状或小片状溶骨区，边缘模糊。有的小破坏区间尚有残留骨小梁，则可有网格状表现。骨髓腔略膨胀，骨皮质变薄，以后破坏区逐渐融合扩大，严重者骨结构大部消失。肿瘤发展可沿髓腔呈匀称性蔓延，或向一侧发展较快。突破骨皮质后形成软组织肿块。一般无骨膜改变。

本病好发于中年人，早期为患处间歇性钝痛，晚期可有持续性剧痛，多伴软组织肿块。骨破坏广泛而症状较轻，邻近关节的肿瘤还可引起滑膜炎。

（八）骨髓瘤

X线诊断要点：多发性穿凿状的溶骨性破坏，普遍性骨质疏松。随病变发展，可出现大片状骨质溶解消失。不规则的骨质破坏伴有软组织肿块者，常为生长迅速的征象；边缘清楚锐利伴有分房状膨胀改变者，多为缓慢发展的病变。此外，病变局限于骨髓内，骨小梁破坏较轻，X线片可无明显异常。

本病多见于40岁男性，好发于富含红骨髓的部位，临床表现复杂，除骨骼系统表现外，还有泌尿系统、神经系统、血液系统表现。

（九）脊索瘤

X线诊断要点：

1. 骶尾部脊索瘤　为肿瘤的最好发部位，表现为膨胀性溶骨性破坏，可有残存骨片及钙化，且常在骶骨前后形成软组织肿块。肿瘤与正常骨分界不清。

2. 颅底部脊索瘤　肿瘤常位于蝶枕软骨联合部，蝶鞍附近。除溶骨性骨质破坏外，可见钙化。

3. 脊柱部　常发生于上部颈椎，病变呈溶骨性膨胀性改变并向周围蔓延，形成椎旁软组织肿块（可有钙化），可有残存骨片和钙化。

本病多见于男性，可发生在任何年龄。病程长，主要症状为患部持续性隐痛。

三、转移性骨肿瘤

X线诊断要点：骨转移X线表现为溶骨型、成骨型和混合型。

1. 溶骨型　最常见。长骨的转移瘤多在干骺端的骨松质，表现为单发或多发斑片状骨质破坏。随病变的发展融合扩大，形成大片状骨质破坏缺损，常并发病理骨折，无骨膜增生和软组织肿块。发生于扁骨者，多表现为大小不等的骨质破坏区，有融合倾向，或可见软组织肿块影。发生于脊柱者，见椎体广泛性破坏，椎间隙保持完整。椎弓根受侵。

2. 成骨型　多由生长缓慢的肿瘤引起。X线表现为多发性边缘模糊的结节状或雪片状致密阴影。病灶扩大融合则成为大块状硬化灶。亦可刺激骨膜产生新生骨使病骨增厚，有时可有放射状骨针。

3. 混合型　兼有成骨和溶骨变化。

读片：（图 5－23），转移性骨肿瘤。女，56 岁，于尺桡骨远端可见不规则囊状骨质减低区，尺骨茎突下方骨皮质不连续，周围软组织密度增高。

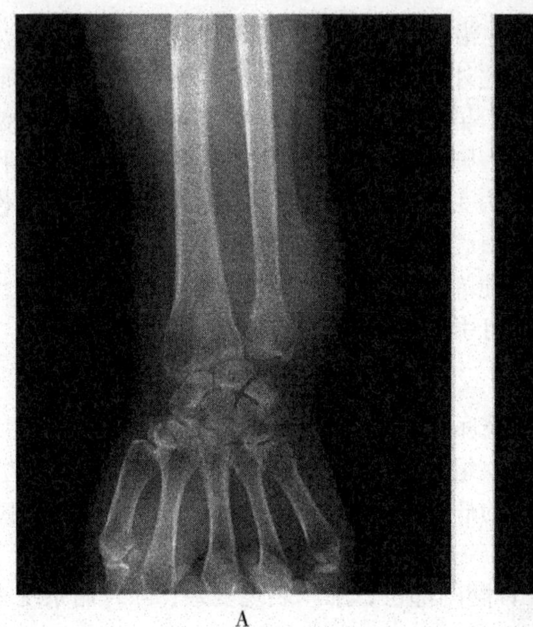

A

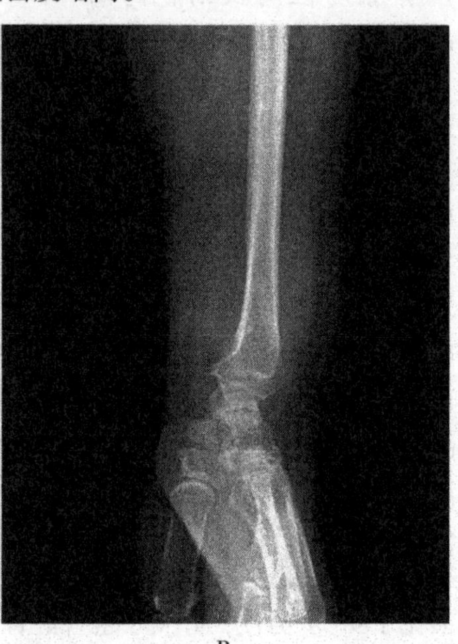

B

图 5－23　转移性骨肿瘤

A. 正位；B. 侧位

本病多见于中、老年人，男性为多。转移途径主要为血行转移，表现主要是疼痛，多为持续性，夜间加重。有时可出现肿块、病理骨折和压迫症状。

四、骨肿瘤样病变

（一）骨纤维异常增殖症

X 线诊断要点：X 线表现可分为 4 种改变，常数种并存，亦可单独存在。

1. 囊状膨胀改变　表现为囊状膨胀的透亮区，边缘硬化而清晰，皮质变薄。囊内可见散在的条索状骨纹或斑点状致密影。

2. 磨玻璃样改变　正常骨纹消失，髓腔闭塞而形如磨玻璃状，常并发于囊状膨胀性改变之中。常见于长管骨和肋骨。

3. 丝瓜瓤状改变　患骨膨胀增粗，皮质变薄甚至消失，骨小梁粗大而扭曲，颇似丝瓜瓤状。常见于肋骨、股骨和肱骨。

4. 虫蚀样改变　表现为单发或多发的溶骨性破坏，边缘锐利如虫蚀样，有时酷似溶骨性转移性破坏。

颅面骨的改变主要为外板和板障的骨质膨大、增厚和囊性改变，呈现磨玻璃样或骨硬化。

本病多见于 11～30 岁男性。病程较长，早期常无任何症状，发病越早其后症状越明显，可引起肢体的延长或缩短，持重骨可弯曲，出现跛行或疼痛。

（二）畸形性骨炎（Paget病）

X线诊断要点：一般分为海绵、硬化和混合3型。海绵型以骨质吸收为主，硬化型以修复为主，混合型则吸收和修复并存。本症病变范围广，骨盆常呈三角形。有时在长骨的病变区，骨皮质上下有V形密度减低分界线，在颅骨表现为颅板增厚，边缘模糊如羊毛状或棉球样，其中可见多数密度增高或减低阴影。在椎体的病变，常显示椎体变扁加宽，有时密度增高，或在椎体边缘出现密度增深层，犹如方框状。

中老年人易患本病，发病缓慢，主要为骨增大、变形。发生在颅骨、膝、髋关节者可出现疼痛。

（三）骨囊肿

X线诊断要点：囊肿多位于干骺端或骨干髓腔内，多为单发，呈圆形、卵圆形或柱状，单房型居多，为一界限分明、边缘光滑、呈中心性生长的透明区。囊肿向外膨胀生长，皮质变薄，外缘光滑并有菲薄的硬化边。囊肿内部透光度较强，囊内可见少许纤细的条状骨间隔，骨壁有多条骨嵴存在，形如多囊，称多房性骨囊肿。

本病最常见于20岁以下，好发于长管状骨，患者一般无明显症状，或仅有隐痛。多数有局部外伤史。

（四）动脉瘤样骨囊肿

X线诊断要点：发生于长骨者，多偏心性生长于骨干和干骺端的一侧，骨膨大如气球状，其外覆盖以由骨膜形成的壳，囊内可见较粗的分隔或骨嵴，呈皂泡状。

本病病因不明，各年龄均可发病。临床症状轻，主要为局部肿胀疼痛，呈隐袭性发病。

（五）组织细胞增生症和类脂质代谢障碍

1. 骨嗜酸性肉芽肿　X线诊断要点：脊椎可单个或多个受侵，椎体呈楔状或平板状变扁。颅骨骨质破坏可呈“地图样”外观，其内可有“纽扣状”死骨。病灶多发时，可同时累及髂骨、坐骨和耻骨，呈分房状膨胀性破坏，边缘有硬化带环绕，严重者可侵犯骶髂关节。坐骨和耻骨破坏常呈溶骨性，颇似骨转移瘤或结核。长骨破坏区位于骨髓腔，呈中心性单囊或多囊状膨胀性破坏，边缘清，常伴有层状骨膜反应。

本病好发于儿童及青年，大多发生于躯干、扁骨和长骨，其中以脊椎、颅骨最为好发。全身症状少，局部主要为疼痛、肿胀和肿块，可有病理性骨折。

2. 黄脂瘤病　X线诊断要点：颅骨为最好发部位，其次为颌骨、髂骨和肋骨等。肺部改变主要有肺门增大，肺纹理增多、紊乱并夹杂小结节病灶。齿槽骨破坏可致牙齿歪斜或呈“悬浮”状。眼眶、蝶鞍及其他部位骨骼均可出现骨破坏区及软组织肿块。

本病多发生于5岁以下，男性多于女性，典型表现有颅骨缺损、尿崩症和突眼三大症状。

（周　舟）

第二篇

CT检查的临床诊断与应用

第六章 计算机体层成像（CT）检查技术

第一节 CT扫描机成像原理与软、硬件设备

一、CT扫描机的成像原理

CT扫描机的成像过程为：X线管发出X线→穿过人体→探测器采集数据→计算机进行数据处理→图像重建→输出图像。

X线管发出的X线经准直器准直后成为一窄束X线，这一窄束X线对人体的某一特定层面从各个角度进行投射。透过人体的射线由探测器进行接收后进行光电模/数转换，将模拟信号转换成数字信号后，送到计算机进行数据处理，处理后的数据进行图像重建。重建的图像再经数/模转换器变成模拟信号，最后显示在监视器上，或传输给多幅照相机摄片和传输给光盘、磁盘等进行储存。

1. X线产生　首先由操作人员在控制台上输入信息向计算机发出指令，计算机接受指令后，其中央处理器输出“产生X线”的指令。经单总线、缓冲寄存器、X线产生电路，送到产生X线高压电路。高压发生器收到该信号以后产生高压加在X线管的两端，这一高电压使X线管产生X线。

当计算机的中央处理器发出“X线停止”的指令后，该信号经单总线、X线停止指令电路传送给高压初级电路。高压初级电路在收到停止发送X线的指令以后，切断高压，X线管停止发出X线。

2. 数据采集　CT扫描机在进行扫描时，分布均匀的一束X线穿过人体时，由于人体各个部位、组织、器官之间厚度、密度的差异很大，使得X线的衰减不一致。这种X线衰减不一致就代表了人体被扫描部位其内部结构的信息，该信息是人眼看不见的“X线图像”信息。该信息由探测器接收，并被输送到计算机进行处理。

3. 数据处理　探测器接受的“X线图像”信息被转换成与X线量成正比的电流，该电流被称为模拟信号。这些模拟信号经过模/数转换器转换成数字信号，成为数字数据。为获得较准确的重建图像数据，在进行图像重建之前，用计算机对这些数据进行处理，处理方法如下：

（1）减除空气值和零点漂移值：由于探测器在电子电平上工作，此工作环境为非真空状态，它必然存在一定的空气值，需将此值扣除。在数据收集和转换时，探测器常常发生零点漂移，为得到准确的重建图像数据，需将此零点漂移值加以校正。

（2）线性化：对X线束硬化效应进行校正，称为线性化。穿过扫描部位的X线应尽量接近单色射线，以减少硬化效应的影响，但实际上线束硬化效应仍然存在。

（3）X线束硬化效应：X线束硬化效应是指低能X线比高能X线衰减快的现象。在连续不断的X线穿过人体各个扫描部位时，X线在同一密度和厚度的扫描部位中，X线的衰减与扫描部位的厚度成正比。即当扫描部位的厚度增加时X线的衰减也增加。由于低能X线比高能X线的衰减大，因此，低能X线很快被衰减掉。由于存在着X线束硬化效应现象，因此，在X线穿过人体某一均匀的部位后X线吸收曲线接近高能，使人体该部位的实际厚度变薄。

用事先制定好的相应校正曲线表，由模/数转换器对X线束硬化效应进行校正，并且对每一个探测器。应将该校正用线性表编写成文件储存在数据库中。

（4）正常化：正常化是指对扫描数据的总和进行检验和校正。在对人体同等密度的部位进行CT扫描时，每条X线或一束X线在同一次扫描中，环绕人体被扫描部位在不同方向上进行扫描，所采集到的数据经内插的总和应相等。

4. 图像重建

（1）数据的传输与处理：采集到的信息被转变成数字数据之后，按序被输送到模/数微处理器。并在模/数微处理中进行减除空气和零点漂移值、线性化和正常化处理。处理后的数字数据经存储器被送到褶积器中，用重建滤波器对数字数据进行褶积处理。褶积后的数字数据经存储器被送入反投影器，并在其中进行反投影计算。反投影后的数字数据被填入事先设置在存储器内的矩阵像素中，并利用该数字数据形成人体该部位的CT扫描数字图像。

（2）显示图像：经跟踪器、窗位和窗宽对数字图像进行控制后，使要显示的部位显示得更加清晰，它们可被记录在磁带或磁盘上，还可用激光型多幅照相机摄片。数字图像由显示控制器将其转变成模拟图像，即所有的像素都被转变成为电流，并将其显示在视频监视器上，或用多幅照相机把视频监视器上的图像摄片，供医师诊断。

二、CT常用概念与术语

（一）常用概念

1. 密度分辨率　又被称为对比度分辨率，即能分辨组织结构密度差的能力。在背景与细节之间对比度较低时，将细节从背景中鉴别出来的能力称为密度分辨率。CT扫描机的密度分辨率大多数都在0.3%～2%/cm范围之内。密度分辨率受到以下因素的影响：①像素噪声，该因素是主要影响因素；②物体的大小；③物体的对比度；④系统的MTF等。

密度分辨率用像素噪声的标准偏差表示。像素噪声是匀质水模在限定范围内CT值的标准偏差，它是在匀质CT扫描断面图像中像素点与点之间CT值的随机波动和它的平均值离散的测量。固有噪声只能在没有伪影的图像中进行测量。

2. 空间分辨率　在高对比度的情况下，鉴别物体大小及微细结构的能力，即显示较小体积病变的能力，它是由X线管焦点与像素的尺寸决定。

CT的空间分辨率有一定的极限，不可能被无限地提高，限制它的因素有：①颗粒度的大小；②探测器孔径的大小和相互间的距离；③采样频率；④重建算法和重建矩阵及显示像素的大小；⑤扫描设备的精度及X线管焦点的大小等。常采用增加探测器数目和提高采样频率的办法提高空间分辨率。

3. 部分容积效应　又称局部容积效应。进行CT扫描时，其每一个层面都具有一定的厚度。在这个立方体内，很有可能出现密度差异，或呈斜面，这就导致了局部密度与CT值不符的现象。在CT扫描显示图像上出现异常，此种情况被称之为部分容积效应。为了提高CT扫描图像的质量应采用薄切层和密行矩阵以重建显示图像，有的情况下还应采用适当的切层部分重叠扫描，以减少部分容积效应对CT扫描图像的影响。

4. CT值　人体组织对X线的局部衰减特性在CT检查中被用于离散成像，而在常规X线摄片时，它被重叠在X线片上。

人体组织对X线的局部衰减特性，是在X线与物质若干相互作用过程中形成的。这一过程中的每一种过程都有其自身的发生概率，概率也是辐射能量的函数。X线管所产生的X线是由全能谱所组成，并被称为线衰减系数U。组织的衰减性质是一个复杂的函数，按辐射情况的不同可有不同的值。

在X线穿过某物质时，由于它的能量与物质的原子相互作用而减弱，X线减弱的程度与物质的厚度、物质成分、吸收系数有关，并且按指数规律衰减。

物质的线性吸收系数与X线的能量、物质的原子系数、密度有关，当物质的厚度增加时U也增加，同时X射线衰减也就越大。

人体是由多种物质组成，在进行CT扫描时，所有所测射线的路径都是由骨骼、肌肉、脂肪、空气等不同的物质组成。因而，出现不同的U，它们都对这一测量起作用。X线强度由所有U的总和来决定。U在一般情况下是连续变化的，这个总和常表示为一个积分值，即线积分。它是沿所测射线路径上U的线积分，将这种取衰减因素I。/I的自然对数所得到的线积分值称为U值，或CT值。

X射线能T与衰减系数U之间的关系是：能量越低，U值越大，U值随着能量增加而减小。

由于X线光谱中的低能X线比高能X线更容易被过滤掉，当X线束通过某组织时，低能的X线比高能的X线的衰减大。组织的有效线吸收系数U在X线束穿过患者身体时，随着距离的增加而减少。为了避免该效应对CT图像产生不均匀性影响，必需对其进行校正。

X线束硬化的校正方法：即把某U值当成是从单一能量的X线扫描中获得的。为使校正简单化，应采用73keV的能量进行扫描。

在医学上，Hounsfield将空气至致密骨之间的X线线性衰减系数的变化分成2000个单位，并被命名为H，即以H为CT值的单位，作为表达组织密度的统一单位。CT值的计算方法：将被检体的吸收系数U与水的吸收系数U作为比值进行计算，并以空气和致密骨的吸收系数分别作为上下限进行分度。

空气的吸收系数U为0.001 3，接近于0；水的吸收系数U为1；致密骨的吸收系数U为1.9~2.0，近于2。按CT值的计算公式得出水的CT值为0H，空气的CT值为－1000H，骨密质的CT值为1000H。人体所有组织的CT值有2000个分度，骨最大，其CT值为＋1000H，空气最低，其CT值为－1000H。

人体各组织的CT值从高到低依次为：骨密质为1000H；钙质为60H；凝血为40H；脑

灰质为36H；脑白质为24H；血液为16H；水为0；脂肪为－100；气体为－1000H。

线衰减系数大的组织密度和原子序数高，CT值也大；反之，CT值就小。根据CT值图像重建所求出的CT值和被检断层面各部位应有的CT值的对比，对CT图像诊断有很大的帮助。

5. CT扫描图像的重建方法　将人体各部位扫描时所采集到的数据，在检测中被转换成电信号以后被送到计算机。经过计算机对这些数据进行一系列处理后，重建成图像，并将其显示在监视器上。图像重建的速度与计算机的功能有关。重建的方法有几种，但原理是相同的，下面介绍三种CT图像的重建方法：

（1）直接反投影法：将测量得到的各个方向上对物体剖面的投影在反方向上投影，再组成该物体的剖面图像。

（2）迭代法：将近似重建图像的投影同实测的剖面进行比较，再将比较得到的差值反投到图像上，每次反投影后可得到一幅新的近似图像。将所有的投影方向都作上述处理，一次迭代就完成了，并将前一次迭代的结果作为下一次迭代的初始值，连续进行，直到结果非常准确为止。

迭代重建技术有三种方法：联立迭代重建法、代数重建法和迭代最小二乘法。

（3）解析法：该方法是目前CT图像重建技术中应用最多的一种方法，它是基于傅利叶变换投影定理上的，其主要方法有：①二维傅利叶变换重建法；②空间滤波反投影法；③摺积反投影法。其特点为：①不需进行傅利叶变换；②速度快；③图像质量好；④变换简单。

6. 常见伪影

（1）运动条纹伪影：CT扫描时，由于患者的点头运动、侧向运动、屏不住气、吞咽动作、心脏跳动、肠蠕动等，可造成X线从一次检测到另一次检测的不一致性，这些都有可能产生粗细不等的、黑白相间的条状伪影。

（2）交叠混淆伪影：假定在被照射体内出现高于采样频率的空间频率而产生的。

（3）杯状与角度伪影：杯状伪影是在X线穿过人体时，假定X线束能量保持不变而产生的。当投影曲线作等角分布时产生角度伪影。

（4）模糊伪影与帽状伪影：当图像重建中心与CT扫描旋转中心重合时产生模糊伪影。当患者处于扫描域内时，会产生截止边缘处的强帽状伪影。

（5）环状伪影：大多数是由于探测器的灵敏度不一致、采样系统故障等造成的。常常出现在图像的高对比度区，并可向低对比度区扩散，影响图像的诊断价值。

产生伪影的原因很多，机器故障造成的伪影可通过修理和校正加以解决。CT正常运转时也会产生伪影，如运动伪影、高密度界面伪影等，在工作中应尽量避免和减少伪影。

7. 图像灰阶　在黑白图像上的每一个点都表现出从黑到白不同深度的灰色。将白色与黑色之间分成许多级，称为“灰度等级”。其灰度信号的等级差别被称为灰阶。灰阶有16个刻度，每一刻度内有4级连续变化的灰度，共有64个连续的不同灰度等级。CT扫描图像是将重建后矩阵中每个像素的CT值转换成相应的不同明暗度的信号，并将其显示在图像上或显示器上。图像或显示器所显示的明暗度信号的等级差别称为灰阶，它是根据人的视觉所设定的最大等级范围。

8. 噪声与信噪比　噪声是指各种频率和各种强度的声音，无规律地组合在一起所形成的。而在电路中的噪声是指由于电子持续或冲击性的杂乱运动在电路中形成频率范围相当宽的杂波。在X线数字成像中将噪声定义为：影像上看到的亮度中随机出现的波动。

信噪比是信号与噪声之比的简称。实际信号中大多包含有两种成分：信号和噪声。有信号就有噪声，噪声是无处不在的。信号噪声比是用来表示有用信号强度与噪声之比的一个参数。该值越大，噪声的影响愈小，信息传递质量越好。信噪比是评估灵敏电子设备的一项重要技术指标。

9. 滤波函数　是一种数学计算程序，常被用于图像重建。它的计算方法有：①反投影法；②分析法——傅利叶反演法；③滤波反投影法；④卷积投影法；⑤二维傅利叶变换法等。各种成像设备所采用的计算程序也各不相同。前四种重建算法在CT扫描机和MRI中常用，二维傅利叶变换图像重建法仅在MRI中使用。各种算法所得到的图像效果也有较大差别。例如CT扫描机，为了满足诊断的需要，重建算法常采用以下三种算法，即高分辨率算法、标准算法和软组织算法。高分辨率算法可突出轮廓，它在图像重建时可提高对比度和空间分辨率，但增加了图像噪声。软组织算法是一种使图像边缘平滑、柔和的算法。虽然图像的对比度下降，但可减少图像噪声，提高密度分辨率，软组织层次分明。标准算法是不采取附加平滑和突出轮廓的措施。

（二）常用术语

1. CT值标度　在Hounsfield标度中，将空气与水衰减的CT值作为标度，空气的CT值为-1000，水的CT值为0。

2. 探测器孔径　是探测器阵列面向X线方向孔径的大小。

3. 双窗技术　例如在观察一幅胸部CT扫描图像时，由于图像中的密度相差很大，要想同时看清低密度组织和高密度组织，需采用双窗技术，即肺窗和纵隔窗。

4. 窗口技术（window technology）　用合适的窗宽和窗位将病变部位显示出来，它是分析数字化图像的重要方法。

5. 窗宽和窗位（window width or window level）　窗宽是指显示信号强度值的范围。窗位是指图像显示过程中代表图像灰阶的中心位置。

6. 阵列处理机　部分软件指令已被“硬件”化的计算机，它能快速重建计算与数据处理。

7. 算法　图像重建时，解决某数学问题的程序。

8. 反投影　是图像合成的一种方法，在某个方向上用投影一个横断图像的剖面来重建图像，它的方向正好与测量该剖面的方向相反。

9. 摺积　用权函数对原始数据进行处理，是数学图像处理方法的一种。

10. 扇形角　产生透射量信号的检测器阵列所对的角度，它的顶点在X线管焦点上。

11. 模型　它被用以代替被检查的患者，是用来测量CT扫描机响应的物体或模具，也是用以测量CT扫描机图像质量的工具。

12. 扫描　执行至少重建一幅图像的透射测量所需要的整套机械运动。

13. 扫描时间　X线穿透辐射从开始到结束所经历的时间。该穿透辐射至少要保证重建一幅图像的透射测量。

14. 矩阵（matrix）　将计算机所计算的人体横断面每一个点的X线吸收系数按数学上的矩阵进行排列，并形成分布图。在相同的采样范围内，像素点多少与矩阵大小成正比，即矩阵越大，像素点就越多，同时图像质量也就越高。但是，矩阵越大，计算机的工作量就越大，存储器容量也要相应增大，患者受到的X线辐射剂量也就越大。

15. 采集矩阵（acquistion matrix） 每幅图像所含像素的量。

16. 显示矩阵（display matrix） 显示在监示器上的图像像素的量。为确保显示图像的质量，显示矩阵通常应等于或大于采集矩阵。

17. 像素与像体素（pixel or voxel） 像素是组成图像矩阵的基本单元。图像实际是代表含有人体某一部位一定厚度的三维空间的体积单元，通常被称为像体素。像体素是一个三维的概念，而像素是一个二维概念。像素是像体素在成像时的表现。

18. 原始数据与显示数据（raw data or display data） 原始数据是指由探测器接收到的，再经放大，最后由模/数转换后所得到的数据。显示数据是指构成某层面图像的数据。

19. 采集时间（acquistion time） 是指获取一幅图像所需要的时间。

20. 重建（reconstruction） 将扫描所获得的原始信息，经检测器被变成电信号，再经计算机的运算与处理后，得到显示数据的过程被称之为重建。

21. 重建时间（reconstruction time） 是指将原始数据重建成显示数据矩阵所需要的时间。重建时间与重建矩阵的大小成正比，即重建矩阵越大所需的重建时间就越长。同时还与运算速度和内存容量有关，即运算速度越快，重建的时间就越短；内存容量大，重建时间就短。

22. 比特（bit） 是一种信息量单位。在数字通讯中，用被称为“码元”或“位”的符号来表示信息。在二进制中，1比特代表一位码元所包含的信息量。

23. 亮度响应（brightness respond）换能器能将光能转换为电流，此种转换功能被称之为光能－电流换能器的亮度响应。

24. 动态范围（dynamic range） 光电转换器亮度响应既不是从0水平开始，也不会持续至无限大。动态范围是指有用的最大亮度与有用的最小亮度值之比。

25. 观察视野（FOV） 拟进行CT扫描的选定区域。

26. 模/数转换（A/DC） 将模拟信号转换成数字信号。也就是将连续的模拟信号分解成分离的数字信息，并分别被赋予相应的数字量级，这一过程被称之为模/数转换，该转换过程在模/数转换器上进行。

27. 数/模转换（D/AC） 将数字信号转换成模拟信号，它是模/数转换的逆转。二进制数字影像被转变为模拟影像以后，即形成可在电视屏幕上显示的视频影像。数/模转换的过程需在数/模转换器上完成。

28. 硬件（hardware） 指成像设备的机械部件、计算机与电子部分的元件。

29. 软件（software） 由计算机语言写成，并能被计算机识别的一系列数字，是控制计算机运算的程序。它主要包括计算机的管理程序、数据获取程序、数据处理程序和显示程序等等。

三、CT扫描机的硬件设备与应用软件

（一）常用硬件设备

1. 扫描机架 扫描机架起支承X线管、探测器、探测器电子线路、准直器的作用。同时它还具有运动功能，一般采用三点支撑大圆盘作间歇的圆周等分运动。CT扫描机扫描时，在驱动马达、变速箱、涡轮－涡杆的带动或传动后，框架做旋转运动。扫描机架还可根据需

要被打成 ±20°或 ±25°的倾斜角。

2. X线管　现在生产的CT扫描机多采用旋转阳极X线管，此种X线管可达到扫描时间短（1～5s），满足连续扫描时热容量大的要求，同时还要求做到发出的X线不随旋转阳极靶摆动。现在生产的CT扫描机还具有双轴承、靶盘直径大（120mm）、金属管壳陶瓷绝缘、油循环冷却等特点。在安装时应将旋转阳极X线管的长轴与探测器垂直。

旋转阳极X线管主要被用在扇束旋转扫描机中。由于其扫描时间短，要求管电流在100～600mA。旋转阳极X线管有两种：连续发射和脉冲发射。焦点为1mm，高速旋转阳极的X线管焦点更小。

为了提高X线管热容量，X线管多采用了飞焦点，其X线管的阴极有两组灯丝，X线管曝光时交替使用。由于螺旋CT采用了双动态焦点，从而使探测器获得的信息量增加了一倍，这极大地改善和提高了图像的空间分辨率。采用大功率X线管，其阳极热容量可达到MHV，管电流可达400mA，这保证了CT扫描机的长时间扫描。

3. X线高压发生器　为保证CT扫描机对高压稳定性的要求，所有高压发生器都应采用高精度的反馈稳压措施。高压发生器有连续式和脉冲式两种。

（1）连续X线高压发生器：在CT扫描机扫描一个断层面期间，高压发生器不间断地产生高压，并将此高压输送给X线管，使其连续产生X线。

（2）脉冲式X线发生器：CT扫描机上应用的脉冲式X线高压产生形式有三种：①高压开关电路控制式；②栅控式；③低压控制式。

4. 准直器　准直器位于X线管的前方，其作用为：①减少散射线的干扰；②决定扫描层厚；③减少患者的X线辐射剂量；④提高图像质量等。它的结构较为简单，但精确度要求较高。

用在CT扫描机上的准直器有两种：①X线管侧准直器；②探测器侧准直器。

5. 滤过器　滤过器由低原子序数的物质组成，其功能是吸收低能量X线，减少散射线和降低患者受到X线辐射剂量。滤过后的X线束变成能量分布较为均匀的硬线束。

6. 探测器　探测器是用来探测X线的辐射强度，并将其转为可记录的电信号的装置。在CT扫描机配置的探测器有两种类型：①收集电离电荷的探测器，它收集电离后所产生的电子和离子，并记录下它们所产生的电压信号。该类型探测器又被分为气体探测器和固体探测器。气体探测器的种类有电离室、正比计数器和盖革计数器等。固体探测器主要为半导体探测器。②收集荧光的射线探测器——闪烁探测器。用光电倍增管收集射线通过某些发光材料时所激发的荧光，经放大转变为电信号并进行接收的装置。

探测器应具备以下一些功能：①对X线具有较好的吸收能力；②对大范围的X线强度具有良好的反应能力与均匀性；③残光较少，并且恢复常态的时间短；④工作性能稳定，具有较好的再现性，使用寿命长；⑤为了减少对X射线的不感应区，应尽量减少检测器间的空隙；⑥容积小，灵敏度高。在较少X线照射情况下，可获得足够大的信息强度。下面简单介绍两种探测器：

（1）闪烁晶体探测器：用X线光子对某些物质进行照射后，使这些物质产生短暂的荧光脉冲，这种荧光脉冲被称之为“闪烁”。可产生闪烁的物质被称为闪烁体。闪烁体有一定的容积和较好的透明度，由于其原子排列像晶体那样，因此又被称为闪烁晶体。

现在生产的CT扫描机大多采用氟化钙（铕）晶体和锗酸铋晶体。这两种晶体被X线光子照射后，晶体的原子被激发或发生电离，在其恢复到基态时产生与X线量成正比的闪烁性可见光。此种光线经光电倍增管放大，由X线光子转变成电子流，然后再经模/数转换器转换后输入计算机。晶体中常加入微量如铊的物质，用以增光或减少余晖的激活物质。

（2）充氙气电离室探测器：氙气或氪气为惰性气体，由于它们化学性能稳定，目前，CT扫描机上用的气体探测器多采用这两种气体。它们几乎完全吸收CT扫描机上所有的X线波长范围内的X线。将被吸收后的X线转换成成对的光电离子，它们被收集电极后，产生与入射X线强度成正比的电流。增加气体压力可提高此类探测器的灵敏度。

电离室为充有一定压力气体的密封容器，在容器内有一根金属丝或金属棒，它们被作为电离室的正极，而容器的壁作为负极。在两极间加上工作电压后，两极间形成电场。当X线光子射入时，气体被电离后产生正、负离子对，这些离子对在电场的作用下向正、负极移动形成电流，同时也产生了相应的电压信号。将充有惰性气体的电离室排列成扇形阵列，这就形成了CT扫描机上使用的气体探测器。

气体探测器转换率较低，但其余辉和稳定性都优于闪烁晶体探测器。由于螺旋CT等采用了双排或多排探测器，使一次扫描可获得2幅或多幅CT扫描图像。

7. 模/数转换器　常用的模/数转换器有两种：①逐次逼近式模/数转换器；②双积分式模/数转换器。模/数转换的步骤如下：将需转换的模拟信号与推测信号进行比较，如果推测信号大于输入信号，那么推测信号就应该减小。如果推测信号小于输入信号，那么就应该增大该推测信号。这样一来使模拟输入信号与推测信号接近。推测信号在数/模转换器中得到，当推测信号与模拟输入信号两者相等时，向数/模转换器输入的数字为对应的模拟输入的数字。

计算机只接受数字信号并进行运算，输出的结果也是数字信号。在系统的实际运转中会遇到大量连续变化的物理量，此种物理量被称为模拟量。要将模拟量输入计算机，首先要对模拟量进行数字化的转换，转换后计算机才能接受。数字信号被计算机处理后，还必须对计算机输出的数字信号进行转换，将数字信号转变成模拟信号，这种模拟信号才能用于控制。模/数转换器（在前面已作介绍）和数/模转换器是将计算机控制系统与外界联系的重要部件。

8. 磁盘机和光盘　磁盘机有软磁盘机和硬磁盘机两种，用于储存图像、储存系统操作软件和故障诊断软件。CT扫描后，采集的扫描原始数据先储存在磁盘内的缓冲区，待全部扫描完成后，将经重建处理后的图像储存到磁盘的图像储存区。磁盘还起着从磁带或光盘存取图像的中介作用。

目前生产的CT扫描机多采用光盘存储，光盘有只读和可读写两种，5.25英寸大小。只读光盘的表面有一层激光染料，数据写入时在激光的作用下熔化，并形成不可修复的数据层。激光头在读取时，将表面凹凸不平的小坑转成计算机可识别的数据，并显示在监视器上或复制在磁盘上。

9. 控制台　CT扫描机控制台的主要作用是用以控制CT扫描机对患者进行CT扫描检查，同时还兼有输入扫描参数、显示和储存图像；系统故障的诊断等功能。下面简单介绍三个主要部分的构成：

（1）视频显示系统：由字符显示器、调节器、视频控制器、视频接口和键盘等组成。该系统具有人机对话、控制图像操作、输入和修改患者数据；产生和输送至视频系统的视频信号；传送视频系统和显示系统处理器之间的数据和指令等功能。

（2）电视组件系统：由存储器及其控制、输入输出、模/数转换、模拟显示、字符产生和选择、窗口处理和控制等组成。该系统具有以下功能：①储存和显示图像；②窗口技术处理；③实现示踪等。

（3）软盘系统：该系统被安装在操作台上，用以储存和提取图像信息，也可进行故障的诊断。

10. 检查床　它的功能是将患者送进扫描机架内，并将患者的被检部位正确地固定在X线可扫描到的位置上。为了完成此项任务，应在机架内安装可射出细长光的投光器，在其外部安装定位投光器。大多数CT扫描机都具有自动把患者送到X线束下的功能。

检查床或机架可提供患者进行轴位CT扫描，同时还具有倾斜各种不同角度进行CT扫描的功能。例如，在进行头部CT扫描时，可以进行和听眦线成某角度的扫描。

检查床大多还配有特制的担架，它可直接将患者送上检查台，不必再搬动患者，特别方便那些不宜搬运的患者。检查床还可作左右运动，此功能应用于和身体横轴成斜角的脏器CT扫描，移动的绝对误差不允许超过±0.2mm。

11. 成像设备　激光打印机又称激光型多幅照相机或称数字摄影机。激光打印机的作用是将影像信息传递给胶片，并使其成像。

激光打印机上采用两种激光器：①红外二极管激光器；②氦氖激光器。

激光打印机采用激光束扫描，以数字方式成像。既将每一个像素的灰度值输入激光摄影机的存储器中，并控制每个像素曝光，在胶片上成像；也可以将视频信号传给它，但必须将视频信号经模/数转换器转换为数字信号以后，再输入到激光打印机的存储器内。

激光打印机的光源为激光束，激光束经过发散透镜系统，将激光束投射到沿X轴方向上转动的多角光镜或电流计镜上折射，折射后的激光束再经聚焦透镜打印在胶片上。在打印机打印的同时，胶片在电动机带动下，沿Y轴方向向前移动，最后完成整个打印过程。用调节器调节激光束的强度，调节器被数字信号控制。

氦氖激光器产生的激光波长为633nm；红外二极管激光器产生的激光波长为670～830nm。前者性能稳定，但使用寿命比后者短。红外二极管激光器是电注入，调制速率高，体积小，寿命长，使用方便等特点。按胶片处理方法，将激光打印机分为“湿”式打印机和“干”式打印机。

激光打印机中的激光束具有聚集性好、有方向性、反应迅速（在毫秒级上）等特点。由于激光束直接投射在胶片上，它还具有防伪影，分辨率高，成像效果好等特点。激光打印机配有硬磁盘，可同时进行图像存储和打印，还可对急需的图像进行打印。具有多样化的图像幅式可供选择，也可自编幅式程序，还可直接打印35mm幻灯片。输入存储器内的图像数据；可重新排列后进行打印；也可将其清除；可对任何图像进行拷贝；打印张数可任意选择。

在激光打印机上配备标准测试灰阶图样及密度读出仪等设备后，可对图像进行密度监测，并自动校准，自动调节打印机和冲洗机的参数，以确保CT扫描图像的质量。可将CT、MRI、DSA、CR、DR、数字胃肠等多种影像设备的图像数据输入，做到一机多配置，效率高；还可联机并网等。

12. 诊断台　由计算机、磁盘机、磁带机、图像显示、照相、操作台等设备组成诊断台。诊断台通过数据链与 CT 扫描系统的计算机进行连接，并在它们之间进行数据交流。

13. 其他设备　如拷贝机可将 CT 图像影印在静电纸上或白纸上，供医师诊断用或传输等。

（二）应用软件

CT 扫描机除了配备计算机的硬件以外，还需配备各种应用软件才能使其正常运作。扫 CT 描机中软件最重要的功能是将探测器采集到的信号进行图像重建。随着计算机技术的不断发展和提高，CT 扫描机的应用软件越来越多，自动化程度也越来越高，操作也越来越简便。CT 扫描机应用软件常用软盘或光盘保存，随时可安装在硬磁盘、外存储器中，或调到主机内存使用。CT 扫描机的应用软件有基本功能软件和特殊功能软件两大类。

1. 执行基本功能的应用软件　该软件是各种 CT 扫描机都应具备的功能软件，它们的功能有：①扫描功能；②诊断功能；③摄片和图像储存功能；④图像处理功能；⑤故障诊断功能等。它们都由主控计算机控制，并以一个管理程序为核心，调度如预校正、平片扫描、轴位扫描、图像处理、故障诊断、外设传送等互相独立的软件。医技人员用键盘和监视器与计算机进行沟通，计算机在接到人的指令后，启动各种相关程序，并完成各种操作，最后将结果显示在监视器上。

2. 执行特殊功能的应用软件　执行特殊功能的应用软件的种类越来越多，而且在不断增加。它们的发展与进步，也使 CT 扫描方式得到了飞速的发展。特殊功能的应用软件有：①动态扫描；②快速连续扫描；③定位扫描；④目标扫描；⑤平滑过滤；⑥三维图像重建；⑦高分辨率 CT 扫描；⑧骨密度测定；⑨氙气增强 CT 扫描等。

四、CT 扫描机的技术指标与参数

（一）扫描时间、重建时间与扫描周期时间

1. 扫描时间　在患者进行 CT 扫描时应尽量缩短扫描时间，除提高效率外，还可减少因患者运动所造成的伪影。在可能的情况下，应尽量选择时间较短的 CT 扫描程序。

2. 重建时间　重建时间是指阵列处理机将采集的数据重建成显示数据矩阵所需要的时间。重建时间短可以及时地对不满意的图像进行修正或补充扫描。重建时间与重建的矩阵、运算速度、内存容量等有关，矩阵越大所需重建时间就越长。

3. 扫描周期时间　从某一层面扫描开始，经重建、显示，到摄片完毕，这一整个过程所花费的时间称扫描周期时间。由于目前 CT 扫描机中的计算机都有并行处理功能，即在第 1 层面扫描后重建时，第 2 层面的扫描就开始了，这使得 CT 扫描周期时间大为缩短。

（二）扫描方法

CT 扫描机的扫描方法有：①旋转；②低压滑环；③低压滑环螺旋扫描；④高压滑环螺旋扫描；⑤球管旋转，探测器固定；⑥低压滑环，探测器固定等方式。

（三）有效视野与机架孔径

各种 CT 扫描机的有效视野差异很大，有的只配有一个有效视野，有的配有几个有效视野。有效视野有 18cm、24cm、30cm、40cm、50cm 等。

机架孔径越大越好，它与机架的倾角有关，大多数 CT 扫描机的机架孔径在600～720mm。

（四）断层厚度、重建矩阵与显示矩阵

断层厚度多在 1～10mm，CT 扫描机内常常设定几组数值供操作人员选择。

图像的分辨率与矩阵的大小有关，其规格有 256×256、340×340、512×512、768×768、1024×1024 不等。

为了提高图像质量，在 CT 扫描机器内，显示矩阵应略大于重建矩阵。

（五）硬磁盘容量与高对比分辨率

磁盘容量决定着图像数据的储存量，大多在 100 到数百个兆比特之间。

高对比分辨率代表 CT 扫描机在高对比情况下，对物体空间大小的鉴别能力。高对比分辨有线对/cm（LP/cm）和线径（mm）两种表示方式。

（六）探测器数目

探测器的数目越多越好，拥有较多探测器的 CT 扫描机，其扫描时间较短，采集到的数据也多，图像的质量较高。目前，一些厂家已生产出了多排探测器 CT 扫描机，此种 CT 扫描机探测器的数量成倍的增加。

（七）X 线管的热容量与焦点

当 X 线管的热容量大时，其承受的工作电流也大，工作时间也长。因此，CT 扫描机 X 线管的热容量越大越好。

在 CT 扫描成像时，其焦点越小图像质量越高。CT 扫描机配备的 X 线管有单焦点和双焦点两种。

（徐红卫）

第二节　螺旋 CT 扫描原理与应用

一、原理

普通 CT 扫描机 X 线管的供电及信号的传递是由电缆完成，在进行每一层面扫描时，需要带着电缆周而复始地进行运动，而且需要急加速、急减速和停止，易缠绕并且影响扫描速度的提高，每两层扫描之间需耽搁 5～10s。为解决这一问题，近年来，CT 扫描机架旋转过程中去掉了电缆，采用了高度可靠的铜制滑环和导电的碳刷，通过碳刷和滑环的接触导电，得以使机架能做单向的连续旋转。通过滑环供电系统，扫描时 CT 的心脏部件圆滑地沿着一个方向平稳地转动，减轻了转动系统的额外负担，使 CT 扫描机能够进行稳定和快速的扫描。螺旋 CT 扫描时，X 线管和探测器连续进行 360°旋转并产生 X 线，同时，检查床也在纵方向上进行连续匀速移动，在短时间内对人体进行大范围的扫描，即大容量扫描，并获得容积扫描数据，被扫描区域 X 线束运行的轨迹呈螺旋形，因此，称其为螺旋 CT 扫描技术。

螺旋扫描方式不再是对人体的某一层面采集数据，而是围绕人体的一段容积螺旋式地采集数据，常规 CT 扫描与螺旋扫描方式的本质区别在于前者得到的是二维信息，后者得到的是三维信息。所以螺旋扫描方式又被称为容积扫描。

滑环的方式根据传递给 X 线产生部分电压的高低，可分为高压滑环和低压滑环。高压滑环通过滑环传递给产生 X 线的电压达上万伏，而低压滑环通过滑环传递给 X 线发生器的

电压为数百伏。高压滑环易发生高压放电，导致高压噪声，影响数据采集系统并影响图像质量。低压滑环的 X 线发生器须装入扫描机架内，要求容积小、大功率的高频发生器，大多数螺旋 CT 扫描机都采用低压滑环。

螺旋 CT 进行扫描时重新安排投影数据在 180°完成内插运算，以缩小每个图像螺旋扫描的范围，避免了平均容积伪影的影像。由于图像数据是从 360°的螺旋扫描层面任一部分所获得，要想得到高精度的横断面图像就需要使用内插运算技术。该技术最简单的方法是相邻螺旋圈间螺旋投影数据的线性内插处理，避免了平均容积伪影的影像，并因采用了 180°内插处理，限制了 X 线管功率，这大大减少了图像噪声。大容量扫描的特长是以扫描装置每转动一次的检查移动量与连续 CT 扫描时间之积来决定扫描范围。

螺旋 CT 扫描机除必须采用滑环技术以外，还须采用一个热容量大、散热快的 X 线管；为使大量的图像处理工作能迅速进行和完成，必须配备高速的计算机系统等；由于原始扫描数据较多，还需要配置一个大容量的硬盘以适应大量储存的需要。随着硬件的不断进步和完善，螺旋 CT 扫描机一次扫描可完成多个扫描的区段，在扫描的间隙可允许患者做短暂的呼吸。这些改进适应了临床诊断工作的需要，使螺旋 CT 扫描机的适应证进一步扩大。

二、螺旋 CT 扫描技术

螺距的定义是床速和层厚的比值。该比值是机架旋转一周床运动的这段时间内运动和层面曝光的百分比。它是一个无量的单位，并可由下式表示：

螺距（P）＝S（mm/s）/W（mm）

式中 S 是床运动的速度，W 是层厚的宽度。螺旋 CT 扫描螺距等于零时与常规 CT 相同，通过患者的曝光层面在各投影角也相同。螺距等于 0.5 时，层厚数据的获取，一般采用 2 周机架的旋转及扫描。在螺距等于 1.0 时，层厚的数据采用机架旋转 1 周的扫描。在螺距等于 2.0 时，层厚的数据只得到机架旋转半周的扫描。增加螺距可使探测器接收的射线量减少，但图像的质量下降。在螺旋 CT 扫描中，床运行方向（Z 轴）扫描的覆盖率或图像的纵向分辨率与螺距有关。

重建间隔是被重建的相邻两层横断面之间长轴方向的距离。螺旋 CT 的一个重要特点是可做回顾性重建，也就是说，先获取螺旋扫描原始数据，然后可根据需要做任意横断面的重建。螺旋 CT 扫描的重建间隔并非常规 CT 扫描层厚，因为螺旋 CT 扫描是容积扫描，不管扫描时采用什么螺距，其对原始数据的回顾性重建可采用任意间隔，并且间隔大小的选择与图像的质量无关。

螺旋 CT 扫描技术在许多方面与普通 CT 扫描机一样，但因其设备的一些结构与普通 CT 扫描机有较大的区别。它通过大容量 X 线管，并采用滑环式的连续转动扫描器，使扫描间隔时间为 0s。可以进行无测试时间浪费的连续扫描，同时，还能准确地捕捉造影效果的时效变化。不论做何种位置的扫描均应先做单纯 CT 扫描，然后再根据需要选择不同方式的增强 CT 扫描。

三、螺旋 CT 扫描的三维图像重建与显示

由于近年来计算机软件技术的不断进步、发展与利用，同时快速运算处理技术的进步，可以对许多医学影像进行综合处理，并能够很容易地显示解剖学结构和生理变化等各方面的

情况。容积扫描法是含有物质内部结构的显示方法，因此，它能够做任意断面的切出或行内部透视法观察。并且还能够给 CT 值着色，从而能更加准确地显示内部的解剖学结构。最大强度投影法（MIP）具有较高的解像度，并且保持了原有的 CT 值，还可以改变其对比性。因为不显示纵向的信息，可以通过改变视点连续显示复数的影像，从而得到立体感。将容积透视法的影像和 MIP 的影像合成，可以得到具有高解像度的三维图像。结合临床后，可得出病态解析与诊断，这种方法可以清晰地显示许多器官的三维解剖学结构。

螺旋 CT 多采用线性内插方法，由于该方法效果好和易使用，而被普遍应用。线性内插方法有全扫描、不完全扫描、内插全扫描、半扫描、内插半扫描和外插半扫描。全扫描法是 360°收集原始投影数据，在卷积和后投影前不做修正，因而全扫描法是最简单的内插方法。不完全扫描和半扫描法分别是 360°和 180°加一个扇形角，它们的原始投影数据在靠近扫描的开始部分和结束部分采用不完全加权，通过靠近扫描中间部分的加强加权投影来补偿。内插全扫描法的 360°平面投影数据，通过邻近同方向的原始投影数据线性内插获取，因而重建涉及的原始数据达 720°范围。内插半扫描法利用多余的扇形束原始数据，在原始数据附近的相反方向内插，可将数据采集角的范围减少到 360°加两个扇形角。外插半扫描法没有内插半扫描法那种投影射线的位置，它必须不同于重建平面的情况，如果相对的射线来自平面的相同位置，外插半扫描法估计这个相应的投影值。否则，内插则按照内插半扫描法进行。内插半扫描法和外插半扫描法较好，原始数据利用率高，平面合成可靠，并可得到满意的重建图像。

三维图像显示功能包括：容量和容积的测量；三维空间的两点距离测量；三维空间的两直线间角度测量。这些功能的开发与利用极大地满足临床医学的需求，特别是在神经外科学中的应用，为脑立体定向手术选择最佳方案。三维图像重建技术包括：三维图像的掘削观察；三维图像的画面切削处理，用于显示病变局部的效果；切断法显示；移动法显示；回转法显示；放大和缩小法显示；欠损修复法显示和皮肤合成法显示等。

螺旋 CT 扫描系大容量扫描，从开始到结束的整个测试数据都是连续的。一次扫描所得到的数据能算出几次的 CT 图像，由于各图像之间连续良好，因而可获得高精度矢、冠状图像，并且可得到随意角度的断面图像。

四、螺旋 CT 扫描的优缺点

1. 与普通 CT 扫描相比螺旋 GT 扫描主要有以下优点

（1）整个器官或一个部位一次屏气下的容积扫描，大大减少了病灶遗漏的可能性。

（2）单位时间内，扩大了 CT 检查的适应证与应用价值。

（3）由于扫描速度的提高，使对比剂的利用率提高。

（4）可任意地、回顾性重建，无层间隔大小的约束和重建次数的限制。

（5）螺旋 CT 扫描覆盖面广、无间隙，采集容积数据，便于各种方式、各个角度的影像重建等优点。

2. 与普通 CT 扫描机相比螺旋 CT 扫描检查主要有以下的缺点

（1）层厚响应曲线增宽，使纵向分辨率下降。

（2）在做大范围薄层扫描时，X 线管损耗大，要求高，价格贵。

（3）扫描时 X 线量多，对患者造成的损伤大。

五、螺旋 CT 扫描技术的临床应用

螺旋 CT 扫描的临床应用范围与普通 CT 扫描相同。但螺旋 CT 扫描的临床应用价值越来越大，尤其是在薄层扫描技术问世以后，获得被检测部位的信息较全面，并能在原有的断面基础上做 MPR 和三维图像显示，特别是能做仿真 CT 内镜，从而使单纯的 CT 断面升华到三维立体显示和一些血管、气道、消化道的腔内观察，达到了腔内视法的目的。

（徐红卫）

第三节　多排探测器 CT 扫描机原理与结构

为了便于说明，将普通 CT 扫描机称为单排探测器 CT 扫描机或单层面 CT 扫描机（single slice，CT)。CT 扫描技术的进步总是在提高扫描速度、提高图像质量、开发软件功能、改善机器性能、减少患者 X 线辐射量等方面进行的。近年来，许多科学家参与了多排探测器 CT 扫描机的研制，并获得了成功。多排探测器 CT 扫描机是指采用了多排探测器。由于多排探测器 CT 扫描机的 X 线管旋转一圈可以获得多个层面的图像，因此，它又被称为多层面 CT 扫描机（multi slice，CT)。多排探测器 CT 扫描机的线束宽度从 1 厘米到十几厘米不等，而且将会变得越来越宽。

一、多排探测器 CT 扫描机的工作原理

多排探测器 CT 扫描机和单排探测器 CT 扫描机（single slice，CT）的工作原理是基本相同的，它们的球管和探测器都是围绕人体做 360°旋转。探测器接收到穿过人体的 X 线之后将其转化成电信号，被数据采集系统采集后进行图像重建。重建后的图像由数/模转换器转换成模拟信号，最后以不同的灰阶形式在监视器上显示，或输送给多幅照相机照成照片。

配备了激光照相机以后的 CT 扫描机，在计算机重建图像后，不经数/模转换器，其数字信号直接输入激光相机摄制成照片或以数字形式存入计算机硬盘。

二、多排探测器 CT 扫描机与单排探测器 CT 扫描机的区别

多排探测器 CT 扫描机的探测器是有多排探测器阵列组成，排数从几排到几十排不等。而单排探测器 CT 扫描机的探测器只有一排。多排探测器 CT 扫描机与单排探测器 CT 扫描机的区别主要在于多排探测器 CT 扫描机对 CT 扫描机扫描数据收集系统（DAS）进行革命性的创新。

DAS 是将 CT 扫描机中穿过人体的 X 线信号转化成供重建 CT 图像的数字信号的重要组成部分。单排探测器 CT 扫描机的 DAS 是由单排的探测器阵列（数百个探测器)，积分器、放大器、模/数（A/D）转换器所组成。探测器将 X 线信号转化成电信号，再经积分、放大得到有一定幅度的电压信号。模/数转换器将各个数据通道传送来的模拟信号转化成数字信号。

单排探测器 CT 扫描机的 X 线线束较窄，用准直器调节 X 线的宽度。X 线的宽度决定 CT 机扫描图像的层厚。穿过人体的 X 线束被单排探测器阵列所接收，经过微分器、放大器将模拟的电压信号传送给模/数转换器。多排探测器 CT 扫描机 X 线束较宽，也用准直器对

X 线束的宽度进行调节。这一调节不是为了改变图像的层厚，而是为了减少患者所受到的 X 线辐射量。X 线被多排的二维探测器阵列所接收。为得到不同层厚的图像，电子开关将相邻探测器的输出进行组合，并分别送入各组积分电路、放大电路。多排探测器 CT 扫描机的数据通道都有四组，在 X 线管旋转 360°后，CT 扫描机得到 4 个层面的图像。多排探测器 CT 扫描机都配有 16 排或 16 排以上的探测器阵列，每排探测器可获得的图像层厚为 1. 25mm。它是由探测器阵列的宽度所决定的。当获得 4 组 2. 5mm 层厚图像时，可有八组数据输入到电子开关，该开关电路将八组数据进行二二组合，相邻两个探测器的输出进行并联叠加，变成 4 组数据。这些数据被用来组成 4 层 2. 5mm 的图像，被传送给模/数转换器，通过图像重建产生 4 层 2. 5mm 的图像。

三、多排探测器 CT 扫描机扫描层厚的选择

单排 CT 扫描机的层厚是通过准直器的窄缝宽度的调节来实现的。而多排探测器 CT 扫描机是由每排探测器在 Z 轴方向的宽度以及其输出的不同组合来实现的。有时还需要在探测器一侧增加准直器以对 X 线束加以限制。由于各种型号的 CT 扫描机采用的探测器二维阵列的不同，因此它们层厚的差别也较大。

四、图像重建

多排探测器 CT 扫描机扫描时，取样数据量大，数据点的分布与单排探测器 CT 扫描机有较大的差别。其图像重建的程序也有较大的不同，并且较为复杂，为了获得良好质量的图像，减少伪影，需采用一些新的算法。

五、多排探测器 CT 扫描机的优点

工作效率高，多排探测器 CT 扫描机的数据取样率是单排探测器 CT 扫描机的 4 倍；因 X 线管旋转一周可得到 4 层的数据，它的层厚可以被选择得较薄，因此，它在进行螺旋扫描获取三维数据时的精度更高。其优点如下：①缩短了扫描时间，延长了扫描覆盖长度；②图像质量大大改善；③任意调节层面的厚度；④在不影响图像质量的情况下，减少了 X 线辐射剂量，同时也减少了患者所受到 X 线辐射量；⑤X 线管的冷却时间减少到几乎为零的地步；⑥延长了 X 线管使用年限，节省了运行费用。

六、多排探测器 CT 扫描机结构组成

由于多排探测器 CT 扫描机具有诸多优点，现在已在国内外得到广泛的应用，特别是在国内得到许多医院专家与同道们的认可。二维的探测器阵列是多排探测器 CT 扫描机的关键部件。多排探测器 CT 扫描机在 Z 轴方向排列方式主要有两类：①GE 公司生产的 Light-Speed，它在 Z 轴方向有 16 排探测器，每排探测器是等宽的，探测器的宽度相当于层厚为 1. 25mm，用稀土陶瓷材料制成。东芝公司生产的多排探测器 CT 扫描机，拥有 34 排探测器，也属于等宽型的，但它在靠近中央的 4 排探测器宽度为 0. 5mm。其他 30 排探测器的宽度均为 1mm。②由西门子公司生产。它在 Z 轴方向有 8 排探测器，每排探测器的宽度不等，其宽度分别是 1mm、1mm、5mm、2mm、5mm 和 5mm，探测器的宽度相当于层厚的宽度。探测器的物理宽度为 2mm、3mm、5mm、10mm，两侧对称，探测器阵列的总宽度为 40mm。用

超速陶瓷材料制造。

等宽探测器阵列在增减探测器数目方面较为灵活。不等宽的探测器阵列由于在层厚的排列组合时探测器数目较少，造成探测器的间壁减少，对 X 线的吸收减少导致量子吸收效率提高。

（徐红卫）

第七章　神经系统疾病的CT检查

第一节　脑缺血、出血和脑血管病变

一、动脉缺血性脑梗死

脑组织因血管阻塞引起缺血性坏死或软化称为脑梗死。广义的脑梗死除动脉缺血性脑梗死外，还包括静脉血流受阻所致的脑梗死即静脉性脑梗死。但大多习惯于狭义的将动脉缺血性脑梗死称为脑梗死。

（一）概述

引起梗死的原因很多，可分为两大类。①脑血管阻塞：又分为血栓形成和栓塞。前者最常见的是在动脉粥样硬化的基础上形成血栓；后者是指外来栓子堵塞血管所致。②脑部血液循环障碍：是指在脑血管原有病变的基础上（亦可无原发血管病变），由各种原因造成的脑组织供血不全而引起的梗死，故又称非梗阻性脑梗死。

过去将脑梗死分为3个时期，即梗死期、吞噬期、机化期。目前通常将脑梗死分为如下几种。①超急性期：6h以内。②急性期：6h后～2d。③亚急性期：2d后～2周内。④慢性早期：2周～1个月。⑤慢性晚期：1个月后。

脑供血完全终止后数秒钟神经元电生理活动停止，持续5～10min以上就有不可恢复的细胞损伤。但是临床上供血血管闭塞可能不完全和（或）存在侧支循环，仅使局部血流降低到一定程度。故部分脑组织虽有缺血损伤，但仍可恢复正常，这部分脑组织区域称为缺血半暗带。它位于缺血坏死核心与正常脑组织之间。但如超急性期治疗不及时或治疗无效可发展成为完全脑梗死。

少数缺血性脑梗死在发病24～48h后可因再灌注而发生梗死区内出血，称为出血性脑梗死。

（二）临床表现

临床表现复杂，取决于梗死灶大小、部位及脑组织的病理生理反应。主要表现为头昏、头痛，部分有呕吐及精神症状，可有不同程度的昏迷。绝大多数出现不同程度的脑部损害症状，如偏瘫、偏身感觉障碍、偏盲，亦可失语、抽搐，较重者可有脑疝症状。从解剖学可知，皮质脊髓束有10%的纤维不交叉下降，加入同侧皮质脊髓侧束。皮质脊髓前束也有少量纤维不交叉，止于同侧颈、胸髓。这些不交叉的运动传导纤维支配了同侧肢体运动，当这些纤维受损时，导致同侧肢体出现不同程度的运动功能障碍如麻木、无力，甚至偏瘫。

（三）CT表现

1. 超急性期脑梗死的CT表现　①大脑中动脉高密度征：为高密度血栓或栓子所致，出现率占35%～45%（敏感度78%，特异度93%），但需除外血管硬化因素。最近研究表明，此征可见于近60%的正常人（尤其用7mm以下层厚扫描），故此征的诊断价值值得怀疑。②脑实质低密度征：可能为细胞内水肿所致，可见于脑的凸面、基底节区、岛叶，有时可伴侧裂池受压。③局部脑组织肿胀征：可能为血管源性水肿所致，局部脑沟变窄以至消失，脑回增厚、变平（图7－1A）。脑CT灌注成像有利于超急性期脑梗死的诊断。

此外，脑血管CTA可显示闭塞部位、程度和侧支循环情况。

许多学者研究证实，CT灌注成像可以预测半暗带，即脑血流量（rCBF）中度减低时，局部脑血容量（rCBV）无明显变化或仅有轻度下降或轻度升高，此时缺血区微血管管腔受压、变形、闭塞的程度较轻。当rCBF和rCBV均明显减低时，提示脑局部微血管管腔闭塞程度明显、微循环发生障碍、脑组织发生梗死。国内有学者将面积CBV定义为预测的梗死面积，则面积CBF－面积CBV为预测的半暗带面积。

2. 典型CT表现　①脑组织低密度灶，呈楔形或三角形，病灶部位、范围与闭塞动脉供血区相吻合。大脑中动脉主干闭塞，病灶呈三角形低密度区，尖端指向第三脑室；大脑中动脉闭塞在豆纹动脉的远端，病灶多为矩形低密度区，出现“基底核回避现象”。大脑前动脉闭塞表现为位于大脑镰旁的长条状低密度区。大脑后动脉闭塞在顶叶后部及枕叶可见半圆形的低密度区，位于大脑镰旁的后部。局灶性脑皮质梗死，表现为脑回丢失。室管膜下脑梗死，脑室边缘呈波浪状。一般在发病24h后出现以上表现（图7－1B，图7－1C）。②2～3周时由于“模糊效应”，病灶可偏小或消失。③脑梗死后2～15d为水肿高峰期，可有占位效应，占位效应一般见于病变范围大的病例。如占位效应超过1个月，应注意有无肿瘤可能。④增强扫描病灶周围和病灶内出现脑回状、线状、团块状强化。⑤1个月后病灶开始软化呈水样密度，病变范围大的病例可继发局限性脑萎缩。

此外，出血性脑梗死在梗死区内可见高密度出血灶（图7－1D）。

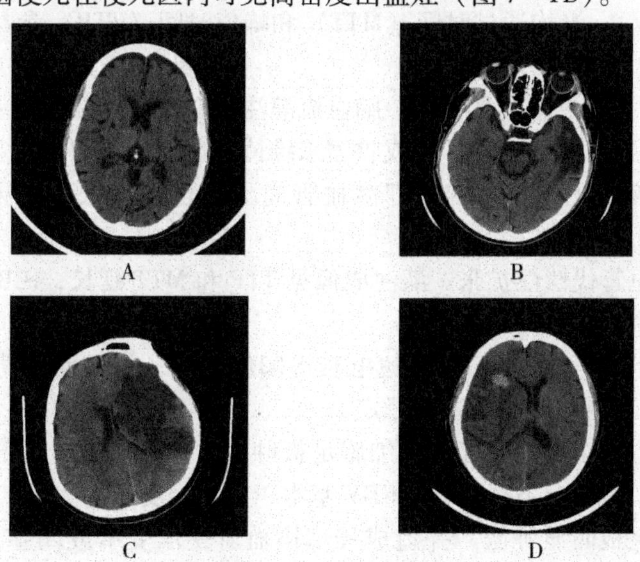

图7－1　脑梗死

A. 右侧基底节区类圆形低密度灶，边界清晰，无明显占位效应；B. 左侧颞叶片状低密度影，边界模糊，轻度负占位效应；C. 左侧大脑中动脉供血区大面积梗死；D. 出血性脑梗死，右侧颞额区有大片低密度影，右侧侧脑室受压，内可见片状高密度灶

3. 增强扫描 CT 表现　梗死灶强化的形态多种多样，可表现为脑回状、线状、片状、环状，可出现在病灶的边缘和中心。而延迟 30min～3h 扫描可显示皮质下白质强化，可能与梗死区皮质内大量毛细血管破坏，造影剂漏出有关。其强化机制与缺血区血脑屏障受损，新生的毛细血管大量增生，以及局部血流量增加有关。但在 1 周内，虽有血脑屏障的破坏，却因局部缺血坏死严重，造影剂浓度亦相应很低，故一般不出现强化。梗死 7～10d 后因局部大量毛细血管增生，血流量增大而出现明显强化。2～3 周发生率最高，强化最明显，可持续 1 个月或更久。

（四）鉴别诊断

应注意与胶质瘤、转移瘤、脱髓鞘病变和脑脓肿等鉴别。①脑梗死常累及皮质和白质两部分；而上述病变一般只造成白质低密度。②脑梗死的分布为某一动脉区或分水岭区，有一定特征；而脑肿瘤和炎症水肿沿白质通道扩散，无明显分布规律，常呈指状低密度区；脱髓鞘低密度灶常对称性分布在侧脑室周围。③增强扫描胶质瘤常出现不均匀强化，有时可见壁结节；转移瘤常可见多灶强化。

二、脑梗死前期

从脑血流量（CBF）变化过程看，脑血流量的下降到急性脑梗死的发生经历了 3 个时期。首先，由于脑灌注压下降引起的脑局部的血流动力学异常改变；其次，脑循环储备力失代偿性低灌注所造成的神经元功能改变；最后，由于 CBF 下降超过了脑代谢储备力才发生不可逆转的神经元形态学改变即脑梗死。国内高培毅将前两者称为脑梗死前期，它不同于超急性期脑梗死。

他们根据脑局部微循环的变化程度以及 CT 灌注成像表现包括局部脑血流量（rCBF）、局部脑血容量（rCBV）、平均通过时间（MTT）和峰值时间（TTP）参数图，将脑梗死前期分为 2 期 4 个亚型。

Ⅰ期：脑血流动力学发生异常变化，脑血流灌注压在一定范围内波动时，机体可以通过小动脉和毛细血管平滑肌的代偿性扩张或收缩来维持脑血流相对动态稳定。

$Ⅰ_1$：脑血流速度发生变化，脑局部微血管尚无代偿性扩张。灌注成像见 TTP 延长，MTT、rCBF、rCBV 正常。

$Ⅰ_2$：脑局部微血管代偿性扩张。灌注成像见 TTP 和 MTT 延长，rCBF 正常或轻度下降，rCBV 正常或轻度升高。

Ⅱ期：脑循环储备力失代偿，CBF 达电衰竭阈值以下，神经元的功能出现异常，机体通过脑代谢储备力来维持神经元代谢的稳定。

$Ⅱ_1$：CBF 下降，由于造成局部星形细胞足板肿胀，并开始压迫局部微血管。灌注成像见 TTP 和 MTT 延长，以及 rCBF 下降，rCBV 基本正常或轻度下降。

$Ⅱ_2$：星形细胞足板明显肿胀，并造成局部微血管受压变窄或闭塞，局部微循环障碍。灌注成像见 TTP 和 MTT 延长，rCBF 和 rCBV 下降。

三、分水岭性脑梗死

即指两条主要脑动脉供血交界区发生的脑梗死。

（一）概述

1. 血流动力学障碍　低血压（如心肌梗死、心律失常、体位性低血压）等所致的血流动力学障碍。

2. 血管调节功能失常　如糖尿病并发自主神经功能紊乱、长期低血压。

3. 高血压病过分降压治疗　如不正确使用降压药物。

4. 栓塞　心脏附壁血栓脱落沿血管进入脑皮质支和深穿支。

（二）CT表现

1. 皮质下型　多为白质内低密度，常呈条形或类圆形。灰质由于血流再灌注而呈等密度，但灰质可出现明显强化。

2. 皮质前型　额顶叶交界区三角形、条形低密度灶。

3. 皮质后型　颞顶枕叶交界区三角形、条形低密度灶。

四、血液动力性脑梗死

当脑外动脉狭窄、部分阻塞和痉挛时，一般情况下尚能维持脑组织的血供。但当某些原因引起较长时间的血压下降时，可造成狭窄动脉供血脑组织的严重缺血而发生脑梗死，这种梗死称为血液动力性脑梗死。

（一）概述

心律失常、心功能不全、休克、高血压过分降压等是其常见原因。严重的低血压和心搏量降低如心肌梗死、外科手术等，即使患者无颅内外血管病变，也可引起大脑半球的广泛梗死。血液动力性脑梗死多为分水岭性脑梗死。

（二）CT表现

与分水岭性梗死的表现相似，可见条形或类圆形低密度，也可广泛梗死，这种梗死以分水岭区最显著。可累及基底节区和小脑，皮质可强化。

五、腔隙性脑梗死

即指脑深部2～15mm大小的脑梗死。

（一）概述

多为高血压、糖尿病、动脉硬化、高脂血症所致。好发于基底节、丘脑、内囊区、深部室旁白质及脑干。这些部位的血管多远离大脑主干，细长且走行弯曲，对血流动力学变化敏感，易受缺血影响。

（二）临床表现

纯运动性偏瘫、纯感觉障碍、下肢运动受限、构音困难、视力障碍、失语、短小步态及共济失调等。

（三）CT表现

梗死灶为2～15mm，呈圆形或卵圆形低密度，边缘不清，无水肿和占位效应。3～4周后可形成边缘清楚的囊性软化灶。

（四）鉴别诊断

脑腔隙在病理上为一脑实质内含水分的 <15mm 的潜在腔，包括穿支动脉等病变所致的腔隙性脑梗死和非血管病变引起的腔隙病变。发病机制包括血管因素所致的缺血即腔隙性梗死，以及血管因素（如出血、动脉炎等）和血管外因素（如炎症、变性、中毒、机械损伤等）所形成的腔隙性病变，应注意分析。此外，还应注意与前联合及基底节区的扩大的血管周围间隙（多在 0.2 ~ 1.2cm 大小）相鉴别，MR 检查有独到鉴别价值。

六、皮质下动脉硬化性脑病

本病又称 Binswanger 病，是一组以脑深部小动脉硬化、痴呆、皮质下白质变性、皮质下腔隙或软化为特征的综合征。但有人认为“皮质下动脉硬化性脑病”一词未能正确反映所看到的组织学改变，且过高地估计了临床意义。因此，有关文献应用的非特异性名词较合适，如深部脑白质缺血或老年性白质高信号（MR）。我们认为称为“动脉硬化性脑白质病”或“深部脑白质慢性缺血”更趋合理，同时我们认为有关文献所述及的“脑白质疏松症”亦属本病的范畴。

（一）概述

主要病因为慢性高血压，其病理特征为弥漫性不完全的皮质下梗死，在侧脑室旁和半卵圆中心的白质内髓鞘肿胀或脱失，皮质下弓状纤维与胼胝体不受累。常有皮质萎缩及皮质下、基底节区腔隙性脑梗死，在髓动脉内有狭窄性动脉粥样硬化。

（二）临床表现

见于 60 岁以上老人，多隐形起病，呈进行性记忆力障碍、严重精神衰退、言语不清，反复发生的神经系统局部体征如偏瘫、失语、偏盲等。病情可缓解和反复加重，常伴有高血压。

（三）CT 表现

脑白质内斑片状或云絮状稍低密度灶，界限不清，其密度降低不如脑梗死明显。以侧脑室周围分布最明显，其次为半卵圆中心，多为两侧对称性（图 7 – 2）。基底节—内囊区、丘脑、半卵圆中心常伴多发的腔隙性梗死灶，可有脑室系统扩大，脑沟、脑池增宽的弥漫性脑萎缩改变。

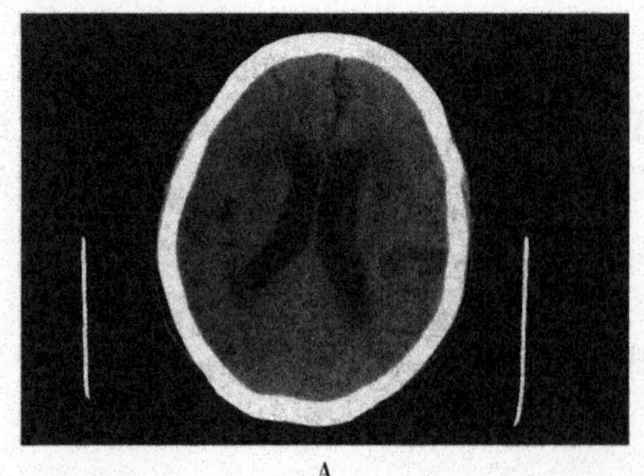
A

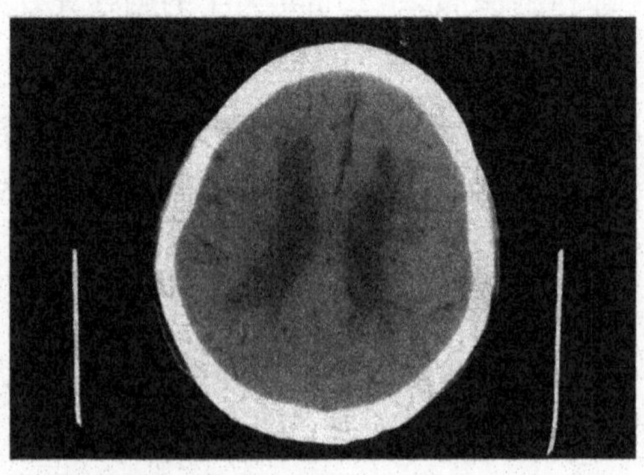
B

图 7 – 2　动脉硬化性脑白质病
侧脑室周围白质和半卵圆中心区对称性片絮状低密度灶

七、脑缺氧

（一）概述

脑缺氧包括乏氧性缺氧、血液性缺氧、循环性缺氧和中毒性缺氧。常见病因有：高空高原缺氧，呼吸功能不全和某些先心病循环短路、CO中毒以及各种严重贫血、各种休克和心衰，氰化物、硫化氢、磷中毒。脑组织局部循环性缺氧包括颅脑外伤、脑血管意外、脑血流障碍、颅内感染、脑肿瘤急性恶化等。主要病理改变为早期脑组织坏死、水肿，进行性脱髓鞘，晚期脑萎缩。

（二）CT表现

1. 弥漫性脑水肿　以大脑为主，可出现大脑密度普遍减低，而丘脑、脑干和小脑密度相对较高的所谓CT反转征。

2. 局部脑水肿　以脑动脉边缘带（分水岭区）、脑室周围白质最常见，基底节次之，也可见于丘脑和小脑。

3. 缺氧性脑出血　脑实质、脑室周围——脑室、蛛网膜下腔、硬膜下或硬膜外。

4. 脑萎缩　晚期可出现，也可见囊状软化灶。

八、脑静脉窦血栓形成

颅内静脉血流受阻即脑静脉和静脉窦血栓形成所导致的脑梗死称为静脉性脑梗死，占脑卒中患者的1%～2%。

（一）概述

近1/3病因不明。可分为如下几种。①全身因素：脱水、糖尿病、高凝血状态、血小板增多症、口服避孕药、妊娠、产后、近期手术、长期应用激素、肾病综合征、心脏病、结缔组织病、新生儿窒息等。②局部因素：局部感染、中耳乳突炎、鼻窦炎、脑膜炎、颅面中耳手术、颅脑外伤、动静脉畸形、动静脉瘘、腰穿等。

（二）临床表现

多见于20～35岁女性，其表现各异。头痛最常见，15%急性起病，类似蛛网膜下腔出血，常伴头晕、恶心及视盘水肿等颅内高压症状。1/3～1/2患者有局灶性神经症状，如颅神经麻痹和意识障碍，半数出现癫痫，还可有偏瘫。小脑静脉血栓可有共济失调等症状。

（三）CT表现

最常见于上矢状窦、横窦和乙状窦，其次为海绵窦和直窦。特征性改变为致密静脉征（或索条征）和空三角征，但缺乏特异性。①早期（1～2d）：平扫静脉窦内血栓密度与硬脑膜相似，可高达150Hu。增强扫描呈“空三角征”，即三角形的硬膜窦断面，中心不强化而周围强化。②第3～10d：平扫窦内血块渐吸收，CT值约80Hu。③11d后：血凝块基本吸收，窦内CT值约50Hu。④静脉栓塞常伴有弥漫性非对称性脑肿胀、梗死性脑水肿、出血性梗死或单纯出血（脑实质和硬膜下）。静脉性出血其血肿周围界限不清，多靠近脑表面，而且周围环以大片低密度灶有别于动脉性出血。

（四）鉴别诊断

高位分叉的上矢状窦、硬膜下脓肿和血肿、蛛网膜下腔出血及窦内窗孔和分隔均可类似空三角征；儿童的流动性静脉血常呈轻度高密度类似血栓，应注意鉴别。

九、高血压脑病

本病是指在血压迅速剧烈升高时，引起的急性全面性脑功能障碍，属可逆性后部白质脑病综合征（还见于妊娠高血压、慢性肾衰竭、使用免疫抑制剂和激素等）的范畴。

（一）概述

可发生于各种原因（原发或继发）引起的动脉性高血压。病理上大多有不同程度的脑水肿，脑表面动脉、静脉和毛细血管扩张，脑切面可见斑点状、裂隙状出血和小动脉壁的坏死。

（二）临床表现

该病一般起病急骤，病程短暂，所有症状历时数分钟或 1 ~ 2h，最多数天。主要表现为严重头痛、惊厥、偏瘫、失语、黑蒙、神志不清甚至昏迷。

（三）CT 表现

主要为广泛性脑水肿，呈对称性、弥漫性、边界不清的低密度区，以大脑半球后部最为显著，也可累及小脑。脑室系统变小，脑沟、脑池变浅。血压改善后一段时间随访，完全恢复正常。

十、脑出血

脑出血是指脑实质内的出血，又称为脑溢血或出血性脑卒中。

（一）概述

其原因很多，临床上概括为损伤性和非损伤性两大类。后者又称为原发性或自发性脑出血，是指脑内血管病变、坏死、破裂而引起的出血。自发性脑出血绝大多数由高血压和动脉硬化（引起脑小动脉的微型动脉瘤或玻璃样变）所致，其次为脑血管畸形和动脉瘤所致。其他原因还有颅内肿瘤出血、出血性梗死、脑血管淀粉样变、全身出血性疾病、维生素缺乏、新生儿颅内出血、重症肝炎（可合并脑出血、梗死）等。

出血好发于壳核和内囊区（约占50%）、中心部脑白质、丘脑和下丘脑、小脑半球、桥脑，以及脑室内。病理可分为 3 期。①急性期：血肿内含新鲜血液或血块，周围脑组织有不同程度的水肿，还可有点状出血。②吸收期：血肿内红细胞破坏、血块液化，周围出现吞噬细胞，并逐渐形成含有丰富血管的肉芽组织。③囊变期：坏死组织被清除，缺损部分由胶质细胞及胶原纤维形成瘢痕，血肿小可由此类组织充填，血肿大时则遗留囊腔。

（二）临床表现

本病常突然发生剧烈头痛、意识障碍、恶心、呕吐、偏瘫、失语、脑膜刺激征等，按病情发展可分为急性期、亚急性期和慢性期。

临床预后与出血的部位及出血量的多少有关。出血位于皮质下白质区，血肿及水肿引起占位效应，导致出血区功能丧失，但预后相对较好，出血量 > 30ml 为手术指征。小脑或脑干出血压迫四脑室，继发急性颅内压升高，常伴延髓生命中枢损害，直接危及生命，血肿直径 > 3cm 应立即手术。

（三）CT表现

血液形成影像的主要成分为含铁的血红蛋白，血液的密度高于脑组织，故CT表现呈高密度。由于脑血管较细，受部分容积效应影响，故血管内血液多不能显示。严重贫血的患者急性期脑出血亦可呈等密度甚至低密度。

1. 出血量的估计　一般采用以下公式计算：V（ml）=1/6π（A×B×C），A为血肿前后径，B为左右径，C为上下径。A、B、C的单位均为厘米。

2. CT分期　通常将脑内血肿分为急性期（1周内）、吸收期（2周至2个月）和囊变期（2个月后）。也有学者根据密度分为：高密度期、等密度期、低密度期、慢性期（图7-3）。

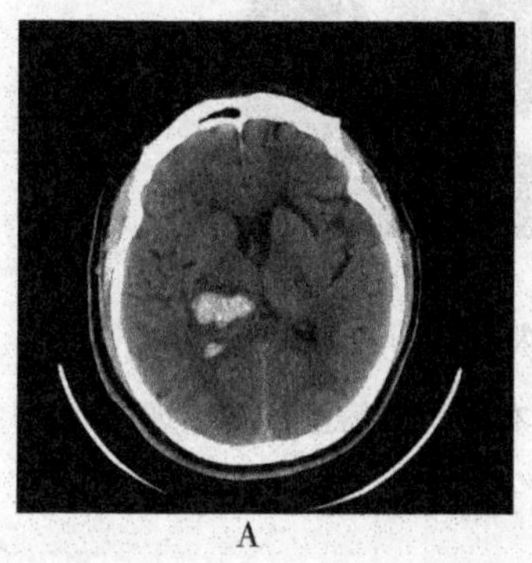
A

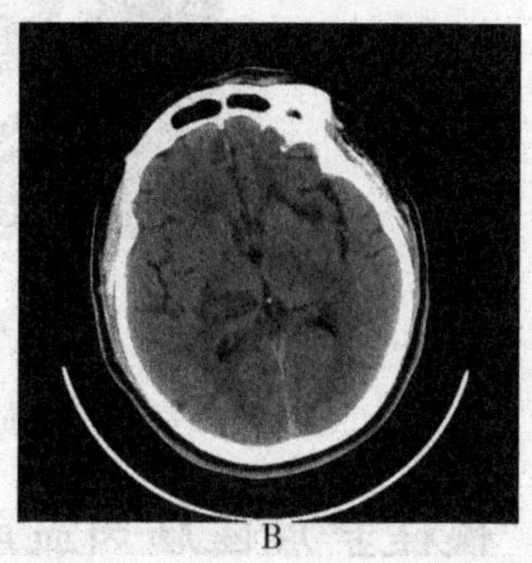
B

图7-3　脑出血

A. 右侧丘脑血肿破入右侧侧脑室内；B. 脑出血吸收期，血肿边缘开始吸收呈环状低密度，低密度外可见肉芽组织形成的等密度环

（1）高密度期（1~14d）：血液逸出血管后，红细胞分解释放含铁的血红蛋白，表现为高密度区，CT值为50~80Hu。出血3~4d因血液凝固成血块，血浆被吸收，红细胞压积增加，血肿密度达到高峰，甚者达90Hu，周围有水肿。严重贫血者可为等密度，甚至低密度，但血肿有占位征象。

（2）等密度期（14~64d）：血红蛋白分解，含铁血黄素开始被吸收，血肿呈等密度。但仍有占位效应，水肿仍存在，增强扫描呈环状强化。

（3）低密度期（30~84d）：血肿周围的新生血管及神经胶质增生形成血肿壁，血肿内含铁血黄素及血红蛋白被吸收，CT呈低密度灶。水肿消失，无占位效应，增强扫描仍呈环状强化。

（4）慢性期（3个月后）：少量脑出血被胶质和胶原纤维替代而愈合，CT呈略低密度灶。大量脑出血形成囊腔，CT近水样密度，并可出现牵拉现象，增强扫描无或轻微强化。

3. 脑室内出血　单纯脑室出血与脑实质内出血破入脑室系统表现一样。少量出血时多沉积在侧脑室后角、第三脑室后部或第四脑室顶部，大量出血常呈脑室“铸型”样表现（图7-4）。早期可有分层现象，以后呈等或低密度，脑室内出血可形成脑积水。

此外，在诊断时应注意：①急性脑出血大的血肿可形成脑疝。②脑出血可直接破入脑室系统和蛛网膜下腔，亦可由脑室系统进入蛛网膜下腔。③出血周围水肿，在第1d内可出现或表现轻微；3~7d达高峰；出血16d左右占位效应开始减退。④发现灶周水肿与血肿期龄不符时，应考虑肿瘤出血可能。⑤如局部伴有钙化或血肿密度不均等表现，除考虑到肿瘤出血外，也应考虑到脑血管畸形的可能。

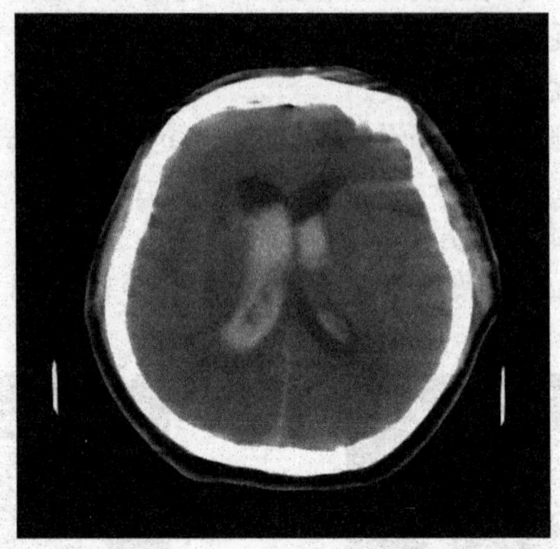

图7-4　脑室内出血

左右侧脑室内有大量血液充填，右侧呈“铸型”样表现

十一、慢性扩展性脑内血肿

本病是自发性脑内血肿的一种特殊类型，临床及影像学表现无特异性，易与肿瘤脑卒中、囊肿合并出血感染等混淆。

（一）概述

其病因认为与隐匿性血管畸形、血管硬化、外伤、放射损伤、凝血功能障碍有关，一般没有高血压和脑外伤病史。隐匿性血管畸形或微小动脉瘤破裂出血，血肿及其代谢产物不断刺激周围组织产生炎性反应，毛细血管、纤维组织增生，并由增生的毛细血管、纤维组织形成包膜。而其丰富的毛细血管壁脆弱，反复出血、渗出，包膜内液化，使血肿体积逐渐增大。

（二）CT表现

多为边缘清楚、密度均匀或不均匀的高、低混杂囊性病灶，且其内可见液-液平面。增强扫描病灶多无强化；部分血肿周围环状强化，为病灶周围脑组织或肉芽组织强化所致。

十二、蛛网膜下腔出血

本病是指颅内血管破裂后血液注入蛛网膜下腔。

（一）概述

临床可分为两大类，即外伤性与自发性。自发性原因很多，但以颅内动脉瘤（约占51%）、动静脉畸形（6%）和高血压动脉硬化所致（15%）最多见。此外，20%病因不明。

（二）临床表现

自发性常有明显的诱因，如体力劳动过度、咳嗽、用力排便、情绪激动等。绝大多数起病急，剧烈头痛、呕吐、意识障碍、抽搐、脑膜刺激征等，同时可有偏瘫，腰穿有确诊价值。

（三）CT 表现

一般在出血 3d 内检出率最高，可达 80% ~100%，一周后很难检出。特征性表现为基底池、侧裂池和脑沟内等广泛的高密度影（图 7－5）。如出血量少或严重贫血均不易发现。大脑前动脉破裂血液多积聚于视交叉池、纵裂前部；大脑中动脉破裂血液多积聚于一侧的外侧裂附近，也可向内流；颈内动脉破裂血液也以大脑外侧裂为多；椎基底动脉破裂血液主要积聚于脚间池和环池。但出血量大者可难以估计出血部位。

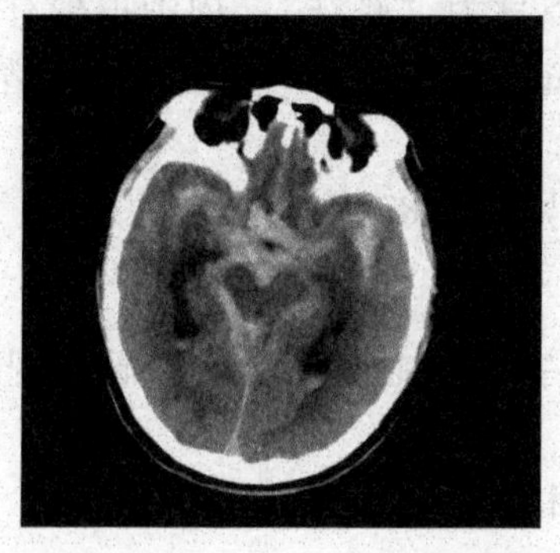

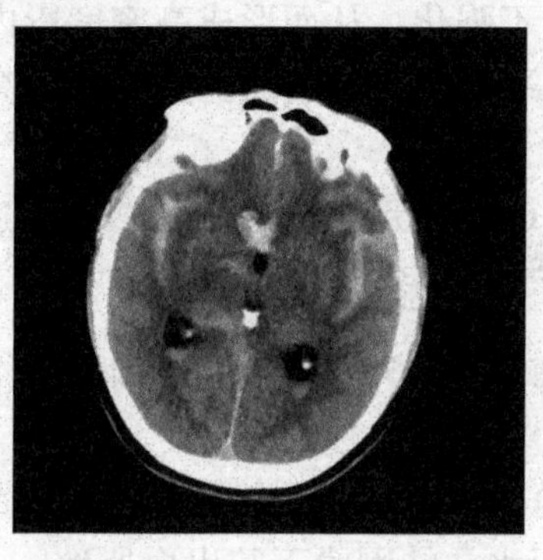

图 7－5 蛛网膜下腔出血

A、B 为同一患者，鞍上池、左右外侧裂池、纵裂池前都、环池、四叠体池、大脑大静脉池内均有大量高密度血液充填

（四）并发症

1. 脑积水　脑积水早期为梗阻性，发生率约为 20%。可演变成交通性。

2. 脑动脉痉挛　造成脑缺血和脑梗死，发生率为 25% ~42%。

3. 伴发脑内血肿和（或）硬膜下血肿、脑室内出血　常与动脉瘤、动静脉畸形或脑肿瘤出血有关。

十三、颅内动脉瘤

动脉壁呈局限性病理性扩张，与动脉腔有一颈部相连。

（一）概述

其病因有先天性因素、动脉粥样硬化、感染因素和外伤 4 个方面。根据影像学可分为 5 种病理类型：①粟粒状动脉瘤。②囊状动脉瘤。③假性动脉瘤。④梭形动脉瘤。⑤壁间动脉瘤。

（二）临床表现

好发于 20 ~70 岁。在破裂前 90% 无特殊临床症状，少数可影响到邻近神经或脑结构而产生症状。破裂后引起蛛网膜下腔出血和颅内血肿而出现相应的症状体征。

（三）CT 表现

颅、内动脉瘤好发于脑动脉，90% ~95% 分布于颈内动脉系统，5% ~10% 分布于椎动脉系统。颈内动脉瘤占20%～40%，大脑中动脉瘤占21%～31%，前交通及大脑前动脉瘤占30%～37%，多发性占4%～5%。

1. 颅底较小动脉瘤　平扫难以显示，增强扫描呈高密度。

2. 较大动脉瘤　平扫呈圆形等或高密度，边缘光整，有时瘤壁可见钙化。增强扫描呈均匀强化，而血栓无强化。

3. 巨大动脉瘤　即直径>2.5cm的动脉瘤，其CT表现可分3型。①无血栓形成型：平扫呈圆形或椭圆形等或略高密度，瘤壁钙化较其他类型少见。增强扫描均匀强化。②部分血栓形成型：最常见，呈圆形或卵圆形略高密度，壁多有弧形钙化。增强扫描流动的血液强化明显，血栓不强化，从而形成高密度影内的低密度点称为"靶征"。周围很少有水肿。③完全栓塞型：平扫为圆形或卵圆形混杂略高密度，瘤壁常有钙化，周围无水肿。增强扫描呈环状强化。

此外，CTA显示动脉瘤的敏感性可达95%，特异性近83%。

（四）并发症

1. 颅内出血　蛛网膜下腔出血、脑内血肿和脑室内积血，甚至可穿破蛛网膜造成硬膜下血肿。

2. 脑血管痉挛　蛛网膜下腔出血所致，并导致相应区域的水肿、梗死。

3. 脑积水　蛛网膜下腔出血所致。

（五）鉴别诊断

动脉瘤周围多无水肿，瘤壁可有环形强化，动态CT扫描时间－密度曲线呈速生速降型，与血管相同。而肿瘤则表现为缓慢上升和下降的时间－密度曲线是鉴别的关键。

十四、脑动静脉畸形

脑血管畸形分为5型：①动静脉畸形（AVM）。②海绵状血管瘤。③静脉畸形（又称静脉血管瘤）。④毛细血管扩张症（又称毛细血管瘤，以MR诊断为佳）。⑤血管曲张（包括大脑大静脉畸形等）。其中AVM最常见，约占90%以上。毛细血管扩张症一般只被病理诊断，CT或MR很难显示，偶见钙化。

AVM是最常见的血管畸形，但有相当一部分、脑血管造影阴性，称为隐匿性AVM。

（一）概述

AVM由一条或多条供血动脉、畸形血管团、一条或多条引出静脉组成。常见于大脑中动脉分布区的脑皮质，亦可发生于侧脑室（如脉络丛）、硬脑膜、软脑膜、脑干和小脑。

（二）临床表现

好发于20～30岁，男性多于女性，10%～15%无症状。常见的症状如下。①头痛：偏头痛或全头痛，阵发性。②出血：出现相应症状和体征。③癫痫：约30%为此就诊。④脑缺血症状：脑梗死、脑萎缩。⑤部分颅外听到杂音。

（三）CT表现

AVM平扫呈局灶性高、低或低、等混杂密度区，多呈团块状，也可见点、线状影，边缘不清，但有时可不显示。常伴斑点状或条状钙化，轻度或无占位征象。病灶周围无水肿表现，但有时可出现脑室扩大和交通性脑积水。增强扫描呈团块状强化，有时可见迂曲的血管影，造影剂充盈及排出均较快。CTA 多可有效显示其供血动脉、畸形血管团和引流静脉（图7－6）。

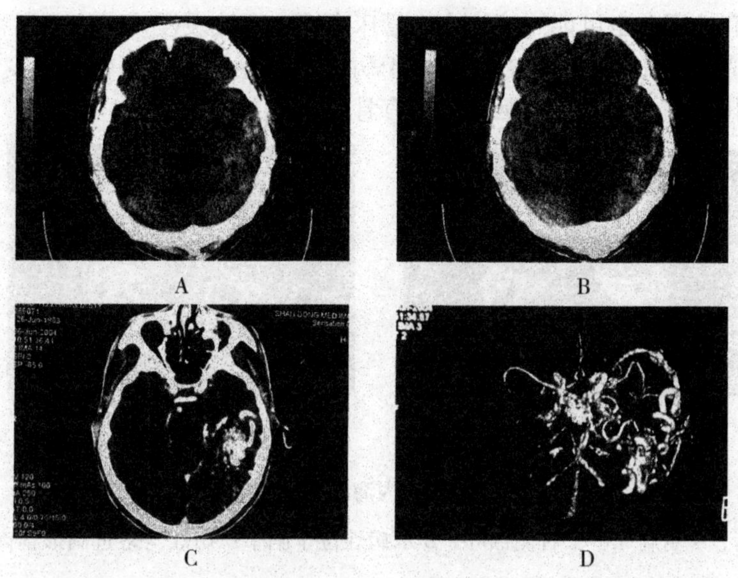

图7－6　脑动静脉畸形

A～D为同一患者，平扫（A、B图）左侧颞叶有局灶性高、等混杂密度区，形态不规则，其边缘有蚯蚓状高密度影（引流静脉）；增强扫描（C图）呈团块状强化，并见迂曲的引流静脉影；CTA（D图）清晰显示畸形血管团和粗大的引流静脉

（四）鉴别诊断

钙化明显的肿瘤以及强化明显的肿瘤（如胶质瘤）其水肿及占位效应均较显著，可与AVM鉴别。AVM增强扫描的时间－密度曲线与血管相似亦是与肿瘤鉴别的重要依据。

十五、颅内海绵状血管瘤

本病占脑血管疾病的7%，近年来的研究显示其属不完全染色体显性遗传性疾病。目前多认为其发生源于脑内毛细血管水平的血管畸形，可位于脑内或脑外，为非真性肿瘤。

（一）概述

病灶由微动脉延伸出来的、血流缓慢的、大小不等的丛状薄壁的血管窦样结构组成，其间有神经纤维分隔，窦间没有正常脑组织。由于其血管壁薄而缺乏弹性，且易于发生玻璃样变、纤维化，因而易出血，并可有胶质增生、坏死囊变、钙化，病灶可全部钙化形成“脑石”。病灶周围可见含铁血黄素沉着或有机化的血块。病灶无明显的供血动脉及引流静脉。

（二）临床症状

好发于40～60岁，常以颅内出血为首发症状。典型表现为癫痫发作、突发性头痛和进行性神经功能障碍等。

（三）CT表现

80%位于幕上，好发于额、颞叶，也可发生于蛛网膜下、硬膜下，脑外者多位于鞍旁海绵窦区。多表现为界限清楚的圆形或卵圆形的等至稍高密度影（图7－7）。其内可见“颗粒征”颇有特征，即在略高密度背景内含有数量不一的颗粒状高密度影和低密度影，前者为钙化，后者为血栓形成。除急性出血或较大病灶，灶周一般无水肿及占位征象。可能因为供血动脉太细或已有栓塞，也可能因病灶内血管床太大，血流缓慢使对比剂稀释，致使增强扫描不强化或仅见周边强化。其强化程度取决于病灶内血栓形成和钙化的程度，血栓形成轻、钙化不明显者强化明显。国外报道脑外者可有骨侵蚀。

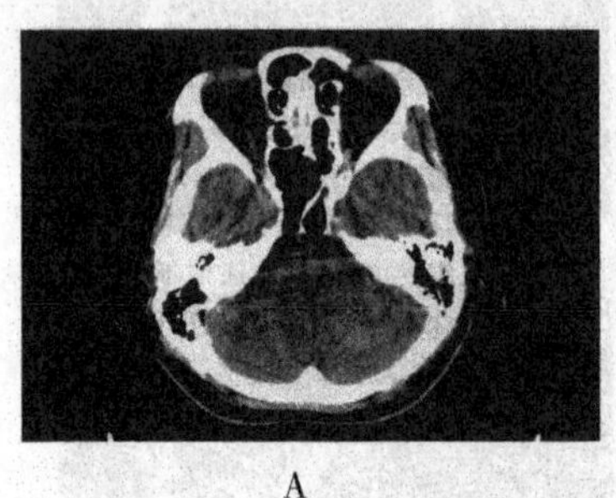

A

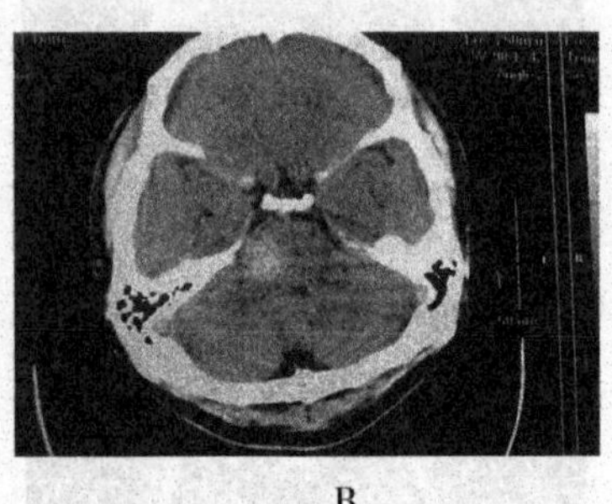

B

图7－7　颅内海绵状血管瘤

A、B非同一患者，A示病灶位于右侧额叶，B示病灶位于脑干；病灶均呈近圆形稍高密度灶，周围无水肿

（四）鉴别诊断

（1）主要应与脑膜瘤鉴别：后者平扫密度多均匀一致，增强扫描明显强化，常有明显占位征象，并可出现水肿征象及颅骨增生和吸收有助鉴别。

（2）少数血管瘤呈环状并伴壁结节，偶有出血，病灶内显示血－液平面伴周围水肿，不易与胶质瘤等相鉴别。

十六、脑静脉性血管畸形

本病又称脑静脉性血管瘤、脑发育性静脉异常，是一种组织学上由许多扩张的髓静脉和一条或多条引流静脉组成的血管畸形。国外有学者认为是一种正常引流静脉的非病理性变异。

（一）概述

其病因不明，多认为是胚胎发育时宫内意外因素导致静脉阻塞，由侧支代偿所致。其形成时间在脑动脉形成之后，故仅含静脉成分。畸形血管由许多扩张的放射状排列的髓静脉汇入一条或多条引流静脉组成，向皮质表面和静脉窦或向室管膜下引流，可分为皮层表浅型、皮层下型和脑室旁型。

（二）临床表现

好发于35～40岁，男女发病率相近。一般无症状，少数可产生癫痫、头痛，出血者可有感觉和运动障碍、共济失调等。

（三）CT表现

它可发生在脑静脉系统的任何部位，但以额叶侧脑室前角附近的髓质区和小脑深部髓质区最常见，其次为顶叶、颞叶和脑干。

CT平扫阳性率不到50%。最常见的表现为圆形高密度影（34%），系扩张的髓静脉网，无水肿和占位效应，可见高密度的含铁血黄素沉着或钙化。

增强扫描阳性率为87%，可见3种表现：①白质中圆形强化影（32.5%），系髓静脉网或引流静脉。②穿越脑的线形增强影（32.5%），为引流静脉。③两者同时出现（18.6%）。

特征性表现是三维CT血管造影（CTA）静脉期脑静脉成像（CTV）出现“海蛇头”样的深部髓静脉汇集到单根粗大的引流静脉，然后汇入到表浅的表层静脉或硬膜窦等征象。但发生于脑室壁上者“海蛇头”征象不明显。

十七、Galen静脉瘤

本病又称大脑大静脉扩张、大脑大静脉瘘、大脑大静脉畸形等。

（一）概述

本病是由于动静脉短路，流入Galen静脉（即大脑大静脉）内的血流增多引起局部管腔扩张。这些短路血管多来源于颈内动脉系统或基底动脉系统，多异常扩大迂曲。静脉窦闭塞引起大脑大静脉回流受阻也是其重要的致病原因。压迫中脑导水管可致脑积水。

（二）临床表现

在新生儿、幼儿中常因动脉血直接进入静脉造成心功能不全。脑积水后可出现头痛、痉挛性抽搐、颅内压增高等症状。

（三）CT表现

平扫可见第三脑室后部中线处的大脑大静脉池区等密度或高密度的圆形肿块，病灶边缘多光滑，与窦汇之间有扩张的直窦相连为特异性表现。可伴有病灶边缘钙化、局部脑萎缩、血肿或脑积水。增强扫描病灶呈均匀性强化，偶可显示强化的供血动脉和引流静脉。

十八、颈动脉海绵窦瘘

本病是指颈动脉及其分支与海绵窦之间异常沟通所致的一组临床综合征。海绵窦为中颅凹两层硬脑膜构成的硬脑膜窦，眼上静脉、眼下静脉、蝶顶窦静脉、外侧裂静脉和基底静脉汇入其中，颈动脉穿行其间。这是体内唯一动脉通过静脉的结构。当任何原因造成颈内动脉壁破裂后，动脉血直接流入海绵窦，就形成海绵窦区动静脉瘘。

（一）概述

病因分为两大类。①外伤性：多见，大多由颅底骨折所致。②自发性：病因较多，主要见于颈内动脉虹吸部动脉瘤破裂、硬膜型动静脉畸形及遗传性胶原纤维缺乏病等。此外，动脉硬化、炎症、妊娠等也可造成自发性。根据解剖部位分为颈动脉海绵窦瘘和硬脑膜动脉海绵窦瘘，前者多为外伤性，后者多为自发性。

（二）临床表现

头痛、癫痫、耳鸣、视力障碍、搏动性突眼、眼球运动障碍、颅内杂音，甚至因颅内出血而出现相应症状。

（三）CT 表现

（1）患侧海绵窦扩大，密度增高。

（2）眼上静脉增粗，眼球突出：增强示扩大的海绵窦及迂曲的眼上静脉显著强化。此外，眼外肌肥厚和眶内软组织肿胀、突眼，患侧脑组织水肿、出血、萎缩是引流静脉压力增高及“盗血”引起的继发改变。

十九、颅骨膜血窦

本病又称血囊肿、局限性静脉曲张或骨血管瘤，是指紧贴颅骨外板的扩张静脉，它们穿过颅骨的板障静脉与硬膜窦相交通。

（一）概述

其原因不明，可由先天性、自发性或外伤性所致。有学者认为，外伤是本病的最主要因素。

（二）临床表现

多见于儿童，通常以头皮肿块就诊。头皮中质软的膨隆性肿块，无搏动，局部皮肤可以微红或青紫色。通常位于中线部位，偶尔位于侧旁，以额部为主，偶有头痛、恶心、乏力等。肿块随颅内压力的变化而改变其大小，即平卧或头低时肿块增大为其特征性症状。

（三）CT 表现

大多位于颅外中线部位或附近，上矢状窦近端，以额、顶部多见。表现为颅外头皮下均匀的软组织密度肿块，边缘清晰，无钙化，随体位大小可变化。颅外板可有轻度压迹，颅骨内有孔状骨质缺损。增强扫描静脉窦内对比剂可通过颅骨的缺损弥散至囊腔内，呈均匀或不均匀显著强化。

二十、颅内血管延长症

本病是指颈内动脉及椎基底动脉有规律的直径增大和普遍而有规律的延长为特征的血管异常。颈内动脉及椎基动脉的延长属于一种少见的先天性血管壁异常。

（一）概述

延长的血管均伴有不同程度的动脉粥样硬化、弹性内膜的破坏及其肌壁的纤维化，最终导致血栓形成或栓塞。

（二）临床表现

其发病特点主要取决于受累血管的范围、病变大小及所压迫的邻近组织情况。基本分为3类。①脑血管意外。②颅神经受压症状：如Ⅲ、Ⅴ~Ⅷ颅神经受压。③占位效应对脑组织功能的影响：如痴呆、共济失调、震颤麻痹等，也有阻塞性脑积水的可能。

（三）CT 表现

本病所涉及的血管有基底动脉、颈内动脉幕上段、大脑中动脉、大脑后动脉。CTA 可发现异常扭曲扩张的颈内或基底动脉段，管壁可钙化。其中，基底动脉病变的诊断标准为上段基底动脉的直径增大达 4.5mm 和基底动脉上段超过床突平面 6mm 以上，且延长的血管可伴有迂曲移位和血管襻形成。

二十一、烟雾病

本病又称 Moyamoya 病、脑底动脉环闭塞、脑底异常血管网症等，是一种脑动脉进行性狭窄、闭塞性疾病。

（一）概述

其病因不明，凡能引起颈内动脉末端、大脑前动脉和大脑中动脉近端慢性进行性闭塞的先天因素（发育不良）或后天因素（外伤、感染、动脉硬化）均可导致本病。近来遗传因素受到重视。

（二）临床表现

以 10 岁以前儿童多见，亦可见于成人。主要有缺血性和出血性两大类表现。脑血管造影是确诊的主要手段。

（三）血管造影

特点为：①大脑前、中动脉起始处狭窄或闭塞。②脑底异常血管网形成。③侧支循环广泛建立。④两侧颞、额、顶叶、基底节区梗死或出血。本病即因造影时异常血管网和侧支循环的显影似烟雾状而得名。

（四）CT 表现

无特异性。①脑梗死、软化灶：常见于颞、额、顶叶，很少见于基底节，小脑、脑干不发生。②脑萎缩：多为双侧性，额叶为甚，脑室扩大以侧脑室和第三脑室显著。③出血灶：可为脑内或蛛网膜下腔。④颅底、基底节区有点状、迂曲、不规则的网状影，并可见强化。

（燕宏军）

第二节　颅脑外伤

一、头皮损伤

颅盖软组织在额、顶、枕部分为皮肤、皮下组织、帽状腱膜、帽状腱膜下层和颅骨骨膜 5 层。前 3 层紧密连接 CT 不能识别。帽状腱膜下层由疏松结缔组织构成，内含少量血管，CT 呈低密度带。而在颞部则由皮肤、皮下组织、颞浅筋膜、颞深筋膜、颞肌和颅骨骨膜 6 层构成。

头皮损伤包括：①头皮血肿或称颅外血肿，包括位于头皮与帽状腱膜间的皮下血肿、帽状腱膜下血肿（图 7－8）和骨膜下血肿。②头皮撕裂伤、擦伤和挫伤等。

头皮血肿多由于头皮血管破裂引起，也可因板障静脉或硬脑膜血管破裂，血液沿骨折缝聚集于骨膜下，后者多伴硬膜外血肿。

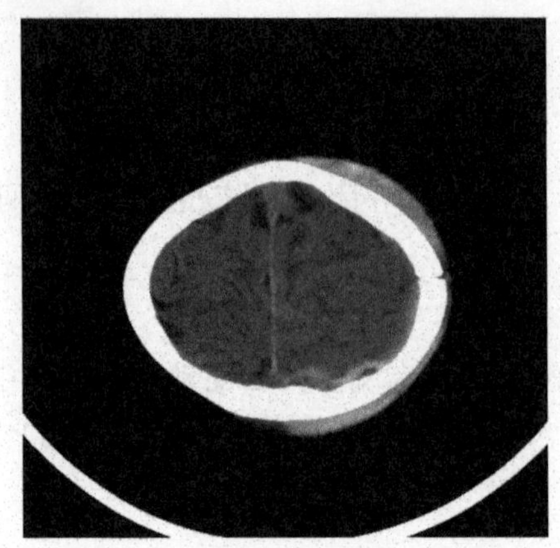

图 7-8 帽状腱膜下血肿

出血位于左侧额顶枕部帽状腱膜下

二、颅骨骨膜下血肿

骨膜下血肿是颅外血肿的少见类型。

（一）概述

多发生于新生儿产伤和婴幼儿头部外伤。血肿位于颅骨外板与对应的骨膜之间的潜在腔隙，好发于顶骨，其次为枕骨。

（二）临床表现

产伤所致者几乎均因头皮下出现软组织包块，未消散且逐渐变硬而就诊。

（三）CT 表现

特征性表现是新鲜血肿范围达到受累骨的整个表面，中止于颅缝或不跨越颅缝，边缘清楚锐利。而头皮下及帽状腱膜下血肿不受颅缝限制有助于鉴别。2～3 周后血肿包膜出现弧形、壳状钙化，从边缘开始逐渐形成一个完整的包壳，这一过程需要 3～6 个月。与此同时血肿逐渐吸收机化，血肿完全机化约需 1 年，此时血肿包膜钙化或骨化形似颅骨外板，血肿机化钙化形似板障。再经过长期的塑形与颅骨融合，致局部颅骨增厚、外突隆起，并可成为永久性后遗表现。

此外，少数在血肿部位出现或大或小的囊状骨缺损，可持续数年或更久。与颅骨表皮样囊肿、嗜酸性肉芽肿、韩雪柯氏病相类似，应注意鉴别。

三、颅骨骨折

（一）按骨折形态分类

（1）线状骨折。

（2）凹陷骨折：婴幼儿颅骨质软，骨折部位凹陷，但不出现骨折线，称为乒乓球样凹陷骨折。

（3）粉碎性骨折：大多数凹陷骨折被分离为多个骨碎块，则被称为粉碎性骨折。

（4）穿通骨折：多为锐器直接损伤，少数为火器伤。局部头皮全层裂伤，可有各种类型骨折，还可见颅内血肿、异物及脑损伤。

（5）颅缝分离：两侧不对称或颅缝宽 >2mm。

（二）按骨折部位分类

（1）颅盖骨骨折。

（2）颅底骨折。

（三）诊断骨折应注意的问题

（1）颅骨血管沟：仅有内板压迹，边缘为硬化边。

（2）板障静脉：常不规则，可见于对侧，并终端于静脉湖。

（3）颅骨缝：特有的部位及走行，是区别骨折线的标志。

（4）是否有颅内积气：积气可见于蛛网膜下腔、脑室系统、硬膜下腔以及硬膜外血肿内，甚至脑实质内。

四、硬脑膜外血肿

硬脑膜紧贴颅骨内板，当颅骨骨折或脑膜血管破裂、出血使其与颅内板分离时则形成硬膜外血肿。

（一）概述

多发生于头颅直接损伤的部位。约 95% 伴颅骨骨折，70% ~80% 病例因骨折所致脑膜中动脉及其分支断裂，少数因骨折伤及板障静脉、静脉窦和蛛网膜粒。血肿可单发或多发，呈凸透镜形，多不伴有脑实质损伤。

（二）临床表现

伤后有短时原发昏迷，清醒后头痛、呕吐逐渐加重并再度昏迷。清醒时间的长短，由出血量多少和出血速度决定。重者如不及时处理，可形成脑疝。

（三）CT 表现

因硬膜与颅骨紧密相连，故血肿局限呈梭形高密度，CT 值为 50 ~70Hu。血肿的脑侧缘光滑（图 7 -9），好发于骨折处。由于硬膜在颅缝处与骨结合紧密，故血肿不超越颅缝。但骨折如跨越颅缝，则血肿亦可跨越颅缝，也可从幕上右侧颅骨内板下有梭形高密度区，边缘清晰锐利延及幕下或跨越中线。血肿有占位效应，但较硬膜下血肿轻，多不伴脑实质损伤，但压迫邻近血管时可发生脑水肿或脑梗死。少数受伤时无症状，以后才发生慢性硬膜外血肿。慢性硬膜外血肿其壁机化增厚并可钙化。

五、硬脑膜下血肿

硬脑膜下血肿位于硬膜和蛛网膜之间，多因减速性挫伤（对冲伤）所致，无颅骨骨折或骨折仅位于暴力部位。

（一）概述

其血源多为脑对冲伤处的静脉、小动脉或由大脑向上矢状窦汇入的桥静脉撕裂所致。呈新月形包绕在大脑表面，在伤后不同时间形态变化各异，约 50% 合并脑挫裂伤。临床、病理和影像均分为急性、亚急性和慢性 3 期。

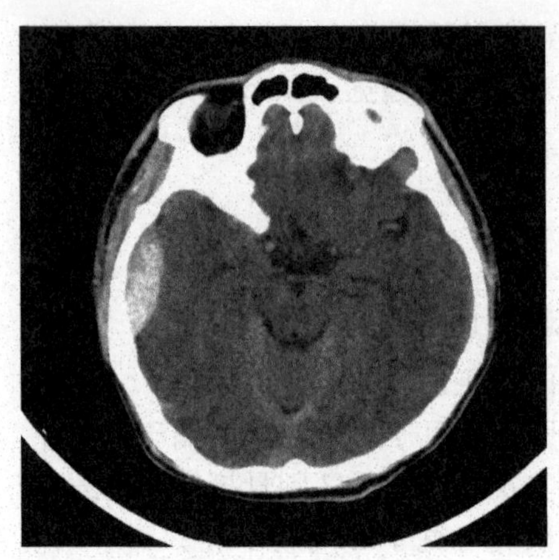

图 7－9　硬膜外血肿

CT 上等密度硬膜下血肿占硬膜下血肿的 16%。据有关文献报道，多发生在初次损伤后 30～90d，亦有报道可达 120d，甚至 150d。等密度硬膜下血肿的原因为：①血肿由高密度向低密度发展过程中血肿密度与脑组织密度相近时。②偶有低蛋白血症（如贫血）患者的急性期血肿呈等密度。③再出血或慢性出血进入到慢性硬脑膜下血肿，而形成等密度慢性硬膜下血肿。

（二）临床表现

急性者病情多较重，且发展迅速，出现中间清醒期或意识好转期者较少，颅内压增高、脑受压和脑疝症状出现早。慢性硬膜下血肿患者年龄常较大，只有轻微外伤史，在伤后数周或数月出现颅内压增高症状，呈慢性过程。

（三）CT 表现

1. 三期表现

（1）急性期：伤后 3d 内。一般呈均匀高密度的新月形（图 7－10A），血肿可跨颅缝，但不超过中线。占位效应显著，常伴脑挫裂伤，可形成脑疝。有 3 种非典型表现。①血肿密度不均：可能与急性出血还未凝固、凝血早期血清外溢或蛛网膜破裂脑脊液进入硬膜下有关。②血肿呈梭形表现：可能与出血没有及时散开有关。③血肿同侧侧脑室扩大：可能与同侧室间孔被迅速挤压梗阻所致。

此外，多不伴骨折，但骨折后硬膜撕裂也可形成急性硬膜下血肿。

（2）亚急性期：伤后 4d～3 周内。血肿可逐渐变为等密度，而表现为皮质区均匀受压，脑沟消失，灰白质交界处被均匀向内推移。但双侧均有血肿，中线推移可不显著。亚急性血肿的较早期出现细胞沉淀效应可出现密度上低下高的液体界面。

（3）慢性期：伤 3 周后。此时血肿包膜形成，凝血块液化，逐渐变成液性低密度（图 7－10B），血肿壁机化增厚或钙化。血肿内肉芽组织增生、机化形成包膜，故可见慢性硬膜下血肿有分隔表现。

2. 等密度硬膜下血肿　平扫表现为中线结构及脑室受压移位、变形，脑沟、裂池变窄消失、灰白质界面内移等，均属间接征象（图 7－10C）。增强扫描可显示血肿的位置、大小、形态而确诊。

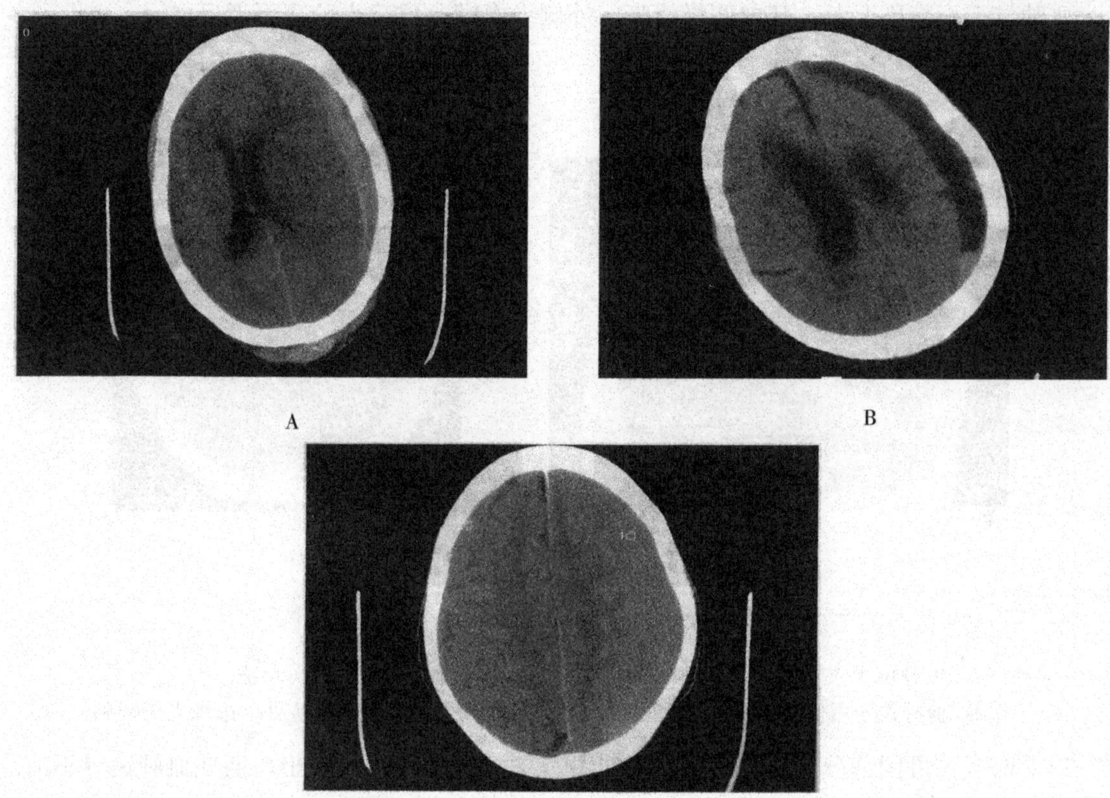

图7-10 硬脑膜下血肿

A. 急性期硬膜下血肿，病灶位于左侧额顶骨内板下；B. 慢性期硬膜下血肿，病灶位于左侧额顶枕骨内板下，有密度上低下高的液体界面；C. 慢性等密度硬膜下血肿，病灶位于右侧额顶骨内板下

六、特殊部位的硬脑膜下血肿

特殊部位的硬脑膜下血肿主要指大脑镰、小脑幕硬膜下血肿。

（一）概述

其受力方式可以是加速运动或减速运动的直接作用力，也可以是引起大脑镰、小脑幕严重移位的内在推力。目前，普遍认为是该处的桥静脉与静脉窦连接部撕裂，血液进入硬膜下腔所致。

（二）CT表现

1. 大脑镰硬膜下血肿 正常大脑镰宽为<3mm，硬膜下血肿表现为大脑纵裂呈带状增宽，密度增高，宽为3~12mm，CT值达68~85Hu，可有占位效应。硬膜侧有坚硬的硬膜阻挡，故其内缘平直而光整；外缘因蛛网膜的张力低和脑沟、脑回的阻力不均衡呈局限的弧形或波浪状。但与脑沟不通为其特点，并可依此与蛛网膜下腔出血相鉴别（图7-11A）。

2. 小脑幕硬膜下血肿 呈扇形、片状、新月形等形状的高密度，内缘止于小脑幕切迹处。边缘光滑锐利，占位效应不著（图7-11B）。由于小脑幕凹面向下，横断扫描像一般显示：血肿位于小脑幕上者，其内侧缘清晰，外侧缘模糊；位于小脑幕下者反之。

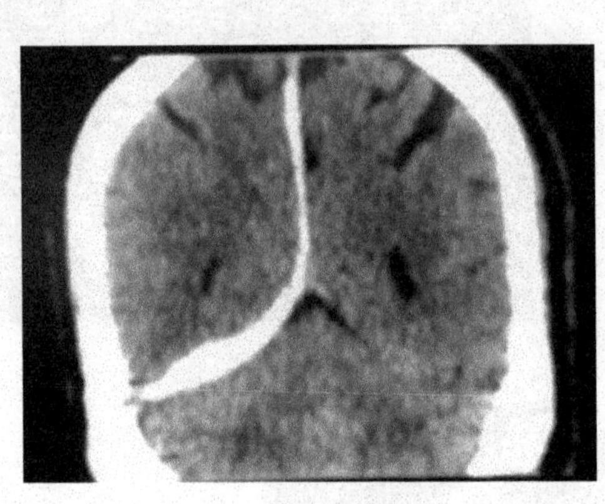

A

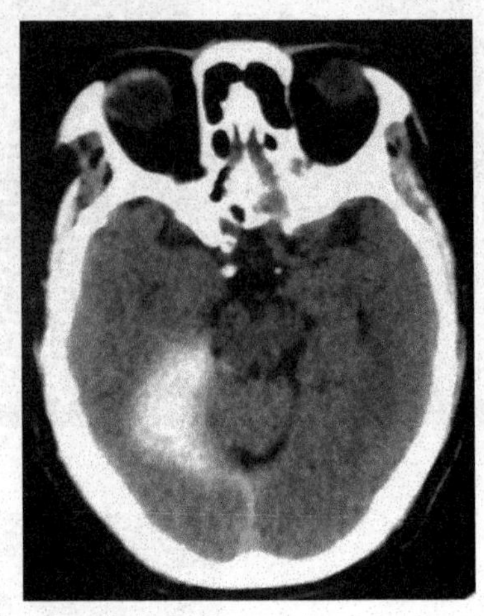

B

图 7－11　特殊部位硬膜下血肿

A. 血肿位于大脑镰旁，大脑纵裂呈带状增宽，边缘清晰、平直而光整；

B. 血肿位于右侧小脑幕处，呈扇形高密度，内缘止于小脑幕切迹处，边缘光滑锐利

以上两者均可因部分容积效应或同时合并该区域的蛛网膜下腔出血而使血肿边界不清。

（三）鉴别诊断

大脑镰旁和小脑幕处的硬膜下血肿主要应与蛛网膜下腔出血相鉴别。①前者边界光整清楚；后者则模糊不规则，因向脑沟延伸而多呈羽毛状，常波及相邻脑池和脑室。②前者大脑镰部占位效应常见；后者较少见。③前者血肿不能触及胼胝体膝部；后者可紧贴。④前者急性期密度多为 55～75Hu，多在 2 周后吸收或变为低密度；后者 CT 值多在 55Hu 以下，且多在 1 周内（甚至 24h）消失。⑤采用薄层扫描，特别冠状和矢状面重建可较清楚显示血肿的形态和解剖位置。此外，脑膜钙化 CT 值明显高于血肿可资鉴别。

七、硬脑膜下积液

本病又称硬膜下水瘤，是指硬膜下只含有脑脊液成分。

（一）概述

它是由于外伤后蛛网膜破裂，脑脊液流入硬膜下所造成的，并多认为其形成机制是蛛网膜破口的活瓣效应的结果。常在外伤后几周内产生，少数因伴有慢性渗血而转化为慢性硬膜下血肿。

（二）临床表现

多见于老年人及儿童。急性者（伤后 72h 内）与急性颅内血肿症状相似，主要表现为头痛、恶心、呕吐等颅内压增高症状，亦可有局部脑受压症状。慢性者（3 周后）可见嗜睡、朦胧、定向力差、精神障碍。

（三）CT表现

多位于额、颞部，老年人双侧多见。呈颅骨内板下新月形水样密度区，因受压脑沟变浅、脑回变平（图7－12）。少数经复查液体密度增高，而转化为等密度或稍低密度慢性硬膜下血肿。

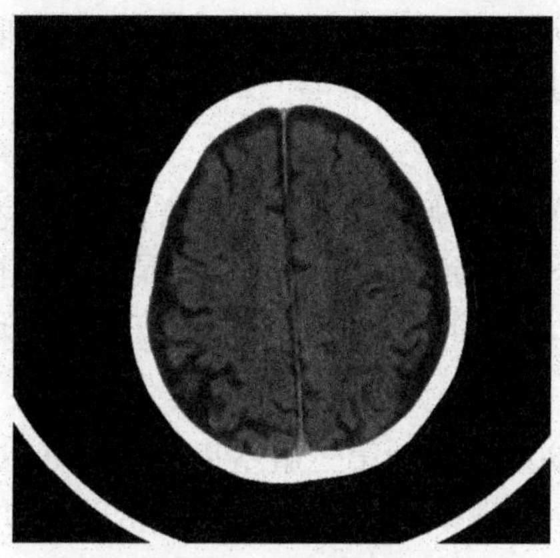

图7－12 硬膜下积液

侧额颞骨内板下新月形水样密度区，脑沟变浅、脑回变平

（四）鉴别诊断

1. 慢性硬膜下血肿 有人认为硬膜下血肿吸收后也可称为硬膜下积液。但慢性血肿CT值偏高，包膜有强化，常呈梭形，可予鉴别。

2. 脑萎缩 脑沟裂增深、增宽，甚至脑室扩大等有别于硬膜下积液的脑沟、回变浅平。

八、外伤性蛛网膜下腔出血

（一）概述

出血来源于外伤后软脑膜和皮层血管的断裂、脑挫裂伤的渗血及脑内血肿破入。单独蛛网膜下腔出血少见，多伴脑挫裂伤。

（二）临床表现

因脑膜刺激引起剧烈头痛、恶心、呕吐，查体可发现颈强直、Kernig征阳性。

（三）CT表现

高密度血液充填于脑表面脑沟中或脑裂、脑池中。吸收消散快，长者1周，短者1～2d，最快可达10h左右。可伴脑挫裂伤的水肿、出血等表现。

此外，少数（包括自发性）出血点因远离宽大的脑池、脑裂，而且出血较快，局限于局部颅骨内板下，与硬膜下血肿相似，但其内缘不锐利、密度较低且不均匀，且短期内能快速吸收。

九、外伤性脑室内出血

本病是一种较少见的重型脑损伤，预后差，死亡率高。

（一）概述

本病可分为两类。①原发性：为外伤致脑室内血管破裂出血。②继发性：为脑内血肿破入脑室。其发生机理有以下几种学说：①脑外伤瞬间，外力（尤其矢状方向外力）使脑室扩大变形，撕裂室管膜下血管引起脑室出血。②弥漫性轴索损伤，由于剪切力的作用脑室壁破裂，引起室管膜下血管损伤出血。③室管膜下潜在的畸形血管破裂出血。④凝血功能障碍，外伤作为诱因。⑤脑内血肿破入脑室。

（二）临床表现

多伴有其他类型的脑损伤，故缺乏特征性。可有以下表现：①意识障碍。②脑膜刺激征：脑室内出血流入蛛网膜下腔所致。③体温升高：是血性脑脊液的吸收热，并与出血刺激丘脑下部体温调节中枢有关。伴有其他部位的损伤时有相应表现和体征。

（三）CT 表现

少量出血时多沉积在侧脑室后角、第三脑室后部或第四脑室顶部，大量出血常呈脑室"铸型"样表现。早期可有分层现象，以后呈等或低密度。可并发不同程度的阻塞性脑积水，多合并其他类型脑损伤。

十、脑挫裂伤

脑组织外伤后发生水肿、静脉瘀血、渗血及毛细血管的散在点状出血，病理上称为脑挫伤；而当软脑膜和脑组织及其血管断裂时称为脑裂伤。因而两者多合并存在，且临床和影像检查难以区分，故统称为脑挫裂伤。

（一）概述

直接打击的外力可造成受力处的脑挫裂伤，此种较少。多由于运动中的撞击造成的对冲伤引起。病理改变有局部脑水肿，静脉瘀血、渗血及毛细血管的散在点状出血，严重者出血较多，形成脑内血肿，还可有坏死液化等改变。

（二）临床表现

都有意识丧失，出现一过性昏迷，重者持续昏迷。患者有头痛、呕吐等颅内压升高或脑膜刺激征。损伤部位不同可出现偏瘫、偏盲、肢体张力和腱反射的异常。

（三）CT 表现

1. 常见表现　①局部脑组织呈低密度水肿，界限不清，多位于皮层区。水肿区内有一处或多处点片状出血灶称为灶状出血。②一处或多处脑内血肿（出血灶 >2cm 称为血肿），形态边缘不规整（图 7－13）。血肿周围有不同程度水肿和占位效应。③灶状出血及小血肿可在数小时内扩大融合，并可引起脑疝如镰下疝、天幕疝等。

2. 外伤性迟发性脑内血肿　伤后首诊 CT 扫描未发现血肿，相隔数小时、数天复查或手术发现有新的血肿者称为外伤性迟发性脑内血肿。属于原发性脑损伤，可发生于伤后 1.5h 至数天，90% 以上出现在伤后 24～48h，也有报道多见于 3d 至 1 周内。此外，颅脑损伤的迟发性表现还有脑挫裂伤、硬膜外血肿、硬膜下血肿、蛛网膜下腔出血、脑水肿等。

3. 其他伴发的外伤性颅内病变　硬膜外或硬膜下血肿、蛛网膜下腔出血、弥漫性脑水肿、硬膜下积液、DAI 等。

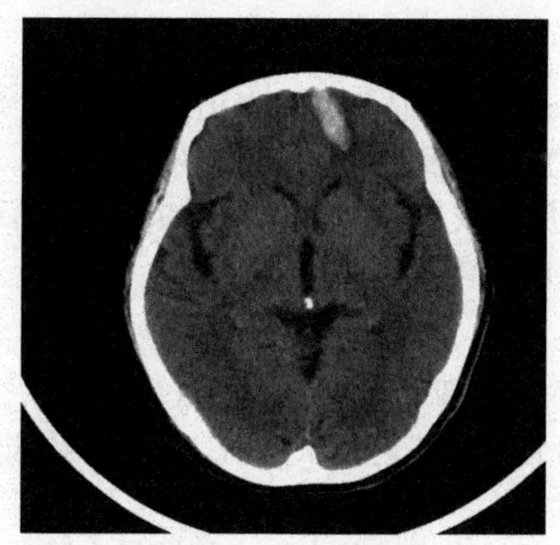

图7-13　脑挫裂伤
左侧额部片状出血灶

十一、脑干损伤

脑干损伤较少，多合并大脑半球的弥漫性损伤。

（一）概述

本病可分为原发性和继发性。原发性病理改变有脑干震荡、挫裂伤、出血、软化和水肿。有人把其分为4类：①弥漫性轴索损伤（DAI）。②原发性多发斑点状出血。③桥脑、延髓撕裂。④直接表浅撕裂或挫伤。其中以DAI最常见，且多为非出血性。继发性脑干损伤是由颅内血肿、脑水肿所致的天幕裂孔疝压迫脑干并使脑干血管受牵拉，进而导致脑干缺血和出血。

（二）临床表现

病情严重，常见表现有意识障碍、去大脑强直、肌张力增高和眼球位置异常。患者常见双侧瞳孔缩小。

（三）CT表现

因受后颅窝伪影干扰和分辨率限制对非出血性脑干损伤诊断困难。①原发性：常表现为局部脑池消失，亦可显示小灶状出血。②继发性：可见出血、梗死，并可见幕上血肿、弥漫性脑肿胀、弥漫性脑水肿、天幕裂孔疝和脑干受压移位等表现。

十二、弥漫性脑损伤

弥漫性脑损伤包括弥漫性脑水肿、弥漫性脑肿胀和弥漫性轴索损伤（DAI）。弥漫性轴索损伤有文献也称为弥漫性脑白质损伤。

（一）概述

DAI是因外伤造成的剪切力（旋转暴力）作用于脑灰白质交界处、大脑深部结构和脑干区，导致神经轴索的广泛挫伤、断裂及脑组织小灶出血、水肿。

脑水肿和脑肿胀的病理改变分别为细胞外液和细胞内液增多。两者常同时存在，很难区分和鉴别，因此统称为脑水肿（脑组织液体含量增多引起的脑容积增大和重量增加）。

（二）临床表现

脑水肿和脑肿胀轻者无明显症状和体征，重者出现头痛、头晕、呕吐等颅内高压症；可出现半身轻瘫和锥体束征；严重者可发生脑疝，以至死亡。

DAI 因广泛轴索损伤使皮层及皮层下中枢失去联系而致伤后即刻意识丧失，多持久昏迷，甚至处于植物人状态，死亡率高。

（三）影像学表现

1. 弥漫性脑水肿和（或）脑肿胀　CT 表现为低密度，密度低于邻近脑白质，CT 值多 <20Hu。两侧弥漫性病变可致脑室普遍受压变小，重者可致脑室、脑沟和脑池消失。

2. DAI 的诊断标准

（1）受伤机制：受伤时头部处于运动状态，由旋转暴力所致。

（2）临床表现：伤后有原发性昏迷伴躁动不安，无明确神经定位体征，亦无窒息及低血压等脑缺氧情况。

（3）CT 表现：脑组织弥漫性肿胀（灰白质密度普遍降低，但其密度减低不及脑水肿），灰白质分界不清，其交界处有散在斑点状出血灶（<2cm），伴有蛛网膜下腔出血。脑室、脑池受压变小，无局部占位征象。

（4）MR 表现：脑肿胀、脑室脑池因受压而减小或闭塞，脑白质及胼胝体、脑干、小脑可见点状、片状或散在小出血灶（<2cm），中线结构无明显移位。

（5）合并症：可合并其他颅脑损伤，如蛛网膜下腔出血、脑室出血、硬膜下及硬膜外血肿及颅骨骨折等。

DAT 的分期：目前有学者将 DAI 分为 3 期。

Ⅰ期：较轻，损伤仅见脑叶白质，常见于额、颞叶。

Ⅱ期：损伤较重，胼胝体出现病灶。

Ⅲ期：严重损伤，脑干出现病灶。

总之，因 DAI 有 80% 为非出血性病灶，仅 20% 有小的中心出血，故 CT 难以发现。其 CT 检出率不到 30%，而 MR 可高达 90%。

十三、外伤性脑疝

（一）天幕疝

分为 3 型。①颞叶型：常为单侧，占位效应显著，颞叶组织（钩回、海马回）疝入幕下。②中央型：常为双侧颅内压升高，脑干向下移位而不向一侧移位，双侧外侧裂池、环池变窄或消失。③小脑型：幕下压力升高，脑干和（或）小脑上移，环池及枕大池狭窄或消失，第三脑室后部上抬。

颞叶天幕疝的诊断标准。①颅内压增高征象：中线结构明显移位，患侧环池增宽，除环池外的基底池（如四叠体池、鞍上池）及侧裂池浅小甚至闭塞。②颞叶伸至幕下≥3.0mm，但必须存在上述同侧颅内压增高征象，<3.0mm 为可疑。同时可见脑干受压变形、病侧环池增宽。③如无颅内压增高征象存在，颞叶轻度下移，应视为正常变异。

此外，斜坡垂直线的扫描法有助于显示疝入幕下的与颞叶相连的脑组织，并进而结合脑干、脑池的形态与正常小脑组织相鉴别。

(二) 镰下疝

表现为扣带回和大脑前动脉移向对侧，较硬的大脑镰一般移位不显著。侧脑室前角受压变窄（图7－14）。

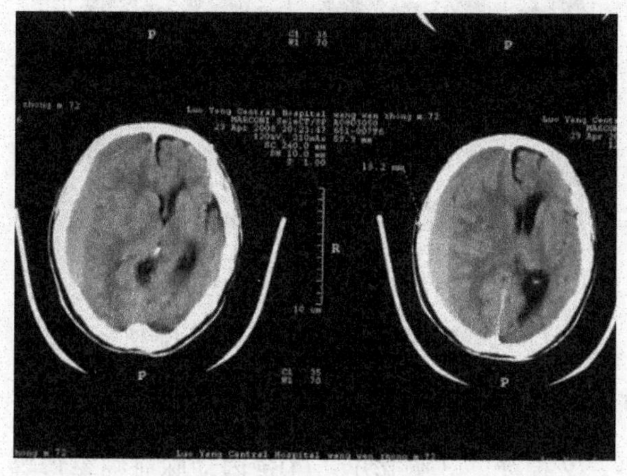

图7－14 镰下疝

右侧颞额顶部硬膜下血肿及局部脑沟内有血液充填，右侧额叶脑组织经大脑镰下跨越中线移向左侧

此外，还可见脑组织通过缺损颅骨外疝、小脑扁桃体疝（枕骨大孔疝）。

十四、外伤性脑梗死

外伤性脑梗死常发生在外伤后1周内。

(一) 概述

其发病机理大致归纳为以下几方面：①血管壁发生直接机械性损伤造成器质性狭窄或闭塞，致供血中断。②血管壁损伤引起局部脑血管痉挛，血液微循环发生障碍，致脑组织供血不全。③血管内皮损伤激活内源性、外源性凝血系统，促使血栓形成。④外伤后血管痉挛与血液流变学发生变化，脑血管反应性降低，脑血流量减少，引起血中自由基反应增强，造成细胞内环境紊乱，从而加重脑缺氧、坏死、溶解，导致脑梗死。⑤脑挫裂伤、蛛网膜下腔出血以及脑血肿、水肿等可使脑血管扭曲、痉挛收缩，加重原有的缺血、缺氧，导致脑梗死。此外，外伤后无明显症状的情况下，可发生腔隙性脑梗死，可能也与外伤后神经调节功能紊乱所致的脑血管痉挛有关。

(二) CT分型

国内有学者将其分为5型。①腔隙性：多见于幼儿和儿童，呈卵圆形或裂隙状。②单脑叶型（或局灶型）：多位于一侧脑叶或脑叶交界区，呈楔形或不规则形（图7－15）。③多脑叶型（大面积型）：是指2个以上脑叶的梗死。④挫伤出血型（混合型）：表现为沿血管走向分布的低密度，多有规则边界，而脑挫伤低密度比梗死出现早，且密度不均、形态不规则，出血呈高密度，脑肿胀密度轻微减低、界限不清、双侧半球受累为其特点。⑤小脑与脑干型梗死。

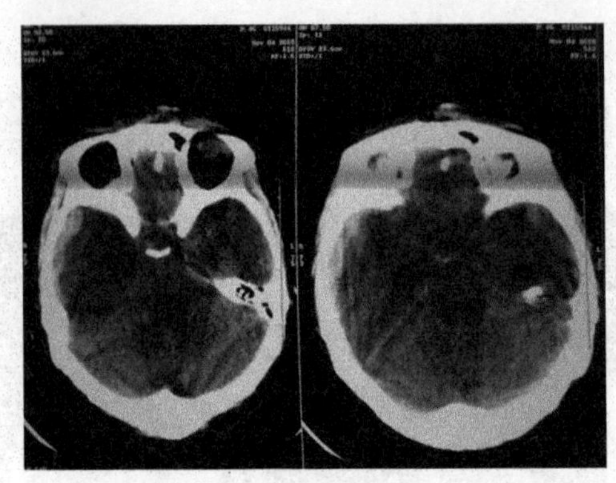

图 7-15 外伤性脑梗死

右侧颞部硬膜外血肿，右侧颞叶脑梗死

十五、脑外伤的并发症和后遗症

1. 并发症 ①感染。②梗死。③脑膨出。④颈内动脉海绵窦瘘等。

2. 后遗症 轻度挫裂伤可完全恢复正常而无后遗症。常见后遗症有：①脑软化。②脑萎缩。③脑穿通畸形（图 7-16）。④脑积水（交通性或阻塞性）。⑤蛛网膜囊肿等。

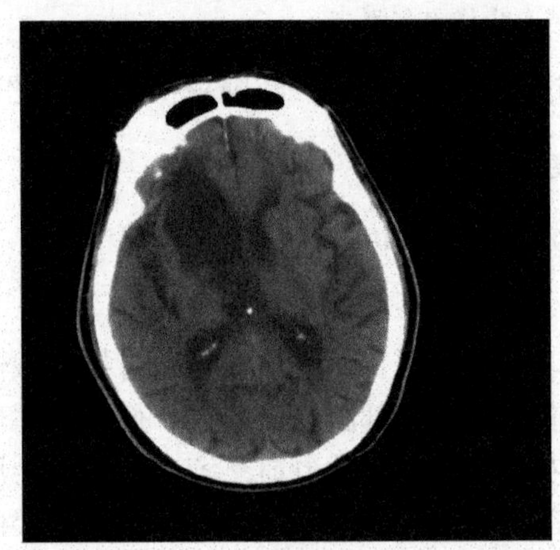

图 7-16 右侧额叶脑穿通畸形

脑挫裂伤 1 年后复查，右侧额叶水样密度灶，有张力，并与右侧脑室额角相通连

十六、放射性脑病

本病是一种由各种原因放疗所致的脑组织放射性反应综合征。

（一）概述

放射性损伤急性期和早期常表现为放射性诱导的脑水肿，晚期则主要以放射性坏死为主要特征。光镜观察有以下特征：①凝固性坏死。②脱髓鞘。③巨噬细胞反应。④血管周围细胞浸润。⑤血管纤维素样坏死、栓塞、玻璃样变或纤维素样变。⑥神经胶质增生。⑦无细胞性纤维化。

（二）临床分期

国外有学者根据放疗后症状出现的时间分为3期。①急性期：多发生于放疗后几天至2周内，为血管源性水肿所致的颅内压增高，激素治疗有效。②早期迟发反应期：多发生于放疗后几周至3个月，大多数较短暂，预后较好。③晚期迟发反应期：多发生于放疗后几个月至10年或10年以上，该期主要病理改变为局限性放射性坏死、弥漫性脑白质损伤、大动脉损伤钙化性血管病及脑萎缩等不可逆性损害，局限性坏死和弥漫性脑白质损伤可分别或同时发生。

（三）临床表现

（1）颅内压增高表现。

（2）癫痫大发作。

（3）局限性神经功能损害表现，如视障碍、同向偏盲、复视、失语、单侧运动和感觉障碍。

（4）其他：头昏、嗜睡、反应迟钝、记忆力减退等，也有诱发脑膜瘤、纤维肉瘤、胶质瘤等脑肿瘤的报道。

（四）CT表现

1. 急性期及早期迟发反应期　广泛性非特异性低密度水肿区，增强无强化，短期随访病灶消失。

2. 局限性放射性坏死　病灶呈低密度，CT值约17Hu。灶周水肿明显，可见坏死、出血。增强扫描病灶多无强化，少数呈环形、片状、地图样不均匀强化。

3. 弥漫性脑白质损伤早期　平扫可见脑室周围及半卵圆中心广泛低密度区。增强后多无强化，少数可见不均匀强化，提示有白质坏死存在。

4. 弥漫性脑白质损伤晚期　可见钙化性微血管病和脑萎缩。前者可见多发钙化（占25%～30%），常见于基底节区，有时可见于皮层。弥漫性脑白质损伤一般在放疗早期出现，可持续几个月甚至几年。

十七、有机磷农药中毒的脑部损害

有机磷农药中毒时主要毒性作用是抑制神经系统的乙酰胆碱酯酶，导致所有胆碱能神经传导部位的神经递质——乙酰胆碱的蓄积，引起中毒效应。

（一）概述

其脑部损害的机制存在多种学说，但可以肯定的是有机磷中毒可损害脑部引起急性中毒性脑病，出现脑肿胀、水肿的病理改变。还有学者认为，有机磷中毒可使脑微血管内皮细胞和基底膜损伤，致通透性升高、毛细血管壁损伤而发生漏出性出血。此外，也可由于呼吸衰竭等原因而使脑组织缺血缺氧发生脑萎缩。

（二）临床表现

毒蕈碱样症状、烟碱样症状和中枢神经系统症状。中枢神经系统症状可表现为神志不清、烦躁、谵妄、抽搐或中枢性呼吸衰竭。

（三）CT表现

（1）中毒3d内多表现为脑肿胀、水肿，可见脑沟裂变浅、脑室狭小、灰白质分解不清。

（2）3d 后可在基底节、皮质区出现较局限低密度灶。

（3）因基底节区血管较丰富，故出血可对称性位于基底节区；出血吸收后形成低密度软化灶。

（4）少数可继发脑萎缩。

（燕宏军）

第三节 脑梗死

脑梗死（cerebral infarction）是指因脑血管阻塞而造成的脑组织缺血性坏死或软化。在急性脑血管疾病中脑梗死占50%以上，发生于40岁以上者为多，最多见于55～65岁。其原因有：①脑血栓形成：继发于脑动脉粥样硬化、动脉瘤、血管畸形、感染或非感染性动脉炎等，以脑动脉粥样硬化引起血栓形成最常见。②脑栓塞：如血栓、气体和脂肪栓塞。③低血压和凝血状态。根据脑梗死的病理改变，可分为三期，即缺血期、梗死期和液化期，CT能很好地反映各期病理变化。

脑梗死临床类型主要包括动脉粥样硬化血栓性脑梗死、栓塞性脑梗死和腔隙性脑梗死，另有30%～40%在临床上不易分清为哪一型。脑梗死可发生在脑内任何部位，但以大脑中动脉供血区为多，梗死的范围与阻塞血管大小、血流量多少及侧支循环建立状况等有关。脑的穿支动脉闭塞后，可引起大脑深部，尤其是基底节、内囊、丘脑、半卵圆中心、皮质下白质等部位较小的梗死，直径为5～15mm，称为腔隙性脑梗死。在脑梗死基础上，原梗死区内又发生脑出血称为出血性脑梗死。

一、缺血性脑梗死

（一）CT 平扫

（1）仅少数患者于发病6～24小时内出现边界不清稍低密度灶，而大部分患者于24小时后才可见边界较清楚的低密度灶，密度可不均匀；其部位及范围与闭塞血管供血区一致，可同时累及皮质与髓质，多呈三角形或楔形。发生在分水岭区域的脑梗死多呈线条形。

（2）发病1～2周，梗死区的密度进一步降低，且逐渐均匀一致，边界更加清楚。

（3）发病2～3周，梗死区密度较前升高，病灶范围可缩小，变得不清楚，较小的病灶可完全变为等密度，称为“模糊效应”。

（4）发病4～8周，梗死灶的密度逐渐下降，与脑脊液密度相近，最后可形成囊腔（图7－17）。

（二）增强扫描

（1）一般梗死后3～7天即可出现强化，2～3周发生率最高，且强化最明显，可持续4～6周。

（2）梗死灶强化形态可多种多样，多数表现为脑回状或斑点状、团块状（图7－18）。

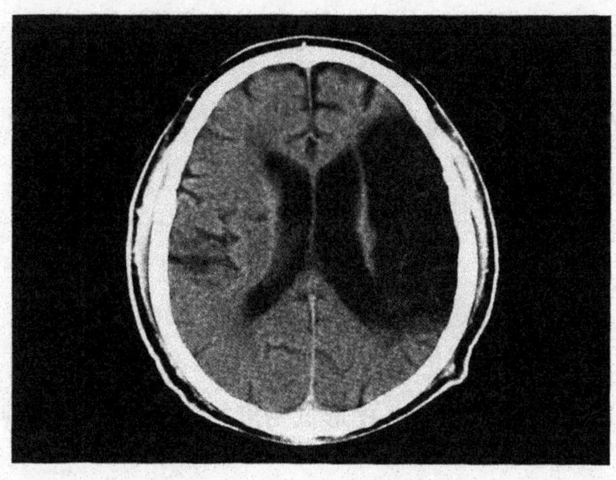

图7－17 陈旧性脑梗死

左额顶叶大片低密度区，边界清晰，密度与脑脊液相似，左侧脑室扩大，中线结构无移位

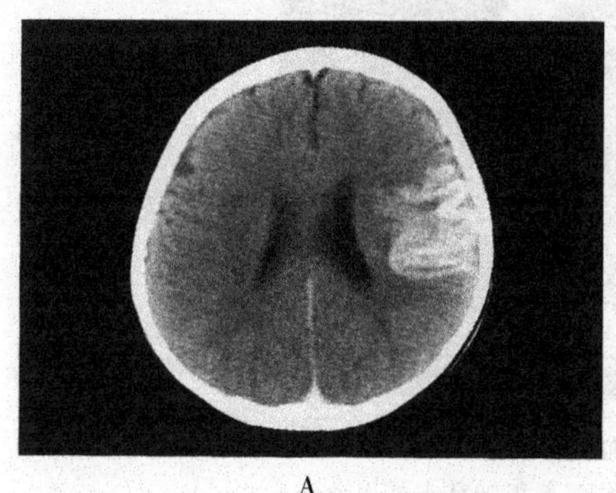

A

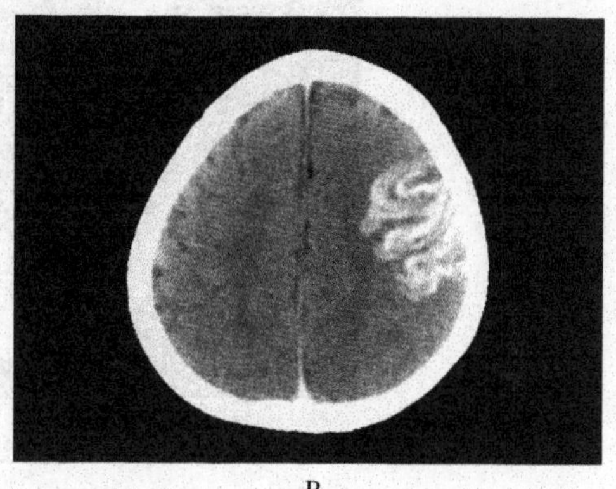

B

图7－18 大脑中动脉梗死

A. B. 增强扫描见左侧大脑中动脉供血区低密度灶内呈明显脑回样强化

（三）占位效应

（1）梗死灶由于并发脑水肿而出现占位效应，其程度依梗死区大小不同可造成局灶性或广泛性脑室系统变形、推移和中线结构移位。

（2）占位效应在发病当天即可出现，病后1～2周最为显著。

（3）发病2周以后占位效应由重转轻，逐渐消失，最后囊腔形成，可出现负占位效应，邻近脑实质萎缩，脑沟、脑池增宽，脑室扩大，中线结构可向患侧移位。

二、腔隙性脑梗死

（一）CT平扫

（1）一般在发病后48～72小时可表现为圆形、卵圆形低密度灶，边界不清。4周左右形成脑脊液样低密度软化灶。

（2）多位于基底节内囊区、丘脑、脑室旁深部白质、脑桥等，罕见累及皮质。

（3）病灶大小一般为 5～15mm，>15mm 为巨大腔隙灶。

（二）增强扫描

在发病后 2～3 周可以出现强化现象。

（三）占位效应

无明显占位效应。

三、出血性脑梗死

（一）CT 平扫

常于发病后 1 周至数周，在三角形或楔形低密度梗死区内出现不规则斑片状高密度出血灶，边界不规则（图 7－19）。

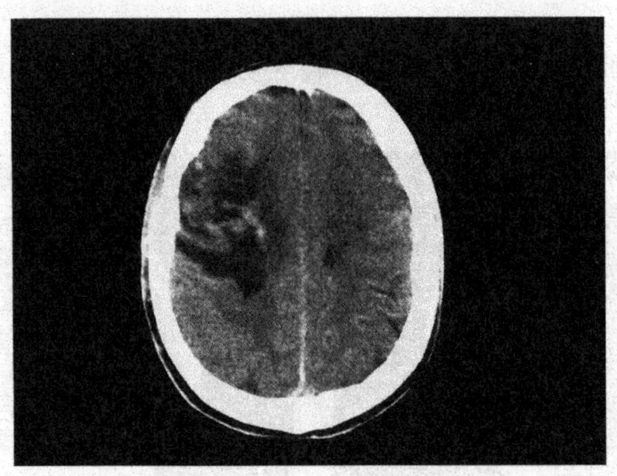

图 7－19　出血性脑梗死

右额顶叶大片低密度区内见散在不规则高密度出血灶

（二）增强扫描

在梗死的低密度区中仍可显示脑回状、斑片状强化。

（刘智勇）

第八章　循环系统疾病的CT检查

第一节　心脏及大血管损伤

一、心脏外伤

心脏外伤可分为钝挫伤和穿透性损伤两类。在钝挫伤中较常见的为心包损伤引起的出血或心包积液，多合并肋骨骨折、血气胸或肺挫伤。

（一）概述

（1）胸骨与胸椎压迫心脏使之破裂。

（2）直接或间接的胸膜腔内压突然增加而致心脏破裂。

（3）心脏挫伤、心肌软化坏死致心脏迟发性破裂；也有人认为心脏迟发性破裂是心内膜撕裂的结果。

（4）心肌梗死：冠状动脉损伤所致。

（5）枪击伤或刺伤直接损伤心脏。

（二）CT表现

严重挫伤所致的心脏破裂，平扫可见高密度心包积血及胸腔积血。穿透性损伤中，被锐器刺伤的心脏可自行封闭导致心包填塞而无大量出血；如仅刺伤心包，可引起心包积气和（或）出血，而CT表现为心包积气或液气心包。

二、胸主动脉及大血管损伤

（一）概述

其病因多见于交通事故突然减速、胸部受方向盘的撞击或被抛出车外的人，以及高空坠落者。损伤机理包括血管的剪切力和断骨片的直接作用。主动脉峡部是剪切伤所致撕裂的最好发部位，约占85%。当发生第一肋骨、锁骨骨折时，可损伤锁骨下动脉、无名动脉及颈总动脉。

（二）CT表现

平扫可见等密度或稍高密度的圆形、椭圆形影，但难以区分是假性动脉瘤或纵隔血肿。增强扫描可表现为以下一个或多个征象。①假性动脉瘤：位于主动脉弓旁、破口小者瘤体强化明显迟于主动脉并排空延迟即“晚进晚出征”；破口大者这种时间差不著。②主动脉夹层分离。③血管边缘不规则，壁厚薄不均。④主动脉周围血肿：常见，无强化，紧贴主动脉者高度提示主动脉撕裂；远离者多为小血管破裂。⑤其他：如气管、食管推挤移位，胸骨、胸椎及第1~3肋骨骨折等，均提示有胸主动脉及大的分支损伤可能。

目前，各种影像难以鉴别主动脉内膜轻微损伤与主动脉粥样硬化。

（徐红卫）

第二节　冠心病

冠状动脉粥样硬化性心脏病（coronary atherosclerotic heart disease，CAD）简称冠心病（coronary heart disease），是指冠状动脉粥样硬化所致管腔狭窄导致心肌缺血而引起的心脏病变。动脉粥样硬化的发生与年龄、性别有关，实质上发生在青少年，临床表现常在中年以后，随着年龄的增长而增多，男性多于女性，冠心病包括心绞痛、心律失常、心肌梗死、心力衰竭、心室颤动和心脏骤停（猝死）。动脉粥样硬化的病理变化主要累及体循环系统的大型肌弹力型动脉（如主动脉）和中型肌弹力型动脉（以冠状动脉和脑动脉罹患最多）内膜，以动脉内膜斑块形成、动脉壁增厚、胶原纤维增多、管壁弹性降低和钙化为特征。由于动脉内膜积聚的脂质外观呈黄色粥样，故称之为动脉粥样硬化。

冠心病是一种严重威胁人类健康和生命的常见病，在欧美等发达国家，其死亡率已超过所有癌症死亡率的总和，成为第一位致死病因。在我国其发病率日益增加，早期诊断和治疗具有十分重要的意义。冠脉造影一直被认为是诊断冠状动脉疾病的“金标准”，但由于这项技术是有一定危险性的有创检查，不仅检查费用较高且有可能引起死亡（0.15%）及并发症（1.5%），所以在临床应用上仍有一定的限度。多层螺旋 CT 尤其是 64 层和更多层面的螺旋 CT 采用多排探测器和锥形扫描线束，时间分辨率和空间分辨率明显提高，结合心电门控图像重组算法，使其成为无创性冠脉病变的新的影像学检查方法，在显示冠脉狭窄，鉴别斑块性质、冠脉扩张和动脉瘤、冠脉夹层、冠脉变异和畸形，了解冠脉支架术和搭桥术后情况及测定冠脉钙化积分等方面的价值较高，可作为冠脉造影的筛查并可望部分取代之。

一、冠状动脉钙化

冠状动脉钙化（coronary artery calcium，CAC）是冠状动脉粥样硬化的标志，而后者是冠状动脉疾病的病理生理基础。准确识别和精确定量 CAC 对评估冠状动脉粥样硬化的病变程度和范围十分有效，在计算钙化积分方面，因 MSCT 较 EBCT 层厚更薄，部分容积效应更小；其信噪比也较 EBCT 高，可更精确地发现更小和更低密度的钙化灶。

欧美国家钙化积分为五级：①无钙化（0 分）：CAD 的危险性极低，未来数年发生冠脉事件的可能性小。②微小钙化（1～10 分）：极少斑块，CAD 可能性非常小。③轻度钙化（11～100 分）：轻度斑块、极轻度的冠脉狭窄，CAD 危险性中等。④中度钙化（101～399 分）：中度斑块、中度非阻塞性 CAD 可能性极大，CAD 危险性高。⑤广泛钙化（＞400 分）：广泛斑块、明显的冠脉狭窄，CAD 危险性极高。

与冠脉钙化的相关因素：

（1）冠脉钙化积分与冠脉狭窄程度及狭窄支数呈正相关，钙化积分越高，则冠脉狭窄的发生率也越高（图 8－1，图 8－2）。

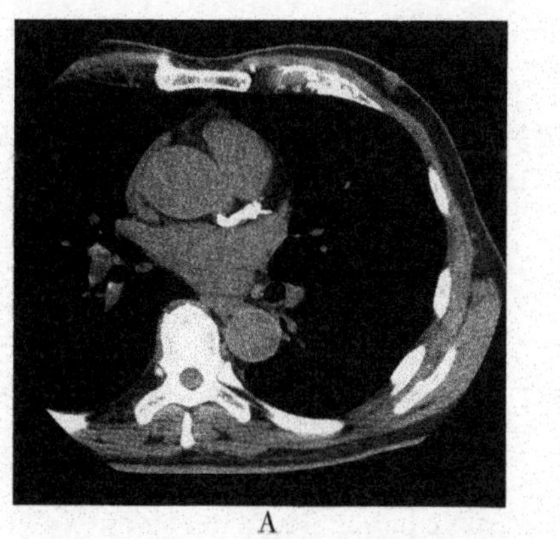

A

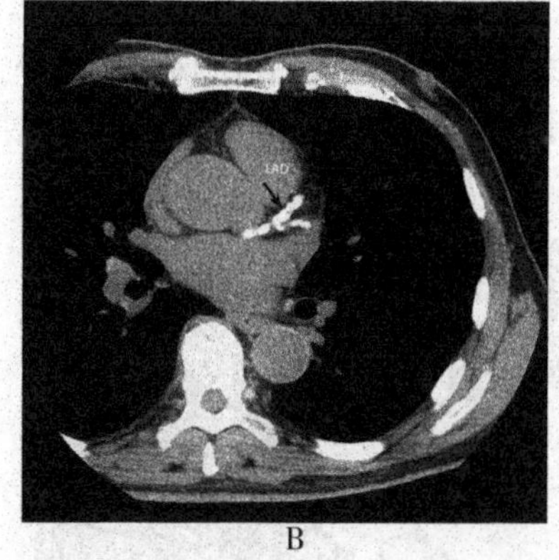

B

图8-1 左主干、前降支和旋支钙化

A. B. 左主干、前降支和旋支均见明显钙化（↑），容积算法为1033分

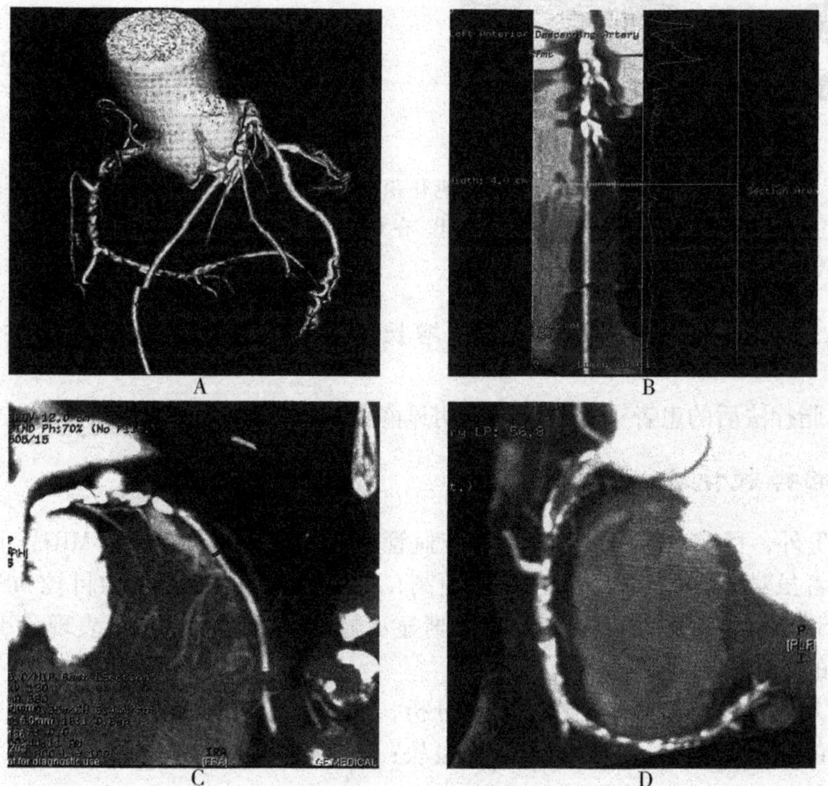

图8-2 多支钙化

A. VR像上左主干、前降支近段、旋支开口附近及右冠脉多发钙化；B. 血管拉直像示左主干、前降支和旋支钙化；C. D. MIP示左主干、前降支及右冠脉呈典型串珠样广泛钙化，以后者为著

（2）但有时部分患者虽钙化积分很高，由于代偿性的血管重构，可无明显的冠脉狭窄。

（3）年轻患者可因冠脉痉挛、斑块破裂引起冠脉事件，但无冠脉钙化出现。

（4）年龄越大，则钙化评分的敏感性越高，特异性越低。年龄越低，敏感性越低，特异性越高。

（5）当多根血管出现钙化临床意义更大。

（6）在评价冠脉钙化积分曲线图时，对超过年龄和性别所对应的75%危险性时，更具有临床意义（图8-3）。

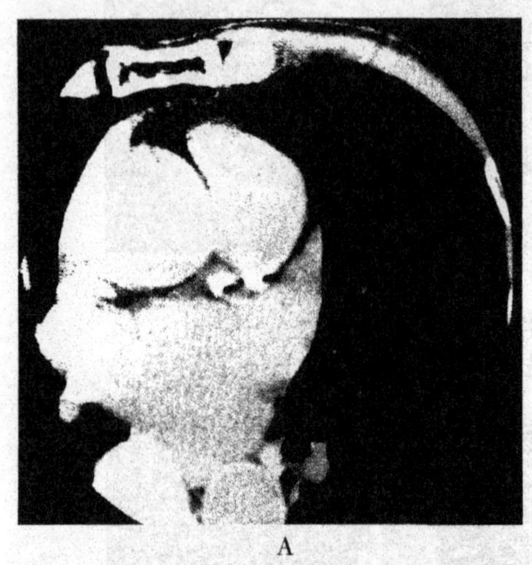

A

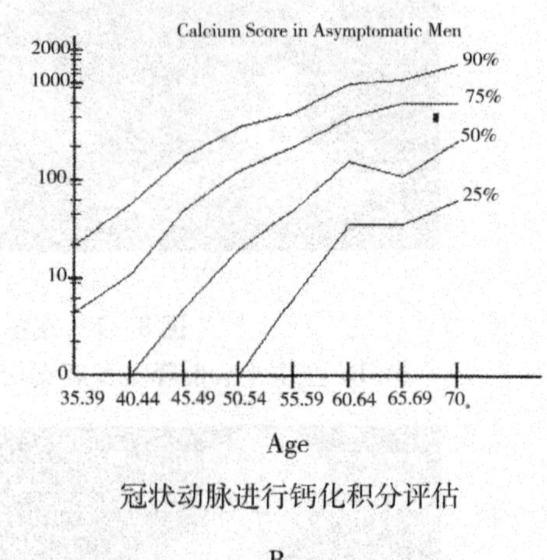

B

图8-3 钙化积分曲线评估

A. 男，68岁，前降支钙化积分>100分；B. 在65~69岁年龄组根据钙化积分其发生冠心病的概率超过70%，属于高危状态

（7）发生冠脉事件的患者钙化积分增长率为35%，并明显高于未发生冠脉事件的22%。

（8）调脂疗法后的患者钙化增长率可明显降低。

二、粥样硬化斑块

除MSCT外，目前对斑块成分的评价有血管内视镜、血管内超声和MRI，前两者均为有创检查，后者虽对斑块成分的评价准确性更高，但其显示冠脉分支的数目较MSCT少。

（1）MSCTA最大的优势是可直接、清晰显示冠脉粥样硬化斑块，表现为引起冠脉狭窄的血管壁上的充盈缺损（图8-4）。

（2）可对冠脉斑块成分做定性和定量分析，其不仅能发现小斑块，还可根据CT值来区分脂质、纤维和钙化斑块（CT值，脂质斑块：<50HU；纤维斑块：70~100HU；钙化斑块：>130HU）。

（3）尤其对富含脂质的易破裂的脂质斑块CT值具有特征性。

（4）斑块的CT值越低，斑块就越不稳定，越易发生冠脉事件。早期易破碎的斑块的检出对于避免急性冠脉事件的发生至关重要。

（5）脂质和纤维斑块所测的CT值常表现为高于实际密度，主要是考虑部分容积效应的影响，因为斑块体积常较小，血管腔内又充满高浓度的对比剂；另外脂质斑块还含有其他高于脂质密度的成分。

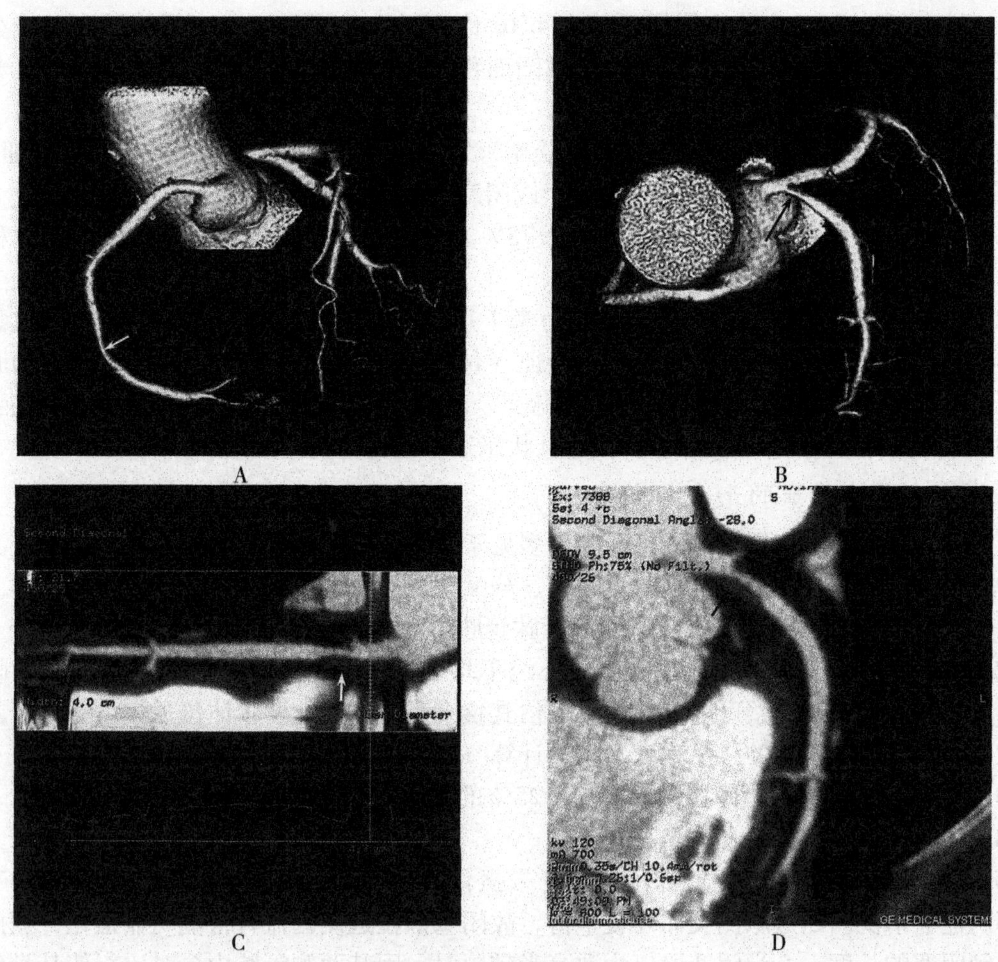

图 8-4 前降支斑块

A. B. 冠脉树提取像见右冠脉中段（↑）和前降支开口处（长↑）管腔明显狭窄；C. D. 血管拉直和 CPR 像均见前降支斑块所致的充盈缺损（↑）

三、冠脉狭窄

是冠状动脉粥样硬化病理改变中最常见并具特征性的表现。MSCTA 不仅可清晰显示冠脉管腔的狭窄，并能准确判断管腔狭窄的形态、程度和范围。

（一）对冠脉狭窄敏感性和特异性的评价

对于直径≥1.5mm 的冠状动脉节段，MSCTA 检测冠脉狭窄（>50%）的敏感度为 82%~93%，特异度为 95%~97%，阳性预测值为 71%~82%，阴性预测值为 95%~98%，这些数据表明 MSCTA 显示冠脉狭窄的准确性临床意义大。

（二）对冠脉狭窄的测量及分级

目测法是目前常用的判断冠脉狭窄的方法，它是以狭窄近心端和远心端相邻的正常血管直径为 100%，狭窄处血管减少的百分数为狭窄程度。

冠脉狭窄计算公式为：血管狭窄程度 =（狭窄近心端正常血管直径 - 狭窄直径）/狭窄

远心端正常直径×100%。若血管直径减少 4/10 称之为 40% 的狭窄，根据冠脉直径减少的百分数可计算出其面积减少的百分数（利用圆面积计算公式 πr^2），狭窄直径减少 50% 相当于面积减少 75%。

冠脉狭窄依其程度分为 4 级。Ⅰ级：狭窄 <25%；Ⅱ级：狭窄为 25% ~50%；Ⅲ级：狭窄为 51% ~75%；Ⅳ级：狭窄 >76% 以上或闭塞。

（1）冠脉狭窄程度≥50%（面积减少≥75%）时，运动可诱发心肌缺血，故将此称为有临床意义的病变。

（2）虽然 <50% 的冠脉狭窄在血流动力学上可无显著意义，但当粥样斑块发生破裂或糜烂而继发血栓形成可演变为急性冠脉综合征（包括不稳定型心绞痛、无 ST 段抬高的心肌梗死和 ST 段抬高的心肌梗死）从而导致冠脉完全或不完全闭塞，并出现一组临床综合征。

（3）当狭窄程度达 80% 以上时，在静息状态冠脉血流量就已经减少。

（三）对冠脉狭窄的形态评价

由于血流动力学的作用，冠脉粥样硬化多见于左前降支、左回旋支和右冠状动脉及其较粗大的分支血管，发生的部位常见血管开口、分叉和弯曲处，血管狭窄的形态表现各异。

（1）向心性狭窄：指粥样硬化斑块以冠脉管腔中心线为中心均匀地向内缩窄。

（2）偏心性狭窄：指斑块向血管腔中心线不均匀缩窄或从中心线一侧缩窄。本型临床多见，在某一体位对其观察可能被漏诊或低估其狭窄程度，因此要多体位观察，在判断其狭窄程度时应以多个体位上的狭窄程度平均值计算（图 8－5）。

（3）不规则性狭窄：指管腔狭窄程度 <25% 的不规则弥漫性狭窄。

（4）管壁增厚性狭窄。

（5）冠脉完全闭塞：①闭塞部位的血管未强化，其远侧的血管强化程度主要取决于侧支循环的建立情况。因冠脉侧支循环较丰富，故闭塞部位远侧的血管常能明显强化，据此可测出血管闭塞的长度。②当闭塞段仅为数毫米较短时，因其两侧管腔内含对比剂使其类似于重度狭窄的表现。③闭塞端形态：鼠尾样逐渐变细多为病变进展缓慢所致（图 8－6）；“截断”现象常为斑块破裂急性血栓形成而引起。

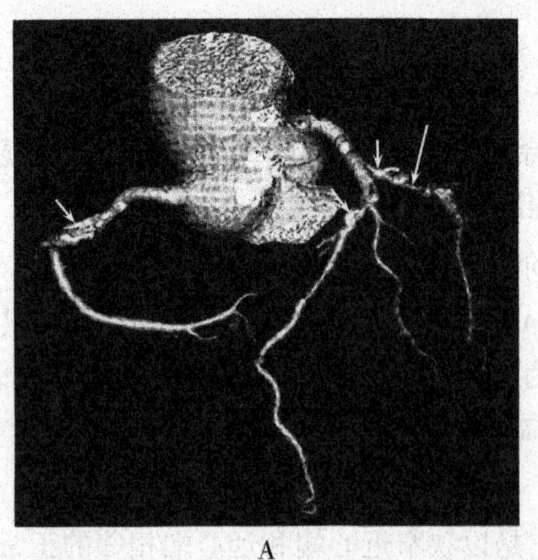

A

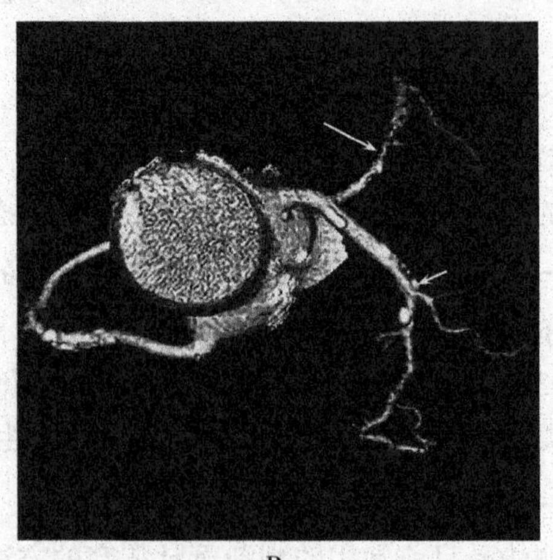

B

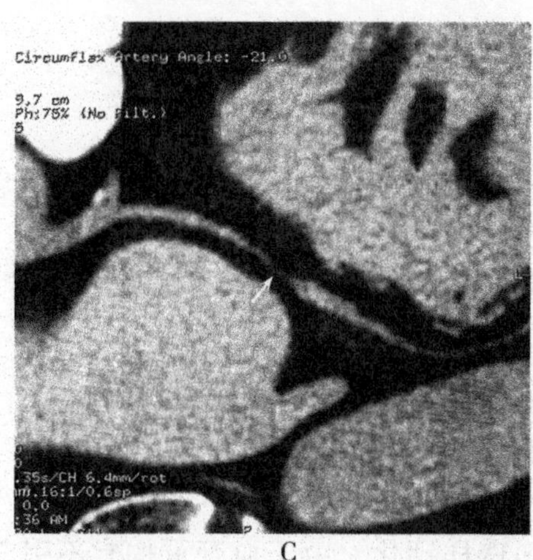

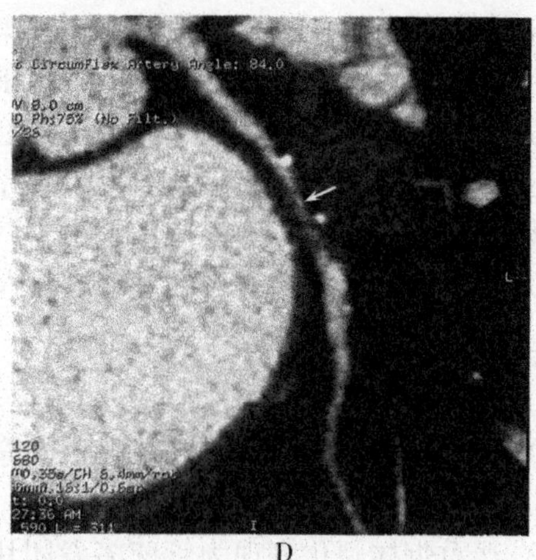

C D

图 8-5 偏心性狭窄

A. B. 右冠脉、前降支及旋支示有多发散在钙化（↑），旋支明显狭窄（长↑）；C. D. 旋支呈典型偏心性狭窄（↑）

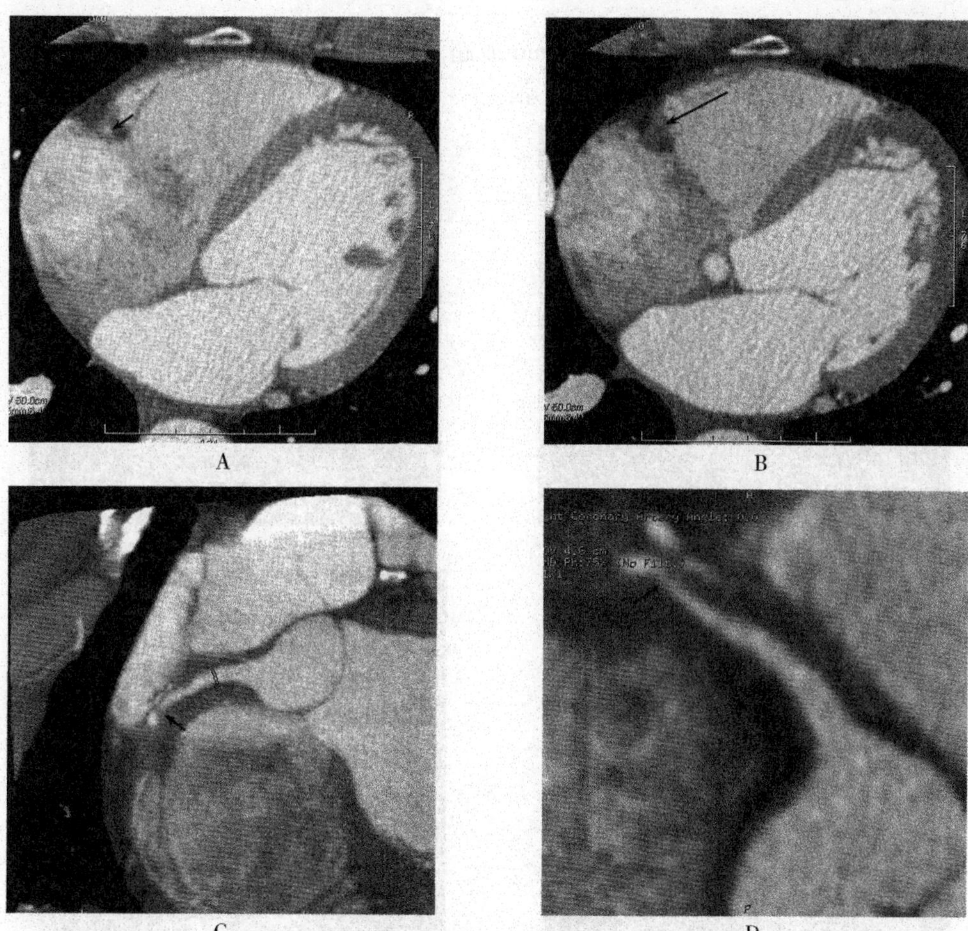

A B

C D

图 8-6 冠脉鼠尾样闭塞

A. B. 轴位像血管显示正常（↑）和狭窄闭塞（长↑）；C. D. MIP 和 CPR 示右冠状动脉中段呈典型“鼠尾”样闭塞（↑）

对冠脉狭窄范围的评价：

（1）局限性狭窄：狭窄长度<10mm，此型最常见。

（2）管状狭窄：长度在10~20mm，发生率仅次于前者。

（3）弥漫性狭窄：指狭窄长度>20mm，常伴有明显钙化，对血流动力学影响明显，多见于高龄和/或合并糖尿病的患者。

（4）精确测量冠脉狭窄长度对选择介入治疗的方案至关重要。

（四）对冠脉管壁粥样硬化的评价

（1）正常冠脉管壁在MSCTA上多不显示或呈窄环状。

（2）斑块形成见管壁增厚隆起致相应管腔狭窄，常伴有钙化。

（3）斑块溃疡形成呈表面凹凸状。

（4）严重粥样硬化表现为管壁多发团块状或串珠样钙化，由于血管重构常不引起管腔明显狭窄。

四、冠脉扩张和动脉瘤

（1）冠脉局限性扩张部位的直径≥7mm或超过邻近血管直径平均值1.5倍称为动脉瘤（图8-7）。若为弥漫性扩张则称为冠脉扩张。

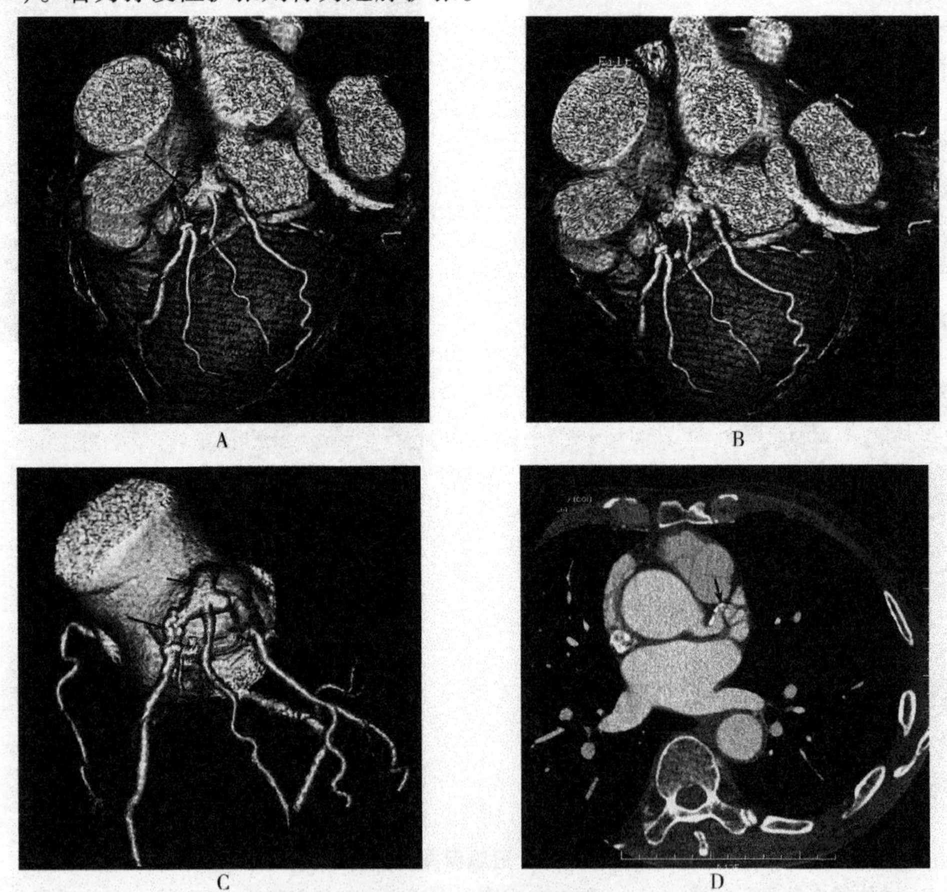

图8-7 冠状动脉瘤

A~D. 左主干（↑）、前降支（长↑）和旋支开口处管腔明显扩张，呈典型动脉瘤表现

（2）动脉瘤呈囊状、梭形或不规则形，可见钙化，血栓少见。

（3）冠脉扩张可伴有或不伴有狭窄，前者呈串珠样特征性改变。

五、冠脉变异和畸形

（一）对冠脉异位起源的评价

（1）冠脉正常情况以直角起源于相应主动脉窦的中部，起源异常指冠脉开口于其他部位，并常与根窦部呈锐角或切线位，多并发分布异常。

（2）MSCTA多方位、多角度观察图像，可清楚显示冠脉开口和分布异常，诊断价值高，对预防因冠脉变异而造成的猝死临床意义大（图8-8）。

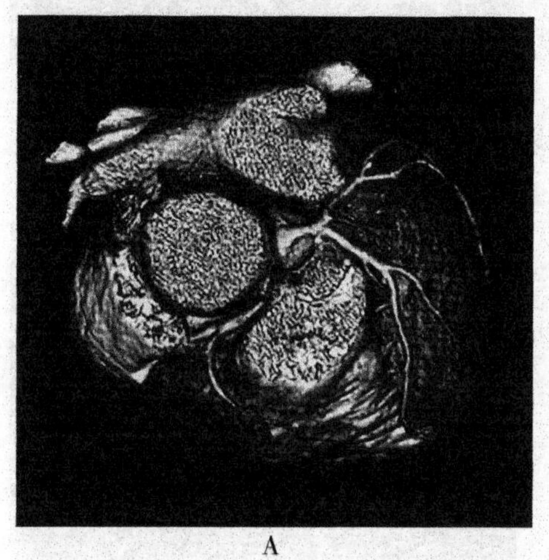

A

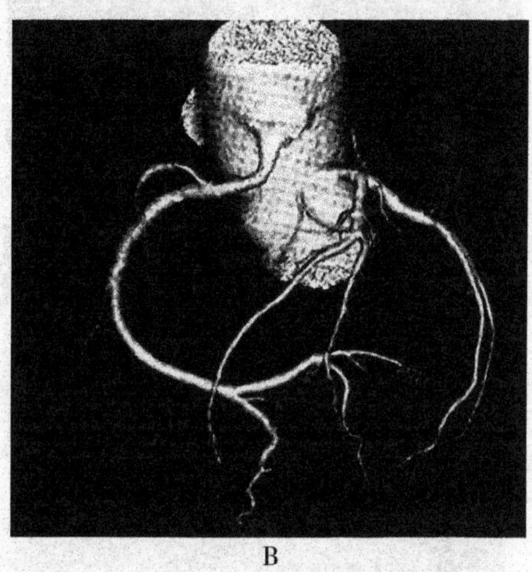

B

图8-8 冠脉异位起源

A. B. 右冠状动脉自主动脉窦上方发出

（二）冠脉瘘

指冠状动脉主干及其分支直接与右心腔、肺动脉、冠状静脉窦等异常交通。

（1）MSCTA清楚显示冠状动脉异常迂曲延长和增粗。

（2）患处冠脉呈均匀性或局限性扩张，后者表现为梭形或囊状动脉瘤样改变，远端变细，与心腔或血管异常交通。

（3）本病须与主动脉心腔隧道鉴别，后者起自主动脉窦上方，而冠脉的起源、分布和管径均正常。

六、冠脉内支架

在血管短轴位上正常支架表现为环形，长轴位则呈平行轨道状或弹簧圈状（图8-9）。

（1）支架术后约20%发生再狭窄，部分患者在充满对比剂的高密度支架腔内，见血管内膜过度增生形成的局限性或弥漫性软组织充盈缺损。

（2）支架变形、扭转，远端血管明显变细或呈断续状显影常表明有严重的支架内再狭窄。

（3）支架腔内无对比剂充盈或支架近端管腔充盈而远端管腔未充盈则提示支架管腔完全闭塞（图8-10）。

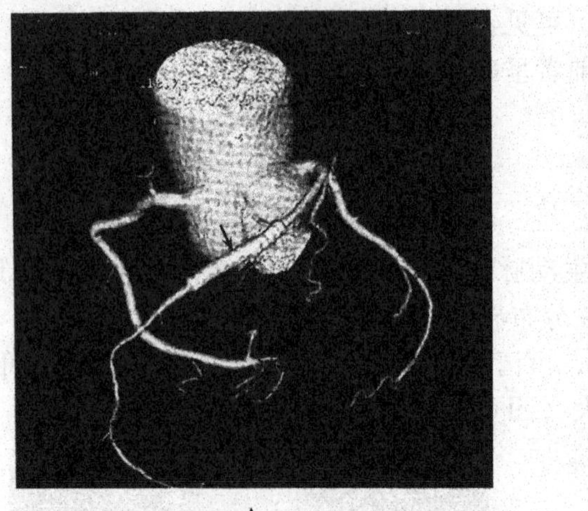

A

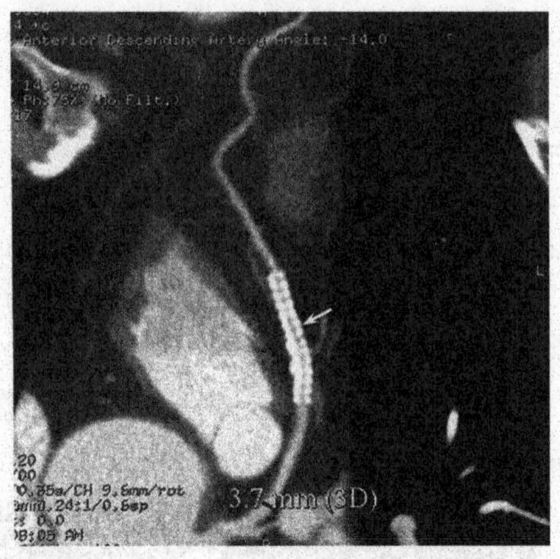

B

图 8－9　正常支架形态

A. B. 冠脉树提取和 CPR 显示的正常支架（↑）及远端充盈良好的血管

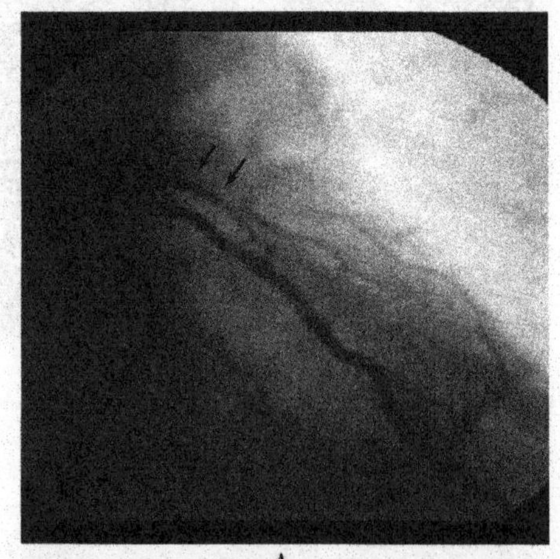

A

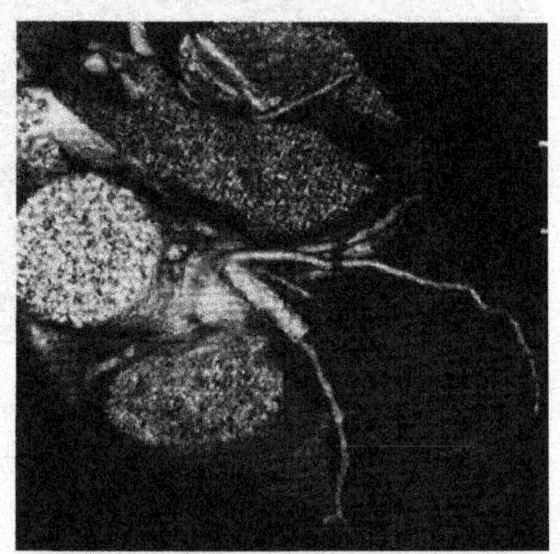

B

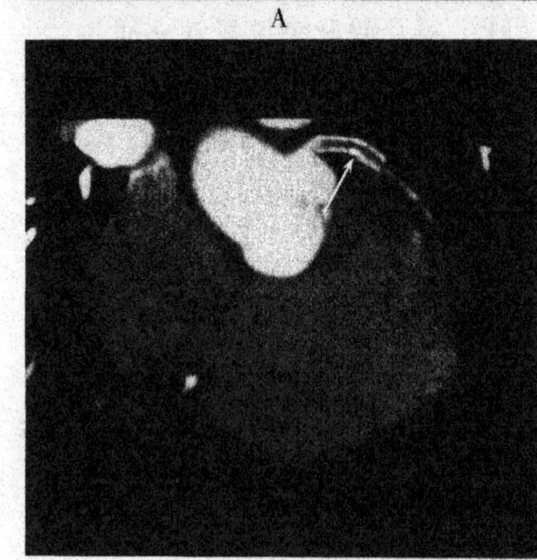

C

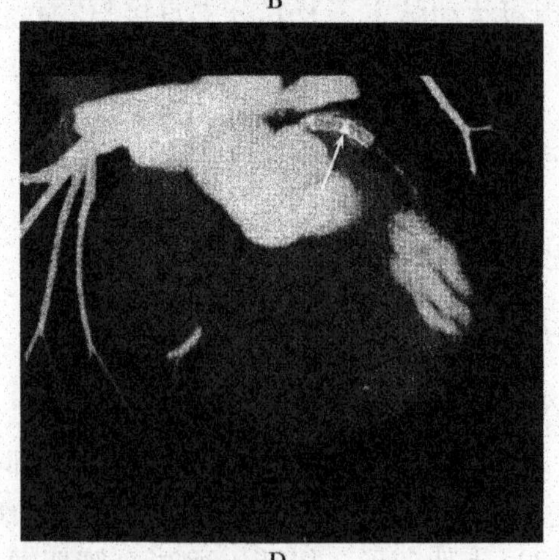

D

图 8－10　支架闭塞

A～D. DSA 显示前降支支架内完全闭塞（↑），VR. MPR 及 MIP 图像清晰显示支架腔内中、低密度填充、闭塞（长↑）

七、冠脉桥血管

1. 桥血管开通　当桥血管腔内的密度与同层面的升主动脉相仿表明桥血管开通。

2. 桥血管狭窄　MSCTA能准确评价桥血管有无狭窄，评价桥血管狭窄的程度以狭窄两端相对正常的桥血管直径为基准。

3. 桥血管闭塞　桥血管未显影或近端吻合口呈残根样显影，其远端未显影。

八、心肌缺血、心肌梗死及其并发症

（一）心肌缺血

（1）首次灌注图像为局部低密度区，延迟0.5～2h见低密度被填充呈等密度，心肌强化的时间－密度曲线为缓慢上升型。

（2）心肌时间－密度曲线为低小型，大致与正常心肌相似。

（3）观察心肌运动异常时，应注意室壁运动异常的范围与心肌灌注低密度区的范围是否一致。

（4）根据心肌缺血部位可推断受累的冠脉分支。

（二）心肌梗死

（1）局部心肌变薄。

（2）节段性室壁收缩期增厚率减低（正常值为30%～60%）。

（3）至壁运动功能异常包括运动减弱、消失和矛盾运动。

（4）增强扫描早期病灶不强化呈低密度，数分钟至数小时后出现延迟性强化，呈片状较高密度区（图8－11）。

（三）心肌梗死并发症

（1）（真性）室壁瘤：①发生率为20%，多为单发，80%以上累及左室前侧壁和心尖部。②心肌显著变薄，收缩期向外膨出，膨出部分无搏动或呈矛盾运动，后者更具临床价值。③44%～78%并发附壁血栓，表现为充盈缺损。④部分室壁瘤壁出现高密度钙化（图8－12）。

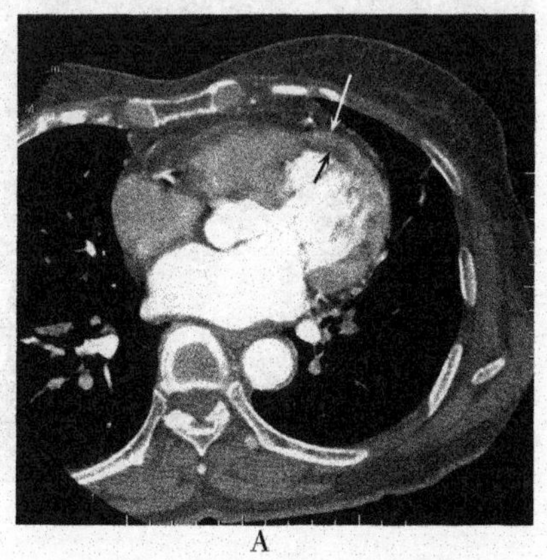

A

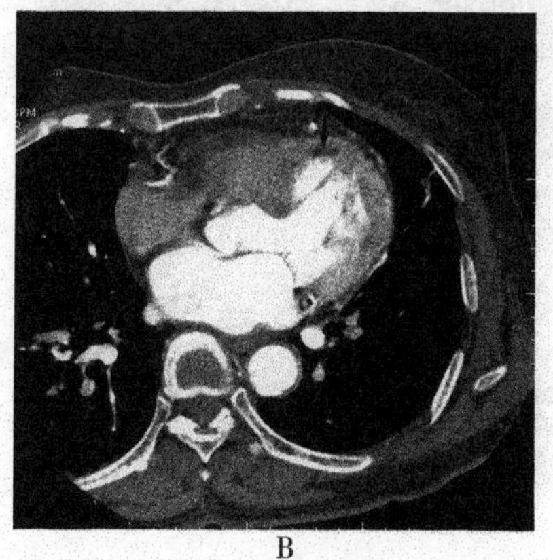

B

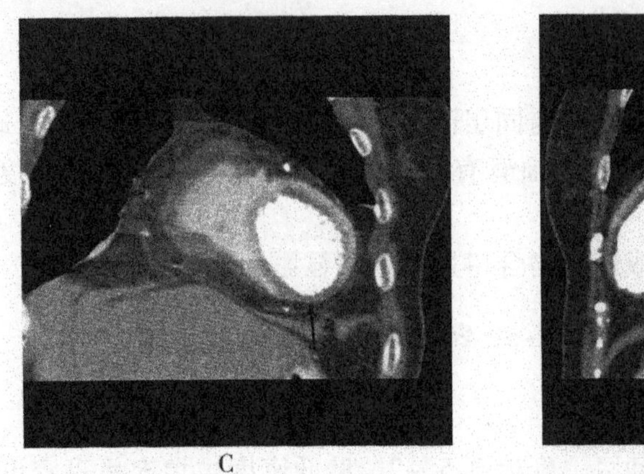

C

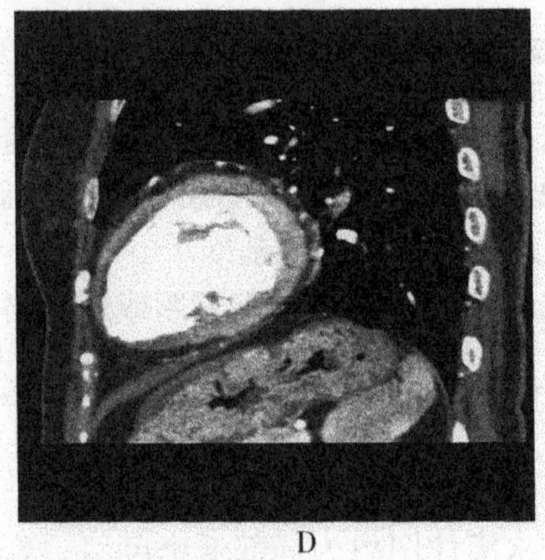

D

图 8－11　心肌梗死

A～D. 心脏轴位、冠状位和矢状位在增强扫描早期见左室壁梗死灶呈低密度（↑），局部心肌显示变薄（长↑）

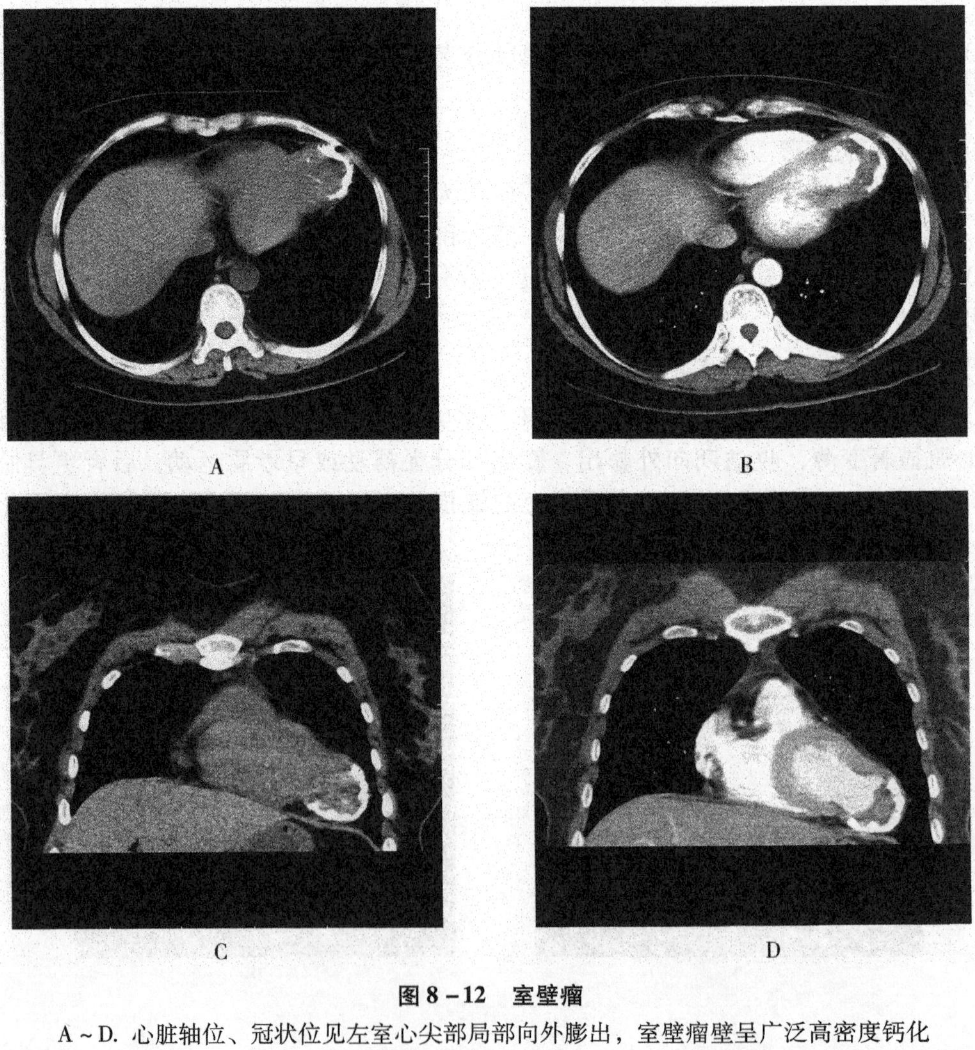

A

B

C

D

图 8－12　室壁瘤

A～D. 心脏轴位、冠状位见左室心尖部局部向外膨出，室壁瘤壁呈广泛高密度钙化

（2）假性室壁瘤：瘤壁由心包构成，心肌破口邻近的心包与心肌粘连而不发生心包填塞。

（3）乳头肌梗死：导致二尖瓣关闭不全，严重者出现急性心力衰竭。

（4）心脏破裂：多在梗死后1周左右，血液经心室壁破口涌入心包腔，造成致死性急性心包填塞。

（5）梗死后心包、胸腔积液。

九、心功能分析

MSCTA在测定每搏心输出量、左室容积和射血分数方面均具有很大的临床价值，准确性高，可较全面地评价冠脉粥样硬化引起心肌缺血所导致的心功能改变。

（徐红卫）

第三节 先天性心脏病

先天性心脏病可按病理生理的血流动力学改变分为左向右、右向左和无分流三类；按临床分为发绀和无发绀两型；按X线片肺血情况分为肺血增多、肺血减少和肺血无明显改变三型。

一、房间隔缺损

房间隔缺损（atrial septal defect，ASD）是最常见的先天性心脏病之一，约占先天性心脏病的20%，男女发病之比为1：1.6。按缺损部位分为第一孔（原发孔）型、第二孔（继发孔）型以及其他类型。原发孔型位于房间隔下部，常合并心内膜垫缺损；继发孔型位于卵圆窝区域；其他类型有上腔型或静脉窦型（位于房间隔的上部）、冠状窦型（位于正常冠状窦位置）与下腔静脉型（位于卵圆窝与下腔静脉之间）。缺损的数目通常是1个，偶尔可以是多个，大小1～4cm，若大到完全缺如则称为公共心房，也可小到针孔样，多为筛孔称Chiari network型。

CT平扫难以直接显示缺损的部位和大小，诊断价值不大，但可显示心脏径线的增大。MSCT增强薄层扫描能够显示有无房间隔缺损、缺损的位置和大小，特别是在MPR和三维重组图像上。

（一）直接征象

在增强薄层扫描上可以显示房间隔影像连续性中断，并能直接测量缺损的大小。

1. 继发型　缺损主要位于卵圆窝部位，其下缘与房室瓣间尚保留一定房间隔，两组房室瓣完整。

2. 原发孔型　房间隔缺损其下缘消失直抵房室瓣环，如果两组房室瓣环相贯通成为一组房室瓣，其下室间隔不连续，则为完全性心内膜垫缺损的重要指征。

（二）间接征象

右心房、右心室增大，肺纹理增多。

二、室间隔缺损

室间隔缺损（ventricular septal defect，VSD），约占先天性心脏病的25%。根据发生部位分为膜部缺损（占80%）、肌部缺损（占10%）及其他类型（占10%）。根据临床结合病理分为小孔型（2~8mm）、中孔型（9~15mm）和大孔型（16~20mm）室间隔缺损。

室间隔缺损的血流动力学异常取决于缺损孔的大小及肺血管阻力。孔的大小随年龄增大而变小，而肺血管阻力则可随年龄增大而增高。初期由左向右分流，当肺血管阻力达到或超过体循环阻力时，发生双向或右向左分流，出现 Eisenmenger 综合征表现。

增强薄层 CT 扫描可以显示室间隔的缺损情况，特别是采用心电门控 CT 扫描时，MPR 和三维重组能够更清晰地显示室间隔缺损的部位和大小。同时可以显示各房室的大小形态和心室壁的厚度。

（一）直接征象

VSD 直接征象是室间隔中断，不连续。嵴上型室间隔缺损，于肺动脉瓣下层面显示球部间隔中断。肌部室间隔缺损，常较小，于心室层面靠近心尖部见肌部室间隔中断，多为2~3mm 大小。膜部室间隔缺损，在主动脉瓣下层面见室间隔连续性中断。隔瓣后型室间隔缺损，多在二尖瓣、三尖瓣显示层面于隔瓣后见两心室间交通，缺损邻近三尖瓣环。

（二）间接征象

分流量大者可见左、右心室增大，肺血管纹理增粗增多。

三、动脉导管未闭

动脉导管未闭（patent ductus arterious，PDA）是最常见的先天性心脏病之一，约占先天性心脏病的20%，男女发病之比为3 ：1。动脉导管是胎儿期肺动脉与主动脉的交通血管，出生后不久即闭合，如不闭合，称动脉导管未闭，它可单独存在或合并其他畸形，未闭导管长6~20mm，宽2~10mm，呈管形、漏斗形或窗形等。

在整个心动周期，主、肺动脉间都存在压力差，所以，主动脉内的血液不断地流向肺动脉，分流量的大小与动脉导管的阻力及肺血管阻力直接相关，导管口越小、管越长则阻力越大，导管口越大则阻力越小。分流量的增大，使左心负荷增加，右心射血阻力增加，但左心较右心严重。当肺血管阻力高于体循环时，出现右向左为主的双向分流。

心电门控下增强薄层 CT 扫描，三维重组和 MPR 重组能够清晰显示位于主动脉与左肺动脉之间未闭的动脉导管，能够清晰地显示导管的位置、管径大小、管径长度和形态。同时也能够显示各房室的大小以及室壁的厚度，可以表现为左心房和左心室增大，左心室壁增厚等改变（图8-13）。但 CT 不能反映该病的血流动力学改变。

（一）直接征象

于主动脉弓水平见一条增强的血管与主肺动脉或左肺动脉相连续，主动脉端膨大，肺动脉端相对细小。VR 和 MIP 等重组方式均能很好地观察到该征象。

（二）间接征象

较大的动脉导管未闭患者，可见左心室增大。有肺动脉高压时可见主肺动脉和左右肺动脉增宽。

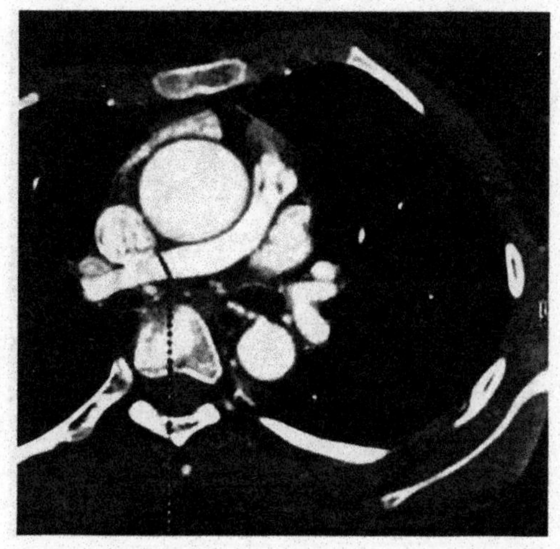

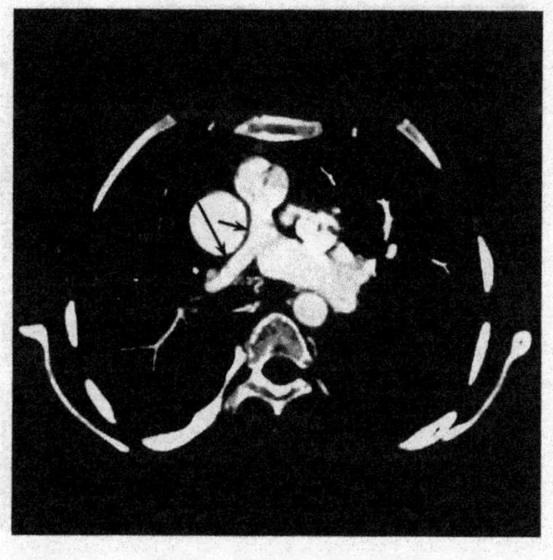

图8－13 动脉导管未闭

A. B. A为斜位MIP，B为VR图像。均能够清晰直观地显示未闭的动脉导管位于主动脉降部与左肺动脉之间（↑），主动脉降部稍扩张

四、肺动脉狭窄

肺动脉狭窄（pulmonary artery stenosis），该畸形占先天性心脏病的10%，男女发病之比约为3∶2。其中2/3的患者合并其他心脏畸形。可分为瓣型、瓣上型、瓣下型及混合型四型。瓣型狭窄是三片瓣叶融合，呈穹隆形结构，顶部为一小孔，约占90%；瓣上型狭窄可累及肺动脉干、分叉部、主分支或周围分支；瓣下型狭窄多是漏斗型，常合并室间隔缺损，漏斗部肌肉弥漫性肥厚造成狭窄。右心室流出道的阻塞，造成压力阶差，使右心室压力超负荷，因而发生肥厚，长期以后易导致右心衰竭。右心压力过高时，卵圆孔开放，从而出现右向左分流的现象。

（一）直接征象

MSCT可以采用横轴位、三维重组、MPR和MIP等成像进行多角度和多方位观察。

1. 瓣上型狭窄　CT可显示其狭窄的部位、程度和病变累及的长度和数目。在一侧肺动脉狭窄时，对侧肺动脉常见扩张。

2. 漏斗部狭窄　MPR重组能够显示右心室肥厚的肌束向流出道突出，使流出道变窄，同时也可以显示第三心室。

3. 瓣膜狭窄者　能够显示肺动脉瓣膜口呈幕顶状狭窄，同时可见狭窄后的主肺动脉扩张。CT扫描可测量主肺动脉和两侧肺动脉的径线（图8－14、图8－15）。

（二）间接征象

同时能够显示右心室肥厚，以及能够显示同时伴有的其他先天性畸形等。

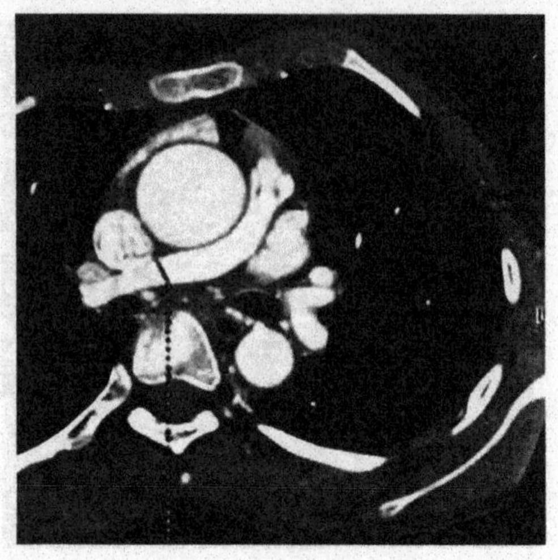

图 8－14　肺动脉狭窄

CT 横断面图像上可以清晰显示右侧肺动脉细小

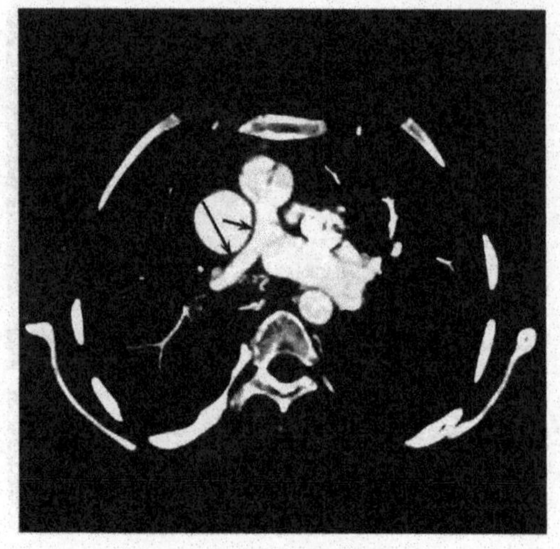

图 8－15　肺动脉狭窄

CT 横断面图像上能够清晰显示主肺动脉（↑）和右侧肺动脉（长↑）发育细小

五、法洛四联症

法洛四联症（tetralogy of Fallot）是由先天性的室间隔缺损、主动脉骑跨、肺动脉狭窄及以后继发的右心室肥厚组成。在先天性心脏病中占 12%～14%，在发绀型心脏畸形中则居首位，占 50%，男女发病之比约为 1：1。法洛四联症以室间隔缺损与肺动脉狭窄为主要表现。缺损多在膜部，一般较大，达 10～25mn。肺动脉狭窄使右心室漏斗部肌肉肥厚呈管状或环状狭窄，主动脉向前、右方移位；又因肺动脉狭窄，心脏收缩期大部分血射向主动脉，使主动脉管径增粗，为肺动脉的 3～4 倍。右心室因喷出处梗阻而肥厚。

CT 可显示动脉转位及心脏房室的大小。在心电门控下增强 CT 扫描、MPR 以及三维重组能够清晰显示各种解剖结构的异常（图 8－16，图 8－17）。

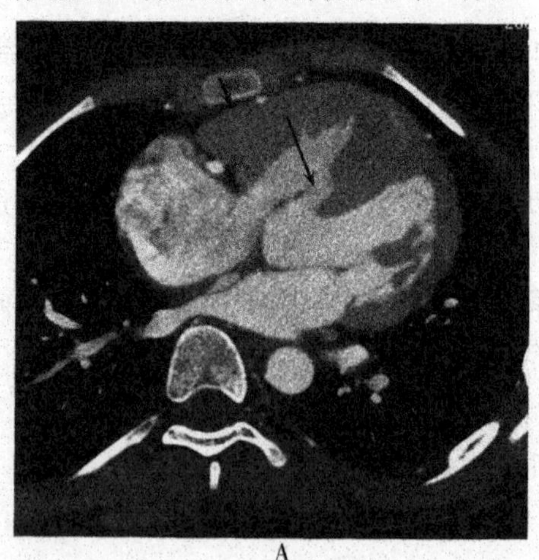

A

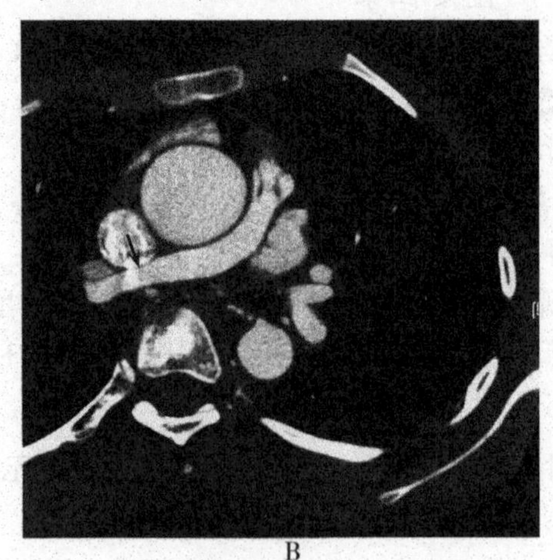

B

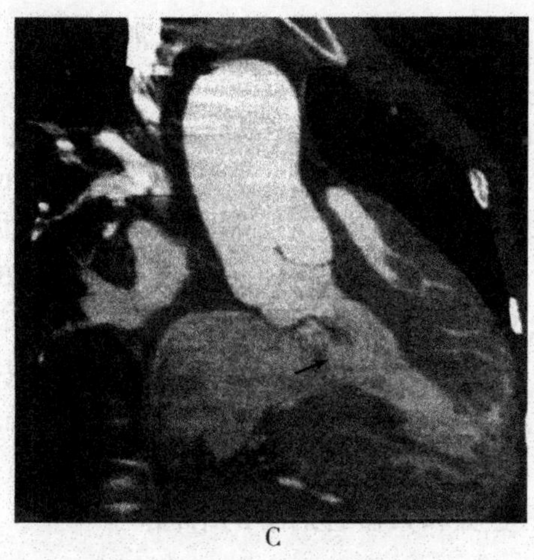

C

图8－16　法洛四联症

A. 清晰显示右心室明显肥厚（↑），室间隔缺损（长↑）；B. 右肺动脉显示较细小和狭窄（↑）；C. 在斜位MPR图像上清晰显示主动脉明显增宽和骑跨的表现，同时也能够显示室间隔缺损的改变（↑）

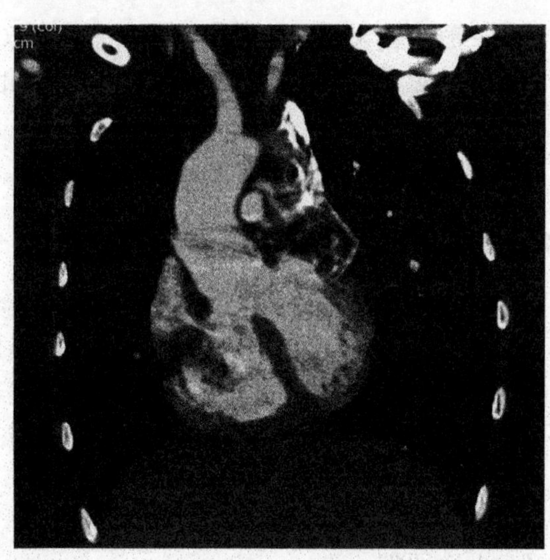

图8－17　法洛四联症

动脉增粗，骑跨于主动脉和肺动脉之间，室间隔缺损

1. 肺动脉狭窄　于右心流出道至肺动脉层面可见流出道肌肥厚致使其不同程度狭窄。可以观察主肺动脉、左右肺动脉发育情况，是否有狭窄等。

2. 室间隔缺损　主动脉瓣下室间隔中断为膜部缺损的表现；于肺动脉瓣下室间隔中断为嵴上型缺损；于心室肌部间隔中断为肌部缺损。

3. 主动脉骑跨　于主动脉根部水平，显示主动脉窦前移，主动脉增粗扩张骑跨于室间隔上。

4. 右心室肥厚　MSCT能够较满意显示右心室大小、形态及漏斗部的发育情况。右心室壁增厚，甚至超过左心室壁的厚度。右心室内的肌小梁明显增粗。

5. 体-肺侧支循环　CT 三维重组能够清晰显示体-肺侧支循环的情况。

六、主动脉-肺动脉间隔缺损

主动脉-肺动脉间隔缺损（aorta and pulmonary artery septal defect）是少见的先天性心脏病，约占1.5%，男女发病之比约为2：1。在胚胎发生时，正常原始主动脉分隔在胚胎第5~8周逐渐形成。将大动脉分隔为位于右后方的主动脉和左前方的肺动脉。如果原始主动脉分隔不完全，心脏未回转或回转不完全，导致发生主动脉-肺动脉间隔缺损。依据主动脉-肺动脉间隔缺损部位分为三型：Ⅰ型：主动脉-肺动脉间隔缺损紧位于半月瓣上方；Ⅱ型：主动脉-肺动脉间隔缺损远离半月瓣上方；Ⅲ型：主动脉-肺动脉间隔全部缺损，双半月瓣环及瓣叶完整。

CT 增强扫描可以直接显示心脏和大血管的解剖结构。

（一）直接征象

主动脉-肺动脉间隔缺损时，于主动脉弓下层面见主动脉与肺动脉间分隔消失，主动脉左后壁与肺动脉右前壁相连通。

（二）间接征象

主动脉-肺动脉间隔缺损一般均较大。可见左心室增大为主的双室增大。有肺动脉高压存在，可见主肺动脉及左、右肺动脉增宽，两肺野血管纹理增多增粗，右心室增大肥厚。

（三）三维重组

可以直接显示主动脉-肺动脉间隔缺损解剖及分型。

七、先天性主动脉缩窄

先天性主动脉缩窄（inborn aorta coarctation）占先天性心脏病的6%~10%，本病多见于男性，男女发病之比为3：1~5：1。90%以上缩窄发生在左锁骨下动脉开口远端、动脉导管或韧带所在区域（峡部）。胚胎时期主动脉供血分为上、下两部，两部的交界是与动脉导管相连的主动脉峡部。峡部血流量与动脉导管发育有着直接的关系，若峡部血流量过少，将导致该部发育不全、狭窄以致闭锁。

主动脉缩窄分型：①单纯型（成人型）：主动脉缩窄位于峡部，动脉导管已闭锁，不合并其他畸形。②复杂型：又分两个亚型。

婴儿型：合并 PDA 等其他心血管畸形，缩窄位于动脉导管的近心端者常有分界性发绀。缩窄位于表脉导管的远心端者常有肺动脉高压。不典型型：见有并存主动脉弓发育不全，波及无名动脉和左锁骨下动脉之间，形成狭窄；或见仅并存头臂动脉开口部狭窄；或见有部位不典型或多发狭窄。侧支循环形成与主动脉缩窄的部位及程度相关。

（一）CT 增强检查

（1）MSCT 能够显示主动脉缩窄的部位、程度和范围，能较准确测量缩窄部的管腔内径、病变长度，能清楚显示缩窄远、近端主动脉状况，常可见升主动脉扩张及缩窄远端主动脉的狭窄后扩张等表现。

（2）能够显示并存的动脉导管未闭，其呈鸟嘴状或管状，由升主动脉前壁伸向左肺动脉，能测定动脉导管的大小，并能显示动脉导管与缩窄处的关系，从而可确定主动脉缩窄是导管前型还是导管后型。

(3) 能够了解主动脉弓有无发育不良及狭窄程度。

(4) 侧支循环状况，其中以锁骨下动脉－肋间动脉系统最常见。

(二) 三维重组

对主动脉缩窄作三维重组能更直观地显示缩窄部的管腔内径、病变长度、部位、有无动脉导管未闭及侧支循环的解剖细节等（图8－18）。

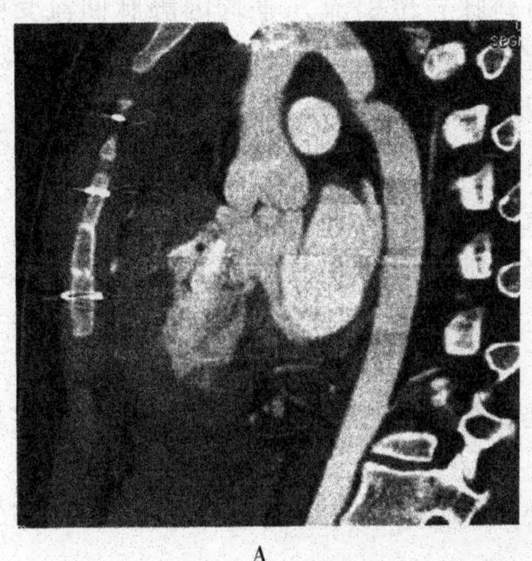

A

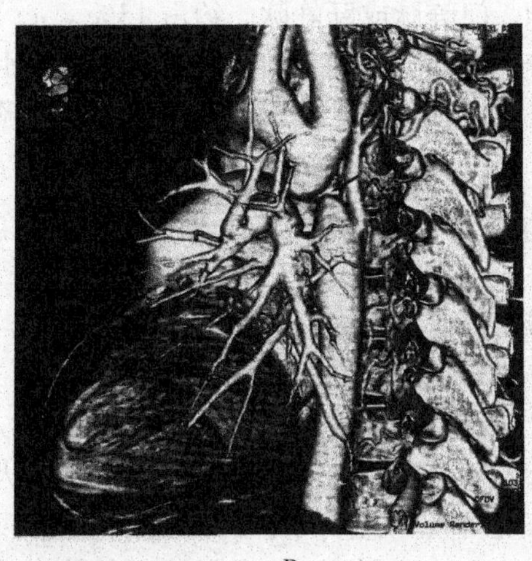

B

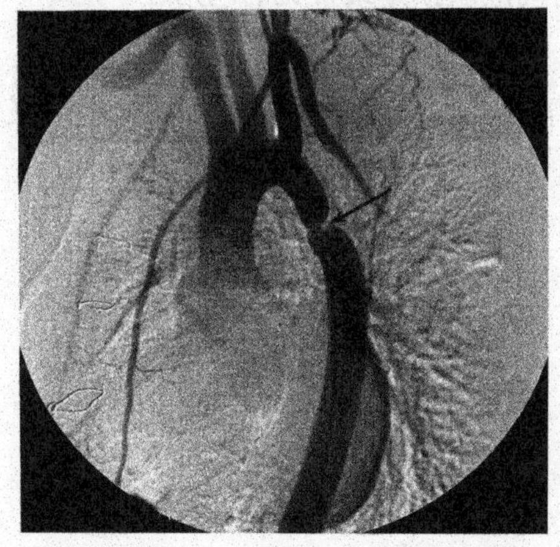

C

图8－18 先天性主动脉缩窄

A为斜位MPR图像，B为VR图像，C为DSA造影。于主动脉峡部可以清晰显示主动脉明显狭窄（↑），狭窄段范围较短。DSA造影表现与CT血管成像一致（长↑）

八、肺静脉异位引流

肺静脉异位引流（anomalous pulmonary venous drainage）又称为肺静脉回流异常，是指单支、多支或全部肺静脉未引流入解剖左心房，而是直接引流或间接经体静脉引流入右心房。可分为部分性和完全性肺静脉异位引流，前者是指单支或多支肺静脉与右心房连接，后者是指全部肺静脉未直接引流入左心房，而是直接或间接经体静脉引流入右心房系统。作为单发畸形，占先天性心脏病的0.6%～1%，男女发病之比约为2∶1。病理解剖上肺静脉各支汇合成一支总干于左房后方引流入左无名静脉、右上腔静脉或向下经横膈入下腔静脉或直接引流入右心房。根据异位引流部位分为四型：①心上型：肺静脉汇合成一支总于引流入垂直静脉→左无名静脉→右上腔静脉→右房，约占50%。②心脏型：全部肺静脉直接引流入右心房或冠状静脉窦，约占30%。③心下型：肺静脉汇合成一支总干经横膈下行引流入下腔静脉、门静脉或肝静脉。约占13%。心下型肺静脉异位引流几乎均因静脉回流受阻而存在肺静脉高压。④混合型：肺静脉各支分别引流至腔静脉或右房不同部位，约占7%。

完全性肺静脉异位引流最主要的并发畸形是房间隔缺损。

（一）增强扫描

CT可清楚显示两心房的形态及上、下腔静脉结构。

1. 心上型　左房小，无肺静脉直接引入。全部肺静脉于左房后汇合成一支粗大总干引流入垂直静脉→左无名静脉→右上腔静脉→右房。上述静脉高度扩张，右房增大。垂直静脉走行于左主支气管和左肺动脉之间。

2. 心脏型　左房小，无肺静脉直接引入。全部肺静脉直接引流入右心房或汇合成总干引入冠状静脉窦。右心房及冠状静脉窦扩大。

3. 心下型　左房小，无肺静脉直接引入。全部肺静脉汇合成一支总干经膈肌食管裂孔下行引流入下腔静脉、门静脉或肝静脉。

4. 并发畸形的分析　房间隔缺损是最常见的畸形。

（二）三维重组

可以显示异位引流的肺静脉与腔静脉、右房的连接关系，显示引流部位。直观显示上述细节，有利于手术方案的设计。

（徐红卫）

第九章　呼吸系统疾病的CT检查

第一节　气管支气管疾病

一、气管肿瘤

气管肿瘤较少见，绝大多数发生于成人，良性肿瘤以软骨瘤、乳头状瘤、纤维瘤、血管瘤和颗粒细胞母细胞瘤较常见，鳞状细胞乳头状瘤呈无蒂或乳头状结节性肿块局限于气管黏膜。气管恶性肿瘤少见，约占恶性肿瘤的0.1%。在成人，气管恶性肿瘤多于良性肿瘤，鳞状上皮癌来自于气管鳞状上皮最多见，其次为囊腺样癌，来自于气管壁上黏液腺体。两者占气管恶性肿瘤之80%～90%。

气管肿瘤最好发的部位是气管下1/3，鳞状细胞癌最多见于隆突上方3～4cm之远段气管，其次为上段气管。临床症状多为非特异性的，主要为呼吸时有哮鸣音，严重者可发生呼吸困难，并有咳嗽、咯血等；接近声门部肿瘤可引起声音嘶哑，远段气管肿瘤可突入一侧支气管，引起气管阻塞；鳞状细胞癌和囊腺癌均可广泛转移至肺、肝和骨以及淋巴结。

CT表现：CT主要用于观察肿瘤侵犯气管的范围以及侵犯气管壁的深度。良性肿瘤境界清楚，呈带蒂或无蒂突向腔内，通常侵犯气管壁不深，钙化常见于软骨瘤和错构瘤恶性肿瘤显示气管壁受肿瘤浸润增厚（图9－1），或气管壁上软组织密度肿块，气管之侧后壁为最常见部位，多数不带蒂，偏心生长，有时呈乳头状突向气管腔内，使气管腔呈不对称狭窄（图9－2A）。30%～40%的恶性肿瘤直接向纵隔内扩展并侵犯纵隔结构。气管癌容易转移至纵隔内淋巴结（图9－2B）。

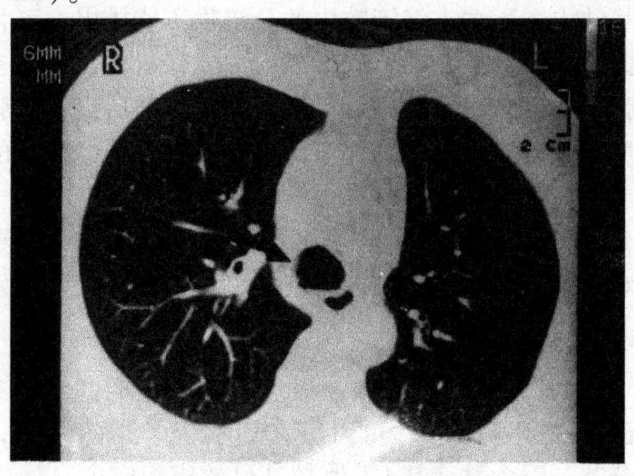

图9－1　气管肿瘤

气管下段近隆突部右侧壁局限性稍隆起（↑），内表面欠光整，（气管镜）病理证实为气管鳞癌

CT 用以确定气管恶性肿瘤外科手术切除之可能性；有两个决定因素，一是气管上下侵犯的长度；二是气管侵犯的范围，在这两方面 CT 均优于普通 X 线。

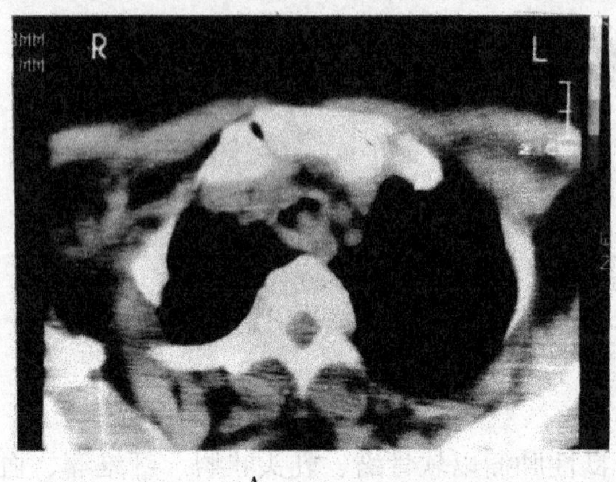
A

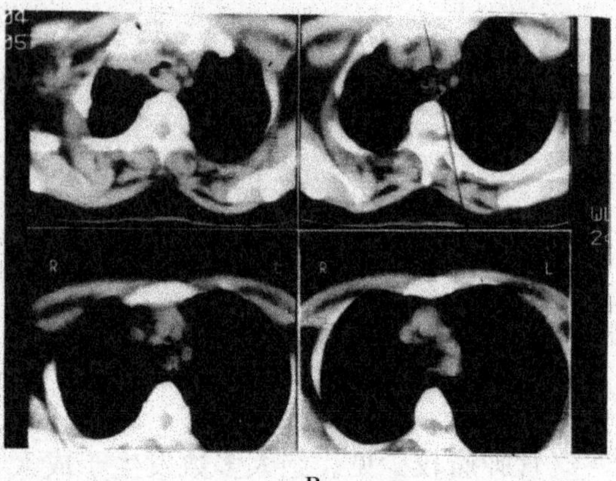
B

图 9-2　气管肿瘤

A. 胸骨切迹层面。B. 自 A 向下相邻的 4 个层面，示气管胸骨切迹平面向下，气管左后壁局限性增厚并有一乳头样肿物向腔内突出，使其变形，变窄。病变长度约 4cm。于气管前与无名动脉、右头臂静脉之间有一软组织密度结节影。所见为气管癌并有纵隔淋巴结（4R）转移

二、先天性支气管囊肿（肺囊肿）

支气管囊肿是一种先天性疾病，与呼吸系统的发育障碍有关，发病多在青年或幼年期。部分发生于肺野，部分发生于纵隔；前者又称为肺囊肿。

（一）病理

支气管囊肿的形成与肺芽发育障碍有关。从胚胎第 6 周起，两侧肺芽开始分叶，右侧三叶，左侧二叶，形成肺叶的始基，支气管在肺内一再分支，形成支气管树，其末端膨大则形成肺泡。

支气管的发育是从索状组织演变成中空的管状组织，如由于胚胎发育的停滞，不能使索状结构成为贯通的管状结构，远端支气管腔内的分泌物不能排出，可积聚膨胀，形成囊肿。

囊肿的壁一般非薄，内层为上皮层，有纤毛上皮或柱状上皮，有支气管壁内容，如平滑肌、软骨、黏液腺和弹力纤维组织，壁内无尘埃沉积，易与后天性囊肿区别。囊肿可单发或多发，可为单房或多房，含液囊肿中的液体可为澄清液或血液或凝固的血块，若囊和支气管相通可成为含气囊肿或液气囊肿。

临床表现：大部分患者无症状，胸部 X 线检查时偶尔发现。如囊肿甚大可压迫邻近组织或纵隔产生呼吸困难和紫绀等，少数患者有咯血，如继发感染则有发热、咳嗽、胸痛等。

（二）CT 表现

1. 孤立性囊肿　多见于下叶。含液囊肿表现为圆形或椭圆形水样密度影，密度均匀，边缘光滑锐利，CT 值一般在 0 ~20Hu，可高达 30Hu 以上（图 9-3），静脉注入造影剂后无强化。囊肿有时可呈分叶，因含黏液其 CT 值较高呈软组织密度，如位于肺野外周，可误诊为周围型肺癌（图 9-4）。如囊肿和支气管相通，有空气进入，则成含气囊肿或液气囊肿。

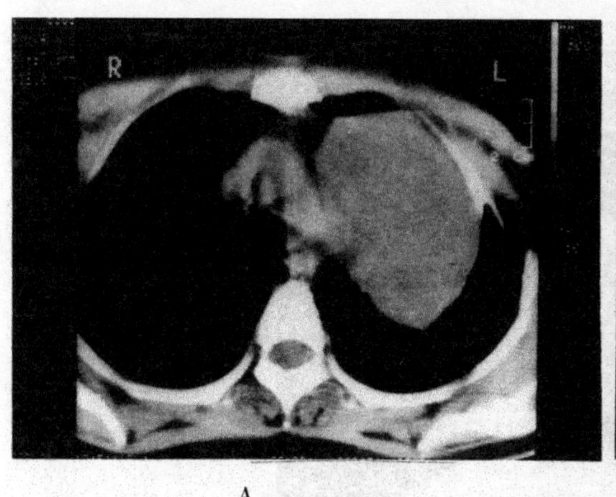

A

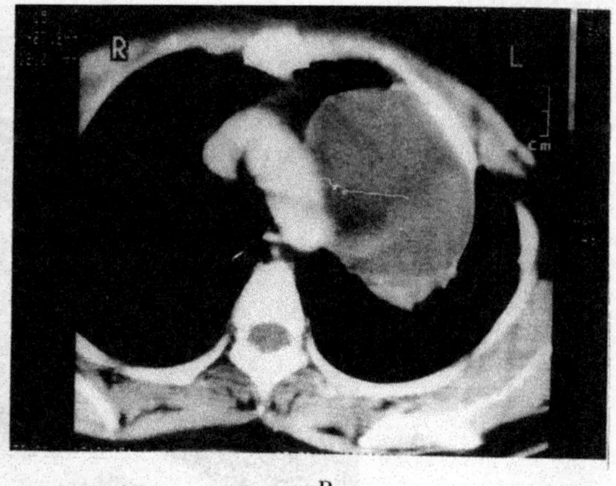

B

图 9－3　左上肺囊肿

女，30 岁，左上肺野内 6cm×8cm 类圆形囊性肿物，边缘光滑锐利，密度均匀。肿物与纵隔紧贴，纵隔内血管有受压移位改变，增强扫描，囊壁略有增强，囊内容无强化

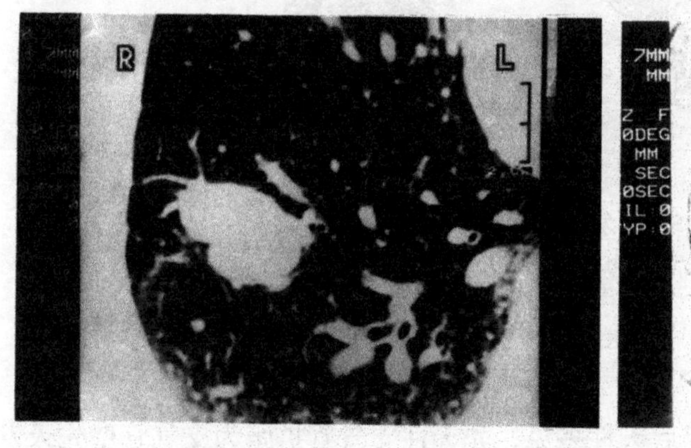

A

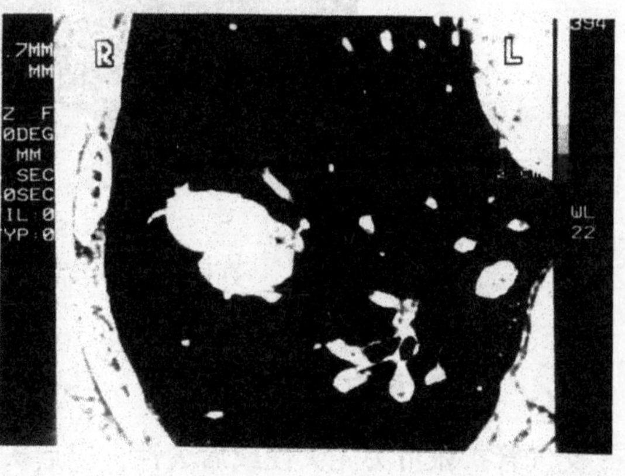

B

图 9－4　右下肺细支气管囊肿

A. 肺实质像，右下肺前基底段近胸膜处有一分叶状肿块，约 2.5cm×3.6cm 大小，轮廓清楚，边缘光滑。B. 肺纵隔窗像，显示病变密度均匀，测 CT 值为 34Hu，术前诊为周围性肺癌，手术病理证实为细支气管囊肿

2. 多发性囊肿　根据发育障碍的产生情况，多发性肺囊肿一般为气囊肿，在一侧或两侧肺野内呈弥漫性多数薄壁环形透亮影，有些含有小的液平面。气囊影大小不等，边缘锐利（图 9－5），若囊肿并发感染则在其周围出现浸润性炎症影，囊壁增厚。

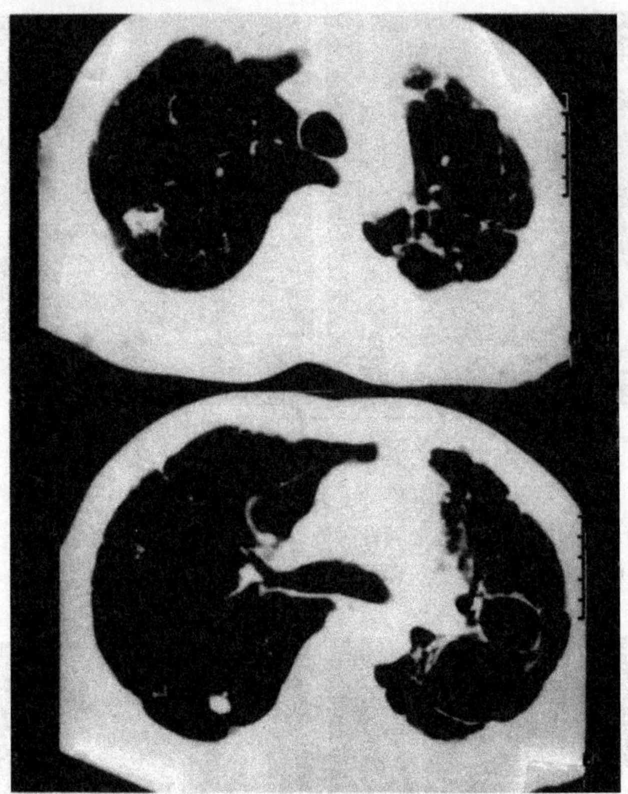

图 9－5　多发性肺囊肿

两肺野有多个薄壁含气囊腔，境界清晰

三、支气管扩张

支气管扩张可为先天性或后天性，以后天性多见，先天性支气管扩张为支气管壁先天发育缺陷薄弱所致。后天性支气管扩张因支气管感染或肺内病变牵拉引起，如肺结核，慢性肺炎及间质性纤维化，晚期可伴有局部支气管扩张，支气管近端梗阻，引起远端支气管扩张。

支气管扩张可分为四型：①柱状扩张；②囊状扩张；③混合型；④尚有一种少见类型为局限性梭形扩张。柱状扩张为支气管腔呈柱状或杵状不均等扩张，或远端稍大，病变部位主要在亚肺段及其分支，病变程度严重者可累及肺段支气管；囊状扩张为病变支气管远端膨大呈囊状，病变多时呈葡萄串或蜂窝状，病变多侵犯 5～6 级以下小支气管；混合型为柱形扩张与囊状扩张同时存在，病变往往比较广泛明显。

CT 扫描可采用 4～5mm 中厚度自肺尖扫至肺底，也可采用薄层 1.5～2.0mm 层厚，高分辨 CT 扫描，间隔 8～10mm，自肺尖扫至肺底。

CT 表现：CT 能提示有无支气管扩张及支气管扩张的类型、程度与范围。

囊状支气管扩张特征性 CT 表现为厚壁的囊腔聚集成堆或簇状或成串排列，合并感染时可见液面或因渗出物充满囊腔成多个圆形或类圆形之致密影（图 9－6）。这一型支气管扩张应与肺大泡与泡性肺气肿相鉴别，肺大泡与小泡其壁薄，位于肺野外围，不与肺动脉伴随。

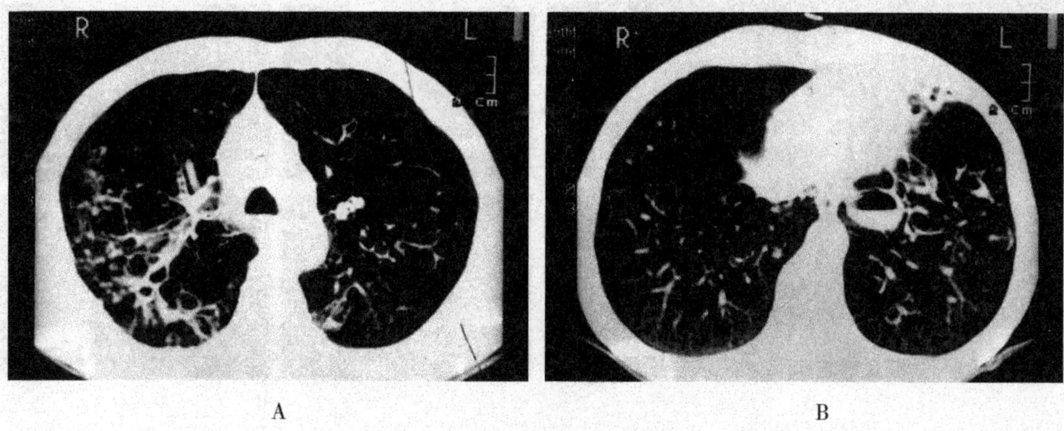

图9-6 囊状支气管扩张

A. 右上肺后段，前段；左上肺尖后段支气管扩张。B. 左下肺心缘旁囊状支气管扩张，一囊内有气液面为合并感染

柱状支气管腔扩张：CT表现为较伴行肺动脉管径明显增加，管壁增厚（图9-7），以高分辨CT显示佳，当扩张支气管内充满积液时可呈柱状或结节状高密度影。

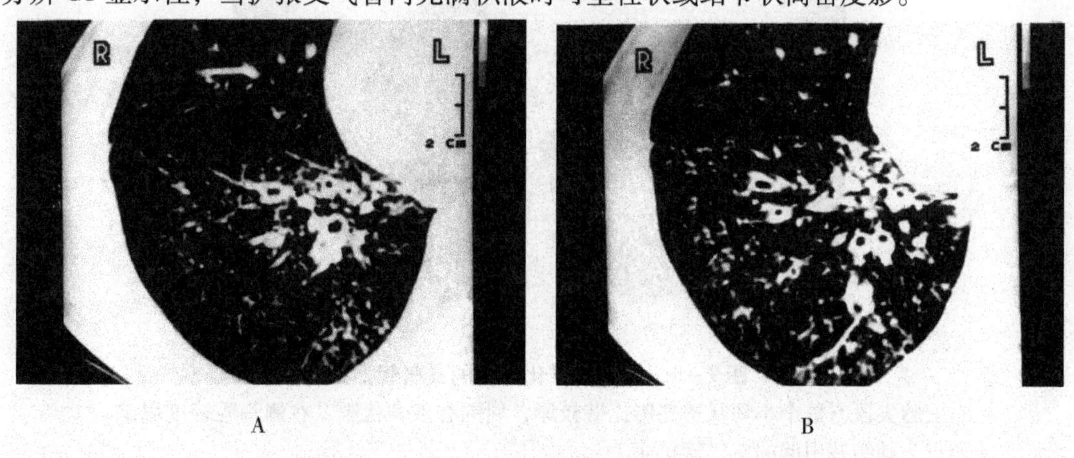

图9-7 柱状支气管扩张

A. 右下肺诸基底段支气管管壁明显增厚，管腔较伴行的肺动脉断面明显增粗。B. 为A下方9mm层面，CT表现与A相仿，支气管造影证实为柱状支气管扩张

混合型：兼有上述两型CT表现（图9-8）。

局限性梭形扩张也称串珠状扩张（varicosis），这一型CT上发现较困难。

因肺内纤维化所引起的支气管扩张，病变局限于纤维化部位（图9-9）。

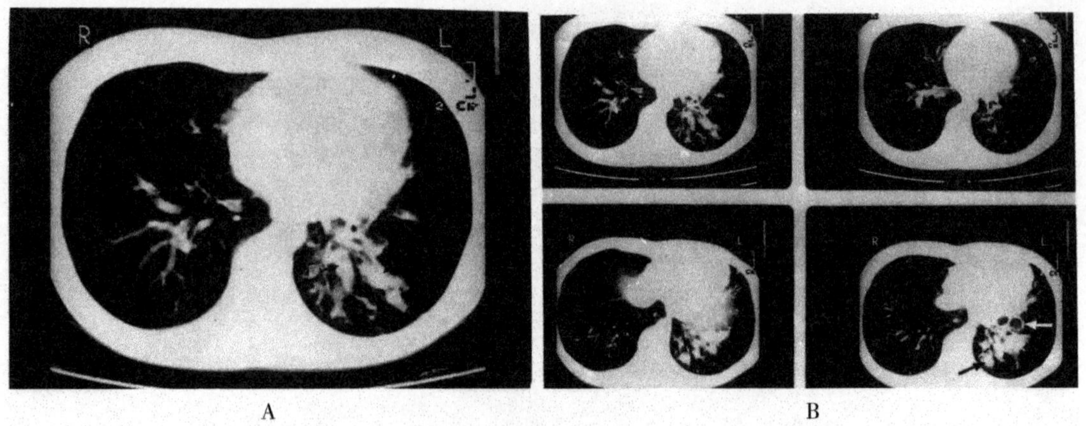

图9-8 混合型支气管扩张并合并感染

A. 左下肺叶基底段支气管呈柱状扩张（↑），与B. 囊状扩张（白↑），部分小囊内有液体充盈（黑↑）少数可见液平面

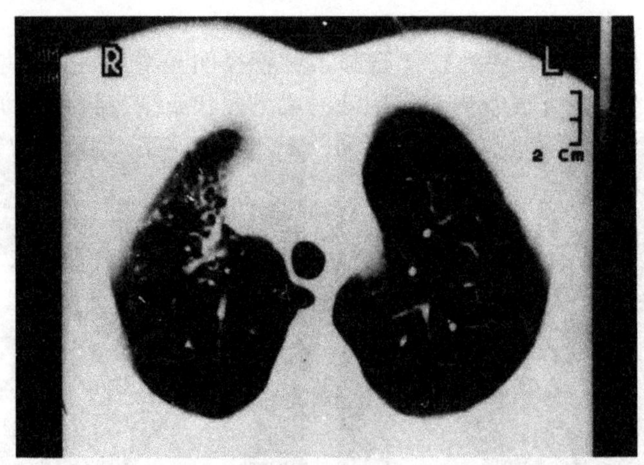

图9-9 肺内纤维化引起的支气管扩张

右上肺尖段有数个小环状透亮影，壁较厚，周围有条索状影，右侧胸腔轻度塌陷。所见为肺结核引起的支气管扩张

CT诊断支气管扩张有较高的准确性。文献报道用5mm层厚扫描与支气管造影做比较，对于各种型的支气管扩张，CT检查的特异性为100%，对于囊状与棱形支气管扩张，CT的敏感性为100%，对柱状支气管扩张，CT的敏感性为94%。

四、慢性支气管炎

慢性支气管炎是支气管的慢性炎症，其临床诊断标准与X线检查所见为大家所熟知，一般CT扫描很少单独用于慢性支气管炎的诊断，胸部CT检查主要是在普通X线检查基础上用于鉴别诊断。当临床症状不明确，胸片上发现网状纹理，常为排除其他疾病而进行胸部CT扫描。对于慢性支气管炎诊断明确，临床症状加重，胸部X线片不能除外肿瘤时也可做胸部CT扫描。

（一）病理

慢性支气管炎的病理变化是支气管黏膜充血、水肿、杯状细胞增生，黏液腺肥大，管腔内分泌物增加并有表皮细胞脱落，萎缩及鳞化。由于炎症的反复发作，支气管壁内结缔组织增生，并可见炎性细胞浸润，管壁内弹力纤维破坏，软骨变性萎缩，支撑力减弱，易于扩张或塌陷，慢性支气管向其周围蔓延可引起支气管周围炎，若炎症反复发作可引起支气管周围纤维化，慢性支气管可引起支气管扩张，肺间质性纤维化，肺炎及肺心病等并发症。

（二）CT表现

慢性支气管炎的CT表现反映了它的病理变化，主要有以下几点：

1. 轨道征　慢性支气管炎时，由于支气管壁炎性增厚呈轨道征（图9－10）；呈平行线状高密度影与支气管走行方向一致，此征以高分辨CT扫描显示更加清晰。

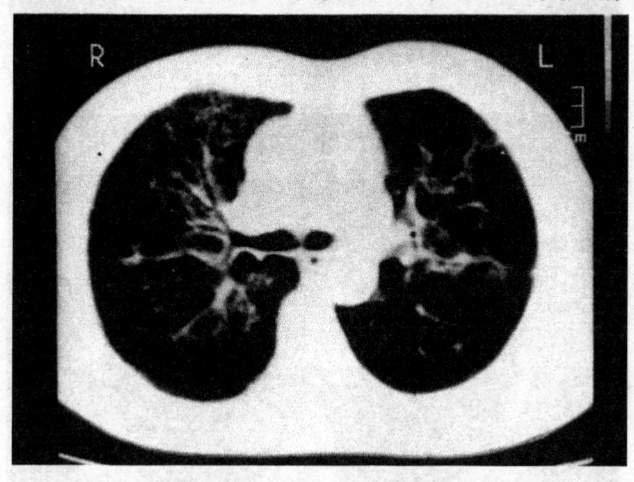

图9－10　慢性支气管炎轨道征

两肺纹理紊乱，右上叶前段支气管及其分支与后段支气管壁均显示增厚

2. 肺气肿与肺大泡　CT较普通X线更为敏感地显示小叶中心性肺气肿，全小叶肺气肿以及肺大泡等征象。

3. 弥漫性慢性炎症　肺野内可见多个斑点状与小斑片状密度增高影；多数代表小叶性肺炎或有部分不张。

4. 中叶慢性炎症　慢性支气管炎时合并中叶慢性炎症较常见，胸部CT扫描可发现胸片上不易显示的中叶慢性炎症与并发的支气管扩张，在CT上于中叶区可见不规则索条状与斑片状高密度影及比较厚的环形影。

5. 间质性纤维化改变　肺纹理增多紊乱，可呈网状，以肺野外周明显（图9－11）。

6. 肺动脉高压　CT可准确测量肺动脉的直径，肺动脉高压时右肺动脉直径 > 15mm，肺中内带肺动脉增粗，周围肺动脉纤细，扭曲（图9－12）。

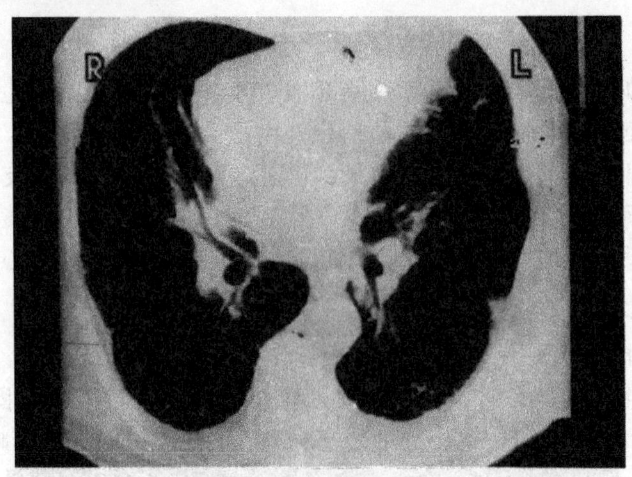

图 9－11　慢性支气管炎伴有轻度肺间质纤维化

两下肺纹理增多紊乱，于胸膜下可见网状与小蜂窝状结构

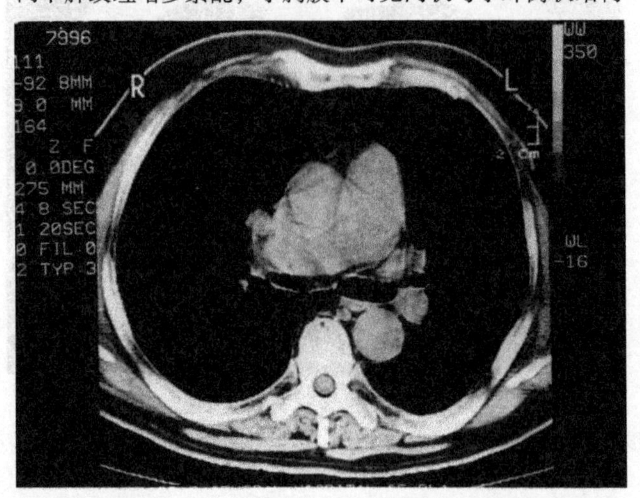

图 9－12　慢性支气管炎合并肺动脉高压

主肺动脉高度扩张，直径达 31mm，右肺动脉明显增粗，直径约 20mm

（徐红卫）

第二节　肺部感染性疾病

一、肺炎

大多数肺炎诊断不困难，一般根据胸片表现结合临床，可以作出正确诊断。有时肺炎的 X 线表现比较特殊，临床症状不典型，抗生素治疗效果较差，为了鉴别诊断要求做胸部 CT 检查。经验证明，胸部 CT 扫描对于肺炎病灶的形态、边缘、分布、病灶内支气管情况，纵隔肺门淋巴结及胸膜病变的观察，是对普通 X 线检查的重要补充。

（一）病理

肺部炎症可主要发生在肺实质或肺间质，也可肺实质和间质性炎症同时存在。细菌、病毒、支原体、卡氏囊虫、放射线照射及过敏，均可引起肺炎。其中以细菌性肺炎及病毒性肺炎较常见。尤其是细菌性肺炎。肺炎时，肺实质与肺间质的主要病理变化为渗出，炎性细胞浸润，增生及变质。急性炎症以渗出及炎性细胞浸润为主要病理变化，慢性炎症以增殖及炎性细胞浸润为主要病理变化。在病理大体标本上可表现为结节实变，不规则实变区，肺段及肺实变。

（二）临床表现

肺炎的主要症状是发热、咳嗽、咯血及胸痛，急性肺炎以发热为主要症状，而慢性肺炎则以咳嗽，咯痰及咯血为主要症状。急性肺炎多起病较急，但有的起病亦不明显。慢性肺炎无明确急性肺炎阶段，此时根据临床和 X 线诊断比较困难，常需与其他疾病鉴别。急性细菌性肺炎时的白细胞常增加，而其他性质肺炎及慢性肺炎白细胞总数及分类改变不明显。

（三）CT 表现

CT 检查可准确反映肺部炎变大体形态和分布。肺炎的主要 CT 表现如下：

1. 肺段或肺叶实变　病变为均匀一致的密度增高，以肺叶或肺段分布，密度均匀，体积略小，常可见典型的空气支气管造影的表现（图 9－13、14），肺段与肺叶支气管多不狭窄阻塞，肺门与纵隔多无肿大淋巴结。

2. 两肺多发片状密度增高影　病灶形态不规则，多呈楔形或梯形，边缘多不规则且模糊，病变沿支气管走行分布，多位于两中、下肺野内、中区（图 9－15）。病变区可见含气支气管影像。

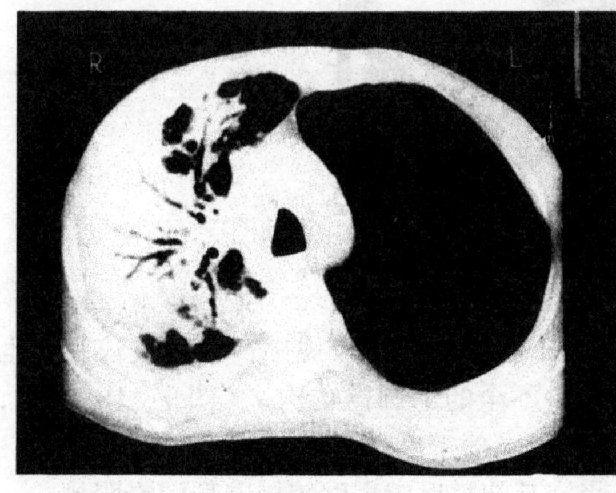

A

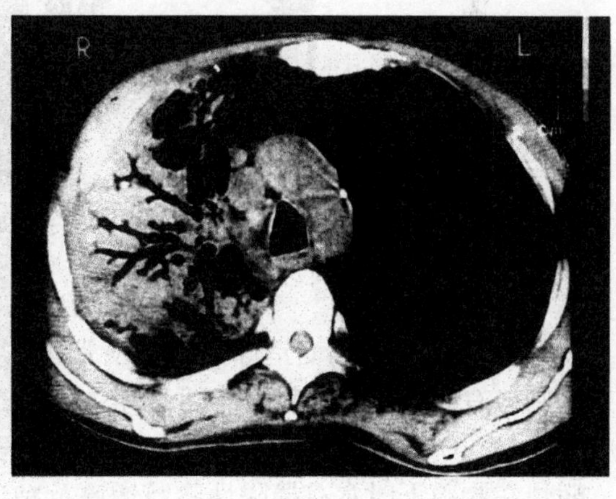

B

图 9－13　右上肺大叶性肺炎

A. 肺实质像，B. 纵隔窗像。示右上肺实变，体积稍缩小，可见空气支气管造影征，支气管镜检查为炎症

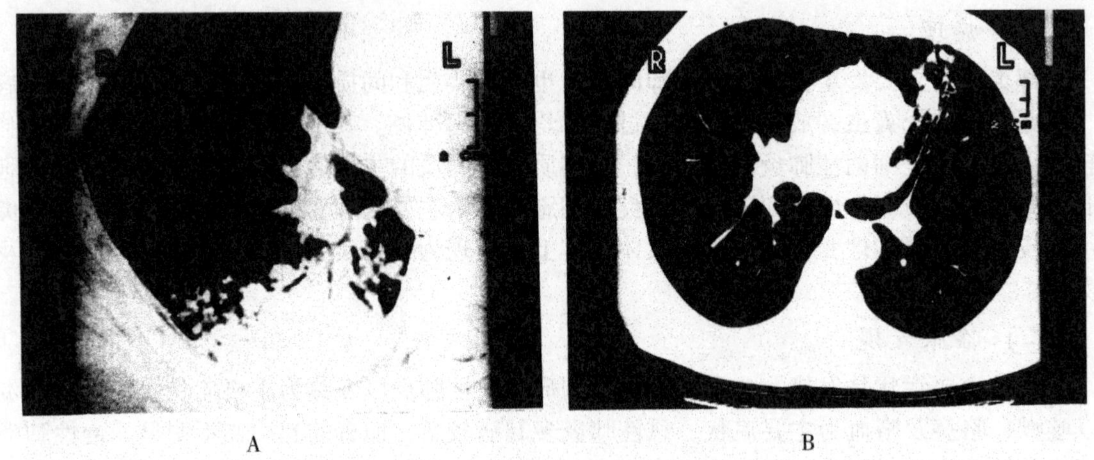

A　　B

图9－14　肺段性炎症

A. 右下肺背段大片实变，密度不均，边缘模糊，可见空气支气管造影。后胸壁胸膜肥厚较明显。

B. 另一患者左上肺前段斑片状影，支气管通畅

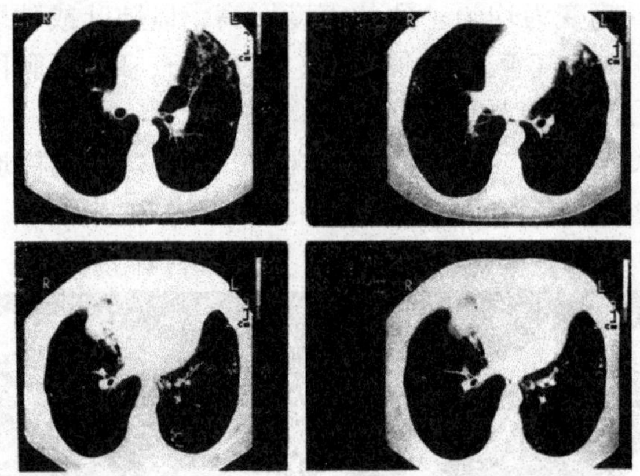

图9－15　两下肺炎症

两下肺片状密度增高影，边缘模糊，可见含气支气管影像

3. 结节与肿块　病变呈球形，即所谓球形肺炎，病变边缘比较规则；或呈波浪状，也可有毛刺，有时边缘较模糊，常可见粗大纹理或参差不全的毛刺样结构，（图9－16、17），密度多均匀，CT值稍低于软组织密度；有的病变之边缘部密度稍低于中央部；有时可见空洞，病灶在胸膜下时常有局限性胸膜增厚及粘连带，其胸膜反应程度较周围型肺癌明显。

球形肺炎酷似肿瘤，易被误诊肺癌而手术，应注意两者之鉴别，前者一般有感染历史，血像增高，病变边缘较模糊，邻近胸膜反应较广泛；无空泡征与细支气管充气征。其周围可有粗大血管纹理，但走行较自然，追随观察，短期内就有吸收改变。

4. 两肺多发结节状密度增高影　此种表现少见，病灶大小多不足1cm，边缘较清楚，但不锐利，病灶密度均匀，多分布在中下肺野，其CT表现颇似肺转移瘤，两者鉴别较困难。

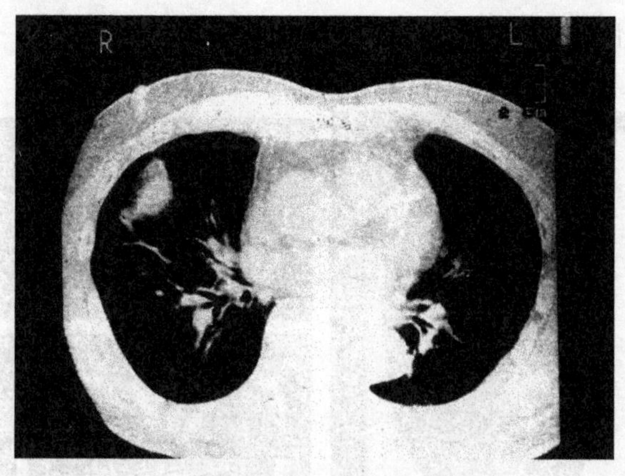

图9－16　球形肺炎

男，86岁，有感冒发热史，胸片发现右肺中野球形病灶。CT示右肺中叶外侧段类圆形密度增高影，轮廓清楚，其外1/3带密度较淡，病变周围血管纹理增多，增粗。10个月后，CT扫描示病变已吸收

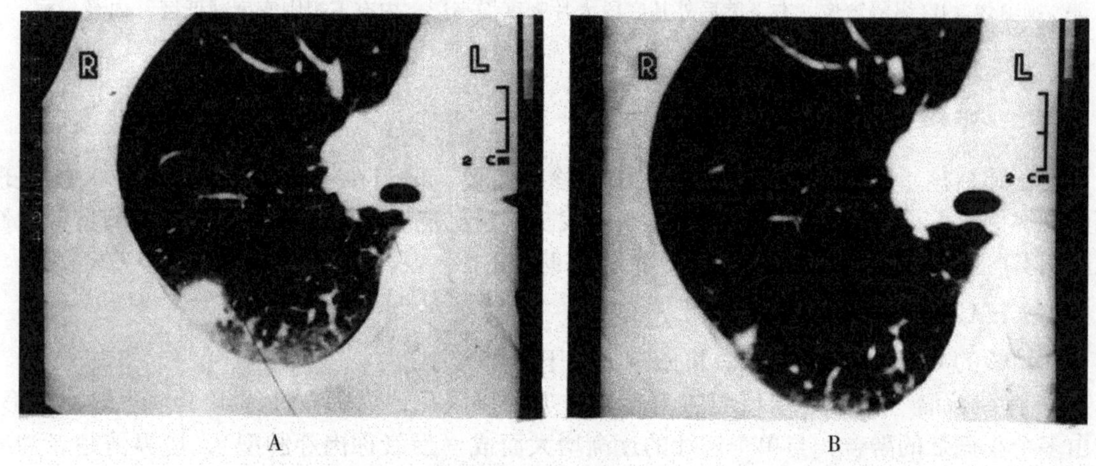

图9－17　球形肺炎

女，50岁。一月前有感冒发热史，白细胞增高。A. 示右上肺背段球形病变，直径约1.5cm轮廓尚清楚，边缘欠光整，有小毛刺，斜裂胸膜反应较明显。B. 抗感染一月后CT复查示病灶已基本吸收

二、肺脓肿

肺脓肿是一种伴有肺组织坏死的炎性病灶，由化脓性细菌性感染所引起，X线上常呈圆形肿块，其周围有压缩和机化的肺组织所包绕，其中心常有气液面，此表明已与气道相通。肺脓肿常合并胸膜粘连，脓胸或脓气胸，肺脓肿的诊断一般不困难，有时需与肺癌、结核及包裹性脓胸鉴别。

CT表现：在CT上，肺脓肿呈厚壁圆形空洞者居多，也可呈长圆形，有的厚壁空洞，内外缘均不规则，有时可显示残留的带状肺组织横过脓腔，常可见支气管与脓腔相通。在主脓腔周围常有多发小脓腔。如脓肿靠近胸壁，则可显示广泛的胸膜改变，可有明显的胸膜肥厚或少量的胸腔积液（积脓）（图9－18）。有时肺脓肿可破入胸腔引起脓胸。

肺脓肿常需与包裹性脓胸相鉴别。脓胸的脓腔CT表现一般比较规则，没有周围的小脓

腔，脓腔内壁较规整，不呈波浪状，脓腔壁一般较窄，宽度较均匀一致，变换体位扫描脓胸的外形可有改变。

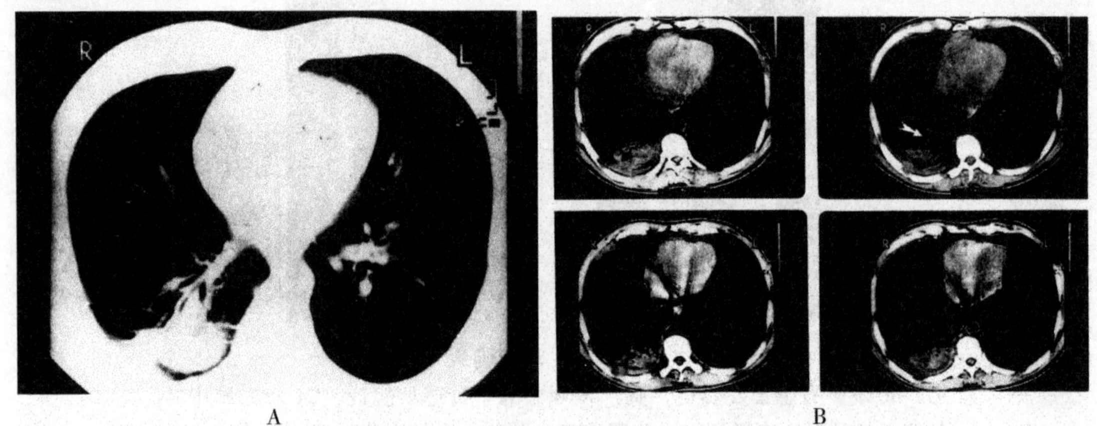

图 9-18　右下肺脓肿

A. 肺窗像。B. 纵隔窗像，右下肺后外基底段大片密度增高影，内有不规则密度减低区，内缘较模糊，右下叶后基底段支气管（↑）伸入片影内。后胸壁胸膜有显著增厚伴少量胸腔积液

三、肺结核

对于肺结核，普通 X 线检查一般能满足诊断需要，但当在中、老年遇到一些 X 线表现不典型病例时，诊断颇为困难，主要是与原发支气管肺癌鉴别常无把握。经验证明有针对性地应用 CT 检查对于肺结核的鉴别诊断很有帮助。

（一）CT 表现

肺结核的 CT 表现多种多样，可归纳为以下几个方面：

1. 肺结核瘤　病理上结核瘤为干酪样肺炎的局限化，周围有纤维组织包绕成为球形，或由多个小病灶的融合，与单个病灶的逐渐增大而成（后者称肉芽肿型），境界清楚者为纤维包膜完整，而境界不清楚者，纤维包膜不完整，周围有炎性浸润及纤维增殖组织。

CT 表现客观地反映了结核瘤病理变化。结核瘤通常为直径≥2cm 的单发或多发球形高密度影，多呈圆形，类圆形，亦有呈轻度分叶状者，边缘多清楚规整（图 9-19），少数模糊，密度多不均匀，多数可见钙化（图 9-20）。有空洞者亦不少见，空洞为边缘性呈裂隙状或新月状（图 9-21）。结核瘤周围，一般在外侧缘可见毛刺状或胸膜粘连带，大多数病例可见卫星灶，有的病例可见引流支气管。

2. 结节性阴影　为直径 0.5～2.0cm 圆形，类圆形高密度阴影，可单发或多发（图 9-22）可有钙化，小空洞或小空泡状低密度，贴近胸膜者可见胸膜肥厚粘连带。

3. 肺段或肺叶阴影　在 CT 上可表现为肺段或肺叶的实变区，体积缩小，密度多不均匀，可见支气管充气像（图 9-23），少数可见空洞，病理上，这些病变为干酪样或（和）渗出性病变，或干酪增殖样病变。

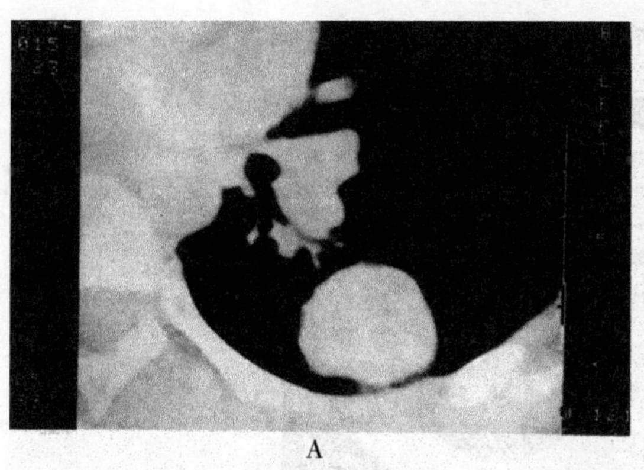

A

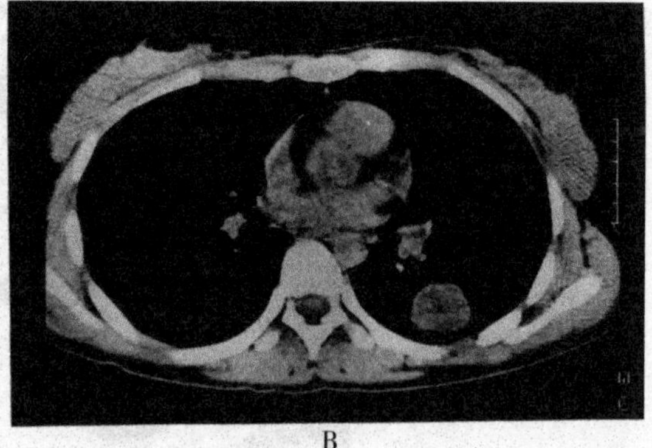

B

图9－19　左下肺结核瘤

A. 肺实质像。B. 纵隔像，后下肺背段有一直径约3cm类圆形肿块，轮廓清楚，边缘光滑无明显分叶，密度均匀，未见钙化。左肺门影增大示淋巴结肿大

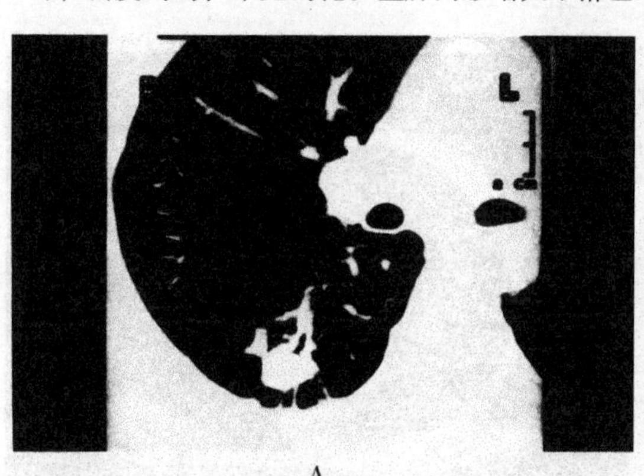

A

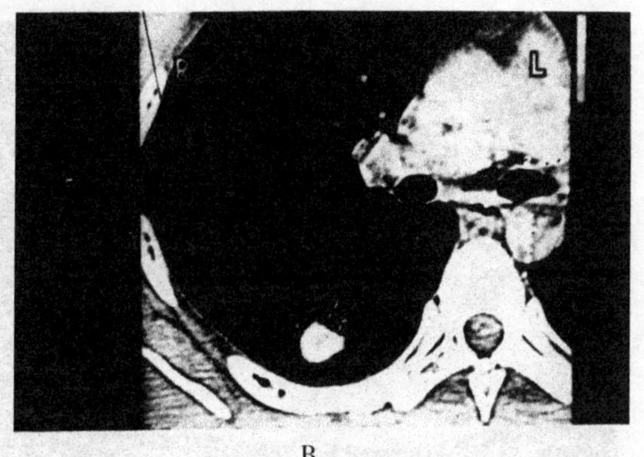

B

图9－20　左下肺结核瘤钙化

A. 肺实质像，右下肺背段类圆形病变，直径约2cm，胸膜侧有粘连束带，周围有斑点状影。B. 纵隔像，病变大部分钙化

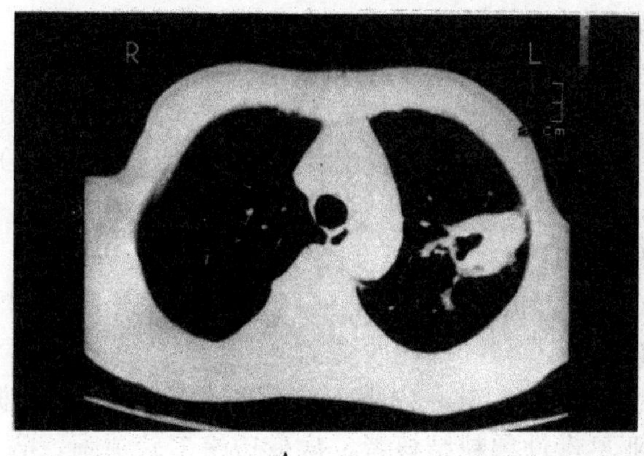

A

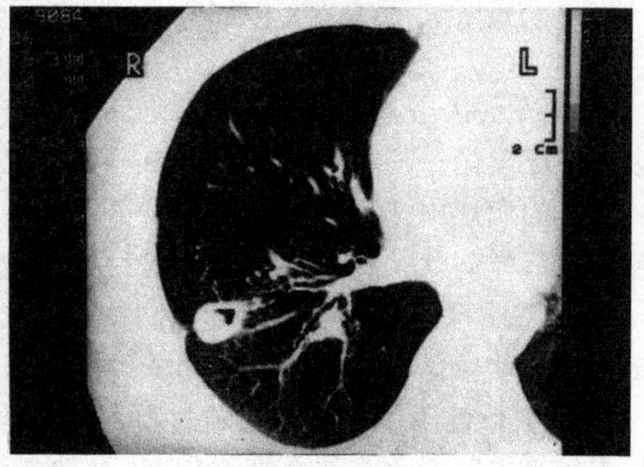

B

图9－21　结核瘤合并空洞

A. 男，65岁，左上肺类圆形病变，约4cm×3cm大小，内侧可见新月状低密度影。病变周围有多数小斑点状影。B. 另一病例，右下肺外基底段类圆形病变，其内侧可见边缘性空洞呈新月状。周围有斑点状卫星灶

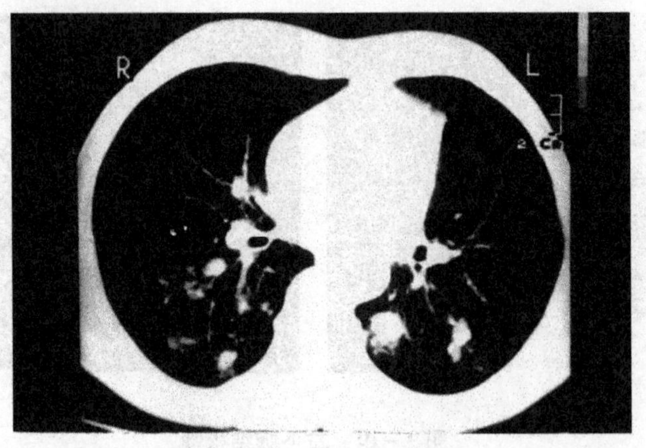

图9－22　两肺结节性阴影

两下肺多个直径0.5～1.3cm结节状影，轮廓清楚

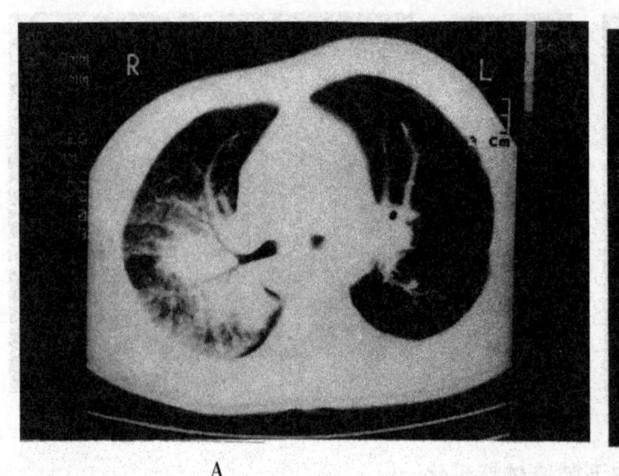

A

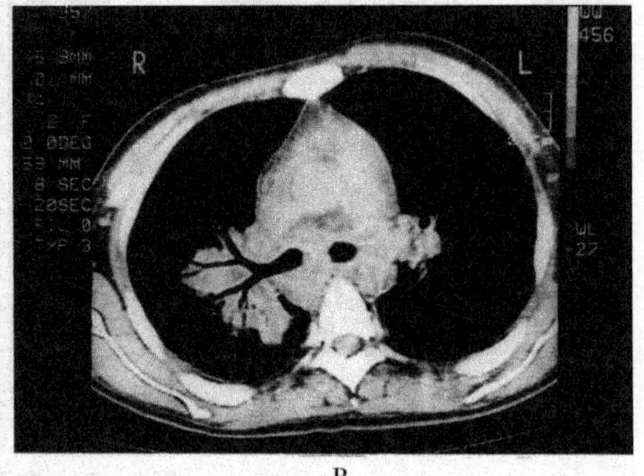

B

图9－23　肺结核呈肺叶实变

确诊为慢性粒细胞性白血病两年，现乏力，低热。A. 肺窗像；B. 纵隔窗像；CT示右上肺大片实变，边缘模糊，可见空气支气管造影征。右侧胸廓稍缩小，支气管黏膜活检为结核

4. 斑点状与斑片状影　与普通X线一样，多为散在分布的斑点状与斑片状软组织密度影，边缘模糊，密度不均，病灶内可见钙化与小空洞，亦可见小支气管充气像（图9－24）。

有的病灶由多个小结节，直径2～5mm，堆集在一起成小片状图9－25，这些小结节为腺泡结节样病灶，病理上上述阴影为干酪增殖性结核。

5. 空洞性阴影　多为薄壁空洞，呈中心透亮的环形阴影（图9－26），慢性纤维空洞性结核，其壁较薄，内壁光滑，周围可见扩张的支气管与纤维化改变。

6. 粟粒性阴影　急性粟粒性肺结核，阴影直径在5mm以下，密度均匀，边界欠清晰，与支气管走行无关，与血管纹理走行一致：亚急慢性粟粒结核者，病变边缘多较清晰，病变大小不很均匀（图9－27）。

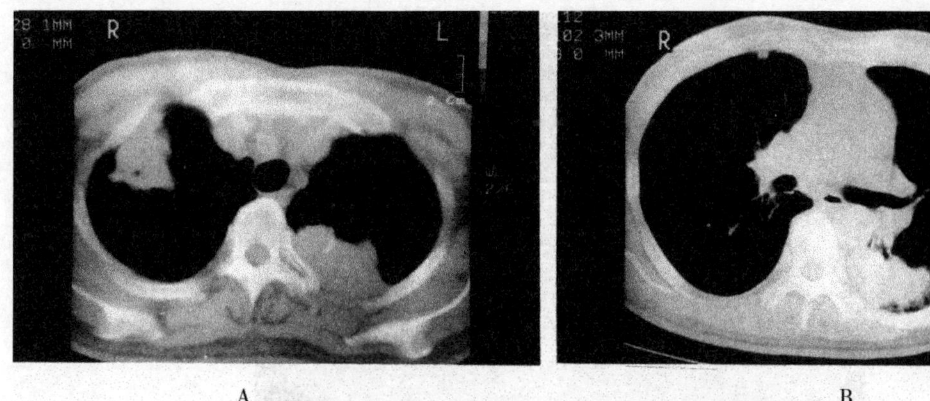

A　　B

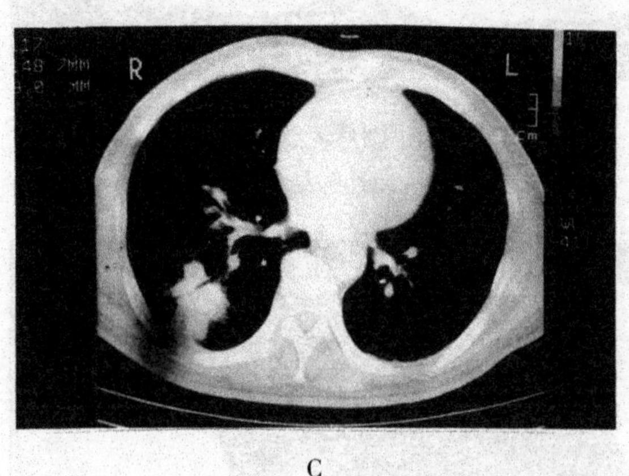

C

图 9 – 24　肺结核呈斑片状影

A. 右上肺尖段斑片状影，内有小泡状低密度影，左上肺尖后段紧贴后胸壁片状密度增高阴影，内可见两个小钙化点。B. 同一患者，左下肺背段斑片状密度增高影，边缘较模糊，右上肺前段，胸膜下有小斑点影。C. 与 A 同一患者，右下肺后基底段斑片状影，可见支气管充气像

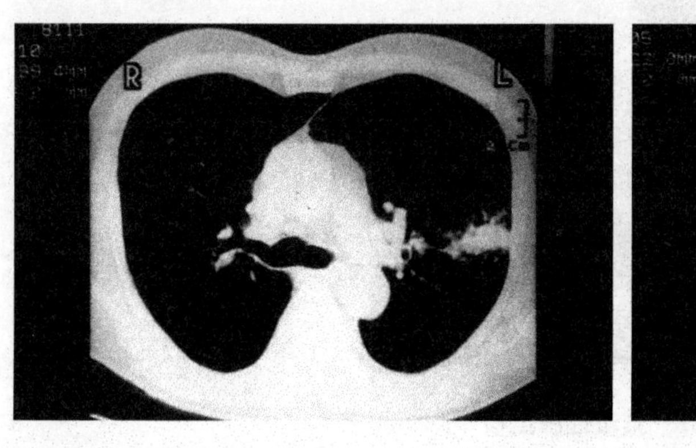

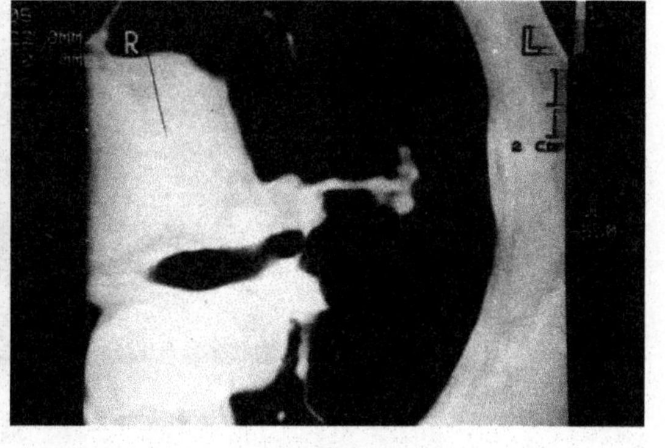

A　　B

图 9 – 25　肺结核

男，67 岁；左肺上叶尖后段见一斑片状影，略呈楔形底向外侧；该阴影内有多个斑点状影，直径约 2 ~ 3mm。B. A 下方 1cm 层面，肺门外方可见 4 个直径约 3 ~ 5mm 之小结节堆集成小片，为腺泡结节性病变。手术证实为干酪增殖性结核

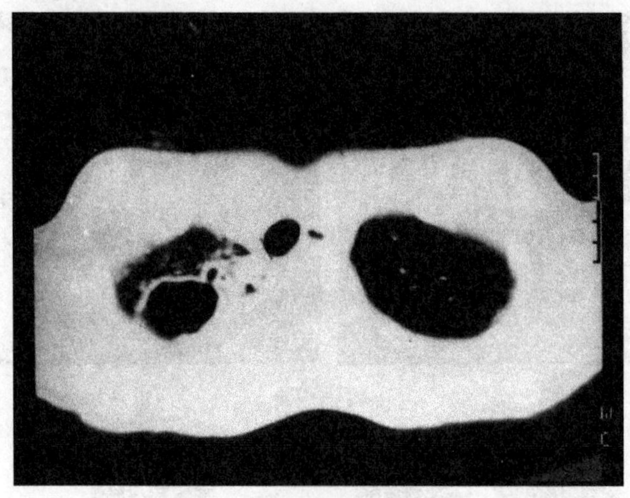

图 9-26　肺结核薄壁空洞

右上肺尖后段浸润性肺结核，薄壁空洞

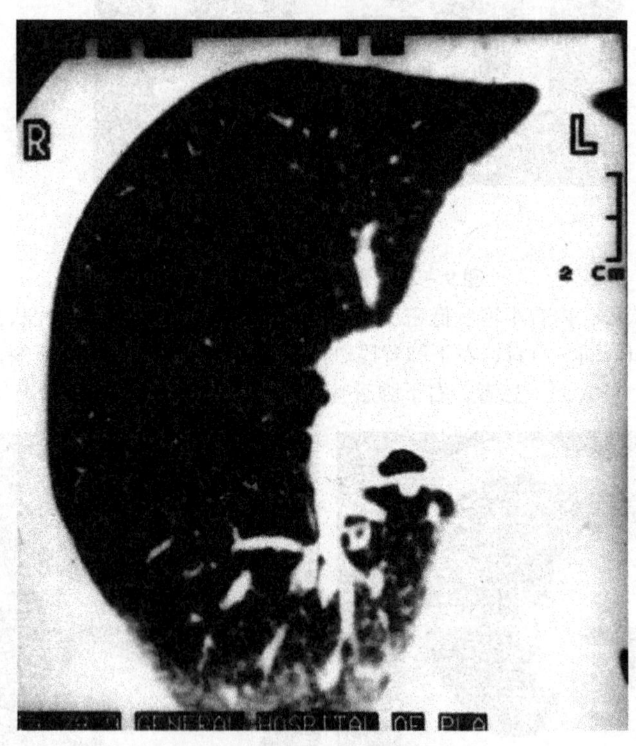

图 9-27　粟粒性肺结核

右肺弥漫分布粟粒样阴影，边缘欠清晰

7. 纤维条索影　病变为纤维条索状致密影，边界清晰，它与正常肺纹理不同，没有从内到外的由粗变细及逐渐分支的树枝样分布，而是粗细均匀，僵直，并与正常肺纹理的行走方向不一致。病变可局限于一个肺段或肺叶或位于一侧肺；肺体积缩小，纵隔向患侧移位。

8. 肺门纵隔淋巴结肿大和钙化　大于 2cm 以上淋巴结增强扫描常显示为周边环形增强，

增强厚度一般不规则，其病理基础与淋巴结中央为干酪样坏死，周围为肉芽组织（图9－28）。较小淋巴结可均匀增强，淋巴结钙化可为圆形，类圆形，簇状及不规则斑点状。

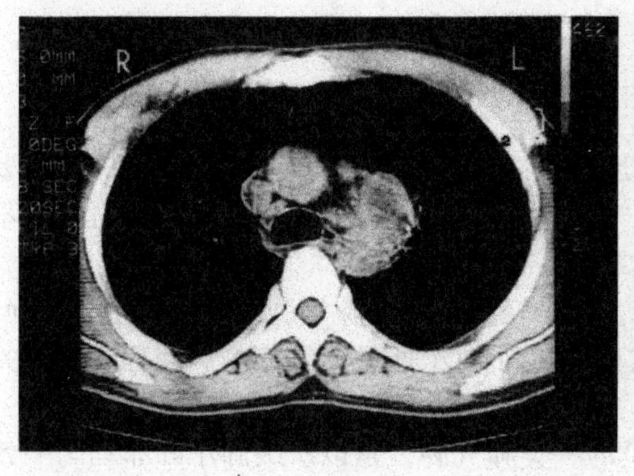

A

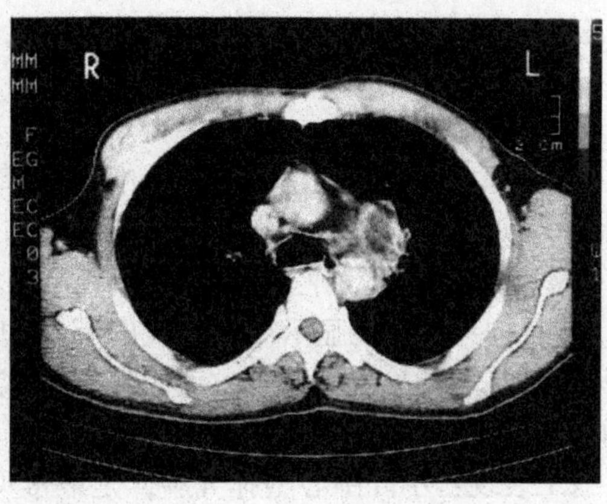

B

图9－28　肺门淋巴结核

A. 平扫，左肺门有一肿块影，轮廓欠清晰，其密度不均。B. 增强扫描，上述肿块呈周边环形增强，中央为低密度，无强化，肿块轮廓较增强前清楚，手术病理证实为淋巴结核，中心为干酪样物，周围高密度为肉芽肿

9. 胸膜病变　急性期可见游离胸腔积液，慢性期见局限性或广泛性胸膜肥厚，局限性包裹性积液，胸膜结核瘤及胸膜钙化。

（二）诊断与鉴别诊断

根据上述CT表现结合临床与X线所见一般能做出正确诊断；但在实际工作中，与肺癌、结节病及淋巴瘤等的鉴别有时困难，应注意鉴别。

1. 周围型肺癌　原发性肺癌的肿块形态不规则，边缘不整，有分叶且较深，边缘多有锯齿状或小棘状突起，或细短毛刺，常有支气管充气征与空泡征，钙化少见，常伴有胸膜皱缩征。两肺结核结节或结核瘤形态较规则，边缘多光整，病灶内有边缘性空洞或小圆形液化坏死所致的低密度，常有钙化，周围多有卫星灶。

2. 肺门与纵隔淋巴结核需与肺癌肺门纵隔淋巴结转移以及结节病相鉴别　结核性淋巴结肿大于增强后扫描呈现边缘性增强，中心相对低密度是特征性所见，且好发于右气管旁（2R、4R），气管与支气管区（10R）和隆突下区对鉴别也有帮助；恶性肿瘤转移性淋巴多数>2cm，增强扫描多呈均匀一致性增强，其转移部位与原发肿瘤的淋巴引流一致。恶性淋巴瘤的淋巴结增大常常多组淋巴结受累，可位于血管前间隙，多有融合趋向，包绕与侵犯血管，致血管壁境界不清，结节病的淋巴结肿大，多为两侧肺门淋巴结呈对称性，土豆块样；多无钙化。

3. 胸腔积液　CT发现胸膜实性结节或肿块时，有助于肿瘤诊断，仅表现为胸腔积液时不能鉴别结核或转移瘤；包裹性积液以结核多见，但也可见于肺癌转移。

（徐红卫）

第三节　弥漫性肺疾病

一、肺气肿

在病理上，肺气肿指的是终末细支气管远侧的肺组织的过度充气，膨胀并伴有肺泡壁的破坏，病理上可分为四种类型即小叶中型肺气肿，全小叶型肺气肿，小叶旁型肺气肿及不规则（瘢痕旁）型肺气肿。

X 线胸片上只能显示比较进展的肺气肿，对于轻至中度的肺气肿的检出欠敏感，而 CT 在早期肺气肿的检出和分类方面较普通 X 线更加准确；CT 所见与疾病的病理程度的相关性比肺功能试验与病变程度的相关性更好。

CT 表现：小叶中心型肺气肿，是最常见的一类肺气肿，是以次级肺小叶非均匀一致的破坏为特征，病变开始时位于一级呼吸细支气管与终末细支气管周围；轻至中度病例，在小叶内形成小孔状，小圆形低密度区；周围为相对正常的肺实质，两者无明显分界；到严重时则有广泛的融合破坏；肺血管在轻度肺气肿时是正常的；当病变严重时，则肺血管分支减少并扭曲，血管口径变细，小叶中心型肺气肿以分布在上叶为特征（图 9－29）。

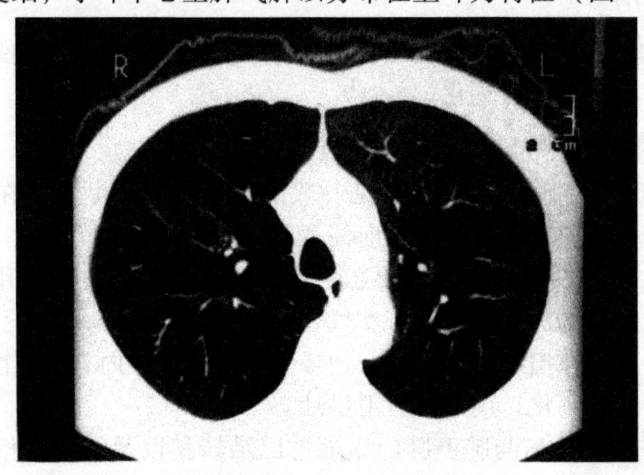

图 9－29　肺气肿（小叶中心型）

两上肺可见多数小圆形低密度影，周围为相对正常的肺实质，两者无明显分界，肺血管纹理变细，分支减少

全小叶型肺气肿，是继发于次小叶的均匀一致性破坏；以下叶分布占优势，这种分布在胸片上可见，但在 CT 上观察更佳，显示为广泛分布的低密度区，肺血管比正常细，分支少，成角增大（图 9－30）。进展型的全小叶肺气肿与进展型的小叶中心性肺气肿不能鉴别。

小叶旁型肺气肿侵犯腺泡周围部分，因此以邻近胸膜与小叶间隔部位最显著，如果肺气肿腔隙 <0.5cm 直径，常需采用高分辨 CT 扫描才能发现。正常胸膜下肺气肿在 X 线胸片上不易发现，但在 CT 片上可显示为密度减低区，胸膜下肺大泡也认为是小叶旁肺气肿的表现；肺大泡表现为肺内局限性气囊，失去肺实质结构，壁整齐规则，看不到血管，但也可见于其他类型肺气肿；也可做为独立的征象存在。肺大泡有三个最好发的部位；奇静脉食管隐窝处（右主支气管后方），邻近左心室区，及邻近前联合线区域（图 9－31）。

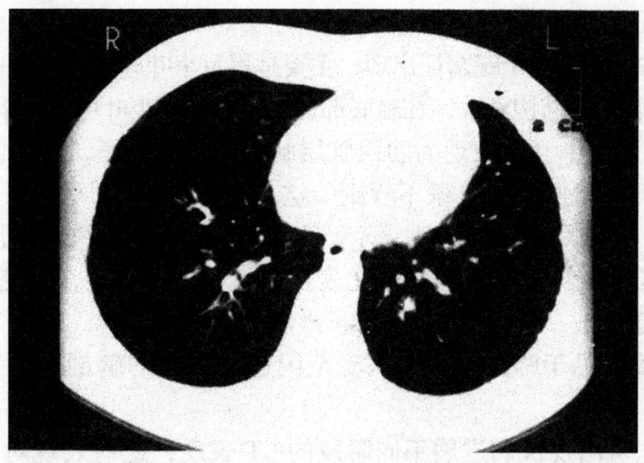

图9－30　肺气肿（全小叶型肺气肿）

两肺广泛分布的低密度区，血管纹理纤细，分支减少，成角增大

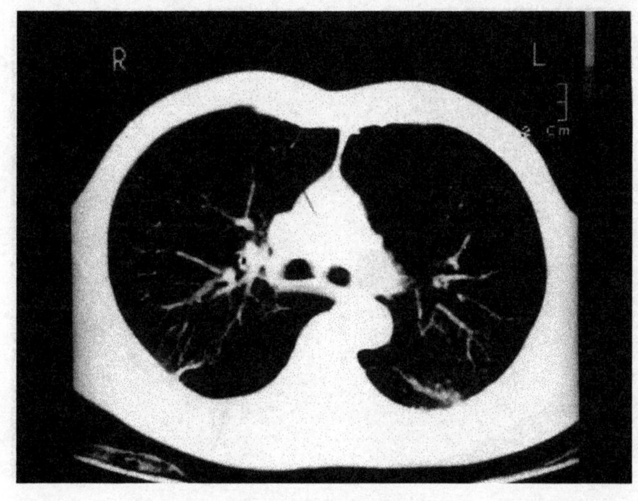

图9－31　肺大泡

前联合线左侧区域与右、左后侧胸膜下可见囊状空气密度影，周围肺血管纹理受压移位

不规则或瘢痕旁型肺气肿：肺气肿围绕着肺瘢痕区，不规则累及肺小叶，这一类型的肺气肿见于能引起肺实质纤维瘢痕的多种病理情况（疾病），如结节病、矽肺、结核等，在X线胸片上病变常被瘢痕过程所掩盖，而伴有纤维化的肺气肿在CT上则显示清晰。

二、特发性肺间质性纤维化

系下呼吸道原因不明的慢性炎症性疾病，它以侵犯肺泡壁和肺间质为特征的慢性炎症，参与炎症反应的、以吞噬细胞和中性粒细胞为主，尚有其他各种类型的细胞，产生纤维细胞增殖和胶原纤维的沉积。病理上病变呈多灶性，并显示不同阶段的炎症表现。

CT表现：应采用高分辨CT扫描以能更好地显示病变，有以下几种表现：

1. 蜂窝征　这是最有特征性的CT表现。蜂窝征好发于胸膜下，蜂窝大小约5～20mm直径，成斑片状，间隔正常表现的肺实质。晚期可弥漫性分布，在病变区域常伴有牵引性支气管扩张。

2. 网状改变　这种改变早于蜂窝征出现；主要是累及小叶间隔与小叶中心结构；HRCT 表现为小叶间隔增厚，次肺小叶结构紊乱，在肺底部，增厚的次级小叶可呈现多角形（图 9－32）。

3. 胸膜下间质纤维化　CT 表现为肋面脏层胸膜不规则增厚，和叶间裂增厚。

4. 支气管周围间质增厚与血管壁不规则　这一征象出现较少。

5. 长索状瘢痕　见于进展性病例，病变呈细长索状致密影，穿过肺野向胸膜面延伸，形态上与血管容易区分；与此相似的纤维化表现也可见于类风湿，系统性红斑狼疮，硬皮病和混合性结缔组织病。

6. 磨玻璃样密度　见于肺野周围，病变范围遵循肺叶的解剖；这一征象可能提示活动性肺泡炎症。

在肺的不同部位可出现疾病进展不同阶段的 CT 表现；这些表现对于原发性肺间质性纤维化的诊断，特异性如何尚未清楚。

鉴别诊断：类风湿关节炎，硬皮病和其他胶原疾病的 CT 表现十分相似，故诊断需结合临床。

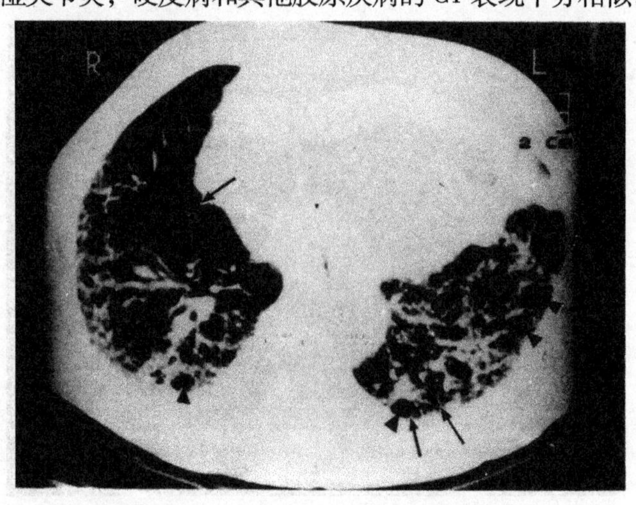

图 9－32　特发性肺间质纤维化

两下肺纹理增粗紊乱，正常肺结构消失，于胸膜下有不规则线状影（↑），呈网状为小叶间隔增厚表现，并可见小囊状气腔（▲）

三、嗜酸性肉芽肿（肺组织细胞病 X）

嗜酸性肉芽肿是一种原因不明的肉芽肿疾病，主要见于青中年，60% 病例病变局限于肺，20% 累及骨，另 20% 累及多种脏器。临床上有非特异性呼吸道症状，不到 20% 的患者可出现气胸，20% 的患者无症状，仅在查体时发现。绝大多数患者呈良性病程，病变可自发吸收，小部分病例病变进展，导致纤维化，甚至蜂窝肺。

（一）病理

嗜酸性肉芽肿以结节与囊变为特征，组织学上根据存在特征性的大组织细胞做诊断；这种组织细胞与郎罕巨细胞非常相似，尽管组织学上很少见到坏死，但结节内常常出现空洞，也可见小囊与大囊，其起因仍不清楚。

（二）CT 表现

CT，特别是 HRCT 比常规 X 线能更清楚地发现肺内异常，CT 征象主要有以下几个方面：

1. 小结节　1 ~ 2mm 至数 cm 直径的结节影，以中上肺野为主，但可普遍分布于整个肺野，其中有些可形成空洞，小结节可为小叶中心性的，在次小叶内，与细支气管相邻。位于肺的外围。

2. 含气囊腔　是本症最常见的表现。在进展病例，囊腔可大至数厘米直径；壁可薄，可厚，形态不规则，并可互相融合，可成为主要的 CT 征象（图 9 – 33）；而此时结节影不明显。

3. 小叶间隔增厚与叶间裂不规则　提示胸膜下间质纤维化和细胞浸润。

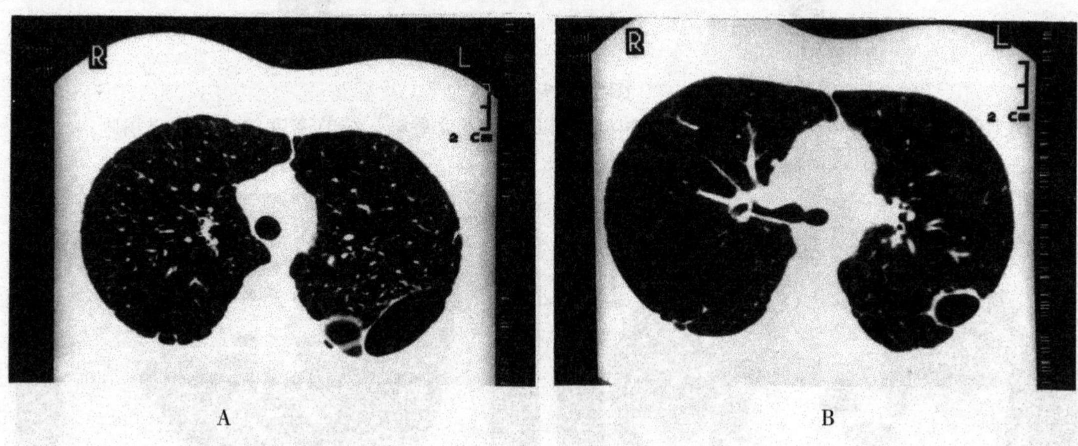

A　　B

图 9 – 33　组织细胞病 X

A. 示肺纹理呈网织状增强；两肺野有弥漫分布之含气囊腔，大小不等，其壁厚薄不一，于左上肺尖后段，胸膜下不规则厚壁含气囊腔。B. 同一病例示右上肺后段有直径 5 ~ 6cm 之薄壁囊腔，内有分隔，左上肺后段胸膜下有一 1.5cm × 2.0cm 卵圆形囊腔，壁较厚

四、矽肺

矽肺系吸入含有游离二氧化硅浓度很高的粉尘引起。吸入的矽尘在肺内产生增生性纤维改变。首先累及较细微的间隔结构，产生网织结节状改变，约 20% 的结节钙化，晚期融合成团块。肺门淋巴结反应性增大，并可有蛋壳样钙化。矽肺的诊断有赖于传统的 X 线；但 CT 对于检出小结节的范围与程度以及弥漫性或局限性肺气肿优于 X 线。CT 能较容易发现与矽肺合并的结核与肿瘤。

CT 表现：单纯的矽肺主要 CT 表现是肺内多发结节，绝大多数 < 1cm，主要见于上叶，在肺的后部分布更多，X 线平片难以显示出这种分布特点。结节边缘较清晰，密度较高（图 9 – 34）。当病变进展时，结节增大，数目增多并可融合，较大的融合块亦就是进展性的块状纤维化在 CT 上容易识别（图 9 – 35）。通常伴有血管纹理中断和肺大泡形成，小叶间隔常增厚，但不是矽肺的主要特征。

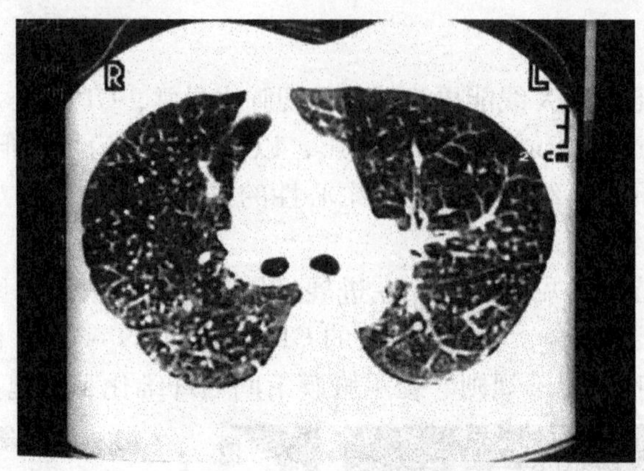

图 9－34　矽肺

两上肺内弥漫性小结节影，直径约 2～4mm，以肺后部较密集，结节密度较高，边缘清晰

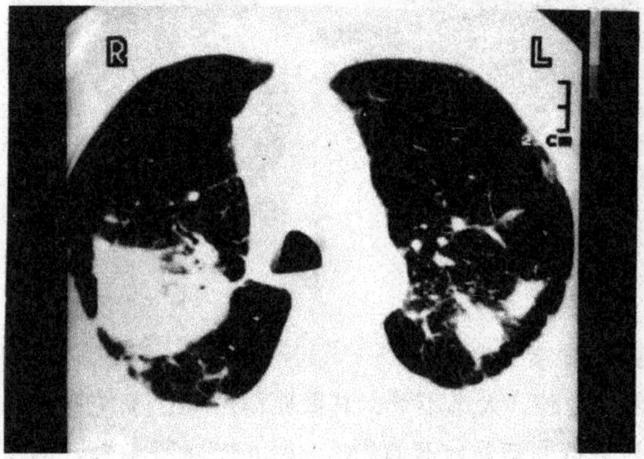

A

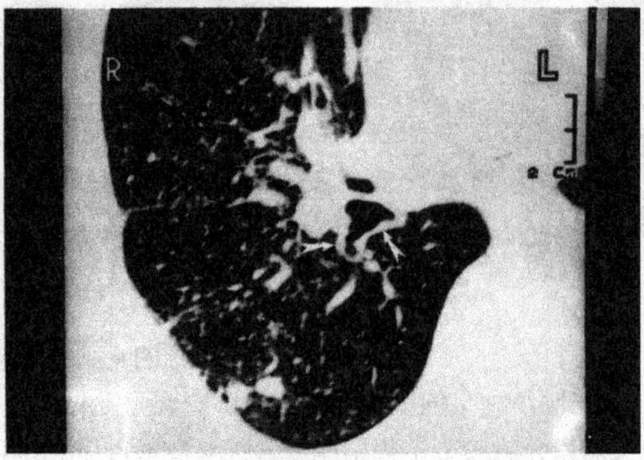

B

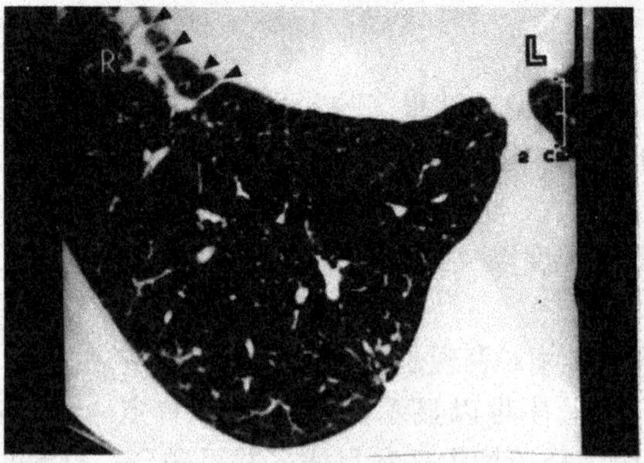

C

图 9－35　矽肺

A. 肺纹理紊乱扭曲，失去正常结构，右上肺后段与左上肺尖后段可见块影，病变周围肺组织呈气肿改变。B. 右下肺背段胸膜下小结节影，背段支气管不规则增厚。（↑）。C. 膈上小叶间隔线明显增厚（▲）

五、石棉肺

系吸入石棉纤维所致，引起肺实质与胸膜的损害。

肺实质的损害主要是间质的弥漫纤维化。纤维化过程以小叶中心、终末细支气管水平开始，首先侵犯两下肺、胸膜下，以两下肺为主，呈多灶性，间有正常的肺实质，胸膜下蜂窝状改变仅见于10%患者。

胸膜的损害是胸膜斑，呈灰白色，表面光滑，质地较硬，境界清晰，微凸于表面，最多见于肋面胸膜之后外侧以及覆盖下叶与膈的胸膜。

CT表现：需用高分辨CT扫描，CT表现有以下几点：

1. 胸膜下曲线　在胸膜下1cm外，与内侧胸壁平行，常见于肺后部，长度在5～10cm之间，代表初期纤维化，可能系胸膜下淋巴网的增厚所致。

2. 小叶间隔增厚　见于胸膜下肺实质部位，为垂直于胸膜面的细短白线。

3. 小叶内线　呈细分支状结构，起于胸膜下1cm处；与胸膜下不接触；为小叶小动脉及伴行终末细支气管及其周围间质纤维化增厚的表现。

4. 蜂窝状改变　为胸膜下小囊腔，大小约2～4mm，一般散在，好发生于下叶后部，与胸膜接触处明显增厚。

5. 肺实质束带　为线状致密影，长约2～5cm，通过肺部与胸膜面接触，不具血管的形态，亦不与血管走行方向一致。常伴邻近肺实质扭曲。

6. 胸膜改变　显示胸膜不规则增厚，表现为不同厚度线状致密影，呈扁平或不规则状边缘，约10%病例胸膜斑块可发生钙化，此外尚可见胸膜广泛增厚；其密度低于胸膜斑块；形成上下8～10cm，向一侧扩展5cm的一片增厚，后胸壁与脊柱旁区为最常见部位。

六、结节病

结节病的病因不明，在临床上容易误诊为结核、肿瘤、肺间质性纤维化等，胸部CT检查对于显示结节病肺部变化比普通X线敏感，因而有助于结节病分期与在治疗过程中观察病变的动态变化。

（一）病理

结节病的结节是一种非干酪坏死肉芽肿，是以上皮样细胞，郎罕巨细胞为主，并有淋巴细胞浸润的肉芽肿，无干酪坏死，结节部位有网织纤维。

结节病累及气管周围的淋巴结，胸膜下间质，小叶间隔，肺间质和肺泡壁，病变较多时即形成肺内广泛性纤维结节性病变。偶融合成3～4cm直径肿块者，还可发生于较大支气管，引起支气管狭窄。肺部的结节病变大部分可完全吸收愈合；但可以形成纤维性病变，严重的病变可形成广泛间质纤维化，细支气管及肺泡腔可扩张。在间质之间形成囊腔，结节病灶内肺毛细血管床被破坏。

（二）CT表现

结节病中以淋巴结增大表现最多见，其次为肺内病变。

1. 纵隔与肺门淋巴结肿大　以两肺门多数淋巴结对称性增大为特征，呈“土豆块”状（图9－36A）。纵隔淋巴结肿大多位于上腔静脉后，主动脉弓旁，支气管分叉下，其他区域包括前纵隔淋巴结也可发生肿大，激素治疗效果好，也可自愈。

2. 肺内病变　①结节性病变：可为 <3mm 直径的微结节与 3mm～6mm 的小结节，早期位于肺外周，病变进展者呈弥漫分布。病变边缘较清楚，形态较规则（图 9－36B）。②斑片状与块状模糊密度增高影，其内可有支气管充气征，这一征象可能提示有活动性的肺泡炎。③小叶间隔增厚。④局部性血管与扩张的支气管向中心聚集。⑤蜂窝状影：为直径 2～3cm 大小之小囊构成，壁厚 <1mm，位于胸膜下。⑥牵引性支气管扩张；发生在严重纤维化部位和蜂窝状影区域。

结节病 X 线上分为三期：Ⅰ期为只有淋巴结增大而无肺内浸润；Ⅱ期：有肺门与纵隔淋巴结增大而同时有肺内浸润；Ⅲ期：肺内纤维化。实际上胸部平片只表现为Ⅰ期时，CT 上则常能出现肺部病变。病变的程度和异常的类型可预示功能障碍，当 CT 上显示多个小结节和纤维化改变时，通常有肺功能的障碍。进展型的结节病需与特发性肺纤维化鉴别，前者多呈上叶分布，有淋巴结肿大，多发小结节和大的囊腔，肺实质的瘢痕性扭曲，小叶中心腔隙受累和局部支气管，血管聚集。

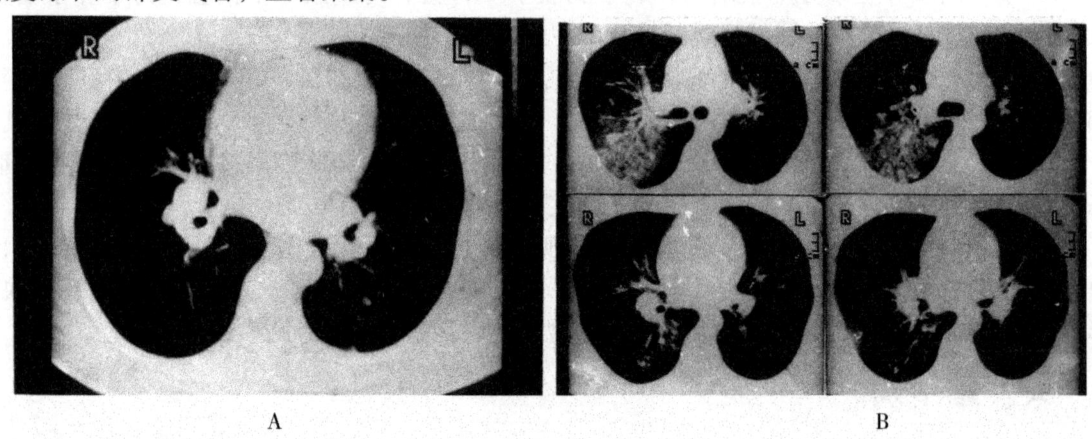

图 9－36　结节病

A. 两肺门对称性增大，呈土豆块状，右肺中叶支气管受压变窄；B. 右上肺后段有多数小斑点与斑片状密度增高影，右下叶背段亦有多个散在直径约 3～6mm 的小结节影，此例为Ⅱ期结节病

七、淋巴管肌瘤病

本病只累及青年女性，有进行性呼吸困难和（或）咳血或有反复发作性的气胸。其病理特征是细支气管壁，淋巴管和血管壁的平滑肌增生，使上述结构的管腔狭窄乃至闭塞。由于细支气管狭窄，肺气肿性小泡和小囊形成，并可导致气胸，甚者邻近纵隔与腹膜后淋巴结的肌性结构也受累，引起淋巴结肿大，乳糜性渗出液。

CT 表现：数毫米至 5cm 的囊性改变，均匀地分布于肺实质，无好发于肺外周的趋向，囊壁光滑，密度稍增高，通常不存在网织结节样结构。

（徐红卫）

第四节 肺肿瘤

一、肺癌

肺癌是我国最常见的恶性肿瘤之一，其CT诊断占有十分重要的地位。

由于CT图像密度分辨率高，影像无重叠，能检出微小早期病变，能发现纵隔肿大的淋巴结，确定肿瘤侵犯胸膜的范围，确定肿瘤与周围大血管关系等诸多优点，现已愈来愈广泛地用于肺癌的诊断。随着CT技术的不断开发，扫描设备的不断改进以及在肺癌CT诊断方面经验的不断积累，CT在肺癌的诊断上将发挥更重要的作用，它在肺癌的早期诊断、病期的确定，临床治疗效果的观察方面具有重要价值。

（一）病理

组织学分类：可分为五种类型，即：①鳞癌，②未分化癌，又可分为大细胞癌与小细胞癌，③腺癌，④细支气管肺泡癌，⑤还有以上这几种类型的混合－混合型，如腺鳞癌。

鳞癌：在支气管肺癌中发生率最高，鳞癌较多发生于大支气管，常环绕支气管壁生长，使支气管腔狭窄，亦可向腔内凸出呈息肉样，其空洞发生率较其它类型高。鳞癌生长较慢，病程较长，发生转移较晚。鳞癌的发展趋向于直接侵犯邻近结构。

未分化癌：未分化癌的发生率仅次于鳞癌约占40%，发病年龄较小，其生长速度快，恶性程度高，早期就有淋巴或血行转移。未分化癌大多向管壁外迅速生长，在肺门区形成肿块，较少形成空洞。

腺癌：腺癌发生率仅次于鳞癌和未分化癌，约占10%左右，腺癌较多发生于周围支气管，亦能形成空洞，但较鳞癌少见，腺癌较易早期就有血行转移，淋巴转移也较早，较易侵犯胸膜，出现胸膜转移。

细支气管肺泡癌：它起源于终末细支气管和肺泡上皮，其发生率占2%～5%，分为孤立型，弥漫型与混合型，细支气管肺泡癌生长速度差异很大，有的发展非常迅速，有的病例发展非常缓慢，甚至可多年保持静止。

根据肺癌的发生部位可分为中央型、周围型和弥漫型。根据肿瘤形态可分为六个亚型，即中央管内型，中央管壁型，中央管外型，周围肿块型，肺炎型及弥漫型。

中央管内型：中央管内型是指癌瘤在支气管腔内生长，呈息肉状或丘状附着于支气管壁上。肿瘤侵犯黏膜层或（与）黏膜下层，可引起支气管不同程度阻塞，产生肺不张，阻塞性肺炎，支气管扩张或肺气肿。

中央管壁型：中央管壁型是指肿瘤在支气管壁内浸润性生长，也可引起支气管腔的不同程度狭窄。

中央管外型：中央管外型是指肿瘤穿破支气管壁的外膜层并在肺内形成肿块。可产生轻度肺不张或阻塞性肺炎。

周围肿块型：周围肿块型表现为肺内肿块，其边缘呈分叶状或规整，瘤肺界面可有或无间质反应，也可有一薄层肺膨胀不全圈。肿块内可形成瘢痕或坏死，当肿瘤位于胸膜下或其附近时因肿瘤内瘢痕收缩，肿瘤表面胸膜可形成胸膜凹陷，肿瘤坏死经支气管排出后，可形成空洞。

周围肺炎型：肺癌可占据一个肺段大部，一个肺段或一个以上肺段，有时可累及一个肺叶。其病理所见与大叶性肺炎相似，肿瘤周边部与周围肺组织呈移形状态，无明显分界。此型多见于细支气管肺泡癌。

弥漫型：弥漫型肺癌发生于细支气管与肺泡上皮。病灶弥漫分布于两肺，呈小灶或多数粟粒样病灶，亦可两者同时存在，此型多见于细支气管肺泡癌。

（二）临床表现

肺癌在早期不产生任何症状，多数在查体时才发现病变。最常见的症状为咳嗽，多为刺激性呛咳，一般无痰，继发感染后可有脓痰，其次为血痰或咯血，为癌肿表面破溃出血所致，一般多是痰中带有血丝。

肺癌阻塞较大的支气管，可产生气急和胸闷，当支气管狭窄，远端分泌物滞留，发生继发性感染时可引起发热。

肿瘤侵犯胸膜或胸壁可引起胸痛，当胸膜转移时，如产生大量胸水，可出现胸闷，气急。

肺癌常转移至脑，其临床表现与原发脑肿瘤相似。纵隔内淋巴结转移，可侵犯膈神经，引起膈麻痹，侵犯喉返神经可引起声音嘶哑。上腔静脉侵犯阻塞后，静脉回流受阻，可引起脸部，颈部和上胸部的浮肿和静脉怒张。尚可引起四肢长骨、脊柱、骨盆与肋骨转移，往往产生局部明显的疼痛及压痛。有的患者可引起内分泌症状。肺上沟癌侵犯胸壁，可产生病侧上肢疼痛，运动障碍和浮肿。

（三）CT表现

1. 中央型肺癌　CT能显示支气管腔内肿块（图9-37），支气管壁增厚（图9-38），支气管腔狭窄与阻断（图9-39、40），肺门区肿块（图9-41）等肺癌的直接征象，继发的阻塞性肺炎与不张（图9-42），以及病灶附近或（和）肺门的淋巴结肿大等。CT对于显示右上叶前段、后段、右中叶，左上肺主干与舌段支气管，以及两下肺背段病变较常规X线平片和断层为优，CT可显示支气管腔内和沿管壁浸润的早期肺癌（图9-43）。

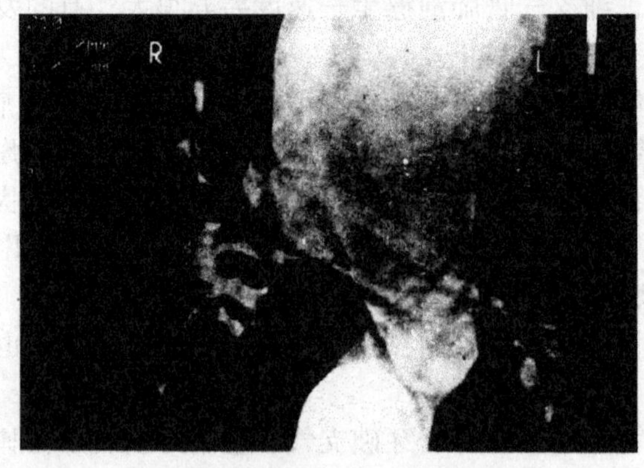

图9-37　中央型肺癌

右肺下叶背段支气管开口处有一小丘状软组织密度结节影（↑），直径7mm，向下叶支气管腔内突入，使之变窄。病理证实为下叶背段低分化鳞癌

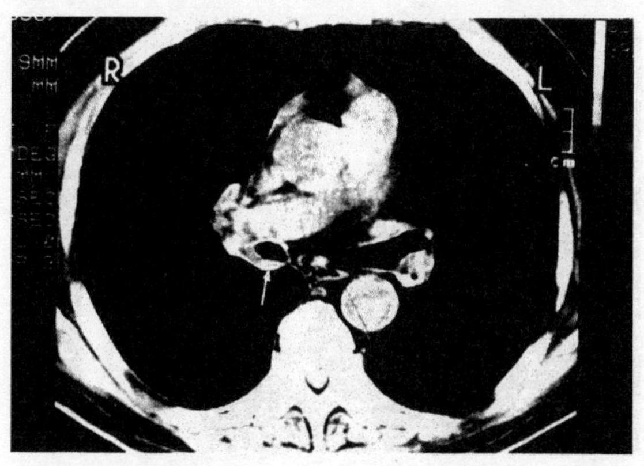

图9-38 中央型肺癌

右中间段支气管变窄，后壁增厚（↑），病理证实为鳞癌

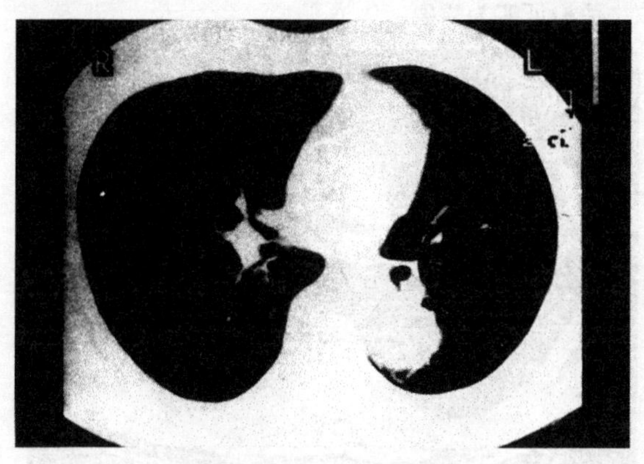

图9-39 中央型肺癌

左肺下叶背段支气管变窄，其远端有一类圆形肿块，病理证实为结节型黏液腺癌

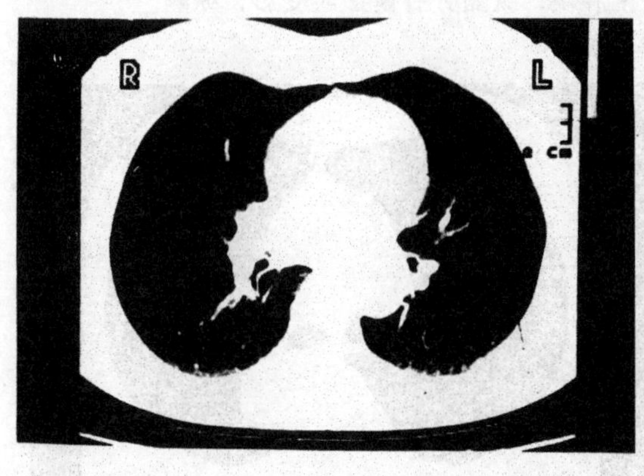

A

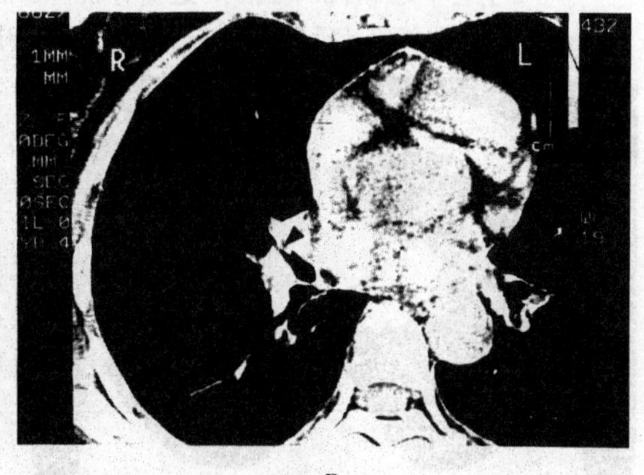

B

图9-40 中央型肺癌

女，55岁，痰中带血一个月，伴胸闷气短，痰中发现腺癌细胞。A. CT平扫右中叶支气管层面，肺窗示右中叶支气管腔显示不清。B. 相应层面纵隔窗示右中叶支气管狭窄；手术病理证实为腺癌

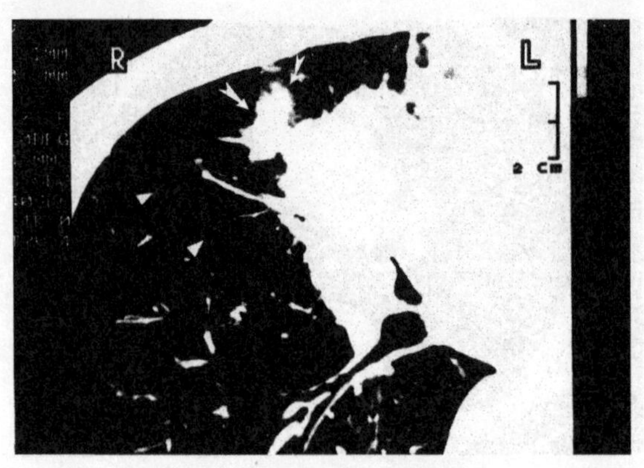

图 9－41　中央型肺癌

右肺门区肿块，中叶支气管明显变窄并阻断，肿块远侧有模糊片影（↑），斜裂（△）向前移位，活检证实为鳞癌

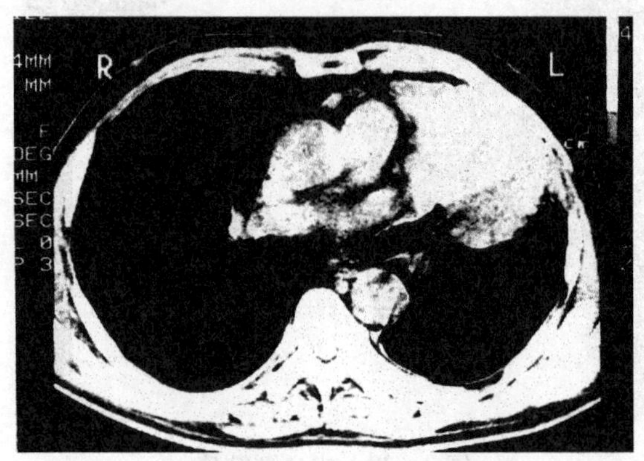

图 9－42　中央型肺癌

左上叶支气管狭窄阻断，远侧有软组织密度肿块，纵隔旁有楔形实变影，纵隔向左侧移位，所见为肺癌（鳞癌）合并肺不张

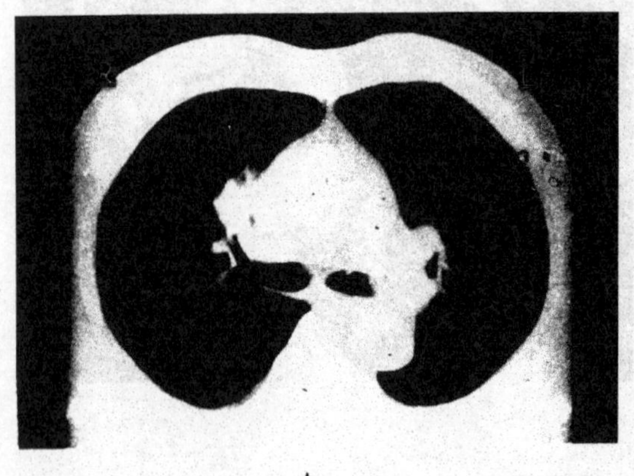

A

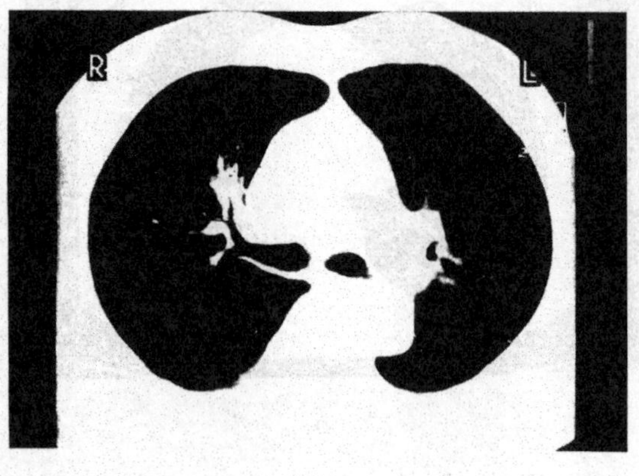

B

图 9－43　早期中央型肺癌

男，61 岁，患者因肺部感染住院。A. 示右上肺前段片状密度增高影。B. 经治疗后右上肺片影吸收，但示前段支气管狭窄，壁厚僵硬，普通 X 线检查阴性。手术病理证实为早期鳞癌

2. 周围型肺癌　周围型肺癌在CT上显示有一定特征，即使小于2.0cm的早期肺癌，也有明确的恶性CT征象。

（1）形态：多为圆形和类圆形的小结节（或肿块），但也有的可呈斑片状或星状（图9－44、45）。

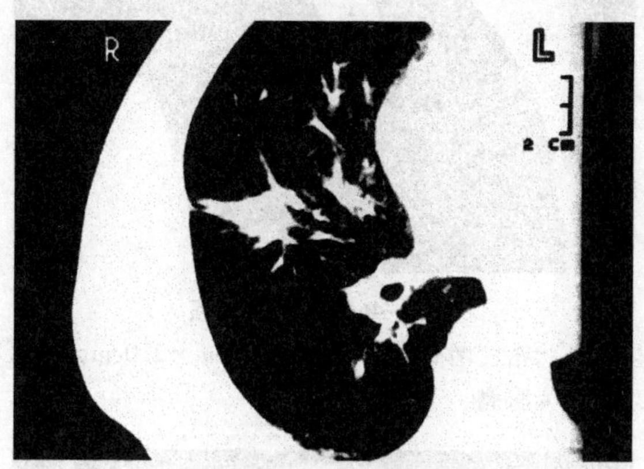

图9－44　周围型肺癌

右中叶外侧段病变，外形不规则，呈星状

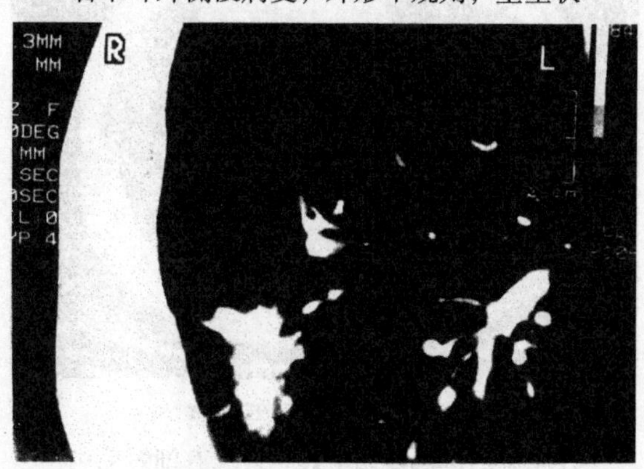

图9－45　周围型肺癌

右下肺外基底段斑片状密度增高影，边缘不规则，毛糙、密度不均匀，术前诊断为肺结核，病理证实为细支气管肺泡癌

（2）边缘：多不规则，有分叶切迹，多为深分叶（图9－46）。可见锯齿征，小棘状突起与细毛刺（图9－47、48），肺癌的毛刺多细短，密集，大小较均匀，密度较高。病理上为肿瘤的周围浸润及间质反应所致。

（3）内部密度：大多数肿瘤密度较均匀，部分密度不均匀，可见空泡征，空气支气管征，（图9－49、50），以及蜂窝状改变（图9－51A、B），病理上为未被肿瘤侵犯的肺组织，小支气管或细支气管的断面，以及乳头状突起之间的气腔。上述CT征象多见于细支气管肺泡癌与腺癌。钙化少见，可为单发，小点状，位于病变中央或偏心（图9－52、53），其病理基础可以是肺癌组织坏死后的钙质沉着，亦可能是原来肺组织内的钙化病灶被包裹所致。病变的CT值对诊断帮助不大。

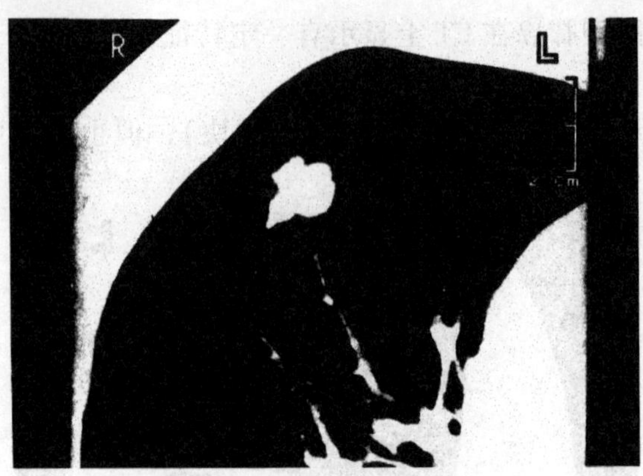

图 9－46　周围型肺癌

右肺中叶外侧段结节状密度增高影，大小为 1.6cm×2.0cm，边缘不规则，有深分叶改变，病理证实为腺癌

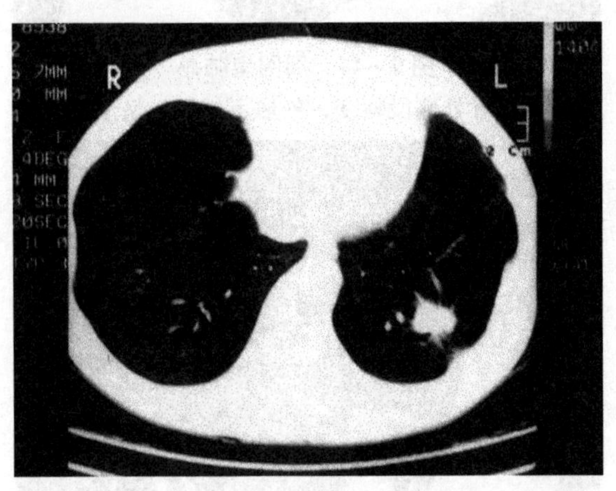

图 9－47　周围型肺癌

左下肺后基底段结节影，边缘有细短毛刺

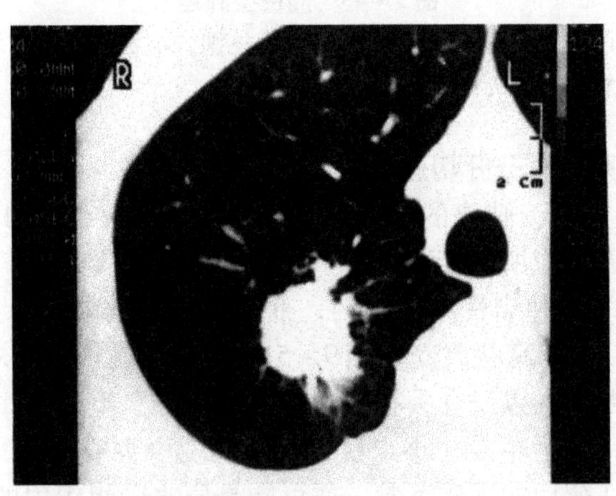

图 9－48　周围型肺癌

右上肺后段结节影，边缘呈锯齿状，病理为腺癌

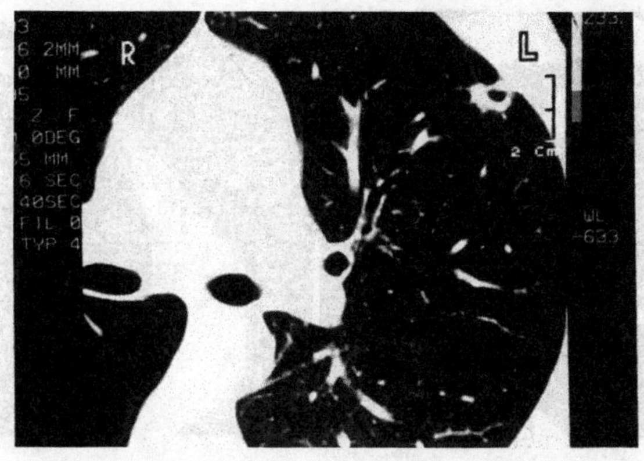

图9-49 周围型肺癌

左上肺前段胸膜下小结节影大小约0.9cm×1.0cm，内有小圆形空气密度影——空泡征；病理证实为细支气管肺泡癌

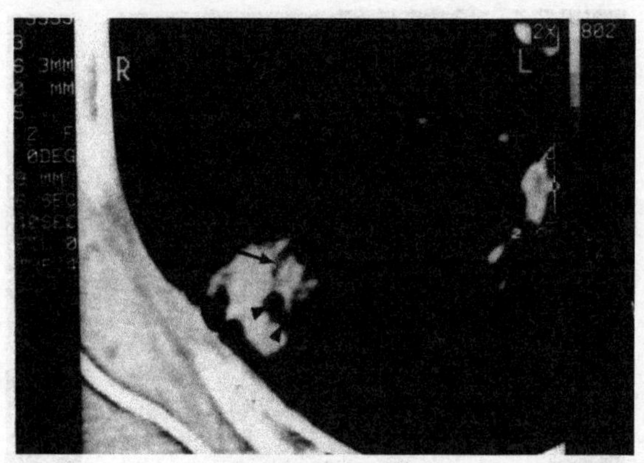

图9-50 周围型肺癌

右上肺后段斑片状影，可见细支气管充气征（↑）与空泡征（▲），病理证实为细支气管肺泡癌

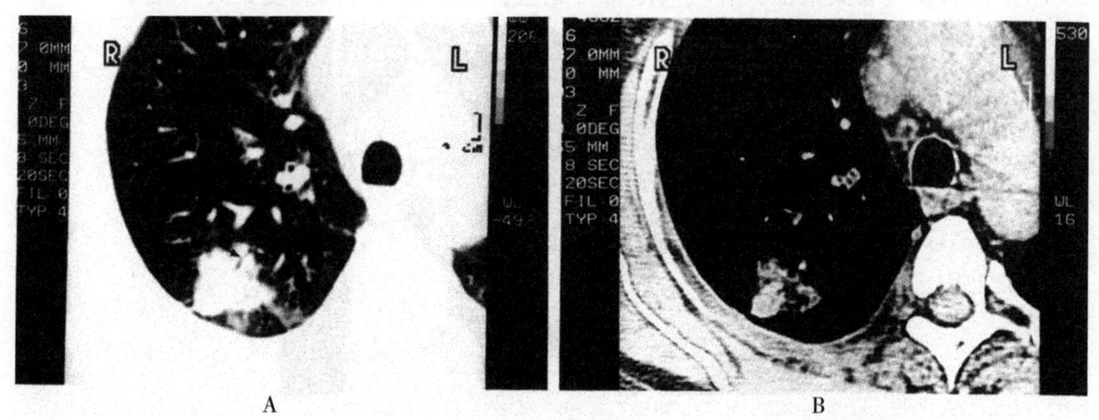

A B

图9-51 周围型肺癌

右上肺后段斑片影，肺窗（A）显示细支气管充气征（↑），纵隔窗（B）显示病变内有多数直径约1mm之低密度（接近空气密度）影，呈蜂窝状，胸膜侧有一结节样软组织密度影

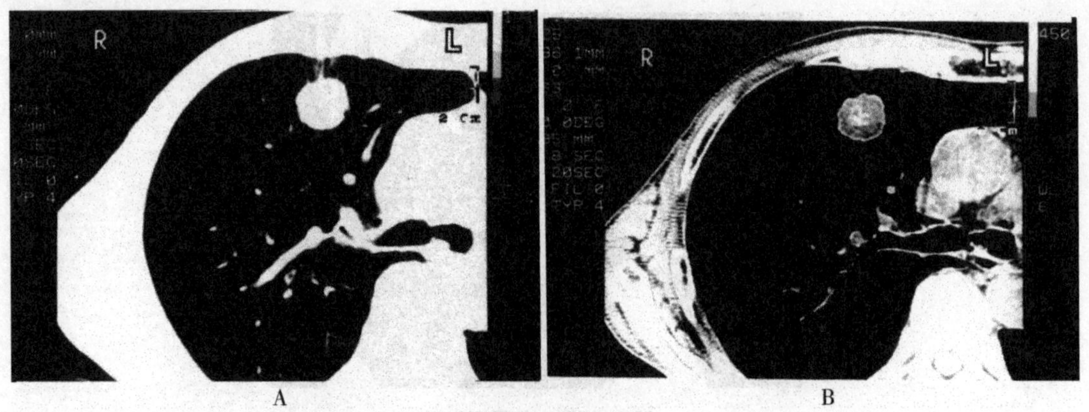

图 9－52　周围型肺癌

A. 肺窗示右上叶前段结节影，直径约 2.2cm，略呈分叶，胸膜侧边缘不规则，呈锯齿状。B. 纵隔窗示病变中央有数个小点状钙化密度影，病理证实为腺癌

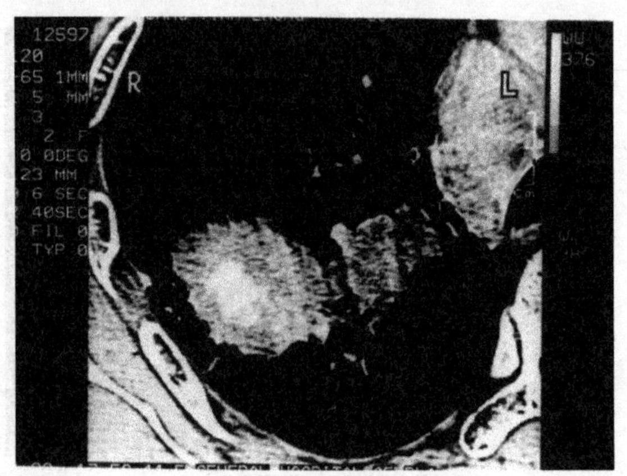

图 9－53　周围型肺癌

右上肺后段肿块影，其外 1/3 有斑点状钙化。肺门淋巴结肿大

（4）血管支气管集束征：肿块周围常可见血管与小支气管向病变聚集（图 9－54）。

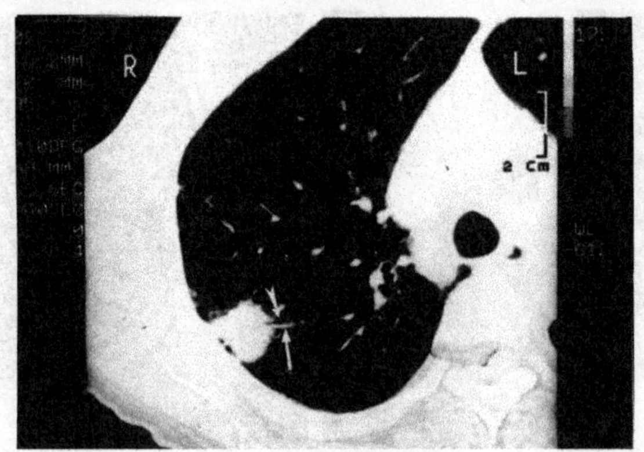

图 9－54　周围型肺癌

左下肺背段结节样病变，可见与血管（↑）与细支气管（↑）相连接

（5）病变远侧（胸膜侧）模糊小片影或楔形致密影：此为小支气管与细支气管阻塞的表现（图9－55）。

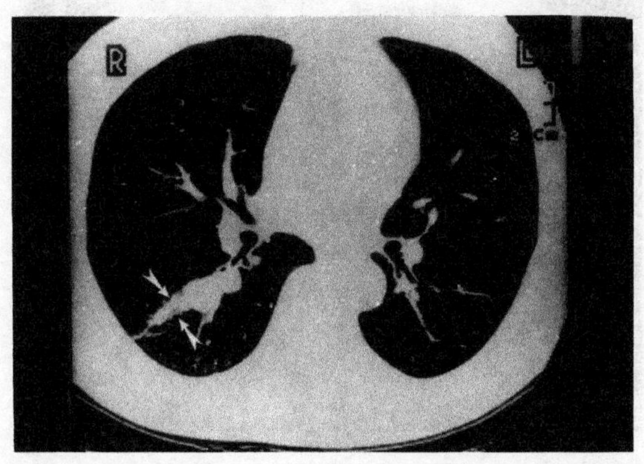

图9－55 周围型肺癌

右下叶背段支气管外侧支中断，其远侧有一分叶状肿块，略呈葫芦状，其胸膜侧有楔形密度增高影（↑）

（6）亚段以下支气管截断，变窄（图9－56A、B）。

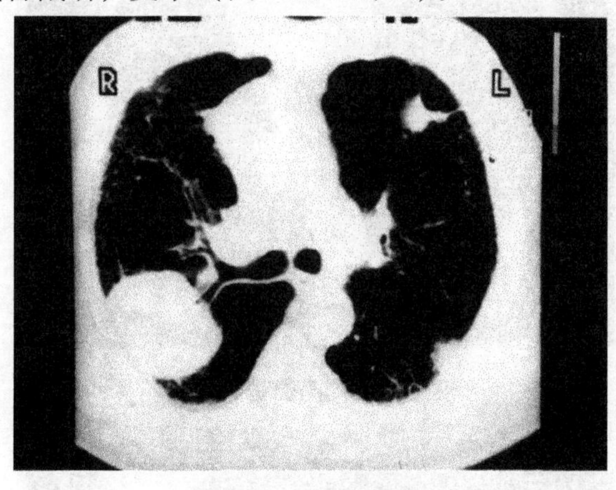

图9－56 周围型肺癌

右上叶后段支气管分出亚段支气管处中断（↑），其远侧可见分叶状肿块

（7）空洞：肺癌的空洞形态不规则，洞壁厚薄不均，可见壁结节（图9－57）；多见于鳞癌，其次为腺癌。

（8）胸膜凹陷征：因肿瘤内瘢痕形成，易牵扯脏层胸膜形成胸膜凹陷征（图9－58），肺癌胸膜改变较局限。

上述周围型肺癌的征象于病变早期即显示十分清楚，明确。对于某一患者来说不一定具备所有这些征象，可能只出现2～3个征象。

周围型肺癌中需特别提出的是孤立型细支气管肺泡癌，在常规X线上常被误诊为结核或炎症或因病变较小而漏诊。而CT表现有一定特征，如能对它的CT表现有一定认识，一般能做出正确诊断。根据我院经手术病理证实的38例细支气管肺泡癌的CT诊断分析，细支气管肺泡癌除有一般肺癌CT征象外，尚有以下几个特点：①病变位于肺野外周胸膜下（图9－59）。②形态不规则成星状或斑片状。③多数（约76%）病变有空泡征或/和空气支气管征（图9－60）。④胸膜凹陷征发生率高。

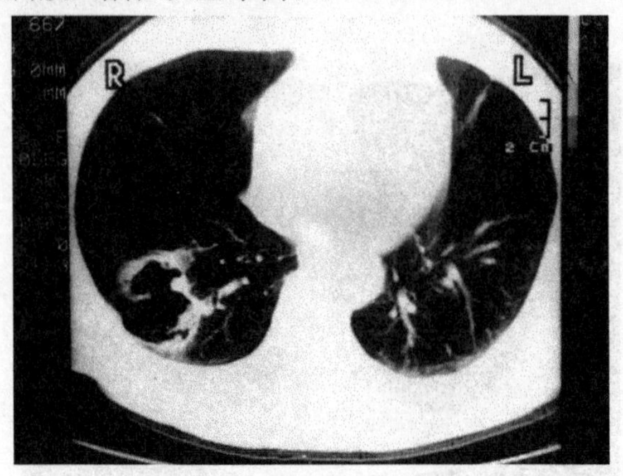

图9－57　周围型肺癌

右下肺背段空洞性病变，其壁厚薄不均，内缘有壁结节。病理证实为腺癌

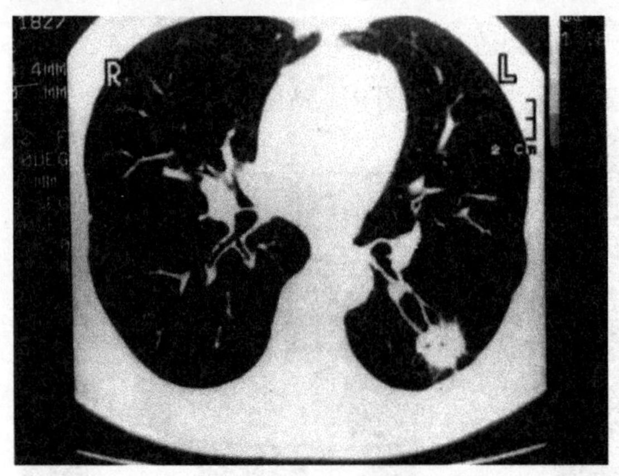

图9－58　周围型肺癌

示胸膜凹陷征，空泡征，并见病变与血管连接，病理证实为鳞癌

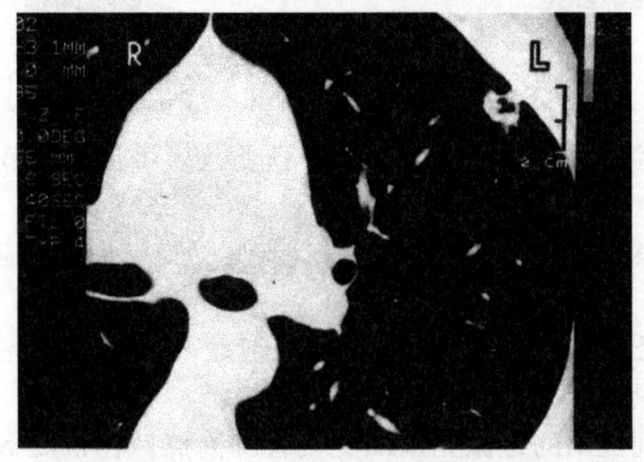

图9－59　孤立型细支气管肺泡癌（早期）

左上肺前段胸膜下小结节，边缘有锯齿状改变，可见小泡征，并有胸膜凹陷改变

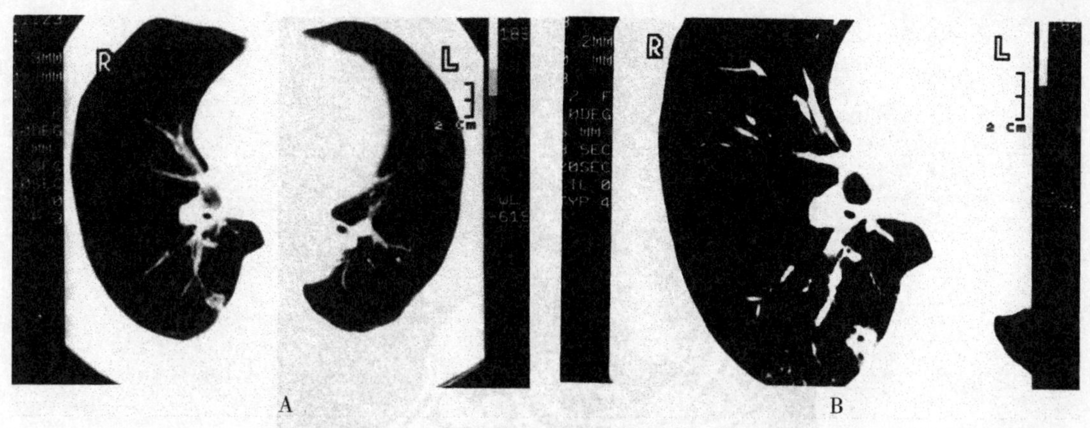

图9-60 孤立型细支气管肺泡癌（早期）

A. 层厚9mm，常规CT扫描；B. 薄层（3mm层厚）CT扫描

3. 弥漫型肺癌　见于弥漫型细支气管肺泡癌，有两种情况：①病变累及一个肺段或整个肺叶。②病变广泛分布于两肺。因其手术机会少，不易被证实。我院总结14例经手术或/和病理证实的弥漫型细支气管肺泡癌的CT表现。根据病变形态可分为四个亚型：①蜂房型；②实变型；③多灶型；④混合型。可归纳为5个有特征性的征象：①蜂房征：病变区内密度不均，呈蜂房状气腔，大小不一，为圆形及多边形（图9-61），其病理基础是癌细胞沿着肺泡细支气管壁生长，但不破坏其基本结构，而使其不规则增厚，故肺泡腔不同程度存在；此征与支气管充气征同时存在，有定性意义。②支气管充气征：与一般急性炎性病变不同，其特点是：管壁不规则，凹凸不平；普遍性狭窄；支气管呈僵硬，扭曲；主要是较大的支气管，较小的支气管多不能显示，呈枯树枝状（图9-62）；可与炎症性病变相鉴别。③磨玻璃征：受累肺组织呈近似水样密度的网格状结构，呈磨玻璃样外观（图9-63），其病理基础是受累增厚的肺泡内充满粘蛋白或其他渗液。④血管造影征：增强扫描前可见病变以肺叶，肺段分布，呈楔形的实变，病变尖端指向肺门；外围与胸膜相连；密度均匀一致，边缘平直，亦可稍外凸或内凸，无支气管充气征（图9-64）；增强后可见均匀一致的低密度区内树枝状血管增强影。⑤两肺弥漫分布的斑片状与结节状影（图9-65）。

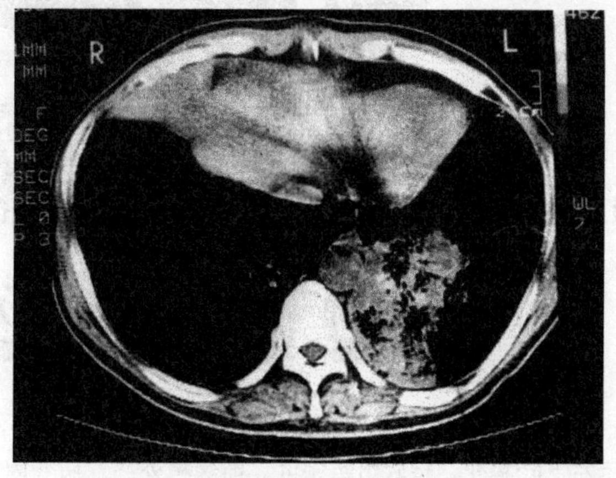

图9-61 弥漫型细支气管肺泡癌

左下肺病变内显示蜂窝征

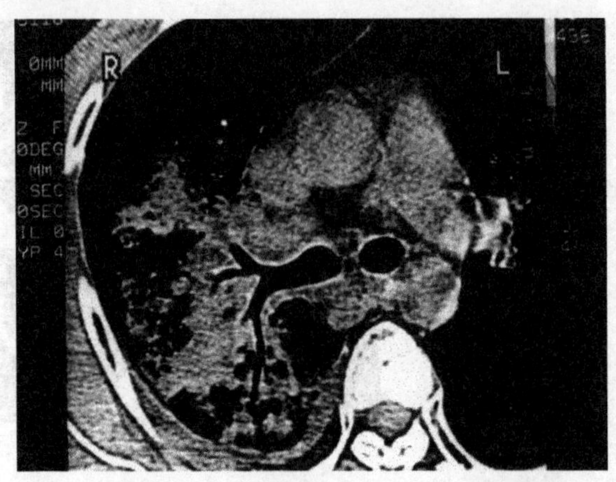

图 9－62　弥漫型细支气管肺泡癌

病变内显示支气管充气征与蜂窝征，前者呈枯树枝状

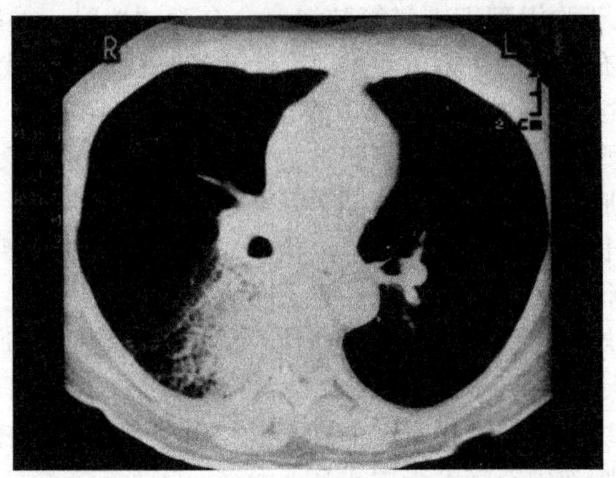

图 9－63　弥漫型细支气管肺泡癌

右下肺病变呈磨玻璃样外观

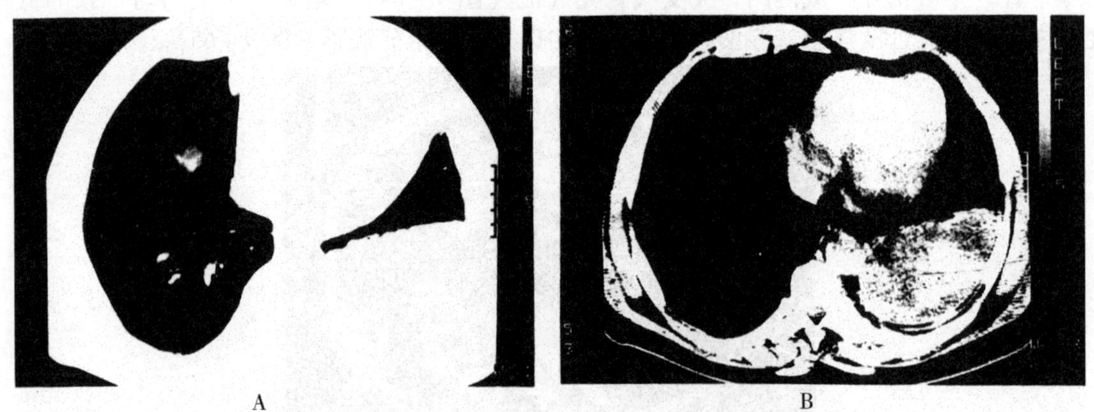

图 9－64　弥漫型细支气管肺泡癌

A. 肺窗，B. 纵隔窗，示左下叶实变，呈软组织密度，前缘稍外凸，病变内未见支气管充气征

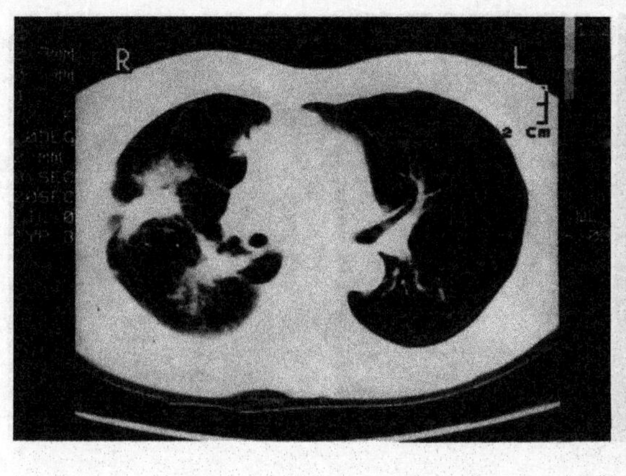

A

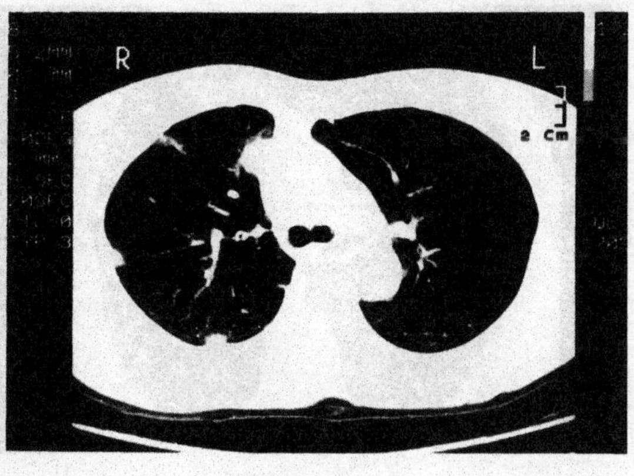

B

图9－65　弥漫型细支气管肺泡癌

A. 经过左上叶支气管层面示右肺野内多发斑片状影，形态不规则，有胸膜凹陷改变。B. 经过气管隆突层面，于胸膜下与纵隔旁多个结节状影，手术病理证实为细支气管肺泡癌

右下肺背段胸膜下小结节病变，边缘不规则，可见小泡征与胸膜凹陷征，并见与血管连接（A），观察一年余，病变大小形态无改变，手术病理证实为肺泡癌。

4. 多发性原发性支气管肺癌（简称多原发性肺癌）　是指肺内发生两个或两个以上的原发性肺癌。肺内同时发生的肿瘤，称同时性；切除原发性肺癌后，出现第二个原发性肺癌，称异时性。其发生率，国外文献报道多在1%～5%，自1980年以来，国内文献报道在0.5%～1.6%，较国外报道明显偏低。多原发性肺癌的诊断标准：异时性：组织学不同；组织学相同，但间隔2年以上；需原位癌；第二个癌在不同肺叶；并且二者共同的淋巴引流部位无癌；诊断时无肺外转移。同时性：肿瘤大体检查不同并分开；组织学不同；组织学相同，但在不同段、叶或肺，并属原位癌或二者共同的淋巴引流部分无癌，诊断时无肺外转移。

CT检查时，对于两肺同时出现孤立性块影或肺内同时存在孤立性病变与支气管的狭窄阻塞，或首次原发癌切除后两年以后，肺内又出现任何肿瘤；应考虑第二个原发癌的可能性。多原发性肺癌的CT表现；大多呈孤立的结节状或块状软组织影，可有分叶和毛刺，支气管狭窄或阻塞性肺炎与肺不张等（图9－66），而转移癌常呈多发的球形病变，边缘较光整，多无分叶和毛刺或肺不张征象。

5. 肺癌的临床分期与CT的作用　对肺癌进行分期的目的在于提供一个判定肺癌病变发展程度的统一衡量标准，从而有助于估计预后，制定治疗方案和评价疗效，目前通常所采用的是经1986年修改的TNM分类方法（见表9－1、2）。T表示肿瘤的大小与范围；N是区域性淋巴结受累，M为胸外远处转移。CT在支气管肺癌临床分期中有很大作用，它是TNM放射学分类的最佳方法，与普通X线比较，在肺癌分类上CT有以下优点：

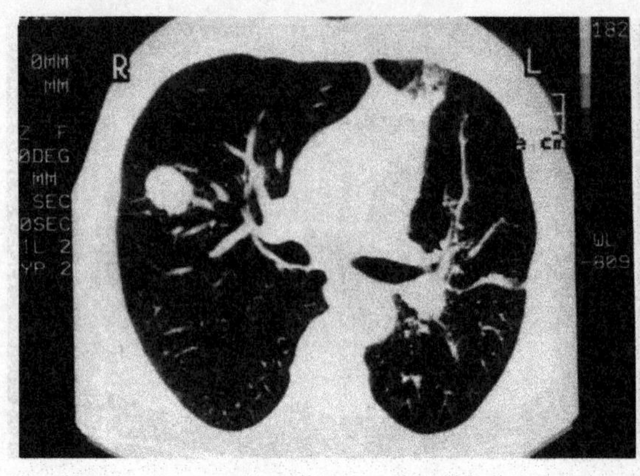

A

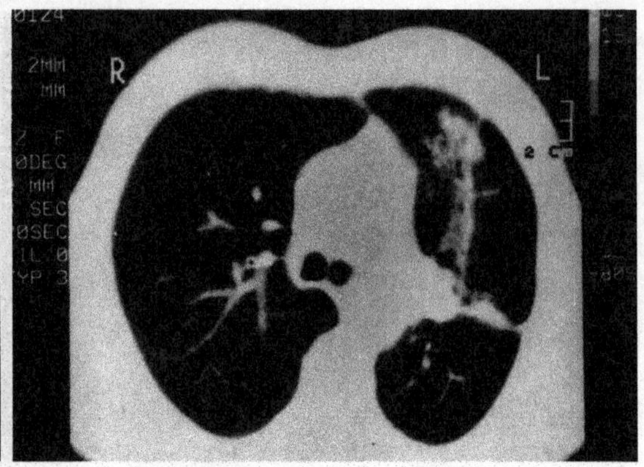

B

图 9-66　多原发肺癌

A. 右上肺前段有一直径 2.0cm 之结节影，外后缘欠光整，有小棘状改变；左上叶舌段支气管示变窄壁增厚（↑）。B. 左上肺有自纵隔旁向侧胸壁走行之楔形致密影，其前方肺野（前段）有斑片状影，尖后段支气管断面未显示；病理证实右上肺前段病变为鳞癌，左上肺支气管开口部狭窄，为未分化癌

表 9-1　肺癌的 TNM 分类

（T）　原发肿瘤

T_0　无原发肿瘤征象

T_0　癌细胞阳性，而影像学和纤维支气管镜均未发现肿瘤

T_{is}　原位癌

T_1　肿瘤最大直径 <3.0cm，被正常肺组织或脏层胸膜包围，未累及肺叶支气管近端

T_2　肿瘤最大直径 >3.0cm，或肿瘤与大小无关，而侵及脏层胸膜，或伴有肺叶不张或阻塞性肺炎，肿瘤的近端扩展必须局限于叶支气管内或至少在隆突以远 2.0cm 外

T_3　不管肿瘤大小，直接侵犯胸壁，横膈，纵隔胸膜或心包；或肿瘤侵犯主支气管，距气管隆突 <2.0cm（除表浅性病变除外）

T_4　不管肿瘤大小，侵及大血管，气管或隆突部，食管、心脏或脊柱，或有恶性胸腔积液

（N）　所属淋巴结

N_0　无区域性淋巴结肿大

N_1　支气管周围或同侧肺门淋巴结浸润

N_2　同侧纵隔淋巴结或隆突下淋巴结浸润

N_3　对侧纵隔或锁骨上淋巴结浸润

（M）　远处转移

M_0　无远处转移

M_1　远处转移

表9-2 肺癌的TNM分期

隐性癌 $T_XN_0M_0$

原位癌 $T_{is}N_0M_0$

Ⅰ期：$T_{1,2}$，N_0，M_0

Ⅱ期：$T_{1,2}$，N_1，M_0

Ⅲa期 （预后差，胸内播散，技术上可切除）

T_3，$N_{0\sim1}$，M_0

$T_{1\sim3}$，N_2，M_0

Ⅲb期 （胸内播散，不可切除）

$T_{1\sim3}$，N_3，M_0

T_4，$N_{0\sim2}$，M_0

Ⅳ期：（胸外扩散）

任何T，任何N_1，M_1

（1）CT可显示肿瘤直接侵犯邻近器官：肿瘤直接侵入纵隔的CT表现为纵隔脂肪间隙消失（图9-67），肿瘤与纵隔结构相连。纵隔广泛受侵时，CT扫描分不清纵隔内解剖结构。

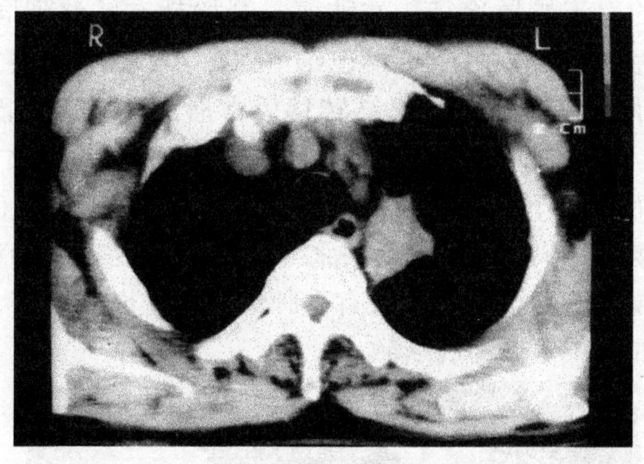

图9-67 肺癌侵犯纵隔

左上肺尖后段有一不规则肿块影，密度均匀，病变侵犯纵隔内脂肪，其下邻近层面可见与主动脉弓顶后部紧贴

CT可清楚显示肿瘤侵犯血管的范围与程度，对术前判断能否切除很有帮助。当肿瘤与主动脉接触，但两者间有脂肪线相隔时，一般能切除（图9-68）；当肿瘤与主动脉或肺动脉粘连时，CT表现为肿瘤与大血管界线消失，文献报告肿瘤包绕主动脉，上腔静脉在周径1/2以上时一般均不易切除。

邻近肿块处的心包增厚，粘连或心包积液表明肿瘤直接侵犯心包或心包转移。

（2）CT能显示纵隔淋巴结肿大：有无淋巴结转移是肺癌临床分期中很重要的因素。即使肿瘤很小，如有淋巴结转移，就要归入到Ⅱ期或Ⅲ期；有无肺门或纵隔淋巴结转移是比原发肺肿瘤大小更重要的观察肺癌远期预后的指标。一般以直径大于10~15mm作为淋巴结转移的标准，CT发现淋巴结增大的敏感性较高，达70%以上，但特异性较低，定性差、病因学诊断仍需组织学检查。CT检查可指明肿大淋巴结的部位，以帮助选择最合适的组织学检查方法。如经颈或经支气管镜纵隔活检，胸骨旁纵隔探查术等。

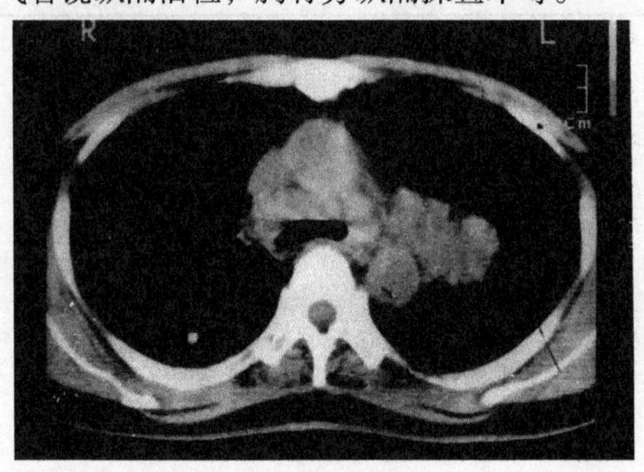

图9-68　肺癌侵犯纵隔

左肺门有一不规则肿块影与降主动脉紧贴，但两者间有线状脂肪密度影相隔，气管隆突前方有数个结节状软组织密度影，气管隆突前缘受压变平。手术病理证实为右上肺鳞癌，纵隔淋巴结转移，肿块与降主动脉无粘连

原发性肺癌有一定的引流扩散途径，右肺癌一开始就有转移到同侧肺门淋巴结的趋向（10R）（图9-69），然后转移到右气管旁淋巴结（2R，4R）（图9-70），很少转移到对侧淋巴结（约3%），但左侧肺癌在同侧淋巴结转移后常播散到对侧淋巴结。左上肺癌通常一开始转移到主肺动脉窗淋巴结，左上叶和左下叶的肺癌首先播散到左气管支气管区域（10L）淋巴结。右肺中叶和两下肺癌常在早期播散到隆突下淋巴结（图9-71）。下叶病变也可扩展到食管旁，肺韧带和膈上淋巴结，熟悉这种引流途径有助于对纵隔、肺门淋巴结的性质做出评价；如右肺癌的患者很少可能只有主肺动脉窗淋巴结转移，此区域的孤立淋巴结肿大很可能系其它原因如结核性肉芽肿所致。

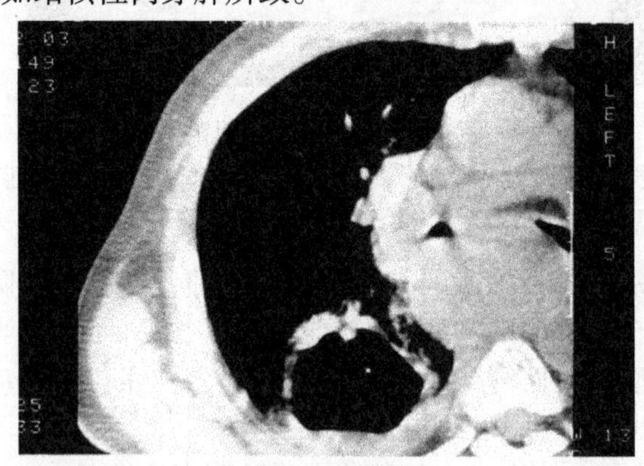

图9-69　右下肺癌，肺门与隆突下淋巴结转移

右下肺巨大空洞性病变，壁厚薄不均，有一小液面，右肺门增大，可见结节影，隆突下有巨块状软组织密度影

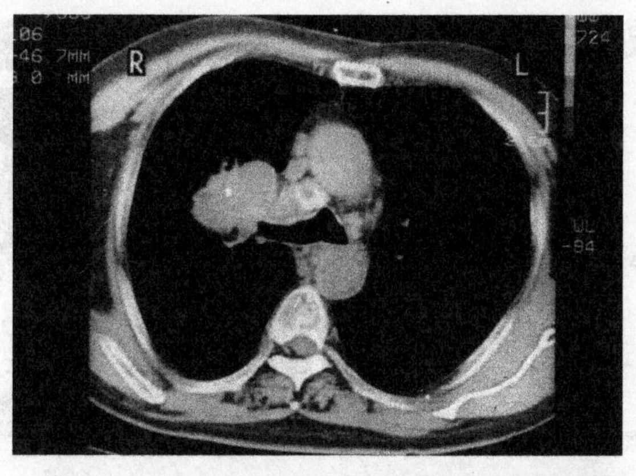

图9－70　右肺癌右肺门与气管旁淋巴结转移

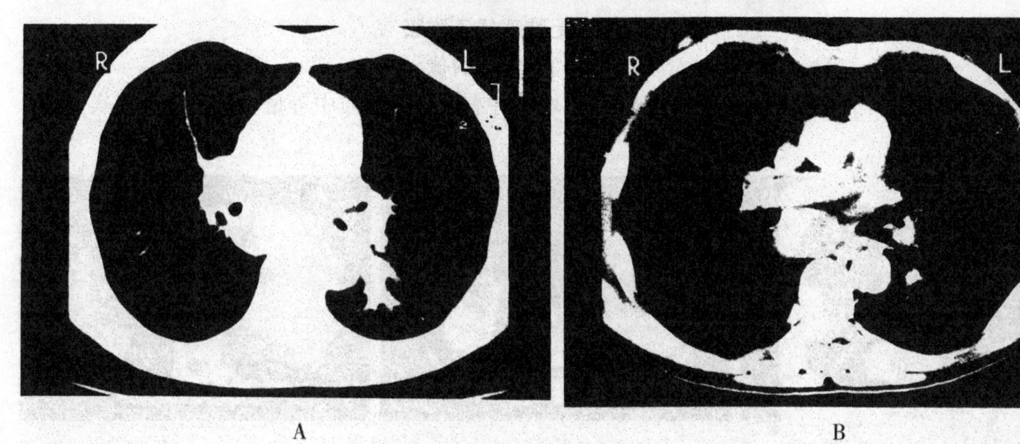

A　　B

图9－71　左下肺癌隆突下淋巴结转移

A. 肺实质像，B. 软组织像左下叶背段结节状病变约1.5cm×2cm大小，左肺门增大，并不规则，隆突下有4cm×3cm大小软组织密度肿块。病理证实为左下肺癌，左肺门及隆突下淋巴结转移

（3）CT对肺癌侵犯胸膜的诊断价值：周围型肺癌直接侵犯胸膜及胸膜转移均可引起胸膜病变，CT上表现为肿瘤附近局限性胸膜增厚，胸膜肿块及胸腔积液等胸膜转移征象（图9－72），肿块附近胸膜增厚为肿瘤直接浸润。

（4）可以确定远处脏器转移：肺癌容易转移到肾上腺、脑、肝等远处脏器（图9－73），尸检资料提示肺癌有35%～38%转移到肾上腺，以双侧转移多见。脑转移可以发生在原发肺癌之前。对于上述器官的CT扫描，对肺癌临床分期与确定能否手术很有必要。有些医院主张将肺癌患者的CT扫描范围扩大包括上腹部与肾上腺区。

此外，CT还可显示肿瘤直接侵犯胸壁软组织与附近骨结构以及骨转移的征象。肺癌可直接侵犯或转移至胸骨，胸椎，肋骨，引起骨质破坏与软组织肿块（图9－74、75），CT上骨质破坏表现为形状不规则、边缘不整齐之低密度，少数病灶可为成骨性转移，CT显示为受累的骨密度增高（图9－76A、B）。

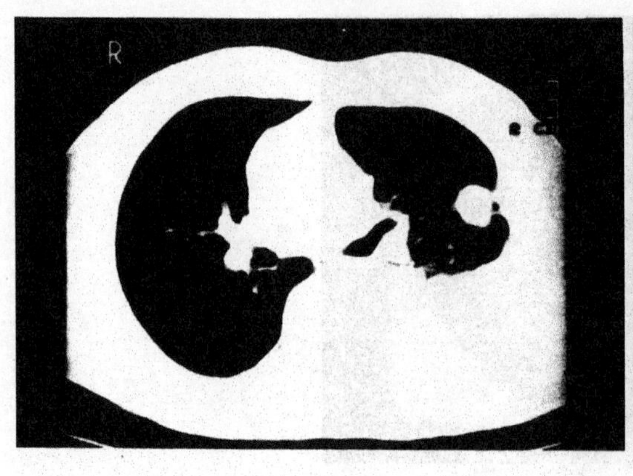

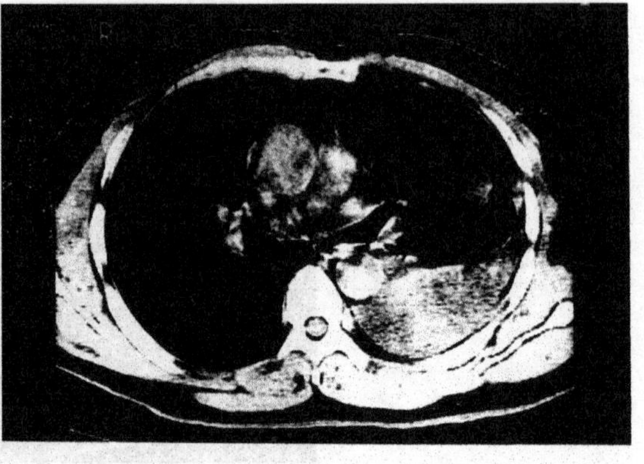

A　　B

图 9－72　左上肺癌侵犯胸膜

A. 肺窗像，B. 纵隔窗像

左上肺外带胸膜下有一结节状病变，其外侧胸膜增厚并有凹陷，胸腔中等量积液，病理证实为肺泡癌胸膜转移

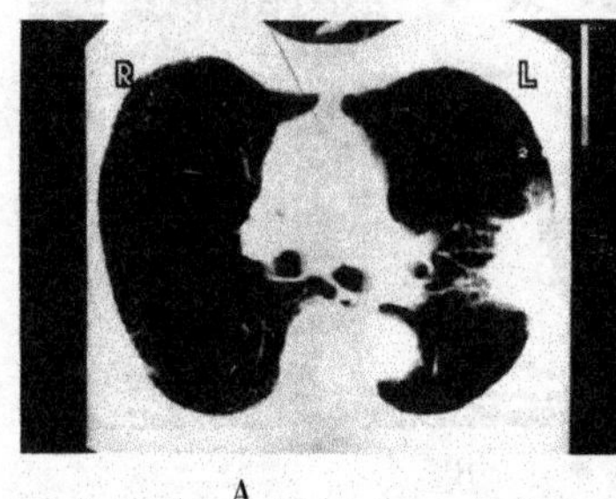

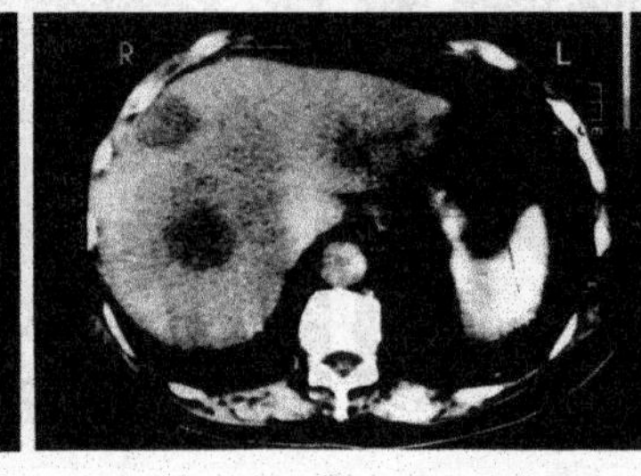

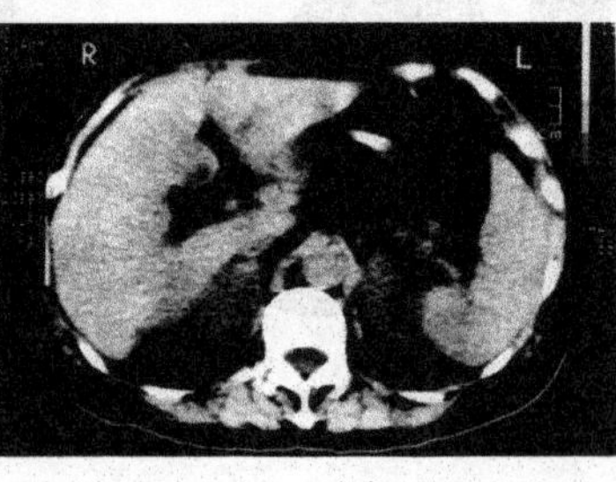

A　　B　　C

图 9－73　肺癌肾上腺转移

A. 左上肺中野外带有一肿块影，形态不规则略呈分叶，紧贴胸壁，病理证实为鳞癌。B. 肝左、右叶内有多个大小不等圆形低密度影。C. 两侧肾上腺区有软组织密度肿块影，所见为肺癌肝与肾上腺转移

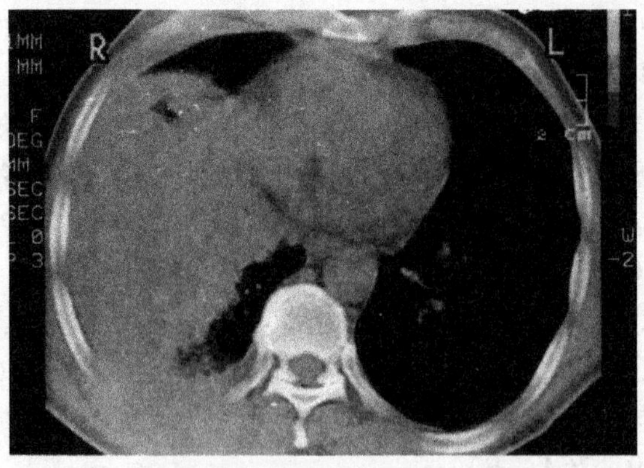

图 9－74　肺癌侵犯肋骨与心包

右下肺巨大软组织密度肿块影与心影相连，右侧心包影消失。后胸壁肋骨破坏消失并有胸壁软组织肿块影，为肺癌（鳞癌）侵犯胸壁、肋骨及心包

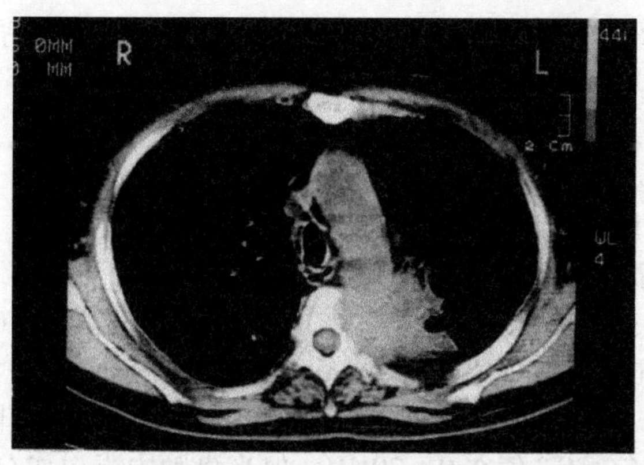

图9－75　肺癌直接侵犯椎体

左上肺尖后段椎旁不规则软组织密度肿块影，靠近胸椎椎体左缘骨质受侵蚀破坏

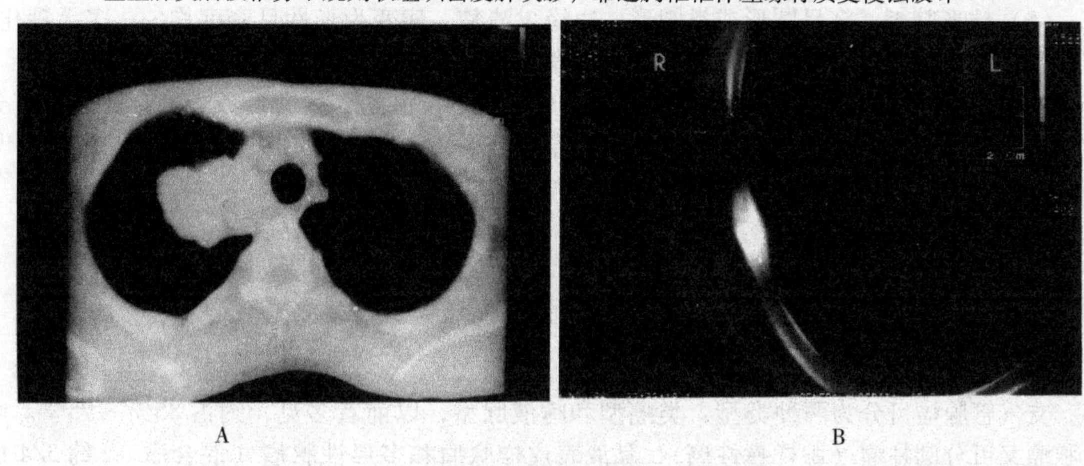

A　　　　B

图9－76　肺癌肋骨转移

A. 右上肺纵隔旁分叶状肿块与纵隔内气管旁圆形肿块影融合。B. 右第6肋外缘中后部骨质密度增高，骨皮质与骨松质境界不清。其外侧胸壁软组织梭形肿块，病理证实为右上肺鳞癌肋骨转移

（四）鉴别诊断

1. 中央型肺癌　中央型肺癌有典型的CT表现，一般诊断不难，但有时它所引起的支气管阻塞性改变与支气管内膜结核所引起的表现在鉴别上存在一定困难。支气管内膜结核可引起肺叶不张，甚至一侧全肺不张，在CT上支气管腔显示逐渐变窄而呈闭塞，但不形成息肉样或杯口样肿块影；支气管内膜结核在狭窄的支气管周围很少形成明显的肿块影，通常没有明显的肺门或纵隔淋巴结肿大；如有淋巴结肿大一般较小，位于气管旁，通常可见钙化，在肺内常可见支气管播散病灶可作参考，支气管内膜结核多见于青年人。

中央型肺癌尚需与引起肺门肿块的其它疾病相鉴别。这些疾病包括转移性肿瘤、淋巴瘤、淋巴结结核、结节病以及化脓性炎症等，其中除淋巴结核外，肺门淋巴结肿大，大多见两侧，支气管腔无狭窄，无腔内肿块，有时有压迫移位，但内壁光滑，肿大淋巴结位于支气管壁外。

2. 周围型肺癌　肺内孤立型球形病变的病因很多，以肺癌与结核球多见，其它还有转移瘤、良性肿瘤，球形肺炎，支气管囊肿等，应注意鉴别。

（1）结核球：边缘多光滑，多无分叶毛刺，病灶内可见微细钙化，呈弥漫或均匀一致性分布，CT 值多高于 160Hu，可有边缘性空洞呈裂隙状或新月形；结核周围大多有卫星病灶，局限性胸膜增厚多见。

（2）转移瘤：转移瘤有各种形态，一般病灶多发，大小不同，形态相似，由于转移瘤来自于肺毛细血管后静脉，因而病变与支气管无关系。

（3）良性肿瘤：病变密度均匀，边缘光滑，分叶切迹不明显，多无细短毛刺与锯齿征以及胸膜皱缩，无空泡征与支气管充气征。错构瘤内可见钙化，其 CT 值可高于 160HU，也可见脂肪组织，CT 值在 0 ~ －50HU 以下。

（4）支气管囊肿：含液支气管囊肿发生在肺内可呈孤立肿块性阴影；CT 表现为边缘光滑清楚的肿块，密度均匀，CT 值在 0 ~ 20HU，但当囊肿内蛋白成分丰富时，可达 30HU 以上，增强扫描，无增强改变。

（5）球形肺炎：多呈圆形或类圆形，边缘欠清楚，病变为炎性且密度均匀，多无钙化，有时周围可见细长毛刺，周围胸膜反应较显著，抗感染治疗短期复查逐渐缩小。

（6）肺动静脉瘘或动静脉畸形：CT 上为软组织密度肿块，呈圆形或椭圆形，可略有分叶状，边缘清晰，病灶和肺门之间有粗大血管影相连，增强动态扫描呈血管增强，有助于与非血管性疾病鉴别。

二、腺瘤

支气管腺瘤发生于支气管黏膜腺体上皮细胞，以女性患者较多见。

（一）病理

支气管腺瘤可分为两种类型，类癌型和唾液腺型，以前者多见，约占 85% ~ 95%。唾液腺瘤又可分圆柱瘤（腺样囊性癌）、黏液表皮样腺瘤和多形性腺瘤（混合瘤），约 3/4 的支气管腺瘤发生于大支气管为中央型，支气管镜检查可以看到肿瘤。中央型腺瘤常向支气管腔内生长呈息肉样，引起支气管腔的狭窄，阻塞，产生阻塞性肺炎，肺不张，支气管扩张等继发改变。

类癌型腺瘤是低度恶性的肿瘤，常常有局部侵犯，可累及支气管壁并向外生长，形成肺门肿块，可转移到局部淋巴结并可有远处转移。

（二）临床表现

中央型腺瘤可引起支气管腔的阻塞，产生阻塞性肺炎，肺不张，引起发热，咳嗽，咳痰和咯血。类癌型腺瘤偶可产生类癌综合征，出现面部潮红、发热、恶心、呕吐、腹泻、低血压，支气管哮鸣、呼吸困难以及心前区有收缩期杂音等。

（三）CT 表现

中央型支气管腺瘤表现为支气管腔内息肉样肿瘤（图 9 －77），支气管腔阻塞中断，断端常呈杯口状。其远侧可有阻塞性炎症或肺不张表现。反复感染发作可导致支气管扩张或肺脓肿。当肿瘤侵犯支气管壁并向壁外发展形成肺门肿块以及转移到肺门淋巴结时与支气管肺癌难以鉴别。周围型支气管腺瘤 CT 表现为肺野内球形病变，通常轮廓清楚，整齐而光滑，密度均匀，不形成空洞，可有钙化，但很少见。CT 表现接近于良性肿瘤（图 9 －78）。但有些腺瘤可有分叶征象，并可伴有细小毛刺影，使其与肺癌甚为相似（图 9 －79）。

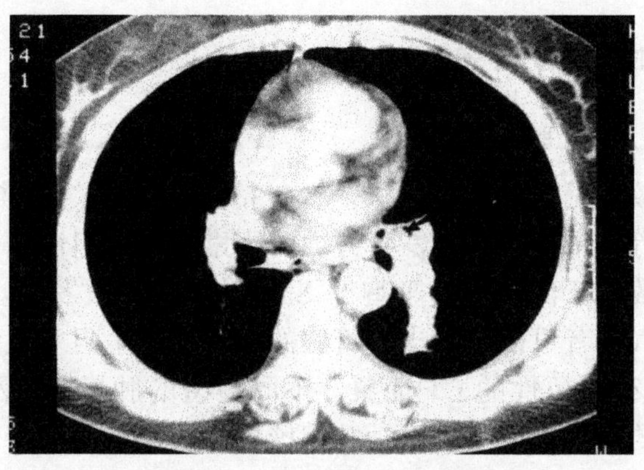

图9－77 中央型支气管腺瘤

左下叶背段支气管开口处有一息肉样肿瘤（↑）向下叶支气管腔内突出，背段支气管阻塞致肺段性不张与炎症

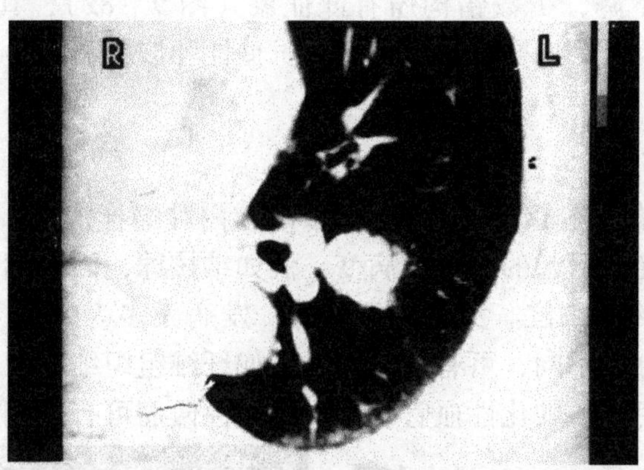

图9－78 类癌

左下肺有一类圆形病变，直径约2cm，轮廓清楚，密度均匀，边缘欠光整稍有分叶

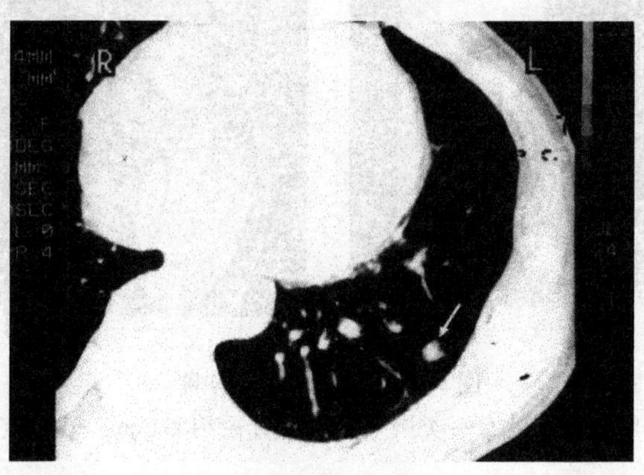

图9－79 类癌

左下肺外基底段小结节影（↑），直径约0.7cm，轮廓清楚，外缘有分叶，手术病理证实为类癌

三、肺部其它肿瘤与肿瘤样病变

（一）肺部原发性良性肿瘤

肺部原发性肿瘤比较少见，肿瘤类型很多，包括平滑肌瘤、纤维瘤、脂肪瘤、血管瘤、神经源性肿瘤、软骨瘤等，错构瘤虽属发育方面的因素引起，但性质近似良性肿瘤，故归入本节叙述。这些肿瘤多数无任何症状，于胸部X线检查时才被发现。有些周围型肿瘤可有痰中带血。发生于大支气管者可以引起支气管腔的阻塞，产生阻塞性肺炎和肺不张的症状。

CT表现：大多数没有特征性的CT征象，不同类型的肿瘤CT表现相似，很难加以区别，发生于周围肺组织的肿瘤，通常表现为肺内球形肿块，边缘清楚，整齐而光滑，形态多为圆形或椭圆形（图9－80），可以有分叶，但多为浅分叶（图9－81），多数密度均匀，但不少良性肿瘤可有钙化，错构瘤与软骨瘤的钙化更为多见。钙化通常为斑点状或结节状（图9－80），可自少量至大量。错构瘤钙化可表现为爆米花样。脂肪瘤呈脂肪密度。含有脂肪组织的肿瘤密度部分下降，少数错构瘤有此征象（图9－82），其CT值常在－50HU以下。空洞在良性肿瘤极少见，病变周围无卫星灶。良性肿瘤生长缓慢，无肺门及纵隔淋巴结肿大。

（二）肺炎性假瘤

肺炎性假瘤是非特异性炎症细胞集聚，导致的肺内肿瘤样病变，但并非是真正的肿瘤，也不是另一些特异性炎症所引起的肿瘤样病变，例如结核球，因此称为炎性假瘤。其发病率约为肺内良性球形病变的第二位。女性中较多见，发病大多为中年人。其病理分型尚不统一，根据细胞及间质成分之不同，可有多种名称，如纤维组织细胞瘤，黄色瘤样肉芽肿，浆细胞肉芽肿，纤维性黄色瘤，硬化性血管瘤等。肺炎性假瘤可有包膜或无包膜。

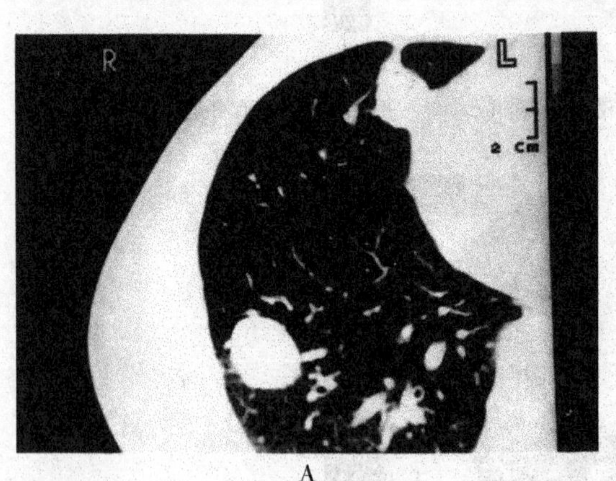

A

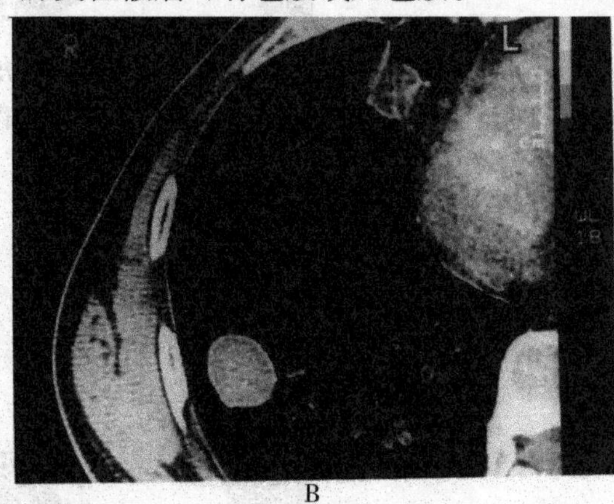

B

图9－80　右下肺错构瘤

A. 肺窗：右下肺前外基底段交界处有一类圆形病变，直径约2.5cm，边缘光整。B. 纵隔窗：病变后部有两小钙化点

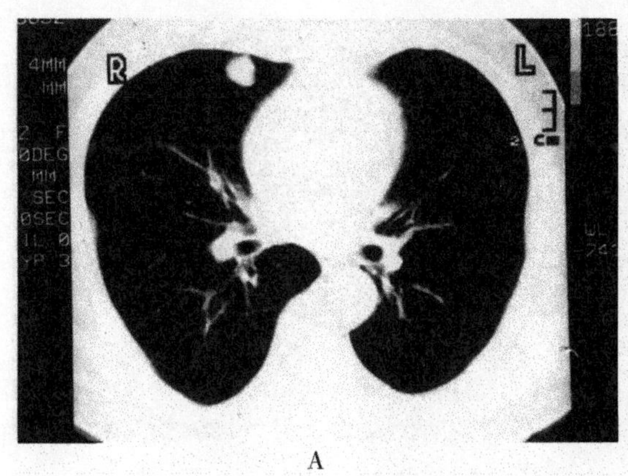
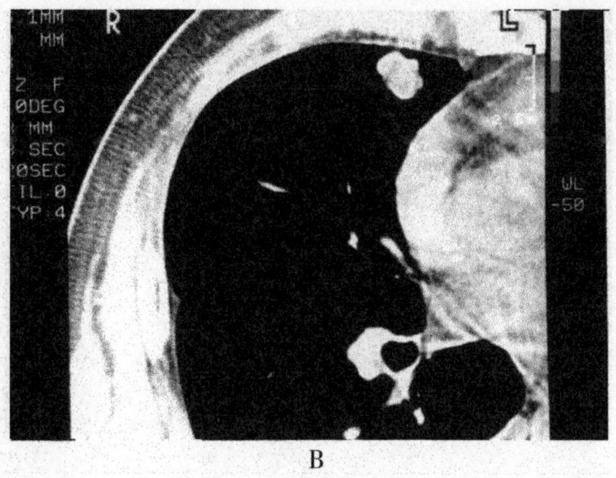

A　　B

图 9-81　右肺中叶错构瘤

A. 肺窗与 B. 纵隔窗：右肺中叶内侧段胸膜下结节影，轮廓清楚，边缘光滑，密度均匀，其内前缘有浅分叶，术前诊断为肺癌

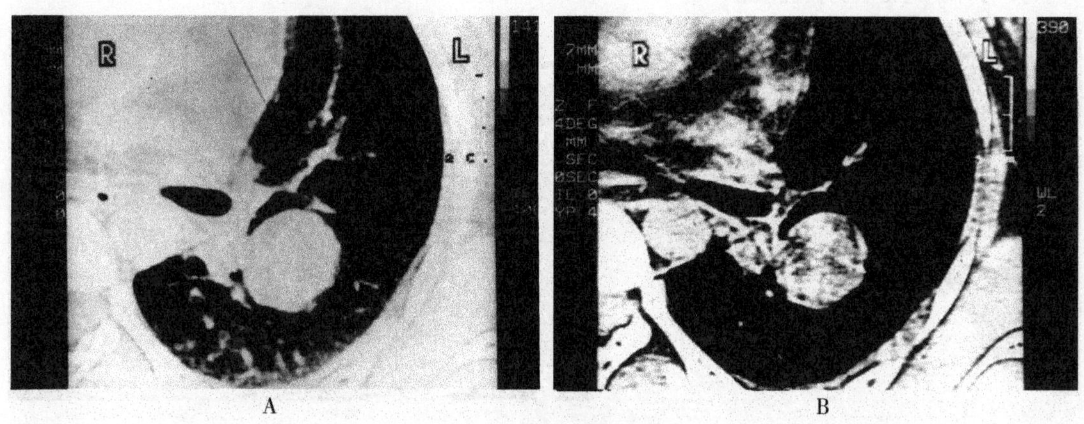

A　　B

图 9-82　左下肺错构瘤

女，29 岁。A. 肺窗像，B. 纵隔窗像；左下肺背段球形病变，轮廓清楚，边缘光滑无分叶，密度较低，CT 值 -90HU

患者大多有急性或慢性的肺部感染病史，约 1/3 的患者无临床症状，或症状甚轻微。多数仅有胸疼、胸闷、干咳；少数患者痰中带血丝，一般无发烧。

CT 表现：病灶多近肺边缘部，与胸膜紧贴或有粘连，呈圆形或卵圆形结节或肿块；直径自小于 1cm 至 10cm 以下，多为 2~4cm；边缘清楚，锐利（图 9-83）。多无分叶，偶有小切迹，亦可呈不规则形，边缘较毛糙，肿块周围可有粗长条索血管纹理或棘状突起（图 9-84）。密度多数均匀，但个别病例可有钙化或发生空洞。较大的病灶可有空气支气管征。纵隔内多无淋巴结肿大，这一点有利良性病变的诊断。总之，本病在 CT 上具有良性病变的征象，但缺乏特征性表现。

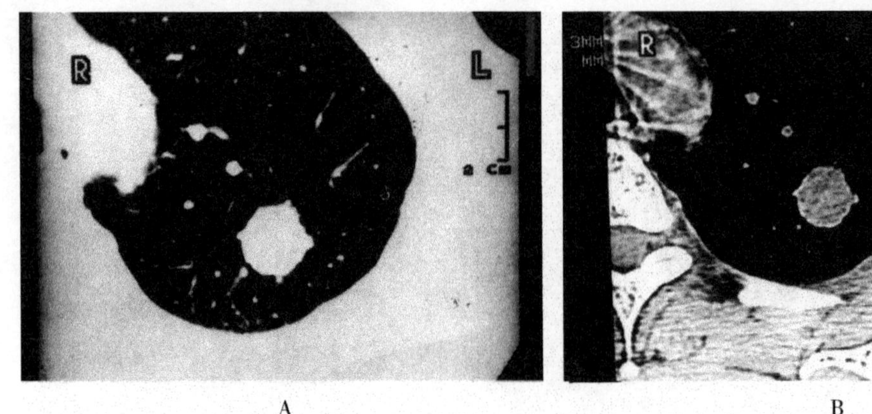

A　　B

图 9-83　左上肺炎性假瘤

A. 肺窗，B. 纵隔窗：男，57 岁。左上肺尖后段球形病变，轮廓清楚，边缘锐利有浅分叶，密度均匀，手术病理证实为炎性假瘤

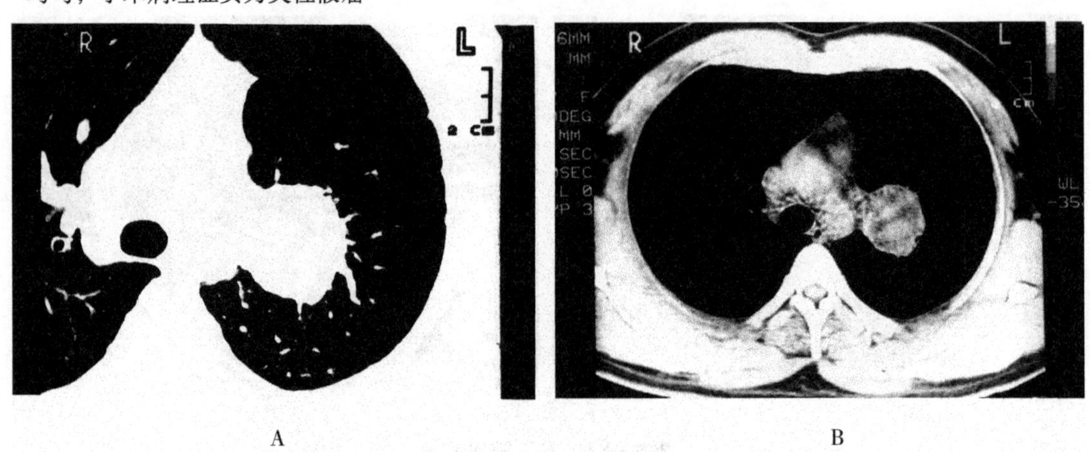

A　　B

图 9-84　左上肺炎性假瘤

A. 肺窗，B. 纵隔窗，男，25 岁，左上肺尖后段有一类圆形软组织密度肿块，约 4cm×4.5cm 大小，轮廓清楚，密度均匀，边缘欠光滑，有较粗大血管纹理

四、肺转移瘤

CT 扫描能发现绝大多数直径在 2～3mm 以上的小结节，肺内结节只要大于相应部位的肺血管在 CT 上就能发现；30% 的恶性肿瘤有肺部转移病变，而其中约有半数仅局限于肺部，胸部 X 线检查是转移瘤的重要的检查手段，但其检出率远不如 CT，在常规 X 线平片上，许多直径 0.5～1.0cm 的结节不易发现，尤其是胸膜下，肺尖，膈肋角的病变。

肺部转移瘤可分为血行转移与淋巴路转移两种，可有以下几种表现：

1. 两肺单发或多发结节或球形病灶　单个的肺内转移病变通常轮廓较清楚，比较光滑，但可有分叶征象（图 9-85），此与原发周围型肺癌鉴别较困难；一般说后者多有小棘状突起或锯齿征及细短毛刺。两肺多发结节病灶多分布在两肺中下部，边缘较清楚，呈软组织密度，病灶大小不一致，形态相似（图 9-86，87，88）。

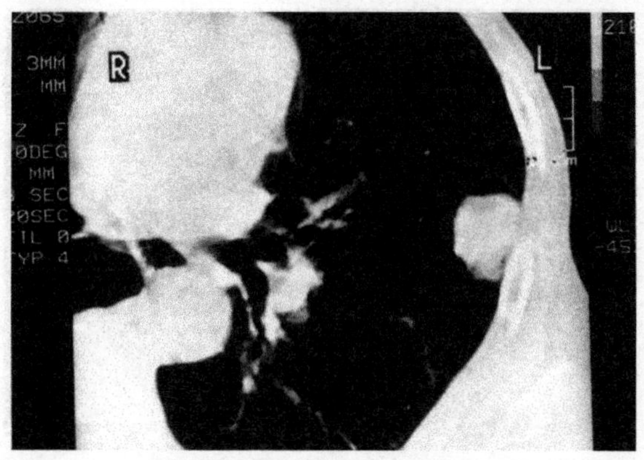

图9－85 左上肺孤立性转移瘤

左上肺舌下段胸膜下类圆形结节，稍有浅分叶，边缘光滑，密度较均匀，手术病理证实为肾移行细胞癌肺转移

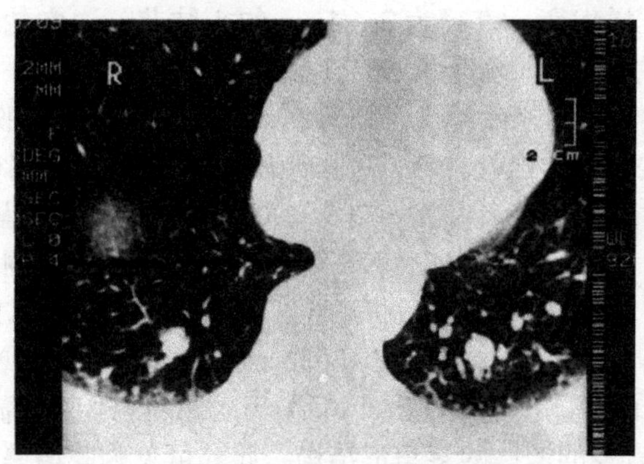

图9－86 膀胱癌多发肺转移

男，67岁；膀胱癌术后7年。两下肺后基底段各有一小结节病变，直径分别为1.0与1.2cm，轮廓清楚，有浅分叶，经手术病理证实为膀胱癌肺转移

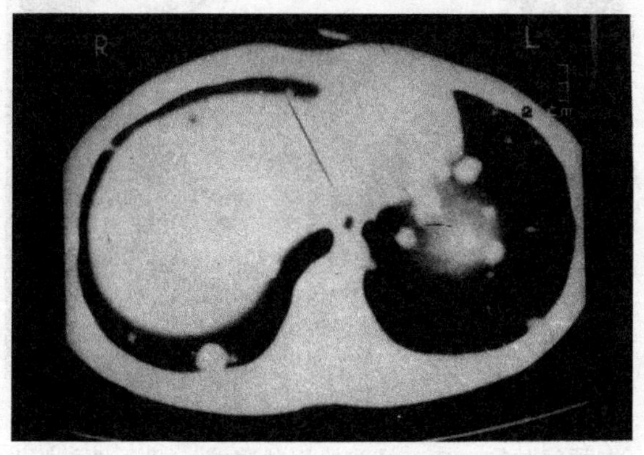

图9－87 肝癌肺转移

两下肺多发性大小不等之结节状密度增高影，轮廓清楚，边缘光滑，直径在0.3～1.8cm

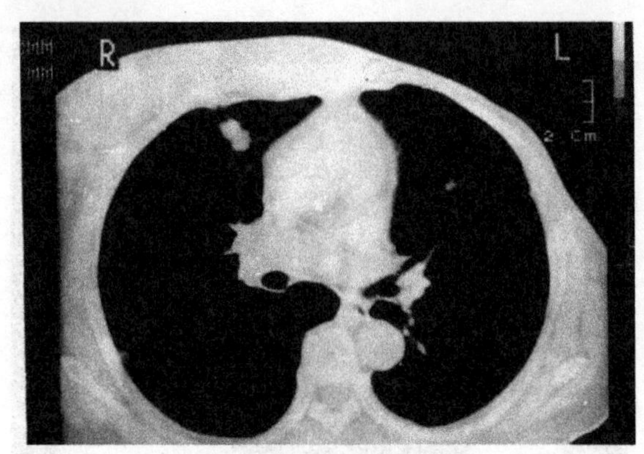

图9－88　乳腺癌肺转移

左侧乳腺癌手术后2年，肺内与胸膜下多个大小不等的结节影，胸膜下结节影直径仅为3mm

2. 两肺弥漫性粟粒样病变　直径为2～4mm的小结节，通常轮廓比较清楚，密度比较均匀。CT能显示直径为2mm的胸膜下结节（图9－87），其分布一般以中下肺野为多（图9－89）。较多见于血供丰富的原发肿瘤，如肾癌，甲状腺癌和绒毛膜上皮癌等恶性肿瘤。

3. 癌性淋巴管炎表现　淋巴性转移CT表现为支气管血管束结节状增厚，小叶间隔与叶间裂增厚；多角形线影及弥漫网状阴影（图9－90）。其病理基础是由于支气管血管周围的淋巴管，小叶间隔淋巴管，胸膜下淋巴管以及肺周围引向肺门周围的淋巴管内有癌结节沉积，继发淋巴管阻塞性水肿并扩张，导致间质性肺水肿及间质性肺纤维化所致。

淋巴转移呈多灶性，常侵犯一个肺叶或肺段，支气管束不规则增厚，可呈串珠状或结节状阴影。小叶中心结构的增厚可造成次肺小叶中心的蜘蛛样改变，靠近横膈处可获得小叶之横切面，呈现1～2cm直径的增厚的多角形结构，此外可见胸膜增厚及胸腔积液。

肿瘤的淋巴管播散最多见于乳腺癌，胃癌，前列腺癌，胰腺癌和未知原发部位的腺癌，高分辨CT诊断淋巴管转移的准确性较高，可免去肺活检。

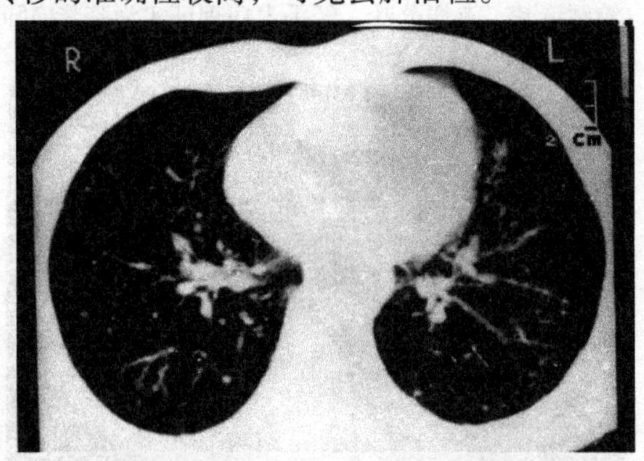

图9－89　甲状腺癌肺转移

男，20岁；右颈部肿物一年，活检为甲状腺癌；CT示两肺野弥漫分布大小不等的粟粒状小结节影，以中下肺野为著，结节影密度较高，边缘清楚

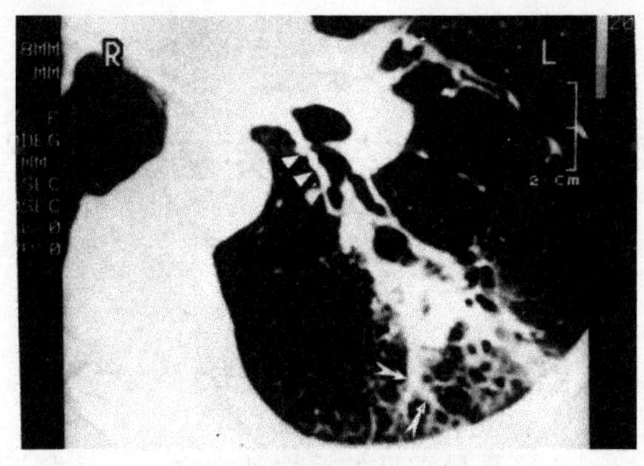

图9－90 肺癌癌性淋巴管炎

左下肺背段空洞型腺癌，其周围主要是病变胸膜侧血管束呈结节状增厚（↑），支气管壁增厚（△△），肺纹理呈网格状改变

4. 单发或多发空洞 肺转移瘤可呈单发或多发空洞影，一般转移瘤引起的单发空洞壁厚度不均，但有的较均匀，可误认为化脓性炎症和结核（图9－91）。

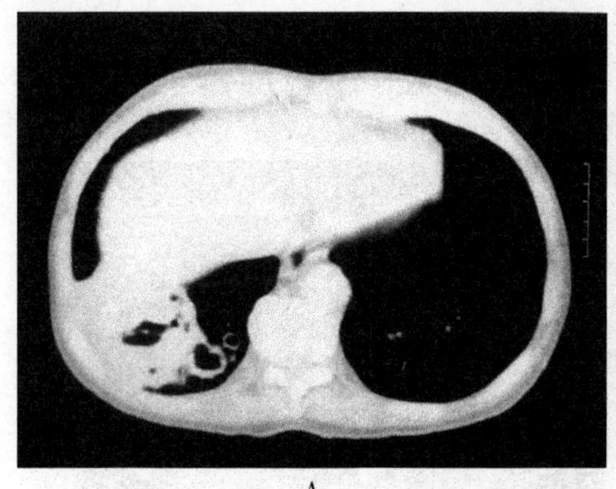

A

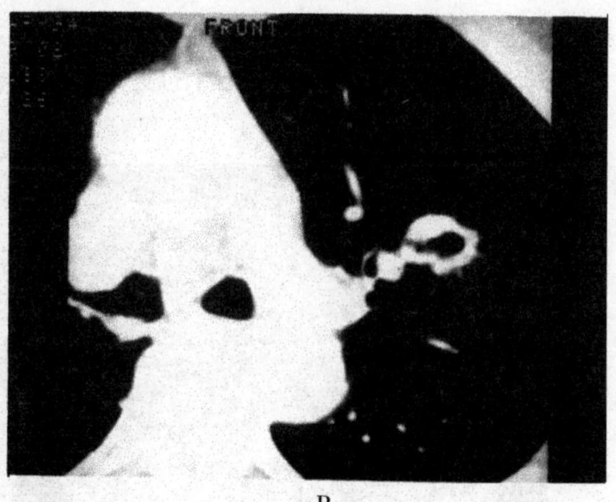

B

图9－91 肺转移瘤呈多发空洞

A. 右下肺有一肿块，直径约6.0cm，其密度不均，为周围型肺癌，肿块之内侧可见两个直径分别为1.0与2.0cm之小空洞，前者壁薄，厚度均匀，后者壁较厚，厚度不均，B. 同一病例气管隆突下层面示左肺门外方有一空洞性病变壁厚且厚度不均

（燕宏军）

第十章　消化系统疾病的 CT 检查

第一节　胃癌

胃癌（carcinoma of stomach）是最常见的恶性肿瘤之一，好发年龄在 40～60 岁，男性多于女性，好发于胃窦部小弯侧，是由胃黏膜上皮和腺上皮发生的恶性肿瘤。早期胃癌是指癌组织浸润仅限于黏膜及黏膜下层，未侵及肌层，不论有无淋巴结转移；中晚期胃癌（进展期胃癌）指癌组织浸润超过黏膜下层或浸润胃壁全层。

CT 表现：

1. 正常胃壁　厚度 <5mm，注射对比剂后有明显强化，可表现为单层、部分两层或三层结构。

2. 蕈伞型　表现为突向腔内的分叶状或菜花状软组织肿块，表面不光整，常有溃疡形成（图 10－1A）。

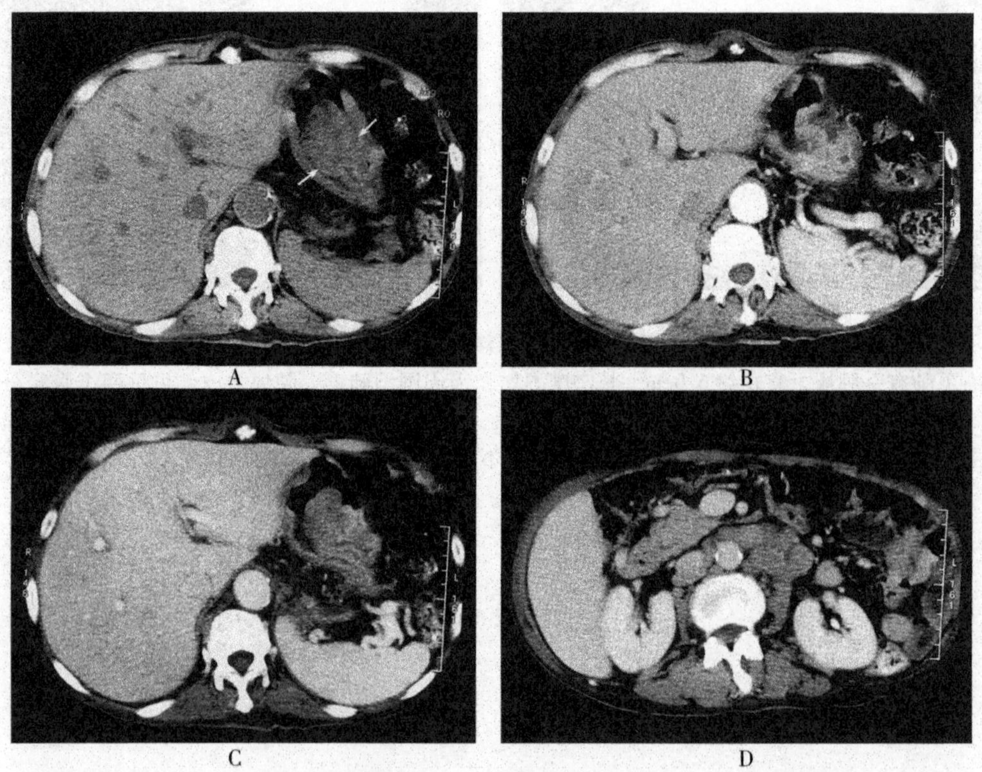

图 10－1　蕈伞型胃癌

A. CT 平扫见胃底有一隆起的腔内肿块，表面不光整，局部黏膜有中断破坏（↑）；B. C. 增强动脉期和门脉期见腔内肿块有强化；D. 后腹膜腹主动脉及下腔静脉旁见多个淋巴结肿大

3. 浸润型 表现为胃壁不规则增厚，增厚的胃壁内缘多凹凸不平，范围可以是局限或广泛的。胃周围脂肪线消失提示癌肿已突破胃壁。并对肝、腹膜后等部位转移很有帮助（图 10－2，图 10－3）。

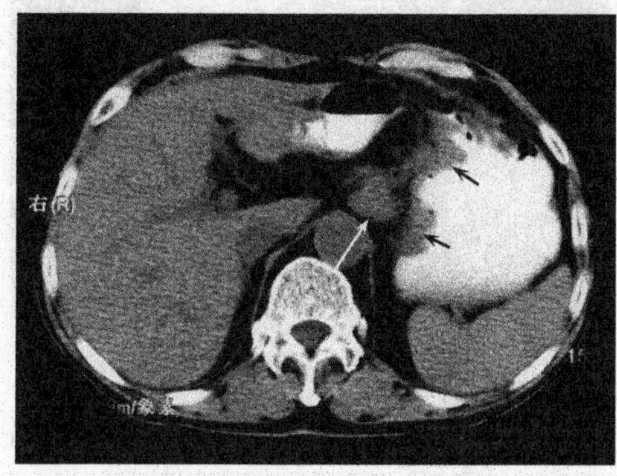

图 10－2 浸润型胃癌

CT 平扫见小弯侧胃壁不规则增厚，内缘凹凸不平（↑），胃周淋巴结肿大（长↑）和肝内转移

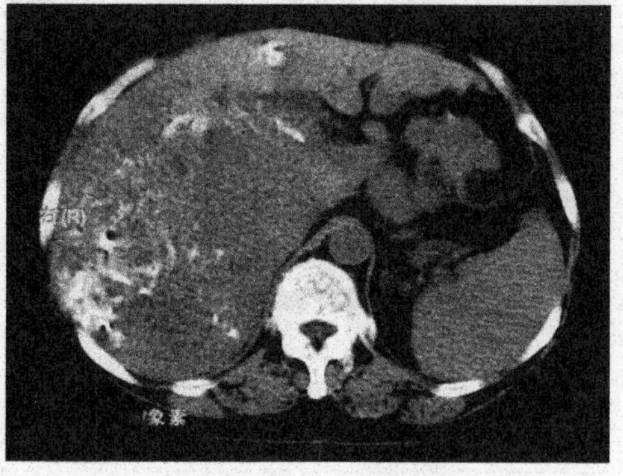

图 10－3 胃癌肝转移

胃内蕈伞状软组织肿块，肝脏多发转移灶，TACE 术后见碘油不规则积聚

4. 溃疡型 形成大而浅的腔内溃疡，边缘不规则，底部多不光整，其周边的胃壁增厚较明显，并向胃腔内突出。利用三维重组可很好地显示肿块中央的溃疡以及溃疡与环堤的关系。

5. 胃腔狭窄 表现为胃壁增厚的基础上的胃腔狭窄，胃壁僵直（图 10－4）。

6. 增强扫描 增厚的胃壁或腔内肿块有不同程度的强化（图 10－1B，图 10－1C，图 10－4B）。

7. 胃癌 CT 可分为四期

（1）Ⅰ期：表现胃腔内肿块，无胃壁增厚，无邻近或远处转移。

（2）Ⅱ期：表现胃壁厚度超过 10mm，但癌未超出胃壁。

（3）Ⅲ期：表现胃壁增厚，并侵犯邻近器官，但无远处转移。

（4）Ⅳ期：有远处转移。

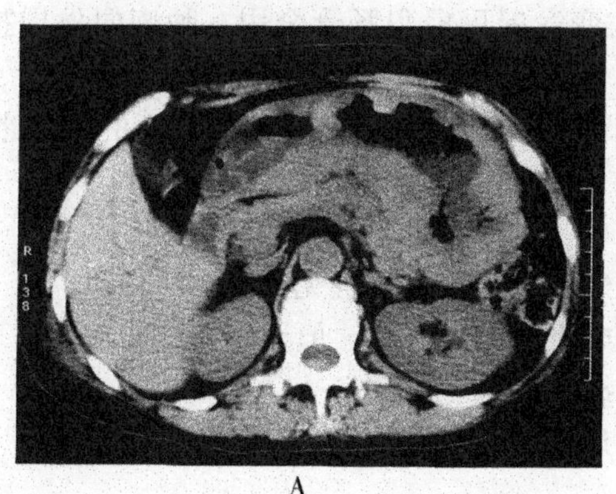

A

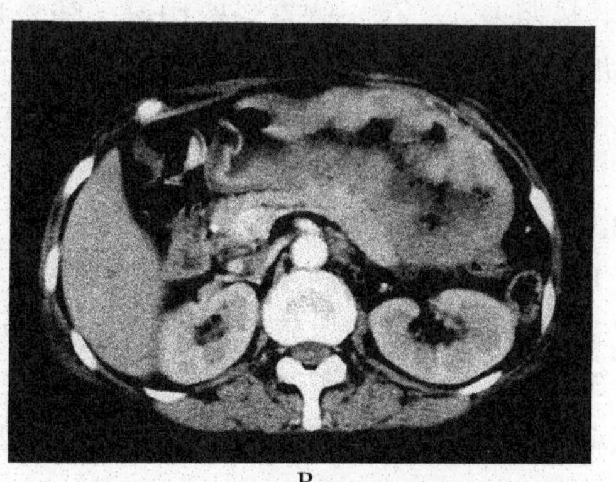

B

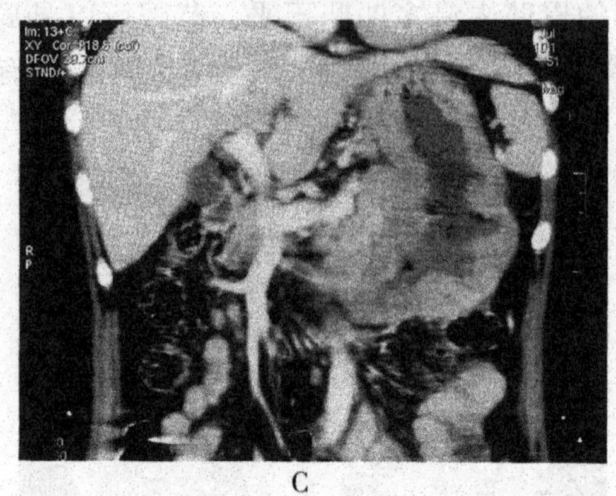

C

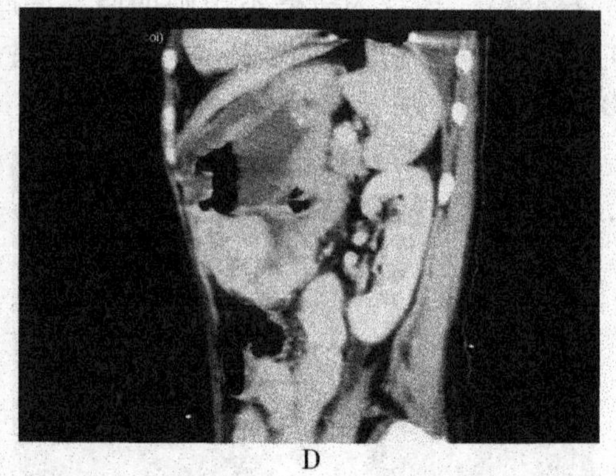

D

图 10－4　浸润型胃癌

A. CT 平扫见胃壁弥漫性增厚、僵直，与胰腺间的脂肪间隙消失；B. 增强扫描弥漫增厚的胃壁有强化；C. D. 冠状面及矢状面 MIP 像示胃壁弥漫性增厚，胃腔变小，状如皮革

8. 鉴别诊断

（1）胃淋巴瘤：单发或多发结节或肿块，边缘光滑或轻度分叶，病变大，病变范围广泛可越过贲门或幽门侵犯食管下端或十二指肠，胃壁增厚明显常超过 10mm，但仍保持一定的扩张度和柔软性，胃与邻近的器官之间脂肪间隙存在，常伴有腹腔内淋巴结肿大。

（2）胃间质瘤：是发生于胃黏膜下的肿瘤，病变部位黏膜撑开展平，但无连续性中断，胃壁柔软，蠕动正常，肿瘤大多位于胃体呈外生型生长，腔内型少见，呈息肉状，黏膜表面可有溃疡，可见气体、液体或口服对比剂进入。

（程留慧）

第二节　直肠癌

直肠癌（carcinoma of rectum）是乙状结肠直肠交界处至齿状线之间的癌，是消化道常见的恶性肿瘤，男性多见，好发年龄为 40～50 岁。

CT 表现：

1. 早期表现　仅一侧直肠壁增厚，随着病变发展可侵犯肠管全周，肿瘤向外周扩展形成肿块，侵犯直肠周围间隙（图 10－5）。

2. 直肠周围淋巴结肿大　表现为直肠周围脂肪间隙内出现直径 >1cm 的结节状软组织影。

3. 直肠癌 Dukes 分期

（1）A 期：癌肿浸润深度限于直肠壁内，未超出浆肌层，且无淋巴结转移。

（2）B 期：癌肿超出浆肌层，侵入浆膜外或直肠周围组织，但无淋巴结转移。

（3）C 期：癌肿侵犯肠壁全层，伴有淋巴结转移。

（4）D 期：癌肿伴有远处器官转移，或因局部广泛浸润或淋巴结广泛转移。

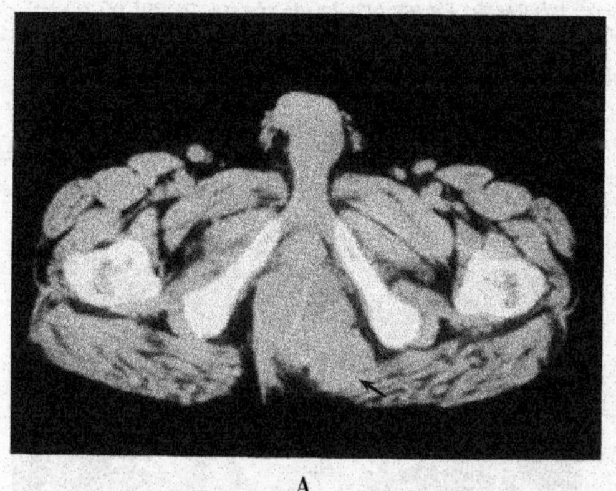

A

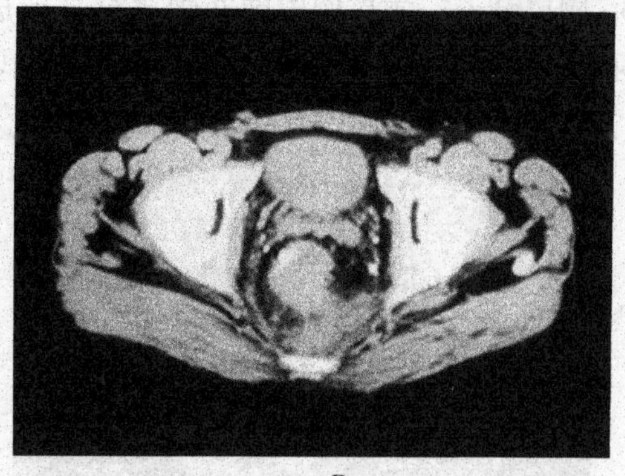

B

图10－5 直肠癌（B期）

A. CT平扫直肠壁增厚并向外周扩展形成肿块，侵犯直肠周围间隙，左侧坐骨肛门窝内见一圆形软组织影，侵犯左侧臀大肌（↑）；B. 增强扫描肿块未见明显强化

（程留慧）

第三节 阑尾炎

阑尾炎（appendicitis）是外科常见病，属于化脓性炎症，由于阑尾管腔阻塞导致细菌感染引起。根据病程常分为急性和慢性阑尾炎，急性阑尾炎在病理上分为单纯性阑尾炎、化脓性阑尾炎、坏疽性阑尾炎。慢性阑尾炎多为急性阑尾炎转变而来。

CT表现：

1. 正常阑尾　多数位于盲肠末端的内后侧，CT表现为细管状或环状结构，外径一般不超过6mm。

2. 急性阑尾炎　阑尾壁呈环状、对称性增厚（图10－6A），横径超过6mm以上，密度接近或略高于邻近的肌肉组织，增强时可有强化（图10－6B），有时增厚的阑尾壁表现为同心圆状的高、低密度分层结构称“靶征”。

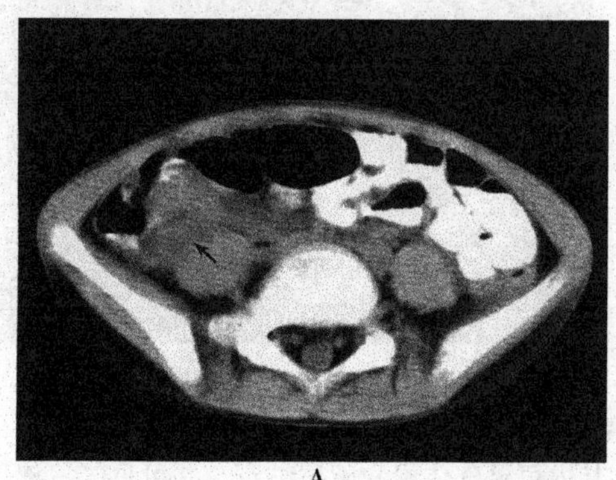

A

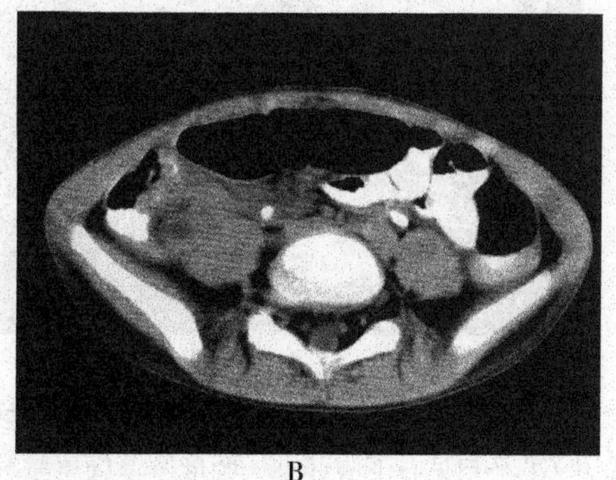

B

图10－6 急性化脓性阑尾炎伴阑尾周围炎

A. CT平扫见阑尾壁增厚，边缘模糊，与右侧腰大肌之间的脂肪间隙消失（↑）；B. 增强扫描增厚的阑尾壁有强化，周围脂肪层内出现片絮状稍高密度影

3. 阑尾结石　阑尾腔内或在阑尾穿孔形成的脓肿和蜂窝织炎内有时见到单发或多发的阑尾结石，呈高密度圆形或椭圆形均质钙化（图 10－7）。

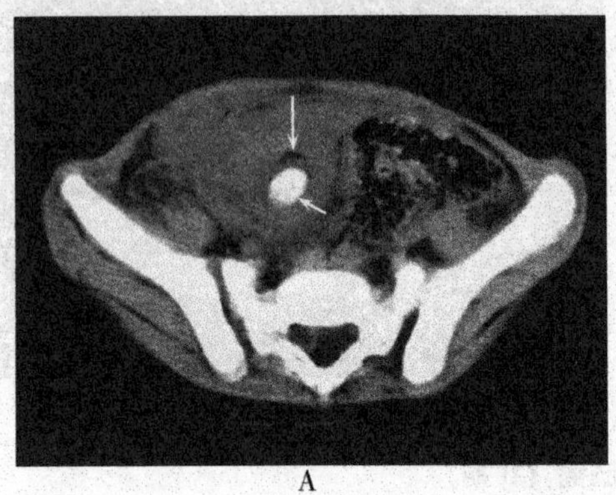

A

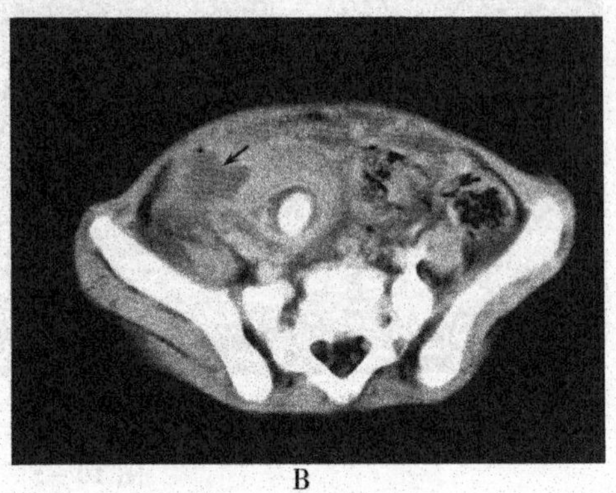

B

图 10－7　急性化脓性阑尾炎伴阑尾结石

A. CT 平扫见右下腹部有一团块状密度增高影，其内可见圆形高密度阑尾结石（↑）和少量气体影（长↑）；B. 增强扫描炎性肿块明显强化，其内低密度坏死形成的脓肿未见强化（↑）

4. 阑尾周围炎症　①阑尾周围结缔组织模糊，筋膜（如圆锥侧筋膜或肾后筋膜）水肿、增厚。②周围脂肪层内出现片絮状或条纹状稍高密度影。③盲肠末端肠壁水肿、增厚。④局部淋巴结肿大，表现为成簇的结节状影。⑤另一个常见的征象是阑尾急性炎症的蔓延造成盲肠与右侧腰大肌之间脂肪间隙模糊。

5. 盲肠末端的改变　在盲肠末端开口处出现漏斗状狭窄或在盲肠末端与阑尾之间出现条带状软组织密度影，这两种征象在盲肠充盈对比剂时显示较清楚。

6. 阑尾周围脓肿　一般呈团块状影，直径多为 3～10cm。中心为低密度液体，有时脓肿内可出现气液平面，脓肿外壁较厚且不均匀，内壁光整（图 10－8）。盆腔、肠曲间甚至膈下、肝脏内可出现脓肿。

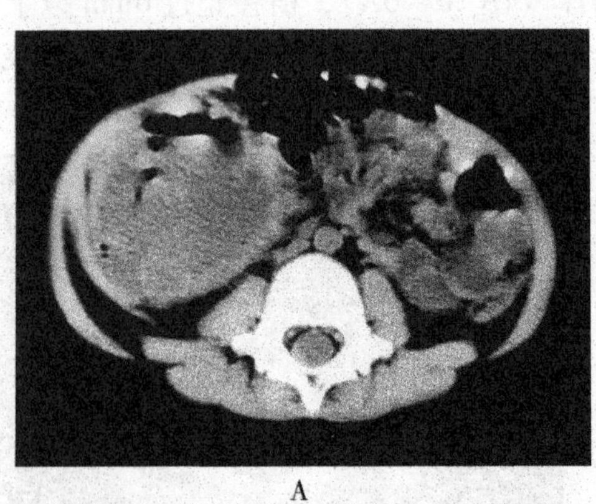

A

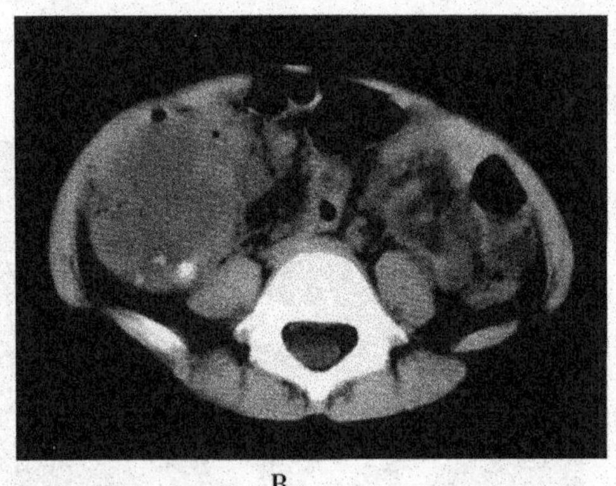

B

图 10－8　急性化脓性阑尾炎伴阑尾周围脓肿

A. B. CT 平扫见右下腹部有一圆形厚壁阑尾脓肿，其内可见气体影和阑尾结石，并可见气－液平面

7. 慢性阑尾炎　除阑尾有不同程度的增粗、变形外，阑尾边缘毛糙，阑尾腔闭塞，多伴有钙化或阑尾粪石。由于腹膜的包裹或炎症机化，CT 上可出现类似肿块的征象。

（程留慧）

第四节　肝硬化

肝硬化（cirrhosis of liver）是一种以肝组织弥漫性纤维化、假小叶和再生性结节（regenerative nodules，RN）形成为特征的慢性肝病。发病高峰年龄为 35～48 岁，男女之比为 3.6：1～8：1。本病病因有多种，主要为病毒性肝炎、酒精中毒和血吸虫病。临床上以肝功能损害和门脉高压为主要表现。晚期常有消化道出血、肝性脑病、继发感染和癌变等，是我国常见病死亡的主要原因之一。

一、肝脏体积和形态的改变

（1）肝脏体积通常缩小。

（2）肝脏各叶大小比例失调，常见肝右叶缩小，尾状叶和肝左叶外侧段增大（图 10－9，图 10－10），局部增生的肝组织突出于肝轮廓之外（图 10－11）。

（3）肝表面凹凸不平，外缘可呈波浪状或分叶状（图 10－12）。

（4）肝裂增宽，肝门扩大。

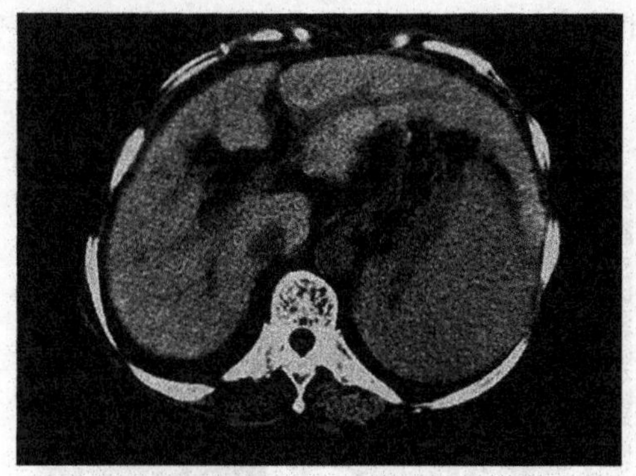

图 10－9　肝硬化

CT 平扫见肝右叶缩小，左叶外侧段增大，肝门肝裂增宽，脾肿大似球状

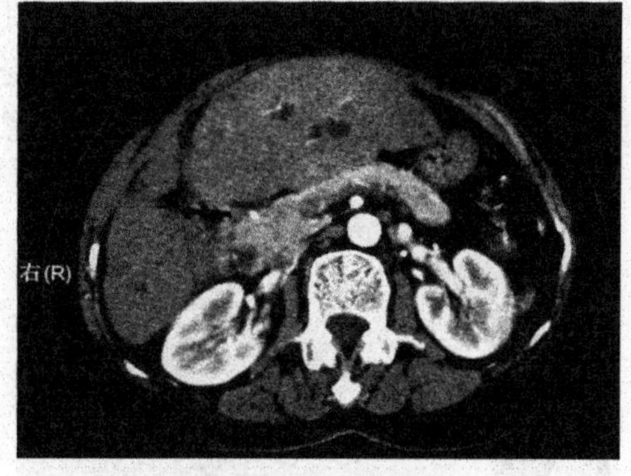

图 10－10　肝硬化

增强扫描见肝脏右叶体积缩小，左叶肿大向下延伸达肾门以下

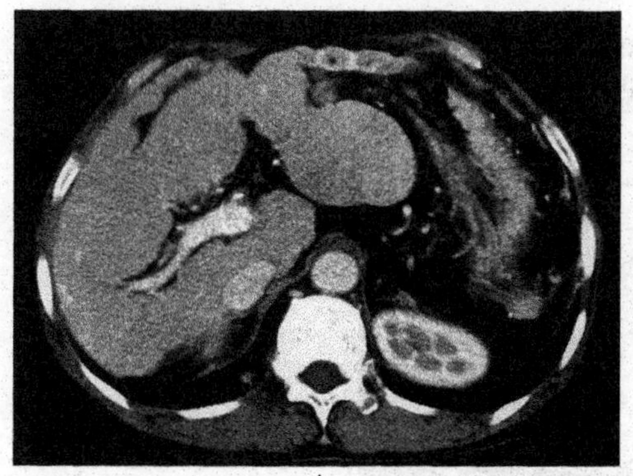

A

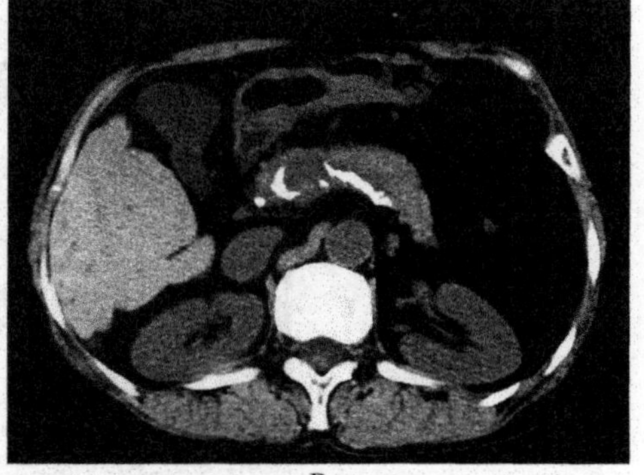

B

图 10－11　血吸虫肝硬化

A. 增强扫描见肝左叶缩小，内有线条样钙化，左叶外侧段后缘肝小叶样增生，大部分突出于肝外，强化密度与肝脏同步；B. 胰腺层面见脾静脉和门静脉主干钙化，脾脏已经切除

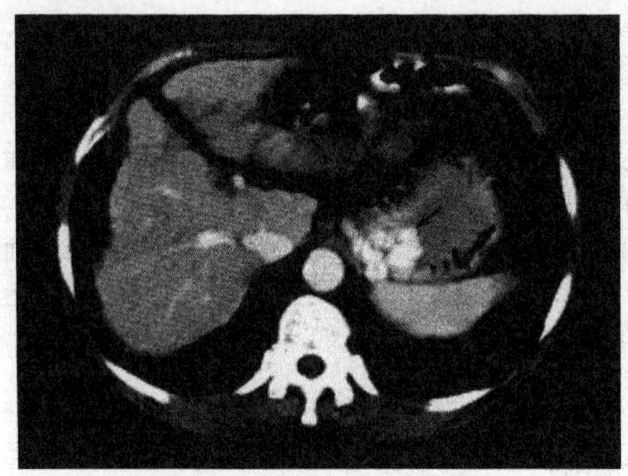

图 10－12　肝硬化伴门静脉高压

增强扫描见肝脏外缘呈波浪状，肝右叶缩小，肝裂增宽，胃底静脉曲张呈结节状强化（↑）

二、肝脏密度的改变

（1）早期肝硬化肝脏密度均匀，中晚期肝脏密度不均匀，为高低密度相间的稍高密度结节样增生和不同程度的低密度脂肪浸润改变（图 10－13A）。增强扫描时再生结节呈低密度或随时间推移呈等密度，后者更具有诊断意义（图 10－13B，图 10－13C）。

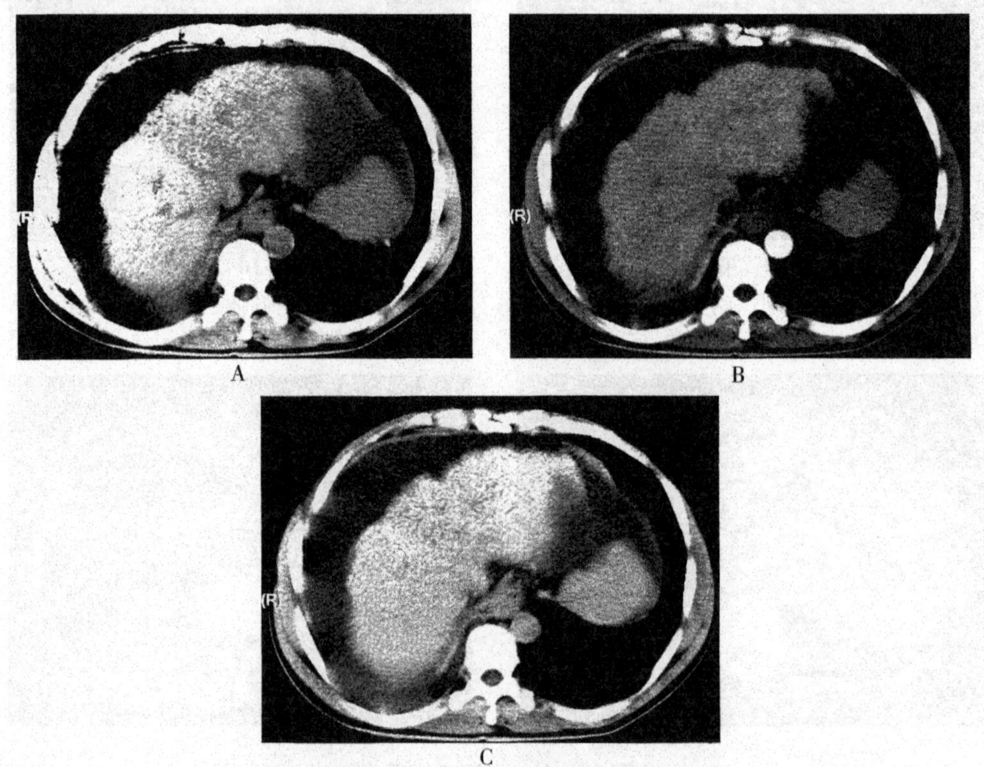

图 10－13　肝硬化伴脂肪浸润

A. CT 平扫见肝左叶肿大，肝实质内不均匀稍低密度区；B. C. 增强动脉期和门脉期肝脏强化，左叶为均匀强化，低密度略低于肝右叶，大量腹水

（2）血吸虫性肝硬化：96%病例伴有肝内钙化，可呈线条状、蟹足状、地图状及包膜下钙化（图10－14）。另可见门静脉系统与血管平行走向的线状或双轨状钙化。肝内汇管区低密度灶及中心血管影。

（3）胆源性肝硬化：可见胆管结石、肝内外胆管感染征象。

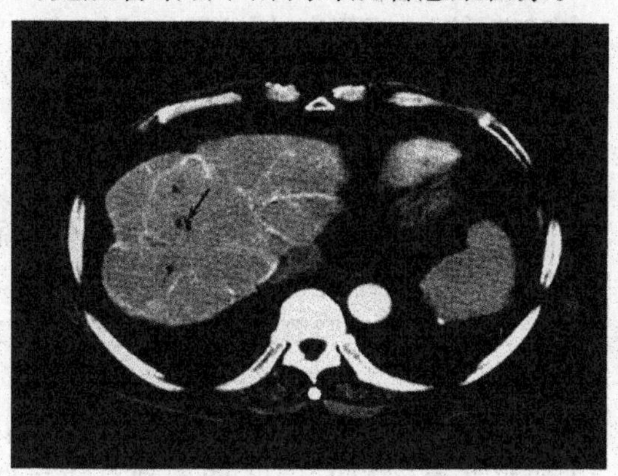

图10－14　血吸虫性肝硬化

增强扫描见肝内及肝包膜下清晰线条状钙化，肝内汇管区小片低密度区（↑），肝脏外缘呈分叶状

三、继发改变

（1）门脉高压症：门脉主干扩张，直径 >13mm，平均直径多在18.3±5.1mm。增强扫描在脾门、食管下端和胃底贲门区可见团块状、结节状曲张的强化静脉血管（图10－15）。

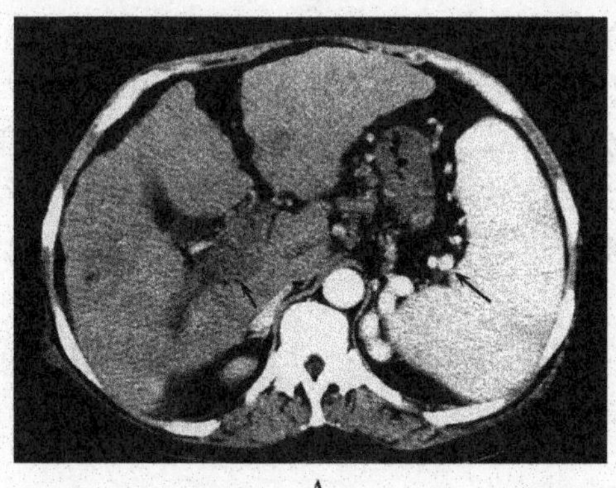

A

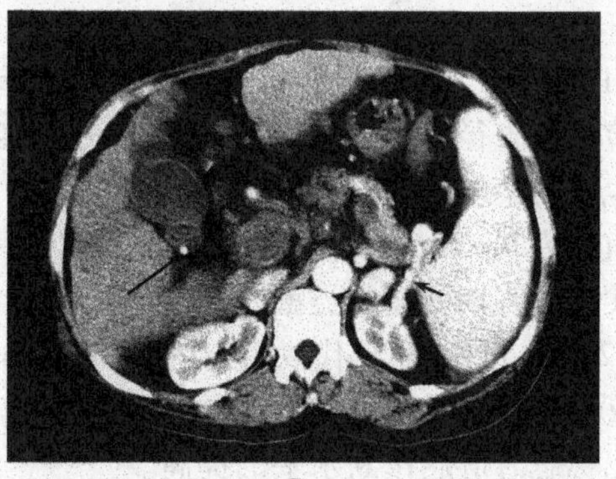

B

图10－15　肝硬化伴门静脉高压

A. 增强扫描见门静脉（↑）、脾静脉（长↑）及胃底静脉增粗、扭曲，门静脉内呈低密度充盈缺损，脾胃间隙和脾肾间隙内见多个增粗扭曲的血管影，脾脏肿大达8个肋单元；B. 脾肾静脉开放（↑），胆囊壁增厚，胆囊床积液呈典型慢性肝病性胆囊改变并发胆石症（长↑）

（2）脾脏肿大：脾外缘超过5个肋单元，以一个肋骨横断面或一个肋间隙为1个肋单元，正常脾脏的外缘一般不超过5个肋单元。

（3）腹水：CT可明确显示。

（4）肝病性胆囊改变：多种肝脏实质性病变常继发胆囊改变（图10－15B），CT表现为胆囊壁水肿增厚 >3mm，1/4病例胆囊轮廓不清，胆囊床水肿，积液围绕在胆囊周围，增强扫描胆囊壁不同程度强化，以门静脉期强化明显。

(5) 肝硬化的CT表现可以与临床症状和肝功能紊乱不一致，CT表现肝脏大小、形态和密度接近正常并不能排除肝硬化的存在。肝炎后肝硬化常并发肝癌，增强扫描十分必要。

(程留慧)

第五节　原发性肝细胞癌

一、概述

肝肿瘤以恶性多见，约占90%以上，其中肝细胞癌占原发性恶性肿瘤的75%～85%。原发性肝肿瘤可发生于肝细胞、胆管上皮细胞以及血管、其他间质、中胚层组织等。

原发性肝癌的细胞学类型有肝细胞癌、胆管细胞癌与混合型。近些年报道的纤维板层样肝细胞癌为肝细胞癌的一种特殊类型。

肝细胞癌的病因主要有两方面：①乙型肝炎病毒（HBV）：国内病例中，90%以上感染过HBV，即HBsAg阳性。②黄曲霉素（AFT）：长期低剂量或短期大剂量摄入可诱发。此外，与饮水污染、丙型肝炎、戊型肝炎、饮酒和吸烟等也有一定关系。

（一）肝细胞癌的分级

可分为4级：Ⅰ级高度分化；Ⅱ～Ⅲ级中度分化；Ⅳ级为低度分化。中度分化最多，其AFP多为阳性，而高度与低度分化者AFP阴性者为多。

（二）大体病理

肝细胞癌（HCC）的大体病理分型较为繁杂。

(1) Eggel于1901年提出的经典分类曾被广泛应用至今。此分类将HCC分为3型。①结节型：直径<5cm的属结节，单个或多个分布。②巨块型：直径≥5cm，常为单个巨块，也有密集结节融合而成的巨块，以及2个以上巨块的。③弥漫型：少见，该型结节很小，直径为5～10mm，弥漫分布且较均匀，全部合并肝硬化；易与肝硬化结节混淆。上述分类属中、晚期肝癌的类型。

(2) 20世纪70年代以后国内将HCC分为4型：①块状型：单块状、融合块状或多块状。②结节型：单结节、融合结节、多结节。③弥漫型。④小癌型。小癌型（即小肝癌）的提出标志着肝癌诊断水平的提高。

(3) 20世纪80年代以来日本学者的分类为：①膨胀型：肿瘤分界清楚，有纤维包膜（假包膜），常伴肝硬化；其亚型有单结节型和多结节型。②浸润型：肿瘤边界不清，多不伴肝硬化。③混合型（浸润、膨胀）：分单结节和多结节两个亚型。④弥漫型。⑤特殊型：如带蒂外生型、肝内门静脉癌栓形成而见不到实质癌块、硬化型肝细胞癌等。日本和中国以膨胀型为多，北美以浸润型为多，而南非地区多不伴肝硬化。国内80%～90%伴肝硬化，而出现相应影像学表现。

(4) 小肝癌的病理诊断标准：目前国际上尚无统一标准。中国肝癌病理协作组的标准是：单个癌结节最大直径≤3cm；多个癌结节，数目不超过2个，其最大直径总和应≤3cm。

（三）转移途径

(1) 血行转移：最常见。HCC易侵犯血窦，在门静脉和肝静脉内形成癌栓，并向肝内、外转移。肺为肝外转移的主要部位，其他有肾上腺、骨、肾、脾和脑等。

（2）淋巴转移：以肝门淋巴结最常见；其次为胰头周围、腹膜后（主动脉旁）和脾门等区域。

（3）种植性转移：最少见。此外，除晚期少数患者产生癌性腹膜炎外，极少发生腹膜转移。

（四）HCC 的单中心与多中心起源

多结节型 HCC 或巨块结节型 HCC，究竟是 HCC 肝内播散的结果（即单中心起源）还是多中心起源，尚有争论。Esumi（1986 年）通过 HBV－DNA 整合这一分子生物学方法证实两种可能性同时存在。

二、临床表现

国内将其临床分为 3 期：Ⅰ期（亚临床期，无临床症状和体征）、Ⅱ期（中期）、Ⅲ期（晚期）。一旦出现症状，肿瘤多较大，已属中晚期。

1. 症状　以肝区痛、腹胀、上腹部肿块、纳差、消瘦、乏力等最为常见，其次可有发热、腹泻、黄疸、腹水和出血等表现，低血糖与红细胞增多症为少见表现。

2. 并发症　①肝癌结节破裂出血。②消化道出血，由肝硬化门脉高压和凝血功能障碍所致。③肝性脑病。

3. 实验室检查　①AFP（甲胎球蛋白）定量：放免法测定 > 500μg/L，持续 1 个月。②AFP 200～500μg/L，持续 2 个月，并排除其他 AFP 升高的因素，如活动性肝病、妊娠和胚胎性肿瘤等。小肝癌病例 AFP 常轻度或中度升高，如持续时间长（低浓度持续阳性）亦应警惕；但有 10%～30% 的肝癌 AFP 阴性。其他如 γ－GT 和各种血清酶测定亦有一定意义。

三、CT 表现

（一）平扫表现

平扫很少能显示出 < 1cm 的病灶。肿瘤一般呈低密度改变；少数与周围肝组织呈等密度（分化好的），如无边缘轮廓的局限突出，则很难发现病变；极少数呈高密度（图10－16A）。当合并脂肪肝时，与肝实质呈等密度及高密度者为肝细胞癌的特征性所见。肿瘤内产生钙化的约占 5% 以下，还偶见出血及脂肪成分。合并肝硬化者可出现相应表现。

1. 结节型　①为单结节或多结节，多呈类圆形。②界限清楚，部分可见完整或不完整的更低密度环状带即假包膜。③肿瘤内常形成间壁而密度不均，另因肿瘤缺血、坏死其内可见更低密度区。④有时肿瘤所在的肝段呈低密度，是由于肿瘤浸润并压迫门静脉血流减少，而致瘤周肝实质营养障碍。

2. 巨块型　①单个或多个，占据一叶或一叶的大部分（图 10－16）。②常因向周围浸润而边缘不规则。③肿瘤内多有缺血、坏死而有不规则更低密度区。④周围常有子灶（< 5cm 为结节），有人称之巨块结节型。

3. 弥漫型　平扫难以显示弥漫的小结节。可见肝脏呈弥漫性增大、肝硬化以及门静脉内瘤栓形成（图 10－17）。

（二）增强扫描

肝癌主要由肝动脉供血，但几乎都存在着不同程度和不同情形的门静脉供血。早期肿瘤血供多来自门静脉，随着肿瘤发展，动脉供血逐渐成为主要血供，而门静脉供血逐渐走向瘤周。CT 增强表现如下。

1. 动脉期　肿瘤显著强化（图 10－16B）。小肝癌常为均一强化；大肝癌由于内部形成间壁、有不同的血管结构、缺血坏死等而呈不均匀强化。但有时小肝癌动脉期不强化（国内有人统计占 13.2%），主要与其坏死有关，透明细胞变可能是另一原因。

2. 门静脉期　肿瘤呈低密度改变（10－16C）。此时，病变范围比平扫时略缩小，边界较为清晰。是因为肝癌 90%～99% 由肝动脉供血，而周围肝实质约 80% 由门静脉供血，两者增强效应时相不同所致。

3. 平衡期　肿瘤仍呈低密度（图 10－16D）。如与血管瘤鉴别可延迟至 7～15min 扫描（即所谓延迟扫描）仍呈低密度。

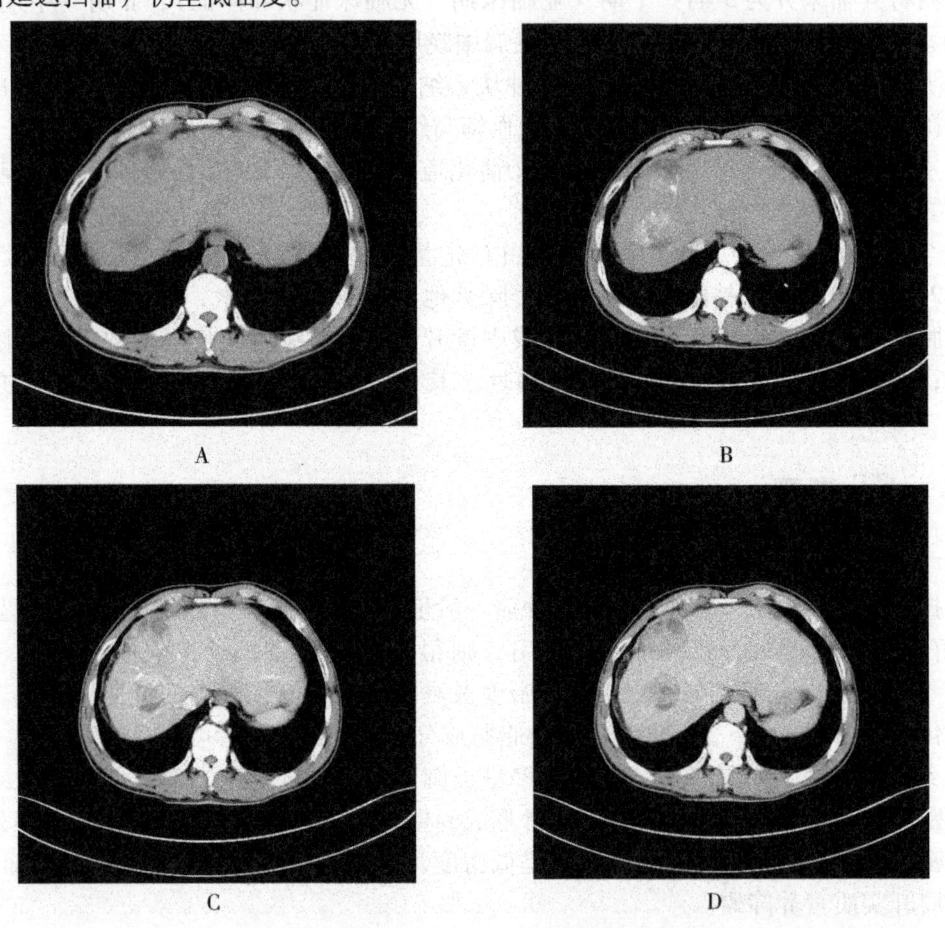

图 10－16　肝癌（巨块型）

A～D 为同一患者。A. 平扫可见于左右叶有团块状等、低、高混杂密度灶，界限欠清晰；B. 动脉期病灶部分有强化，病灶界限清晰；C. 门静脉期病灶呈低密度，界限清晰，其内有更低密度的坏死区；D. 平衡期病灶呈低密度

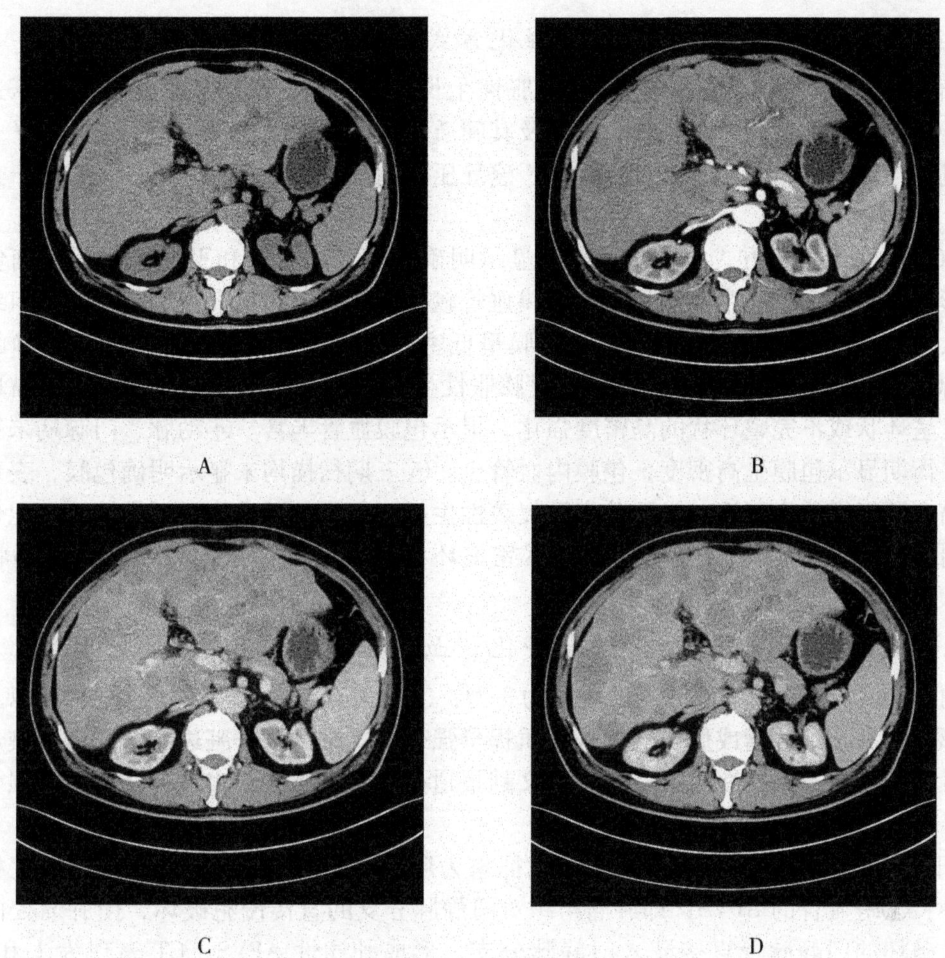

图10－17　肝癌（弥漫型）

分别为平扫和三期增强扫描：肝内弥漫性分布有许多低密度小结节

（三）CT增强的时间－密度曲线

肝癌CT增强的时间密度曲线可分为5型：①速升速降型。②速升缓降型。③无明显变化型。④速降缓升型。⑤初期速降而后稳定极缓上升型。但速升速降型是其特征性强化表现。

因肝癌主要由肝动脉供血，在动脉期CT值迅速上升达到峰值并超过肝实质。因平扫病灶密度多低于肝脏，故在其密度升高的极早期有一次与肝实质密度相近的第一次等密度交叉，但因极短暂，故一般不会显示。病灶峰值停留的时间很短，然后迅速下降，随着肝实质的CT值上升，两者的密度接近出现第二次等密度交叉。此后病灶密度缓慢下降而正常肝实质密度继续上升，病灶又成为低密度。但正常肝实质的增强上升速度较肝癌缓慢，达到的峰值低，峰值停留时间长，下降速度不及肝癌。

总之，凡血供丰富的HCC，与正常肝实质对照均出现从高密度、等密度到低密度的3步曲，整个过程短暂，时间密度曲线呈速升速降型，这是肝癌的特征性表现。可能由于乏血、门静脉参与血供较著等，因而出现其他4种强化曲线。

（四）肝细胞癌的包膜及其边缘强化方式

1. 纤维包膜的形成　是由于肿瘤呈膨胀性生长，对邻近的非癌变肝组织产生压迫，引起纤维结缔组织增生；同时由于肿瘤细胞及其间质细胞产生促进血管生长的细胞因子，使纤维结缔组织内形成数量不等的血管。此外，癌灶压迫周围正常肝组织，进一步有利于包膜的形成。

2. HCC 的边缘强化方式　①动脉期未显示明确包膜，门脉期和平衡期显示明确包膜呈高密度影，提示肿瘤呈膨胀性生长，且包膜血管较少；或确无包膜，但癌周受压肝组织仍由门静脉供血而呈线环状强化。②动脉期包膜呈低密度，门静脉期和平衡期显示明确的包膜（略低或高密度）或包膜不清，提示肿瘤呈膨胀性生长，包膜内血管少。③三期扫描均见明确包膜且呈环状或不完整环状的高密度强化，提示包膜血管丰富。④动脉、门脉期未见包膜显示，平衡期显示包膜呈高密度，包膜内血管少。⑤三期扫描均未显示明确包膜，表现为癌灶与非癌变肝组织分界不清，提示肿瘤呈侵袭性生长，且生长迅速，无纤维结缔组织包膜。

国内有学者认为，HCC 分化低者以不完整环状强化为主；分化高者以完整环状强化为主。

（五）动脉－门静脉分流及与肝硬化、血管瘤 APVS 的机制的区别

国内有学者将 APVS 的动脉期表现分为 3 型：①Ⅰ型：门静脉三级（亚段）及以上分支提早显影。②Ⅱ型：肿瘤或病变周围肝实质提早强化。③Ⅲ型：肝脏边缘结节形、楔形提早强化，且邻近无占位性病变。此外，还有文献报道少见的弥漫型，表现为全肝早期强化，门静脉早显。

1. 肝癌　肝癌病灶内出现动静脉分流征象为肝癌的特征之一。其 APVS 的发生机制有以下 3 种：①跨血管的 APVS：即肿瘤组织对门静脉分支的直接侵犯破坏，使肿瘤处的肝动脉血通过破坏的门静脉壁直接灌入门静脉分支，形成肿瘤性 APVS。CT 表现为Ⅰ和Ⅱ型。②跨肝窦的 APVS：肿瘤组织压迫、侵犯周围的肝静脉分支，造成该区域肝静脉回流受阻，致使肝窦压力升高，当此压力超过门静脉压力时，所属门静脉就成为引流静脉，直接接受肝动脉血液，形成跨肝窦的 APVS。又由于受累区功能性门静脉血流减少，而致肝动脉的血流代偿性增加。还有人认为，在压迫肝静脉的情况下肿瘤周围的肝实质还会“盗取”肿瘤组织的肝动脉血供。该类在 CT 上呈Ⅱ型表现。③跨血管丛的 APVS：肿瘤的压迫和（或）门静脉较大分支的瘤栓都可造成门静脉血流受阻，此时位于肝脏中央部分较大胆管的周围血管丛作为顺肝方向的侧支循环开放、增生，代偿受阻的门静脉血流。这种 APVS 在 CT 亦表现为Ⅱ型。但肝癌所致的Ⅱ型病变在门静脉期和平衡期均不呈低密度，有助于与肿瘤子灶相鉴别。

2. 肝硬化　其 APVS 的 CT 表现以Ⅲ型多见。其形成主要与肝硬化时继发肝内血管网结构的扭曲、肝窦微细结构的变化以及门静脉高压等变化有关。原因可能为：①跨肝窦的 APVS：因肝窦的结构会出现毛细血管化、胶原化，其通透性也有变化，肝内血管网结构的扭曲可使小的肝静脉出现梗阻，从而形成跨肝窦的 APVS。②跨血管丛的 APVS：门脉高压所致，与上述肝癌 APVS 的形成机制相似。③跨血管的 APVS：尚未见报道，但国外有学者电镜发现肝硬化的大鼠可出现。

3. 血管瘤　有文献报道，肝海绵状血管瘤有近 23.5%～29.7% 出现 APVS。于动脉期表

现为瘤周楔形强化区（Ⅱ型），常伴门静脉支早显。随着时间的延长有的可变为低密度，最后呈等密度。伴脂肪肝时于平扫图上即可见到与异常灌注类似的高密度影。从狭义上说这种瘤周楔形强化区是指瘤旁肝组织内那些与瘤体内血窦相通的、扩大的肝窦腔隙或异常薄壁血管腔被对比剂充盈所致，从广义上可认为这种楔形强化是血管瘤并发 APVS 的一种特征性表现。

总之，APVS 以肝癌最为多见，且 CT 表现为Ⅰ、Ⅱ型；亦可见于单纯肝硬化者，而其 CT 表现以Ⅲ型多见；血管瘤所致 APVS 应予重视。此外，肝转移瘤、肝脏手术、穿刺后亦可发生，偶为正常人。APVS 应注意与肝第 3 血供所致的假性病变相鉴别。

（六）肝脏灌注异常

导致肝脏灌注异常的病因：多种多样，包括门静脉阻塞（癌栓、血栓）、肝静脉阻塞（布加综合征、心衰、纵隔纤维化等）、局限性肝脏病变、感染（肝脓肿、胆囊炎、胆管炎）、肝内门－体分流术后所致的血流动力学改变、肝脏肿瘤、肝硬化、急性胰腺炎等，以及已述及的第 3 血供。

门静脉癌栓所致的肝灌注异常的增强 CT 表现：动脉期的不规则形或三角形高密度区，或（和）门脉期不规则形或三角形低密度区。

门静脉癌栓所致的肝实质灌注异常，其部位与受累门静脉分布一致。但当合并动脉－门静脉短路时则例外。其形成机制为：①门脉癌栓形成后血流受阻，致相应区域肝实质门静脉血供减少，即门静脉血流灌注减少。为维持肝实质血流量的相对恒定，则供应该区域的肝动脉血流量将代偿性增多，即动脉血流量高灌注。我们认为，从前已述及肝动脉－门静脉分流（APVS）之跨血管丛型可知，这种灌注异常还可与 APVS 有关。②门静脉期低灌注（伴或不伴动脉期高灌注），可能原因有两方面：一是由于门静脉癌栓未导致管腔完全阻塞，仍有血流通过肝实质；二是由于脾静脉与肝内门静脉分支之间存在着较广泛的侧支循环，这些侧支循环开放（即门静脉海绵样变），使门静脉属支的血液绕过癌栓阻塞的部位进入肝脏。

（七）门静脉海绵样变

门静脉海绵样变（CTPV）是指门静脉栓塞或后天性、先天性狭窄后引起门静脉旁、肝内及胆囊窝小静脉或毛细血管呈网状扩张，以及栓塞的门静脉再通。

正常情况下门静脉周围仅见肝固有动脉伴行，极少数可见门静脉周围有 2～3 个小血管断面显示，可能是胃右动脉或胆囊动脉显影，或存在解剖变异。胆囊壁及周缘无肉眼可见的小血管断面。故国内有学者提出 CT 图像以门静脉周围血管横断面多于 3 个作为胆总管周围侧支循环开放的标准。

门静脉癌栓所致的位于肝门、肝十二指肠韧带的形似海绵的静脉网，由门静脉之间的侧支循环（门－门短路）和门静脉分流至体循环（门－体分流）的侧支循环所形成。它包括如下内容。①门静脉胆支：包括胆囊静脉和胆管周围静脉丛。②门静脉胃支：包括胃左静脉（即胃冠状静脉）、胃右静脉，以及它们的属支如食管静脉、胃短静脉、幽门前静脉和幽门十二指肠静脉。③胰十二指肠后上静脉。④脐旁静脉：其扩张提示门体分流的存在。

国内文献报道，门静脉胆支和胃支是构成门脉海绵状变的最主要血管；胆支开放仅见于门脉海绵样变（但有学者认为亦可见于肝硬化）；胰十二指肠后上静脉亦较常显示；门静脉胃支的开放与肝硬化并门静脉高压，以及门脉海绵样变均有关系。

（八）门静脉、肝静脉、下腔静脉癌栓和门静脉动脉化征

肝细胞癌向门静脉、肝静脉、下腔静脉浸润生长时，可形成肿瘤癌栓。

1. 门静脉内癌栓　①平扫癌栓的密度与门脉血液密度无差异，但受累血管因癌栓生长有扩大，造成分支直径大于主干或主干与分支粗细不成比例。②增强后表现为血管内充盈缺损征象，相应血管扩张。③增强后动脉早期癌栓强化及其内显示细小的肿瘤血管，称为“门静脉动脉化征”，其发生率可高达86%，是与血栓鉴别的主要征象。血栓一般主要位于肝外门脉，累及或不累及肝内主干及分支。④位于末梢的门静脉癌栓诊断困难，CTAP有利于显示，并可见此范围呈扇形低密度区。

2. 肝静脉和下腔静脉受侵和癌栓　①受侵犯的血管不规则狭窄，或见局部压迹，也有完全被肿瘤包绕的。②腔内充盈缺损，个别病例向上可延伸至右心房内。③局部管腔扩大。④奇静脉，半奇静脉扩张。⑤应注意：增强扫描早期下腔静脉可部分显影或密度不均，需同一部位重复扫描鉴别；下腔静脉受肿块压迫亦可不显影。

（九）肝细胞癌胆管内浸润

据统计，肝细胞癌伴有肝内胆管扩张的发生率为14.4%，小肿瘤很少发生，是肝癌肿块的直接压迫、侵犯或肝门区转移淋巴结压迫所致。肿瘤向胆管内直接浸润生长，可形成胆管内癌栓，比较少见，其发生率在13%左右，多同时合并门静脉及肝静脉内癌栓。

CT表现：肝内胆管轻、中度扩张，以肝门（包括左、右肝管）附近多见。CT可显示肝总管或大分支内癌栓，确诊需胆道造影。对于末梢部位者，一般形成胆管内癌栓的肝细胞癌多属乏血型，周围又有扩张的胆管，故应与肝内胆管细胞癌鉴别。直接显示出胆管内癌栓及伴随门静脉癌栓征象对诊断和鉴别极为重要。

（十）肝细胞癌肝内转移的方式

其肝内转移方式有两种。①门静脉性：癌细胞经肿瘤周围之门静脉系，着重于末梢侧或中枢侧的肝实质内形成转移灶。若合并肝门侧的动脉－门静脉短路，可转移至肝较远部位。②肝动脉性：多由其他脏器的肝细胞癌转移灶，再循环入肝动脉血，引起肝动脉性肝内转移，此种方式只见于晚期患者。

CT表现：肝内均一大小转移灶，易发生在肝，被膜部位，结节型和巨块型均可伴有肝内转移，也称为子结节。平扫及增强扫描病变特点与原发灶基本相同。

（十一）肝细胞癌破裂出血

其CT表现为：平扫示肿瘤内斑片状、片状高密度灶；也可表现腹腔内广泛出血；还可形成肝包膜下血肿，呈沿肝脏表面的月牙形、梭形血肿征象。

（十二）肝细胞癌肝外浸润及转移

（1）肝细胞癌向周围邻近脏器直接浸润极少：①病灶巨大或近横膈者可产生横膈的直接浸润，并进而浸润胸腔。但除晚期患者外，极为少见。②肝左叶与胃前壁相邻，但肝癌直接浸润胃的发生率极低。③肝镰状韧带及胆囊可有直接受侵，也极少见。

（2）肝细胞癌早期远隔转移少见，晚期可发生血行转移、淋巴转移及腹膜种植转移。

四、鉴别诊断

（一）血管瘤

血管瘤表现典型，两者多鉴别不难，但小血管瘤的变化较多。注意快速推注造影剂于动脉早期快速扫描，以及充分的延迟扫描有助于诊断。血管瘤有以下CT特点：①平扫呈类圆形低密度，密度多均匀、边缘清晰。②增强扫描于动脉早期出现边缘结节状、点状、斑点状等显著强化，其密度可与同层腹主动脉相近，有特征性；且密度高于周围肝实质的持续时间即强化峰值持续时间长，超过2min。③增强区域进行性向病灶中央扩散。④延迟扫描病灶呈等密度充填。⑤如病灶中央有纤维瘢痕，除瘢痕不强化外，增强扫描仍符合上述特点。⑥少数病灶强化不显著，但延迟期仍呈等密度充填。⑦个别病例始终无强化，延迟扫描亦无充填则诊断和鉴别诊断困难。

（二）肝转移瘤

转移瘤有以下CT特点：①转移瘤病灶多发、散在、大小相仿。②少血供者明显的边缘强化和“牛眼征”；而少数富血供者呈弥漫性强化。③较小病灶出现囊样变伴边缘强化。④无门脉癌栓和病灶周围的包膜（或晕圈）显示。⑤邻近脏器发现原发灶、复发灶或转移灶。

单个或数目不多的转移灶与HCC鉴别有一定困难。①大小不一，特别是大病灶周围的结节（卫星灶）形式出现以HCC可能大。②增强扫描病灶呈速升速降改变的以HCC可能大；而转移瘤门静脉期可呈渐进性厚壁强化，但强化程度低于肝组织。③病灶周围有包膜及门脉癌栓形成明显支持HCC。④两者大的瘤灶均可出现囊样坏死，而小瘤内囊样变一般不见于HCC。

（三）肝内胆管细胞癌

肝内胆管细胞癌CT表现无特异性，下列特点有助于与肝癌鉴别。①呈边缘欠清的低密度灶，病灶常较大，部分病灶有点状钙化。②肿瘤多乏血，增强早期及门静脉期可见肿瘤边缘轻度不连续环状强化。③国内有学者报道近60%的病例可出现瘤体延迟强化。④局部肝内胆管扩张较多；极少数有门静脉侵犯或癌栓形成。⑤极少数有肝硬化表现，AFP为阴性。

总之，如病灶较大，且其内有点状钙化或大片状的无强化的液性密度区出现时，应考虑胆管细胞癌。肿瘤边缘不连续环状强化及低密度肿瘤内含无定形的稍高密度影是其双期增强扫描的典型表现。

（四）肝硬化结节

单个或多个肝硬化结节与肝癌结节很难鉴别。

1. 肝硬化结节缺乏动脉血供　团注动态增强扫描，甚至CTA如病灶无强化，则以再生结节、局灶性脂肪变或坏死结节可能大；结节明显强化则可确立肝癌的诊断；如仅轻度强化，或血管造影见轻度染色，则很难做出诊断。总之，肝动脉血供的有无及程度与结节的良、恶性相关。

2. 大结节性肝硬化　肝脏表面高低不平，肝内有许多再生结节，颇像多结节性或弥漫性肝癌。下列征象有助于鉴别：①在平扫图上，肝硬化再生结节较正常肝组织密度略高。②增强扫描结节强化不明显，或不及正常肝组织，故成为低密度；或两者密度趋向一致，肝脏密度由平扫时的不均匀变为均匀。后一种情况更多见，更具有诊断意义。③门脉内见不到癌栓，而弥漫性肝癌的门脉癌栓发生率近于100%。

五、肝硬化再生结节至肝细胞癌的演变

在肝硬化基础上肝细胞癌的发生是一个多阶段过程，在这一过程中再生结节可能是第一步。其演变过程有两种观点：①再生结节（RN）→腺瘤样增生（AH）或称为普通型AH→不典型腺瘤样增生（AAH）→早期肝细胞癌（EHCC）→小肝细胞癌（SHCC）。②RN→发育不良结节（DN）→含局灶癌变的发育不良结节→SHCC。

1. 病理特征

（1）再生结节（RN）：是在肝硬化的基础上发生局灶性增生而形成的肝实质小岛，直径多在0.3~1.0cm。内含肝细胞、Kupffer细胞及小胆管等正常肝组织，周围被硬化肝脏的粗糙纤维间隔所包绕。

（2）发育不良结节（DN）：最初称为腺瘤样增生，还有再生大结节、腺瘤性增生及肝细胞假瘤等名称。1994年，国际胃肠道会议正式命名为发育不良结节。结节常>1.0cm，多<2.0cm，可达3.0cm左右。无真正包膜。镜下根据细胞异形性程度又分为低度DN和高度DN，分别相当于腺瘤样增生的普通型AH和AHH。后者细胞异形性较明显，被认为是癌前病变。当DN内部出现癌灶时就称为早期肝细胞癌。

（3）小肝细胞癌（SHCC）：其定义无统一标准，国内规定直径≤3cm或两个相邻结节直径之和≤3cm。包膜、脂肪变性及镶嵌模式等都是SHCC较为特征的病理改变。

2. CT表现和区别

（1）平扫：SHCC呈界限清楚的低密度；RN和DN有聚铁特性，偶呈高密度。

（2）动态增强扫描：由RN至SHCC随着结节恶性程度的增高，肝动脉供血比例逐渐增加，而门静脉供血比例逐渐减少并走向结节周围。96%的发育不良结节（DN）主要由门静脉供血，而94%的HCC主要由肝动脉供血。①HCC于动脉期明显增强，而门静脉期又呈低密度；CTA呈高密度，CTAP呈低密度。②RN、DN的血供大部分为门静脉，其增强规律与正常组织多相似；CTA、CTAP亦与肝实质同步。③一些分化较好的SHCC与含癌灶的DN（即早期肝癌）、异形性明显的DN（相当于非典型样腺瘤样增生），其血供无明显差别。因此，三者有一定重叠性，CT表现无特异性，鉴别较困难，需结合MR、US等综合分析。

但对上述由再生结节至小肝细胞癌的演变过程，有时病理亦难以鉴别。

六、肝癌术后复发及鉴别诊断

1. 肝癌术后复发的病理机制　①肝内转移和播散。②多中心起源。③术中小的病灶未被发现，而后继续生长。

术后AFP浓度未下降到正常，或短期内又复上升；3个月之内又发现新病灶，或原来可疑病灶又增大，通常把它归为术后残存。如术后AFP降到正常，3个月后又复升高，同时找到新病灶通常归为复发灶。复发的时间从3个月至5年不等，也有10年以上的。

2. 鉴别诊断　复发灶以结节型、单个居多，与原发灶CT表现基本相同，但需与术后残腔和纤维瘢痕鉴别。①残腔：多呈水样密度，轮廓光滑，无强化。②纤维瘢痕：靠近手术部，平扫呈低密度，无张力和占位效应，边缘较清楚，无明显强化。

（易长虹）

第六节 胆系结石、炎症

一、胆系结石

胆石症为胆道系统的最常见疾病，可发生在胆囊、肝内外胆管。

（一）概述

其形成原因尚不完全明确，主要有以下几方面。①胆道感染。②胆道蛔虫。③代谢障碍。④神经功能紊乱和胆汁滞留。

胆系结石的化学成分主要为胆色素、胆固醇、钙质及其他少量的无机盐类。按化学成分可分为：①胆固醇结石：以胆固醇为主，其含量占 80% 左右，并含少量钙、蛋白及胆色素。②胆色素结石：此类结石在我国较多，呈砂粒状或桑葚状，可有少量钙盐和有机物质为核心。③混合类结石：是由胆色素、胆固醇和钙盐分层混合而成。

（二）临床表现

与结石的位置、大小、胆道有无梗阻及并发症有关。多表现为右上腹不适及消化不良等症状；急性发作时，可有胆绞痛、呕吐、黄疸等；合并急性炎症时，出现高热等症状。

（三）CT 表现

1. 常见表现

（1）胆囊结石：①胆固醇结石：表现为单发或多发低密度及等密度结石，平扫多难以诊断，常需口服造影检查。②胆色素结石：表现为单发或多发的高密度灶，大小、形态各异。泥沙样结石沉积在胆囊下部呈高密度，与上部胆汁形成液平面。③混合性结石：表现为结石边缘呈环状高密度，中心为低密度或等密度。

（2）肝外胆管结石：①胆管内圆形或环形致密影，近端胆管扩张。②结石位于胆管中心呈致密影，周围被低密度胆汁环绕，形成靶征；结石嵌顿于胆总管下端而紧靠一侧壁，则形成新月征或半月征。③胆总管扩张逐渐变细，且突然中断，未见结石和肿块，应考虑等密度结石可能。

（3）肝内胆管结石：可局限于一叶或左、右叶均有，单发或多发，大小不等，形态各异。以管状、不规则状常见，亦可在胆管内形成铸型，并可见远侧胆管扩张。以高密度结石常见。

但在诊断时应注意：①胆管结石排出后，胆总管因弹性减退或消失，不能恢复原状，可造成胆管梗阻的假象；肝内胆管周围受肝脏的保护，一般可恢复原状。②结石引起的梗阻常为不完全性或间歇性，其扩张可较轻或在临界范围内。

2. 结石成分的预测　胆结石 CT 值与胆固醇含量呈负相关，与钙盐含量呈正相关。国外有学者对胆囊结石的体外研究认为：以 CT 值 140Hu（范围 135～145Hu）作为结石化学类型的预测阈值，其准确率达 84%，即 CT 值 <140Hu 为胆固醇结石，>140Hu 为混合性结石和胆色素结石。还有学者行鹅去氧胆酸溶石试验，结果结石 CT 值 <50Hu 或 60Hu 组大部分溶解，而 >50Hu 或 60Hu 组无一例溶解。

3. CT 分类　国外有学者根据结石的 CT 表现，一般将结石分为以下几类。①高密度结石：CT 值 >90Hu 者。②稍高密度结石：CT 值 26 ~67Hu。③环状高密度结石。④等密度结石：与盐水或胆汁相似。⑤分层状结石。⑥低密度结石。低密度、等密度、稍高密度结石以胆固醇性结石为主，其他则以非胆固醇性结石为主。

4. 钙胆汁　胆汁中含有很高浓度的碳酸钙称为钙胆汁或石灰样胆汁。钙胆汁与胆结石有密切的关系。CT 或 X 线表现为胆囊呈造影样高密度，在胆囊管区或胆囊内可见结石。有时可见胆汁分层。

二、急性胆囊炎

（一）概述

本病多由结石嵌顿于胆囊颈部、胆囊管或细菌感染所致。病理可分为 4 类。①急性单纯性胆囊炎：胆囊黏膜充血、水肿、炎性细胞浸润。②急性化脓性胆囊炎：炎症波及胆囊壁全层，胆囊壁水肿、增厚，浆膜面纤维素渗出，胆囊内充满脓液。③急性坏疽性胆囊炎：胆囊壁缺血坏死及出血，胆囊内充满脓液，并可穿孔。④气肿性胆囊炎：由产气杆菌（多为梭状芽孢杆菌、产气荚膜杆菌，其次为大肠杆菌等）感染所致，胆囊内及其周围可见气体产生；30% 发生于糖尿病患者，50% 不存在结石。

（二）临床表现

主要为急性右上腹痛，向肩胛区放射。多伴有高热、寒战、恶心、呕吐、轻度黄疸。既往有胆绞痛发作史。莫菲氏征阳性。

（三）CT 表现

胆囊增大，为最常见的征象。胆囊壁弥漫性增厚为胆囊炎的重要依据，但不具特异性。增强扫描胆囊壁明显强化，且持续时间长。胆囊周围可见一周低密度环即“晕圈”征，为胆囊周围水肿所致。该征是胆囊炎，特别是急性胆囊炎的特征性征象。出血、坏死性胆囊炎时，胆囊内胆汁 CT 值升高。胆囊内或周围脓肿形成时，可见气体征象。有时可见胆囊扩张积液征象。气肿性胆囊炎可见胆囊壁内有气泡或线状气体，胆囊腔、胆道内及胆囊周围也可有低密度气泡影。

此外，黄色肉芽肿性胆囊炎囊壁可高度不规则增厚，偶有钙化，容易穿孔并在肝内形成脓肿和肉芽肿，不易与胆囊癌鉴别。但是，黄色肉芽肿性胆囊炎增厚的囊壁内有大小不一、数目不等的圆形或类圆形低密度灶（主要由胆固醇、脂质及巨噬细胞构成），增强扫描无强化，是其特异性表现。

三、慢性胆囊炎

（一）概述

本病为常见的胆囊疾病，可因细菌感染、化学刺激、乏特壶腹的炎症和肥厚等引起胆汁瘀滞，以及代谢异常等所致。病理上胆囊黏膜萎缩、破坏；胆囊壁纤维化增厚，并可钙化；胆囊浓缩及收缩功能受损；胆囊可萎缩变小，亦可积水增大。

（二）临床表现

主要为右上腹痛及反复发作性急性胆囊炎。其他有上腹不适、消化不良、饱胀等一般性症状。

（三）CT表现

胆囊壁增厚为主要表现之一，增厚多较规则。一般认为，胆囊扩张良好时，壁厚度≥3mm有诊断意义。胆囊壁钙化为特征性表现，如囊壁完全钙化称为“瓷胆囊”。胆囊可缩小或扩大，常合并胆囊结石。

四、急性化脓性胆管炎

（一）概述

本病因胆管梗阻及感染引起，多胆囊壁增厚、密度增高，周围无水肿见于胆管结石、胆道蛔虫，其次有胆管狭窄、肿瘤以及胰腺病变等。梗阻多位于胆总管下端。病理表现胆总管明显扩张，其内充满脓性胆汁，管壁炎性增厚，肝内可见多发脓肿。左肝管易使胆汁引流不畅、结石不易排出，而容易或加重感染，且感染可致肝实质萎缩。此外，所谓的复发性化脓性胆管炎是感染性胆管炎的反复发作，最终导致胆管狭窄、胆管梗阻和胆管结石。

（二）临床表现

起病急骤，右上腹剧痛、高热、寒战，多数有黄疸，甚至昏迷及死亡。复发性化脓性胆管炎患者可出现反复发作的腹痛、脓毒症和黄疸。

（三）CT表现

肝内外胆管均明显扩张，其内充满脓汁，CT值高于胆汁。肝内胆管扩张常呈不对称性或局限分布，以左叶为著，扩张的胆管呈聚集状，是因左肝管易使胆汁引流不畅、结石不易排出所致。同时，扩张的胆管常局限在一、二级分支，而周围胆管因炎性纤维增生丧失扩张能力，表现为“中央箭头征”。胆管壁弥漫性增厚，其增厚可呈弥漫偏心性，增强扫描多于急性发作期呈明显强化。胆管内有时可见积气表现，常伴有胆管内结石。肝内可有多发性小脓肿。由于反复炎性阻塞、破坏，可有肝体积缩小或局限性萎缩，以左肝多见。

复发性化脓性胆管炎的基础疾病是肝内外胆管不规则扩张、胆系结石、胆囊炎、胆汁性肝硬化，典型的影像学表现是肝内胆管多房性囊性扩张并周边渐进性强化为特征（MR平扫、增强和MRCP对本病的诊断具有重要意义）。

五、慢性胆管炎

本病常由急性胆管炎发展而来。

（一）概述

胆总管下端纤维瘢痕组织增生及狭窄，胆总管明显扩张，管壁增厚。

（二）临床表现

中上腹不适、腹胀。急性发作时与急性化脓性胆管炎相同，可有高热、寒战、黄疸三联征。

（三）CT表现

（1）肝内、外胆管明显扩张，内有多发结石，是其常见和主要的CT表现。结石密度从等密度到高密度不等。结石的形态多种多样。肝内大的胆管扩张，而分支不扩张或扩张不明显。

（2）肝外胆管壁呈广泛性、不规则增厚，壁厚可达 2 ~ 3mm。

六、原发性硬化性胆管炎

本病又称狭窄性胆管炎，其病因不明，是一种罕见的慢性胆管阻塞性疾病。

（一）概述

以肝内、外胆管的慢性进行性炎症及纤维化，最终导致胆管的短段狭窄与扩张交替为特征的病变。80% 的病变累及包括胆囊在内的整个胆系，20% 仅局限于肝外胆道。受累的胆管壁增厚、管腔狭窄，外径变化不大，内径明显缩小或闭塞。后期可发生胆汁性肝硬化或门静脉高压，9% ~ 15% 合并胆管癌。

（二）临床表现

好发于 40 岁左右，男女之比约为 2 ∶ 1。以慢性进行性黄疸为主要表现，一般无上腹绞痛史。合并肝硬化、门脉高压等并发症可有相应表现。87% 伴发溃疡性结肠炎，13% 伴发 Crohn 病。

（三）CT 表现

其主要 CT 征象为跳跃性扩张、串珠征和剪枝征。①病变局限于肝外胆管者，呈典型的低位梗阻表现，狭窄处远端的胆总管仍可见。狭窄处胆管壁增厚，管腔狭小，密度增高；增强扫描管壁强化明显。可有或无胆囊壁增厚。如某段扩张的肝外胆管不与其他扩张的胆管相连称为“跳跃性扩张”，其形成基础是肝内胆管狭窄合并远段胆管扩张。②病变广泛者呈不连续的散在分布的串珠状或不规则状，反映了其多发性狭窄。段性分布的肝内胆管扩张也是其表现之一。在 1 个层面上见到 3 处以上狭窄与扩张交替出现，称为“串珠征”。但此征也可见于恶性病变。③剪枝征：即某 1 层面上见到长度≥4cm 的肝内胆管或左右肝管，而无次级分支称为“剪枝征”。本病 25% 的可见此征，但 13% ~ 15% 的恶性病变也可见此征。④晚期可见肝硬化、门脉高压表现，还可见大量的肝内胆管钙化影。

通常本病引起的肝内胆管扩张程度较轻，有明显扩张者要想到肿瘤性病变。

（四）鉴别诊断

应注意结合病史与结石、胆系感染和手术等原因所致的继发性硬化性胆管炎相鉴别。

七、胆道出血

胆道出血是肝胆疾病的严重并发症。

（一）病因

其病因很多，主要有肝内感染、肝内胆管结石、手术时的探查和肝损伤等。

（二）临床表现

临床有不明原因的消化道出血。DSA 有助于进一步确诊，并指导介入治疗。

（三）CT 表现

血液通过开放的胆总管进入胆囊，当出血量占胆囊容量的 70% 和出现血凝块时，表现为胆囊不均匀性密度增高。出血量更大时，胆囊内密度均匀性增加，CT 值高达 50 ~ 60Hu。

胆系出血常合并胆道梗阻，引起扩张、积血，表现为胆管扩张，其内见管状或圆形高密度灶。

本病需注意与钙胆汁（其密度高于出血 15~20Hu）、胆管结石相鉴别。结合临床对本病的诊断和鉴别有重要作用。

（程留慧）

第七节 胰腺炎

一、急性胰腺炎

急性胰腺炎（acute pancreatitis）是一种常见的急腹症，其不仅是胰腺本身的炎症，而且是累及多脏器的全身性疾病。本病发病率占住院人数的0.32%~2.04%，近年有上升趋势，好发于20~50岁，女性多于男性．男女之比约1∶1.7。常见病因有胆管疾病如胆石症、过量饮酒和暴饮暴食，其他还有高脂或高钙血症、胰腺缺血以及继发于其他感染性疾病等。病理分型为水肿型（约占80%）和出血坏死型。

CT表现：

1. 胰腺肿大　通常为弥漫性肿大（图10-18A），有时也可表现为胰头或胰尾局限性肿大（图10-19）。

2. 胰腺密度改变　胰腺实质密度多不均匀，出血在平扫时表现为局灶性密度增高。实质坏死表现为增强后不被强化的低密度灶。

3. 胰周的改变　胰腺轮廓模糊，胰周可有积液（图10-20）。

4. 肾筋膜增厚　是诊断急性胰腺炎的重要标志，即使在胰腺本身改变不明显时。肾筋膜增厚往往是左侧较右侧明显。

5. 并发症

（1）蜂窝织炎：常发生于胰体、尾部，多表现为密度低而不均匀的软组织密度影，边界模糊，CT值高于液体。当病变周围组织反应形成假包膜时，则形成假性囊肿。

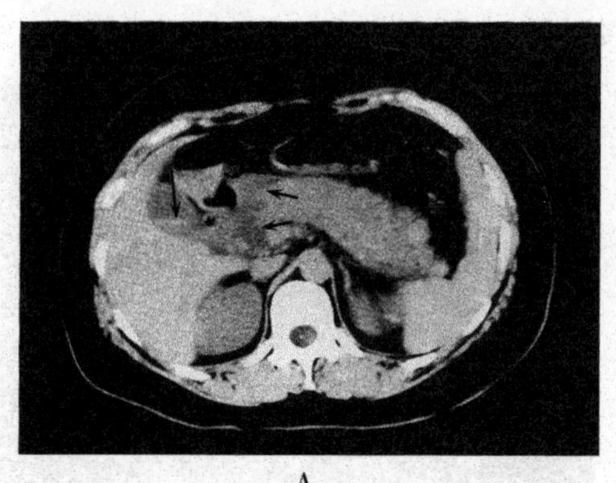

A

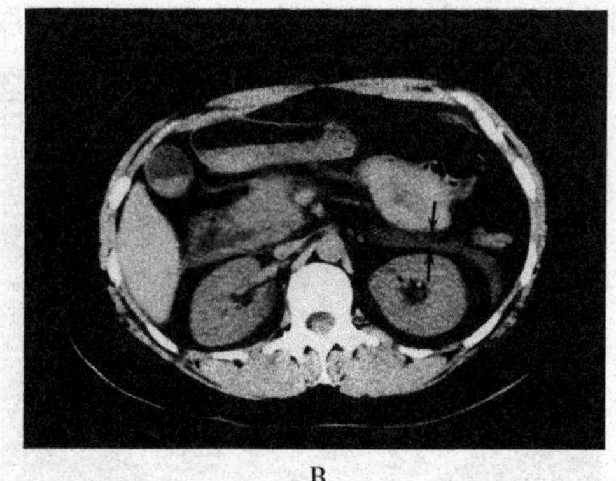

B

图10-18　急性胰腺炎

A. CT平扫见胰腺弥漫性肿大，胰头周围积液（↑），胆囊内有高密度结石（长↑）；B. 两侧肾前筋膜增厚，以左侧为甚（↑）

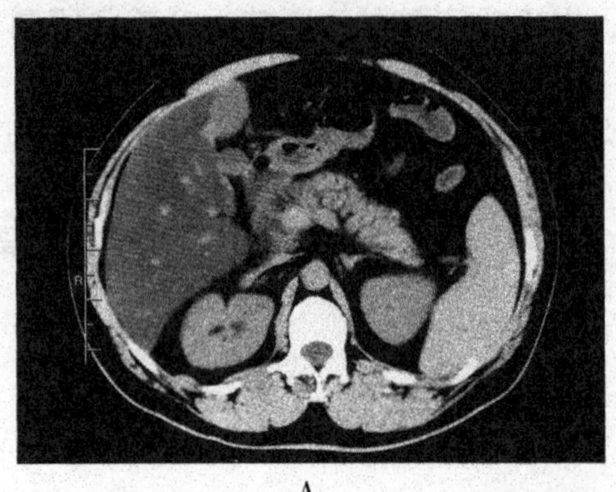
A

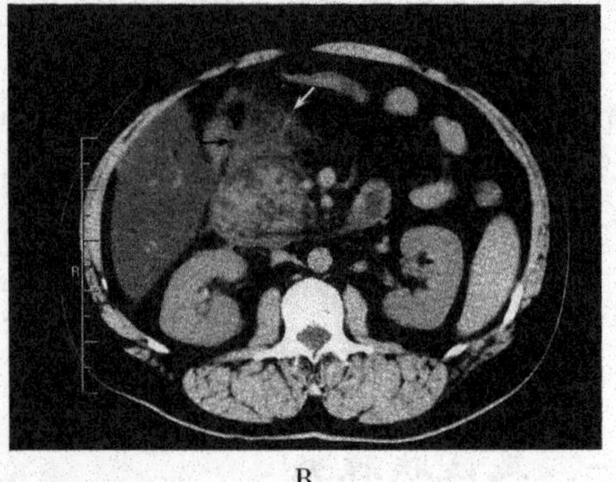
B

图 10－19　急性胰腺炎

A. B. CT 平扫见胰头局限性肿大，其前缘可见蜂窝织炎（↑），肝右叶呈脂肪肝表现

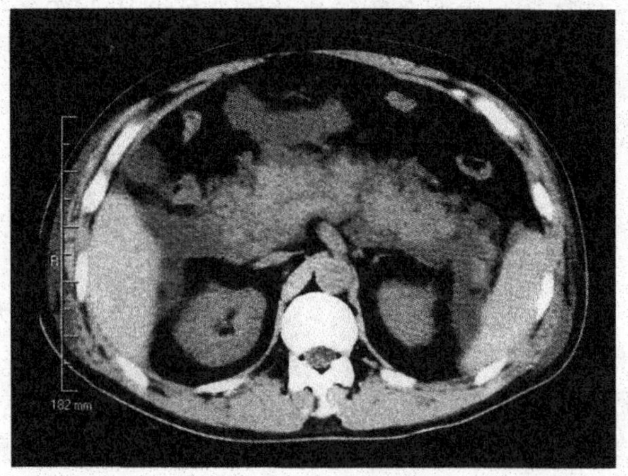

图 10－20　急性胰腺炎

CT 平扫见胰腺轮廓模糊，胰周、右肝下间隙及脾肾隐窝处均见积液

（2）假性囊肿：可位于胰内或胰外，以后者多见，可单发或多发。为具有假包膜的类圆形水样密度病灶，囊壁薄，边界清楚，密度较均匀（图 10－21，图 10－22）。

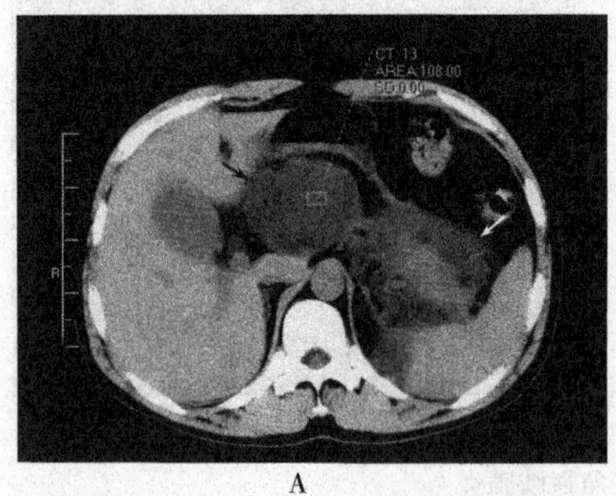
A

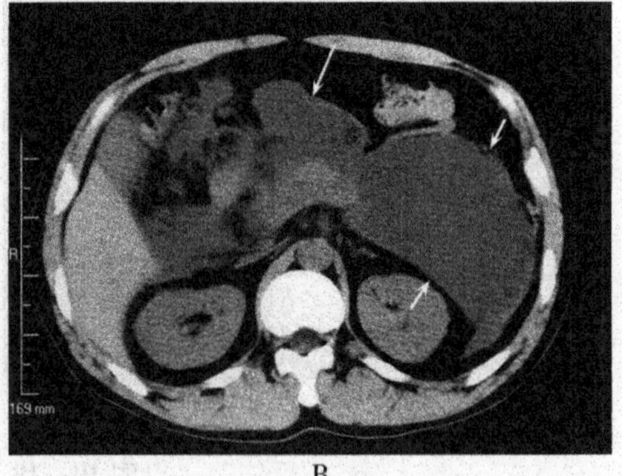
B

图 10－21　急性胰腺炎

A. B. CT 平扫见胰头及胰尾区假性囊肿形成（↑），胰周广泛积液（长↑）

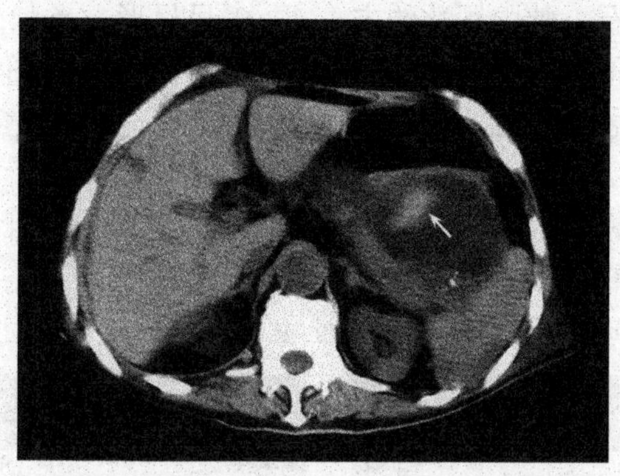

图 10-22 急性胰腺炎

CT 平扫见假性囊肿形成，囊肿内有高密度出血（↑）

（3）脓肿：可位于胰内或胰外，以前者多见，可有明显的壁或包膜。密度低于蜂窝织炎，而高于一般假性囊肿。可靠征象为病灶内散在小气泡，此征象的发生率为30%~50%。

（4）其他：胰性腹水和胸腔积液。

二、慢性胰腺炎

慢性胰腺炎（chronic pancreatitis）又称慢性复发性胰腺炎，多发于30~50岁。主要病因是胆管感染和慢性酒精中毒，其病理特征为不可逆的形态学改变，主要是胰腺进行性广泛纤维化，缩小变硬，表面结节不平，胰管狭窄伴节段性扩张，可有钙化与囊肿形成。临床主要表现为反复发作性上腹部疼痛，伴不同程度的胰内、外分泌功能减退或丧失。腹痛、脂肪泻、糖尿病和消瘦称为慢性胰腺炎四联症。

1. 胰腺形态大小的改变　胰腺多呈局限性或弥漫性萎缩（图 10-23）；也可是局部或全胰增大（图 10-24），胰腺边缘多不规则。部分病例胰腺体积可以正常。

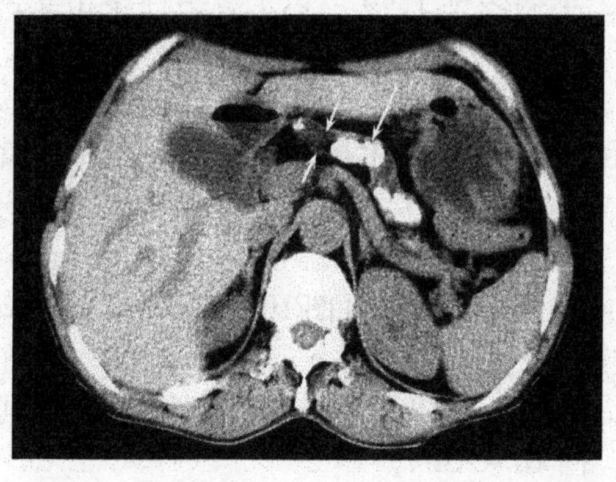

图 10-23 慢性胰腺炎

CT 平扫胰腺弥漫性萎缩，主胰管明显扩张（↑），胰管内见高密度钙化、结石（长↑）

2. 胰管扩张　多呈不规则串珠状扩张，也可有管状扩张（图 10-24）。正常主胰管在胰头部的最大内径为3mm，向胰体、尾部逐渐变细。

3. 胰腺钙化和胰管结石　胰腺钙化约占1/4，多呈星形、条状或结节状。胰管内钙化多为慢性胰腺炎的特征性表现，胰管内结石常与胰管扩张相伴随（图10－23，图10－24）。

4. 假性囊肿　不同于急性胰腺炎，囊肿多位于胰头区，常为多发，囊壁较厚，可伴有钙化。

5. 胰周筋膜增厚　为慢性胰腺炎的重要间接征象，2/3的患者在胰周见有数条粗细不均、方向不一的纤维条索影。另外也可见到左肾前筋膜增厚。

6. 合并胰腺癌　占2%～5%，可见相关征象，有时诊断十分困难，常需作针刺活检。

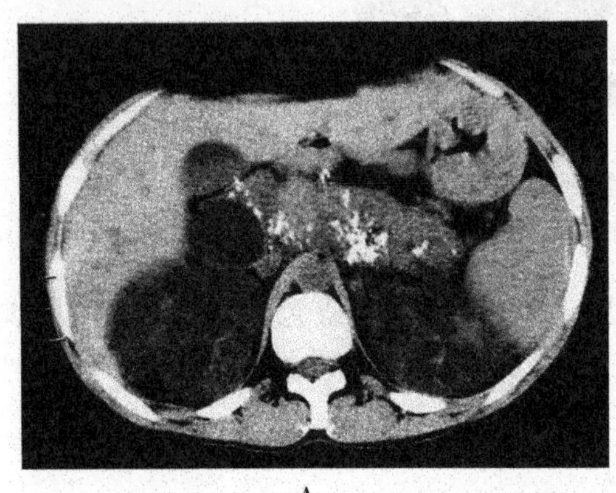

A

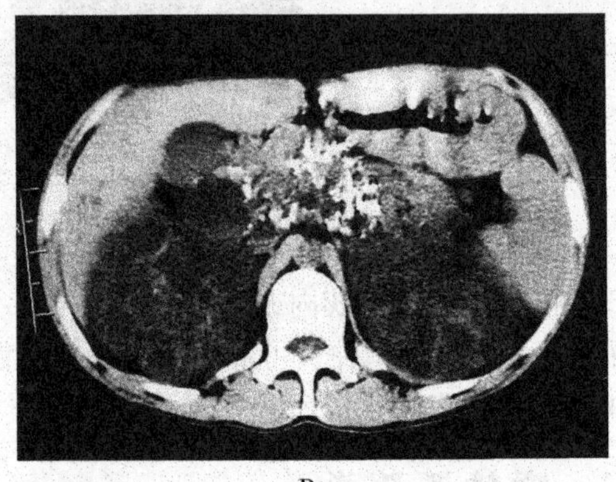

B

图10－24　慢性胰腺炎

A. B. CT平扫全胰增大，其内见多发散在星形钙化，另见两侧多囊肾

（程留慧）

第八节　胰腺癌

胰腺癌（cancer of pancreas）是一种较常见的恶性肿瘤，占全身恶性肿瘤的1%～4%，其发病率有逐年增高趋势。本病多见于40岁以上，男性多于女性，男女之比为1.8∶1。胰腺癌好发于胰头部（60%～70%），胰体部次之（10%～15%），胰尾部最少（5%），弥漫性胰腺癌占15%～20%。90%的胰腺癌为导管细胞癌。目前认为吸烟可能是发生胰腺癌的主要危险因素，胰腺癌预后极差，1年生存率低于20%，5年生存率低于3%。

一、胰腺肿块

（1）平扫多为等密度或略低密度肿块（图10－25A，图10－26A），伴有或不伴有胰腺轮廓的改变是胰腺癌的直接征象。

（2）在双期增强扫描动脉期，胰腺正常组织明显强化，而胰腺癌是少血供组织，则表现为低密度（图10－25B，图10－26B）。

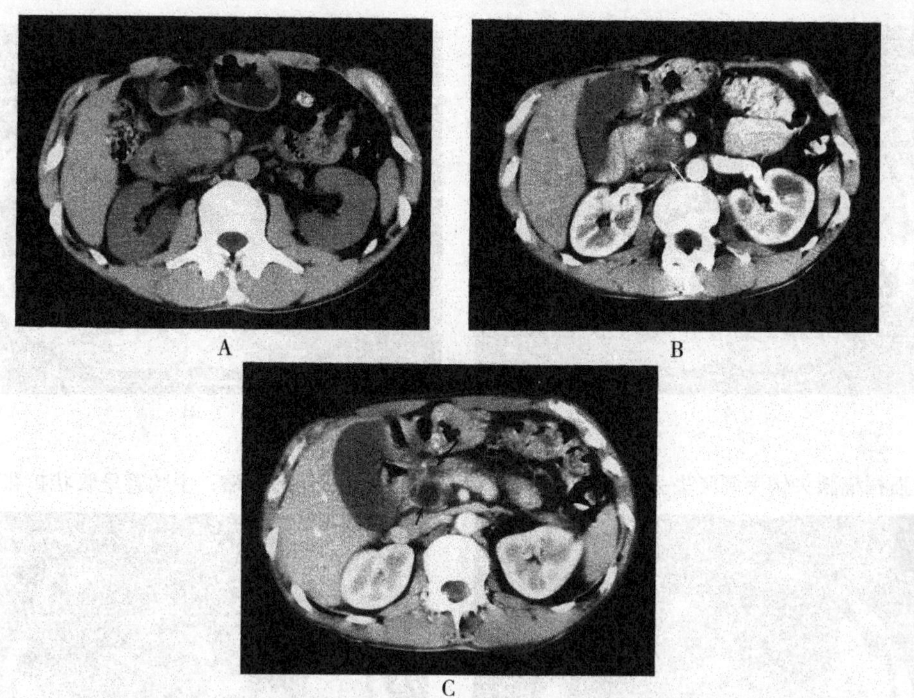

图 10－25 胰腺癌

A. CT平扫见胰头等密度肿块，钩突明显圆隆；B. 增强扫描动脉期钩突内见边界不清低密度灶（↑）；C. 胰头部可见扩张的胆总管（↑）和主胰管（长↑），即“双管征”

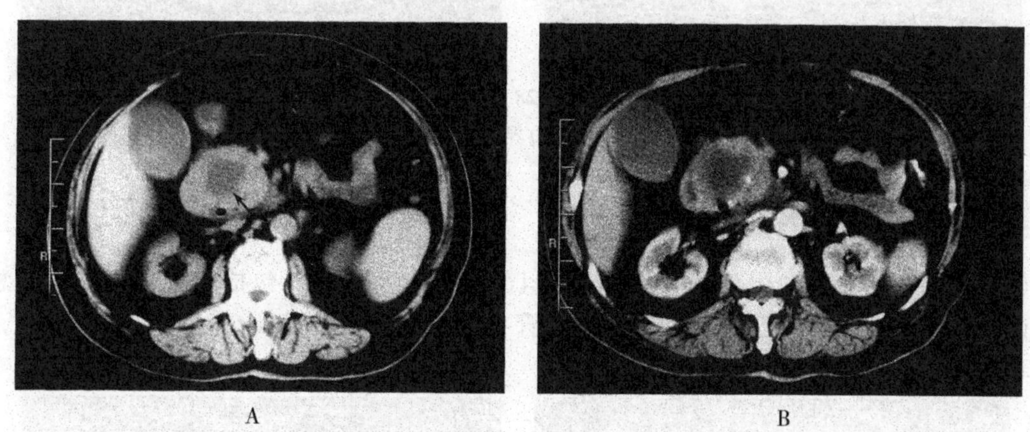

图 10－26 胰腺癌

A. CT平扫胰头球形扩大，其内呈低密度（↑）；B. 增强扫描动脉期，胰头癌低密度显示更清晰

（3）胰头癌时，胰头往往表现为圆隆和球形扩大，此时胰体尾则有不同程度的萎缩（图 10－27）。

（4）当胰头钩突失去正常平直的三角形而变为圆隆、局限性隆凸或出现分叶时，则高度提示肿瘤的存在（图 10－27A）。

（5）胰体尾癌常常表现为明显的局部肿大和分叶状肿块（图 10－28）。

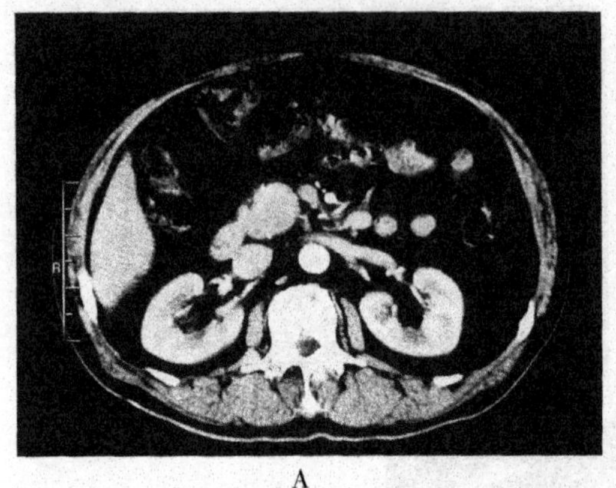

A

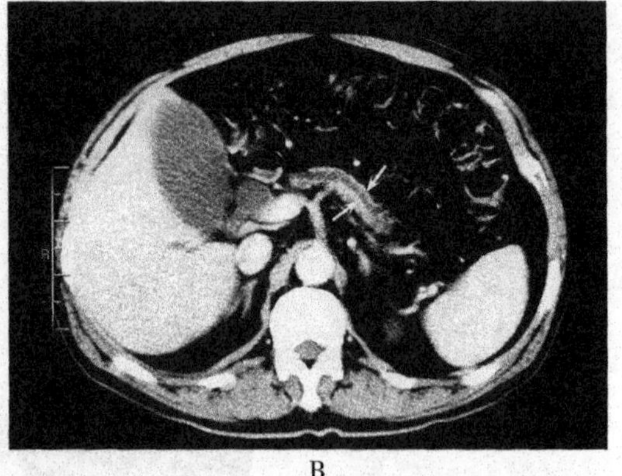

B

图 10－27　胰腺癌

A. 增强扫描胰头钩突圆隆失去正常平直的三角形；B. 胰体、尾部萎缩，主胰管呈管状扩张（↑）

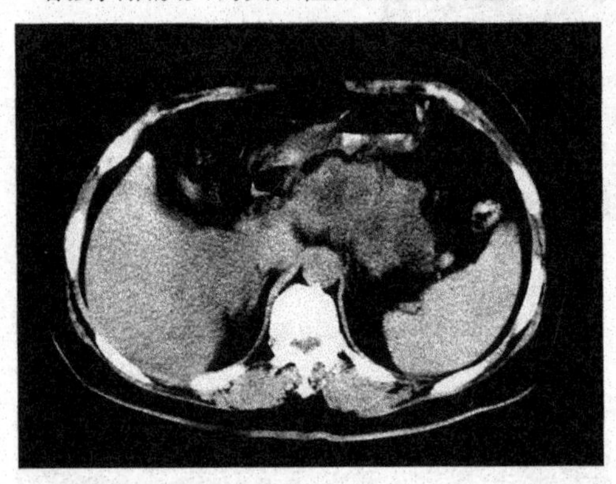

A

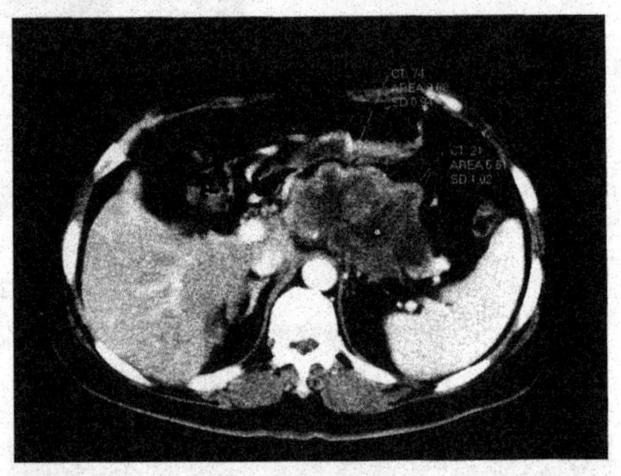

B

图 10－28 胰腺癌

A. CT 平扫见胰体、尾部分叶状肿块，其内见边界不清的低密度区；B. 增强扫描肿块内低密度更加清晰

二、胆管和胰管扩张

（1）癌肿侵犯或压迫胆总管下端造成梗阻部位以上的胆管（包括胆囊）扩张，胆总管管腔内径＞10mm，常常表现为扩张的胆总管在胰头部突然截断或变形（图 10－29，图 10－30）。

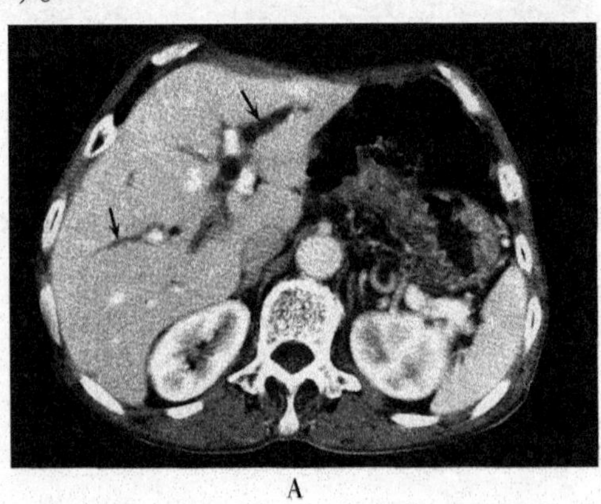

A

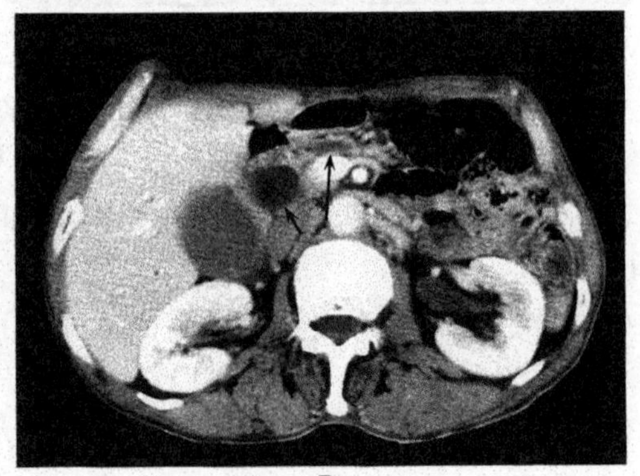

B

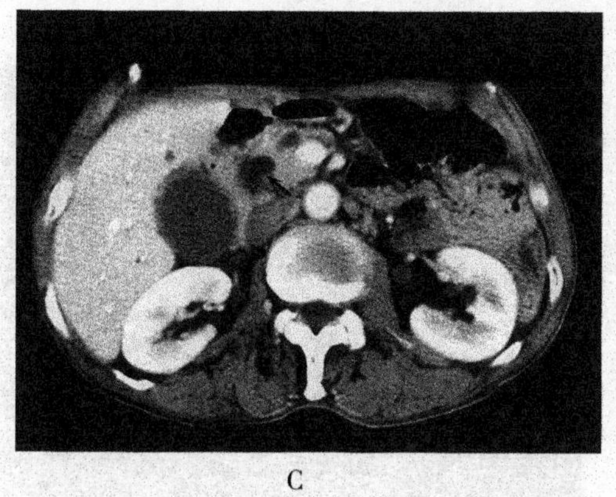
C

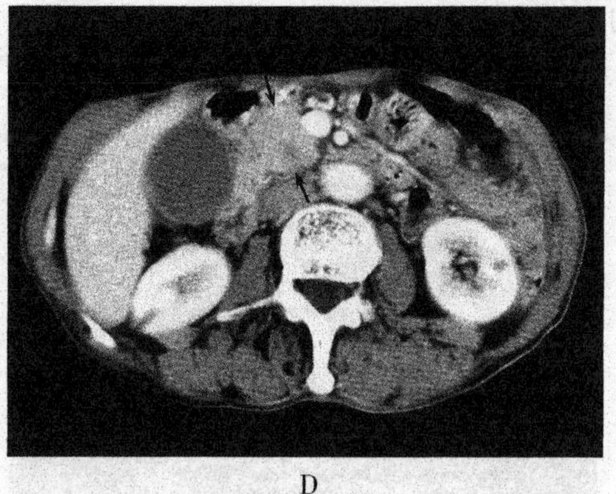
D

图10-29 胰腺癌

A. 增强扫描肝内胆管扩张（↑）；B. 胆总管明显扩张（↑），胆囊扩大，胰体、尾部萎缩，主胰管管状扩张（长↑）；C. 扩张的胆总管突然变形（↑）；D. 胰腺钩突部变形成矩形（↑）

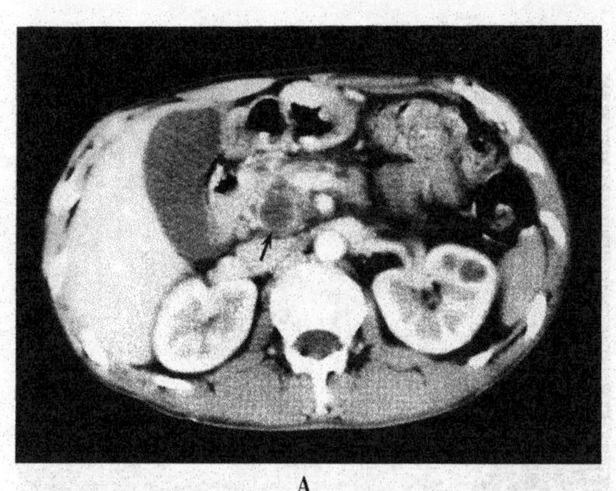
A

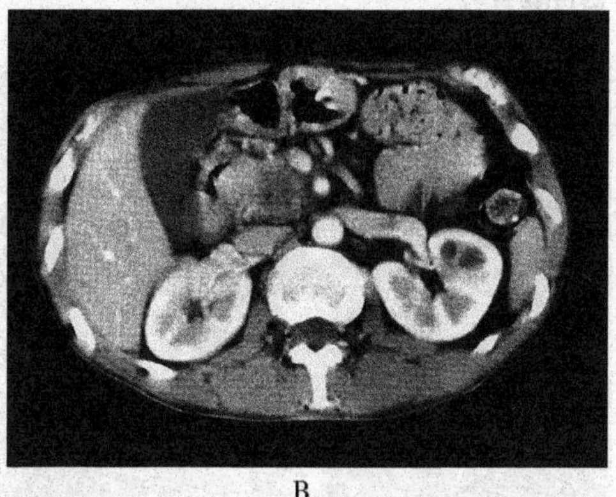
B

图10-30 胰腺癌

A. 增强扫描见胆总管扩张（↑），胆囊扩大，左肾有两个小囊肿；B.（与A图间隔5mm的层面）扩张的胆总管突然中断、消失，钩突部见低密度肿块

（2）主胰管扩张较常见，占50%～60%，是由于肿瘤堵塞主胰管所致，多呈管状扩张，也可呈串珠状扩张。

（3）在胰头内同时见到扩张的胆总管和扩张的胰管即所谓的“双管征”（约占16%）。

三、胰周血管受侵

此为胰腺周围血管被癌肿局部浸润的征象。

（1）血管周围的脂肪层消失（图10-31）。

（2）血管被肿块包绕。

（3）血管形态异常，表现为僵直、变细或边缘不光整。

（4）血管不显影，或管腔扩大，其内可见癌栓。

四、继发潴留性囊肿

这是癌肿破坏胰管造成胰液外溢所致，多在胰腺内，少数可位于胰周间隙内

（图10－32）。

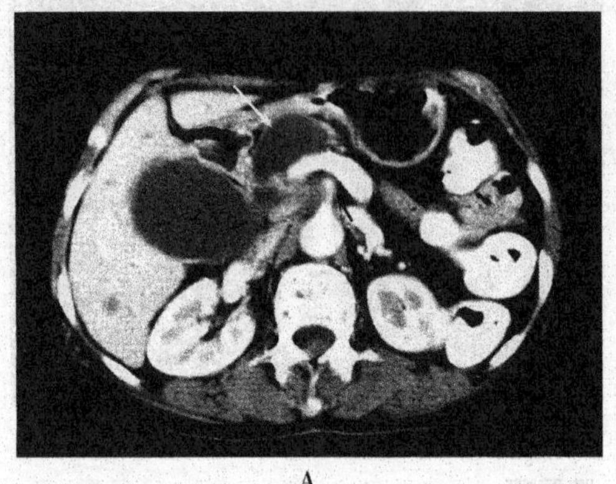

A

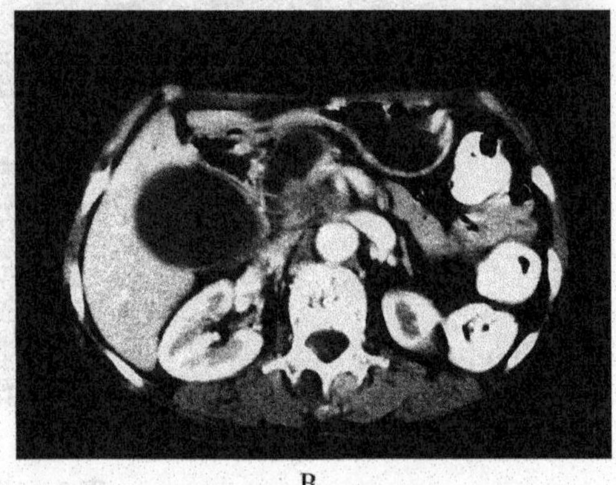

B

图 10－31　胰腺癌

A. B. 增强扫描见腹腔动脉受侵犯（↑），主胰管扩张（长↑），胆囊增大；肝内多发类圆形低密度转移灶

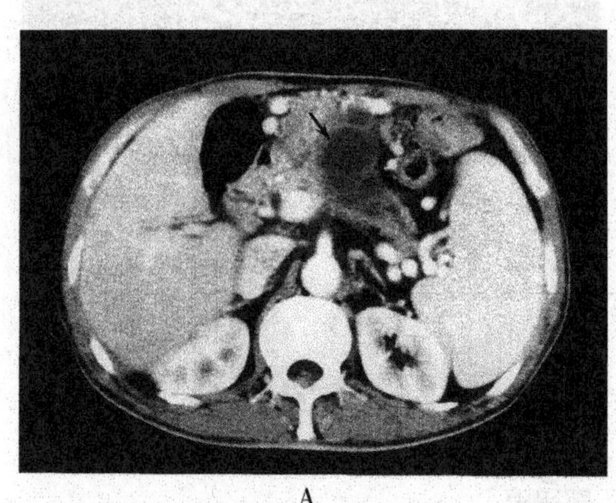

A

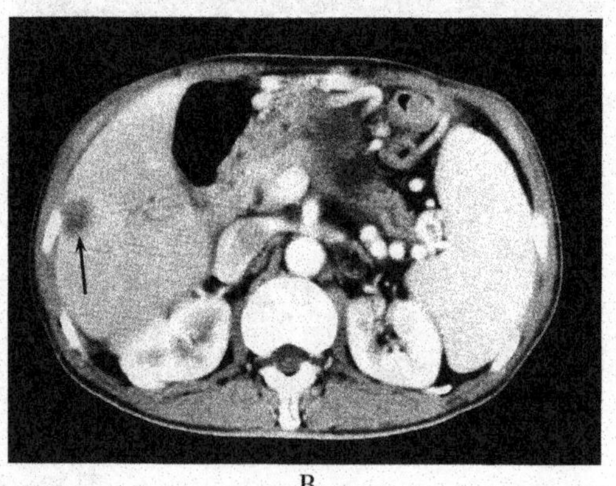

B

图 10－32　胰腺

A. B 增强扫描见胰体部肿大，继发性潴留囊肿形成（↑），肝右叶转移灶（长↑）

五、转移性淋巴肿

以腹腔动脉及肠系膜上动脉周围淋巴结肿大最常见，其次为腹主动脉及下腔静脉旁淋巴肿（图 10－33A）。

六、鉴别诊断

对于表现为胰头局限性增大的慢性胰腺炎与本病鉴别较为困难，下列表现多提示慢性胰腺炎可能：

（1）胰腺和胰管钙化，尤其是后者对慢性胰腺炎的诊断具有特征性，另可见胰管或胆总管内结石。

（2）胰头增大，但外形光整、无分叶。

（3）增强扫描胰头密度均匀或欠均匀，不像胰头癌表现为局限性低密度灶。

（4）胰周血管及邻近脏器无恶性侵犯。

（5）扩张的胰管直径与胰实质厚度比值 <0.5，而 >0.5 多提示胰头癌。

（6）腹膜后无转移性淋巴肿。

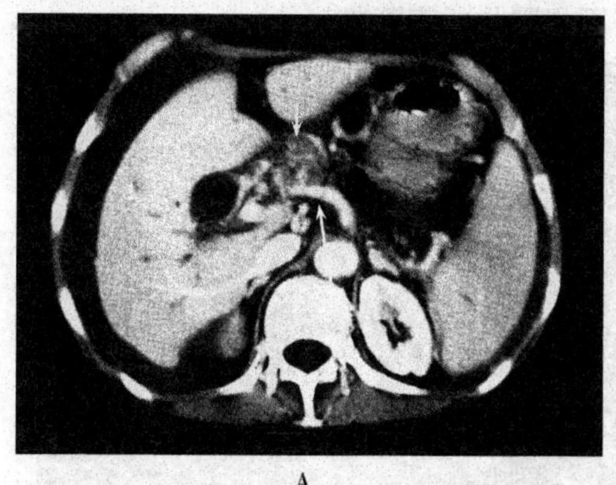

A

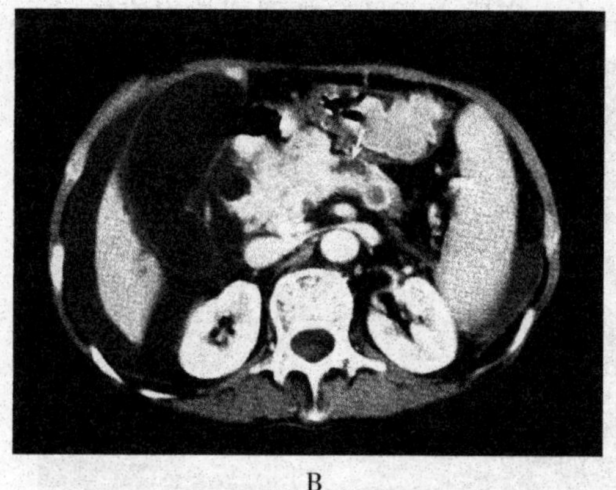

B

图 10-33 胰腺癌

A. 增强扫描见肝门部转移性淋巴肿（↑），肝动脉部分被包绕（长↑），可见大量腹水；B. 胰头部不规则分叶状增大，胰体、尾部萎缩，主胰管局限性扩张（↑），胆囊明显增大

（程留慧）

第九节 脾外伤

脾外伤（trauma of the spleen）占腹部外伤的1/4。因受力机制不同，可为单纯性脾外伤，也可同时合并肝及其他器官和组织损伤。脾外伤的分型：①脾挫伤。②脾包膜下血肿。③脾实质内出血而无脾脏破裂。④脾破裂。

一、脾挫伤

CT可无异常表现。

二、脾包膜下血肿

在脾外周见半月状密度异常区。

1. CT平扫 血肿密度与受伤时间有关，随时间推移，血肿密度逐渐降低（图10-34A）。

2. 增强扫描 血肿不增强，脾实质增强形成密度差异，清晰显示血肿形态和边缘。当血肿较大时，脾可受压、变形（图10-34B）。

三、脾实质内出血而无脾破裂

1. CT平扫 显示脾内不规则高密度区。

2. 增强扫描 血肿呈相对低密度区，与增强的脾脏实质形成对比。

四、脾破裂

1. 局部破裂 脾实质内局限性低密度带状影和/或稍高密度区，增强扫描更为清楚，早期血肿边界可不清晰，随着时间延长血肿呈边界清晰的椭圆形低密度区（图 10－35）。

2. 完全破裂　脾周、脾曲、腹腔内均可见不规则的血肿存在，此时脾脏轮廓不规则，体积增大，实质内可见有撕裂裂隙贯穿脾脏，呈不规则状低密度带。

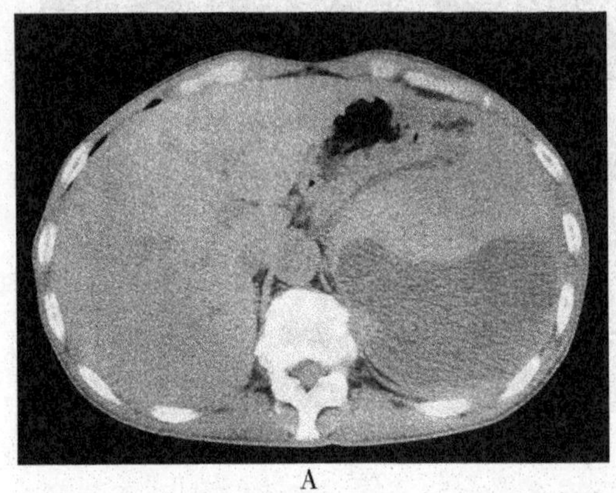

A

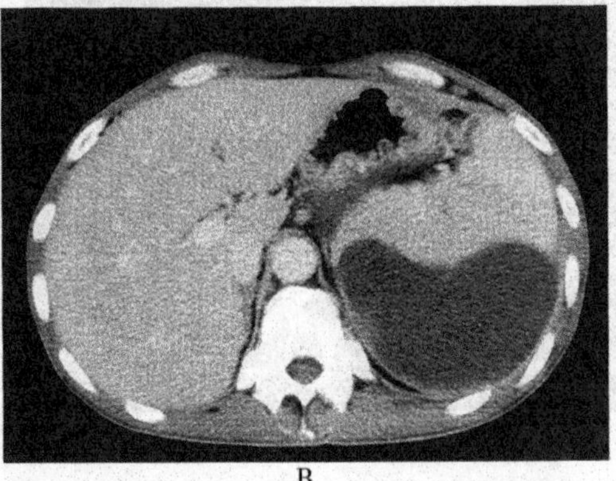

B

图 10－34　脾包膜下血肿

A. CT 平扫示脾脏后方包膜下见新月状低密度区；B. 增强扫描脾脏强化明显，低密度区不强化，边界更加清楚

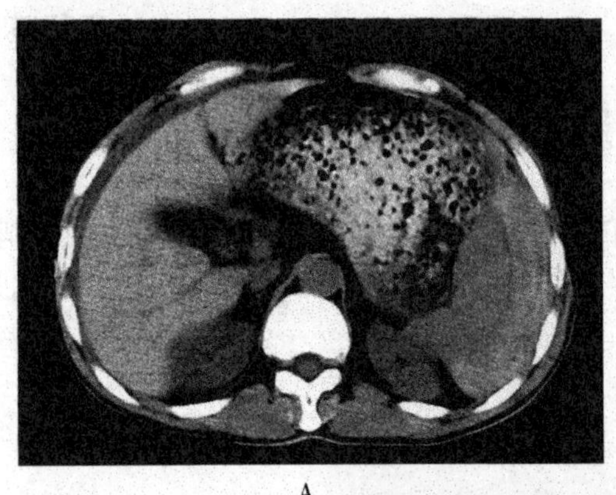

A

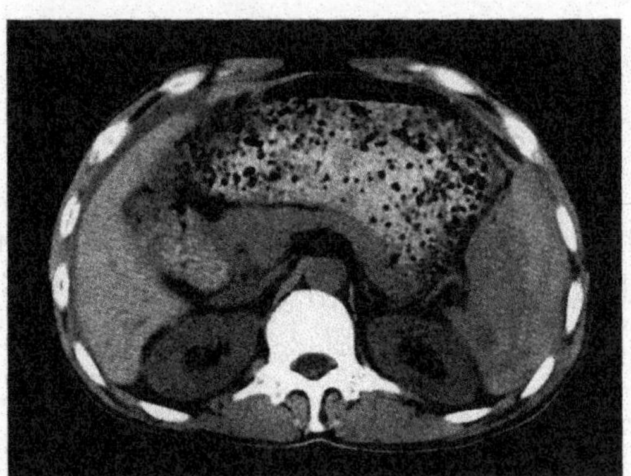

B

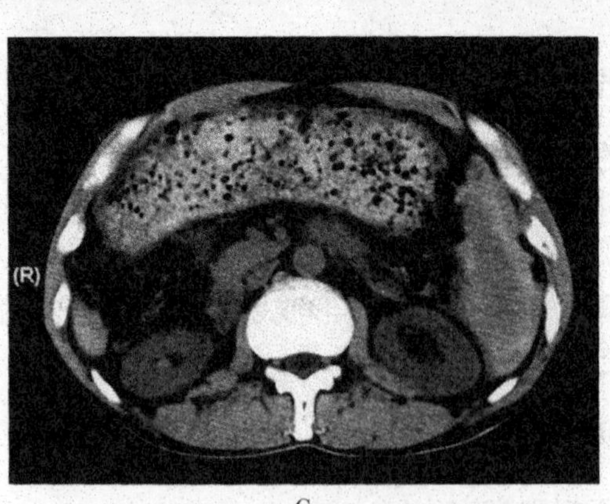

C

图 10－35　脾破裂

A～C. CT 平扫示近脾门处脾内有一椭圆形低密度区，密度欠均匀

（程留慧）

第十一章　泌尿系统疾病的CT检查

第一节　肾脏外伤

肾损伤（renal trauma）常是严重多发性损伤的一部分。开放性损伤多见于枪击伤、刀刺伤等；闭合性损伤多见于车祸、高处坠落等。后者可分为以下病理类型。①肾挫伤：局限于部分肾实质，形成肾瘀斑和/或包膜下血肿，肾包膜及肾盂黏膜完整。②肾部分裂伤：肾实质部分裂伤伴肾包膜破裂，可致肾周血肿。③肾全层裂伤：肾实质深度裂伤，累及肾包膜，内达肾盂肾盏黏膜，此时常引起广泛的肾周血肿、血尿和尿外渗。④肾蒂伤：主要为肾血管主干及分支损伤、断裂及血栓形成，造成肾功能全部或部分丧失。

一、诊断要点

1. 症状和体征

（1）休克：严重损伤、肾蒂伤或合并其他脏器损伤时，因损伤和出血常发生休克。

（2）血尿：大多数患者出现血尿。肾挫伤时可出现少量血尿，严重裂伤呈大量肉眼血尿，并有血块阻塞尿路。继发感染时血尿可持续很长时间。

（3）疼痛：肾包膜下血肿，肾周软组织损伤、出血或尿外渗引起患侧腰腹部疼痛。血块通过输尿管时发生肾绞痛。

（4）腰腹部肿块：血液、尿液外渗在肾周局部包裹形成肿块，有时腹部可触及包块。

（5）发热：由于血肿、尿外渗容易继发感染，甚至导致肾周脓肿或化脓性腹膜炎，伴全身中毒症状。

（6）当血液、尿液渗入腹膜腔时常出现腹膜刺激症状、肌强直等。

2. 实验室检查　尿中含大量红细胞。继发感染时出现血白细胞增高。血红蛋白及血细胞比容持续性降低时提示活动性出血。

3. X线平片　患肾影增大，患侧腰大肌模糊并突向健侧，同时可有横结肠胀气。当血流进入腹膜后腔引起局部反射性胃肠积气、麻痹性肠梗阻等表现。

4. 排泄性尿路造影

（1）局部肾挫伤或轻度裂伤，造影时肾形态及功能基本正常。

（2）严重挫伤肾功能受损时，肾显影浅淡或显影延迟。

（3）肾深度裂伤时，对比剂可以分别进入包膜下、肾筋膜囊或肾周组织呈蜂窝状显影。

（4）肾蒂伤时，肾脏多不显影，肾边缘致密。

二、CT 表现

（一）肾挫伤

1. CT 平扫　患肾体积增大，密度不均匀，其内可见少许斑片状高密度出血灶（图 11－1）。

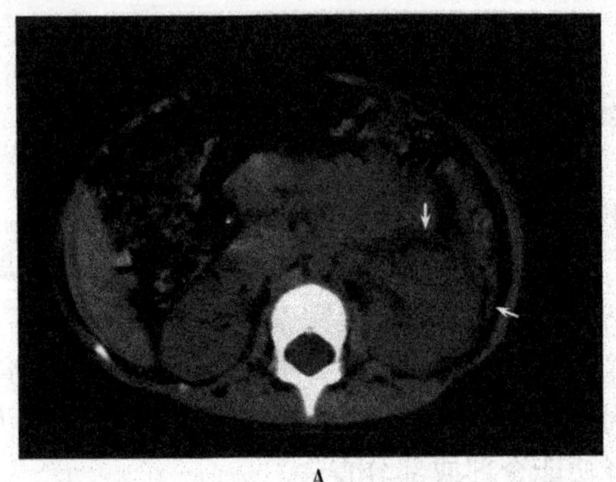

A

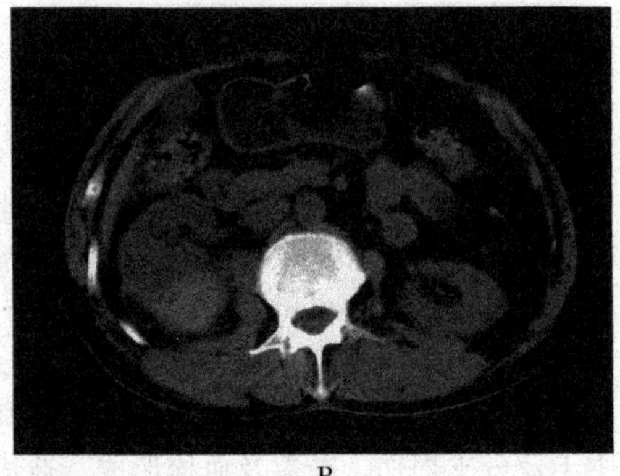

B

图 11－1　肾挫伤

A. 车祸伤，CT 平扫见左肾体积增大，密度欠均匀，其内见斑片状高密度出血灶，肾周筋膜明显增厚（↑）；

B. 同一患者，右肾内高密度血肿，局部突入脂肪囊

2. 增强扫描　病灶为边缘模糊的略低密度区，当肾损伤出现灌注紊乱时，延迟扫描低密度病变中央可出现点状对比剂聚集。

（二）肾撕裂伤

（1）撕裂的间隙为出血充填，新鲜出血为条状高密度影，亚急性和陈旧性血肿为等密度及低密度改变：增强扫描为条形或楔形低密度影（图 11－2）。撕裂间隙有对比剂外溢提示活动性出血。

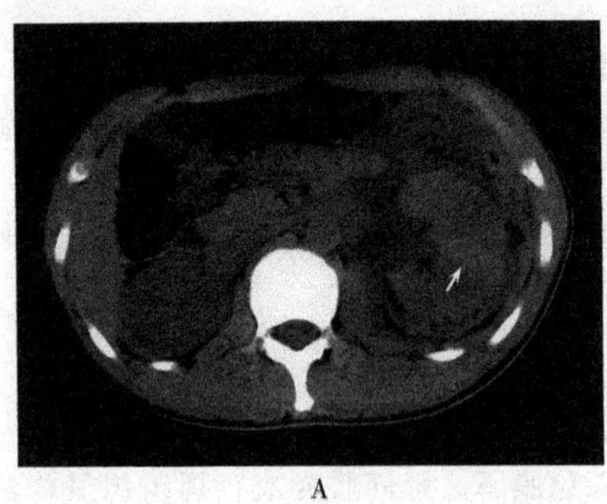

A

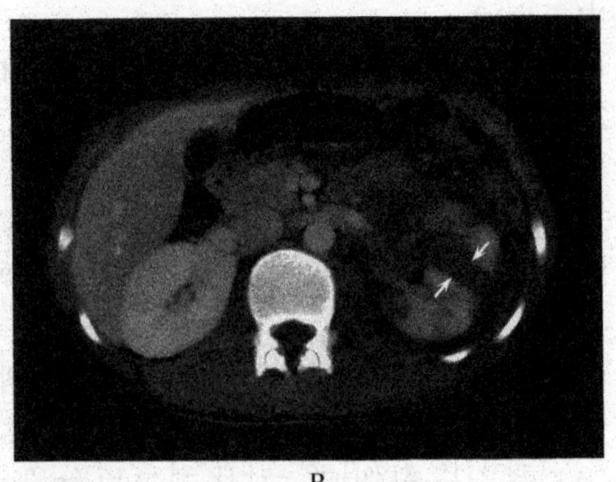

B

图 11－2　肾撕裂伤

A. 车祸伤，CT 平扫见左肾体积增大，轮廓不清晰，其内见条状贯穿肾脏的高密度出血带（↑）；

B. 增强扫描示左肾撕裂（↑），原高密度带未见强化，另见肾门周围多发挫伤

（2）当肾撕裂伤累及集合系统致尿液外渗时，撕裂间隙内为低密度尿液充填。增强扫描早期无强化，延迟扫描对比剂外溢充填。

（3）尿液外渗时，沿肾周间隙形成含尿囊肿，囊肿较大时可致肾脏移位，增强延迟扫描可见囊肿内有对比剂充填。

（4）肾碎裂时可见肾多处撕裂或呈碎片状并与肾分离。当有血运时，增强碎片有强化；当无血运时，增强后碎片无强化，属于肾梗死范围。

三、肾蒂伤

（1）主肾动脉完全阻塞引起肾梗死时，肾实质不强化，肾盂无对比剂积聚，肾实质边缘强化，出现“皮质边缘征”。

（2）动脉部分撕裂或动脉内膜断裂引起主肾动脉狭窄及肾灌注不足，增强扫描患肾实质显影浅淡，肾盂内对比剂分泌减少。

（3）动脉分支阻塞引起节段性梗死，形成底朝包膜、尖端指向肾门的楔形低密度阴影。

（4）肾蒂伤在常规CT上的直接征象不明显，多层螺旋CT扫描及肾血管的三维重组能直观地显示肾血管的损伤，有报道诊断正确率高达100%，在一定程度上可替代肾动脉造影。

四、肾损伤后血肿

（1）当只有肾挫伤时，仅见少量出血可局限于肾内。

（2）肾破裂出血量较多时，血液极易进入肾包膜下沿包膜蔓延，形成新月形、梭形包膜下血肿。

（3）当血肿时间较长，血红蛋白降解时，血肿呈低密度改变。

（4）间断出血可形成高低密度相间隔的葱皮样改变（图11－3）。

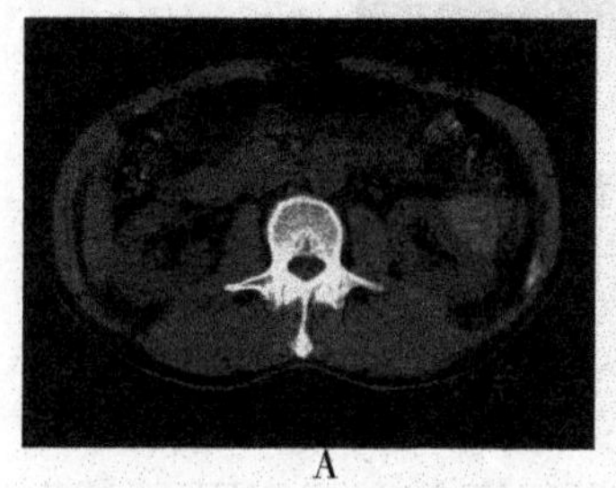
A

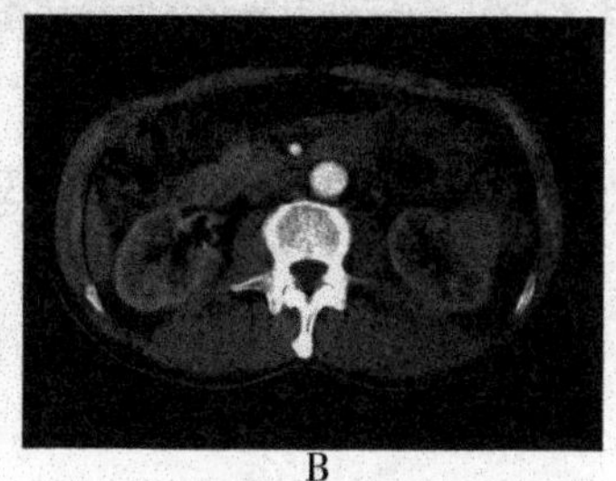
B

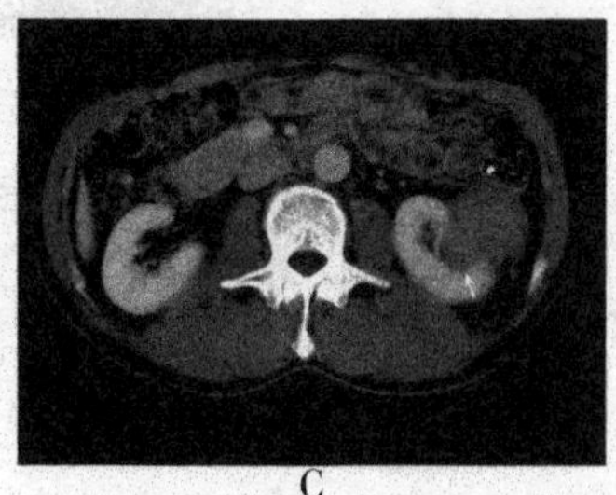
C

图11－3　肾包膜下血肿

A. CT平扫见左肾包膜下梭形高密度血肿；

B. C. 增强扫描肾皮质期和实质期见血肿无强化及左肾局部撕裂（↑）

（刘智勇）

第二节　结石

泌尿系统结石（urinary lithiasis）是泌尿系统的常见病之一，为几种不同成分组成的凝聚物，以不同的形状留存于尿路中。成因复杂，包括环境因素、遗传因素、疾病、饮食习惯、药物和全身代谢因素等。发病以青壮年为主，20～50 岁发病率约占 90%，男性多于女性，上尿路结石男女之比约为 3 ：1，下尿路者约为 6 ：1。双侧发病占 10%～20%。结石成分复杂，一般以草酸钙、磷灰石结石为主，X 线检查大部分为阳性结石。

CT 对尿路中阳性、阴性结石均可显示，对结石的大小、数目、形态及位置的确定更为精确，并能很好地发现合并症，如畸形、憩室及肿瘤等。等密度结石与肿瘤难以区分时可增强扫描，增强结石无强化。

一、肾结石

1. 阳性结石　表现为肾实质、肾盂及肾盏内边缘清晰锐利的结节状、不规则形高密度灶，部分可致其远端集合管扩张积水（图 11－4）。

2. 阴性结石　CT 值也多高于肾实质，常在 100HU 以上，无增强效应，螺旋 CT 扫描可发现近 3mm 大小的结石。

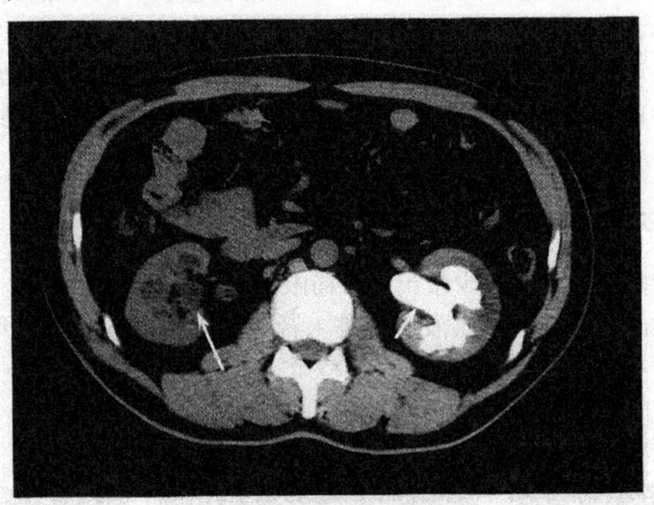

图 11－4　肾结石

CT 平扫见左肾盂肾盏内高密度铸形结石（↑），右肾盂肾盏轻度扩张（长↑）

二、输尿管结石

（1）常单发，多发少见。

（2）直接征象为管腔内高密度影，与输尿管走行一致，CT 值 200～800HU，其上方输尿管有不同程度扩张（图 11－5）。

（3）输尿管结石刺激输尿管壁造成管壁水肿，形成高密度影周围圆弧形的软组织低密度影，即 CT 图像上的“软组织边缘征”，则是输尿管结石急性发作期的特异表现，出现率为 77%，于 72h 内检查更为多见。

（4）MPR 较清晰地显示输尿管内较小的结石影。

（5）MIP 利用最大密度重组，图像对比度好，排泄期输尿管内如果有对比剂充盈时，对梗阻部位、梗阻程度敏感性和准确性高，可以较好地显示扩张的输尿管（图 11－6A）。

（6）VR 能清晰显示整个泌尿系统全貌，并可任意旋转图像，从不同角度观察输尿管的走行，使结石的定位诊断更加精细（图 11－6B）。

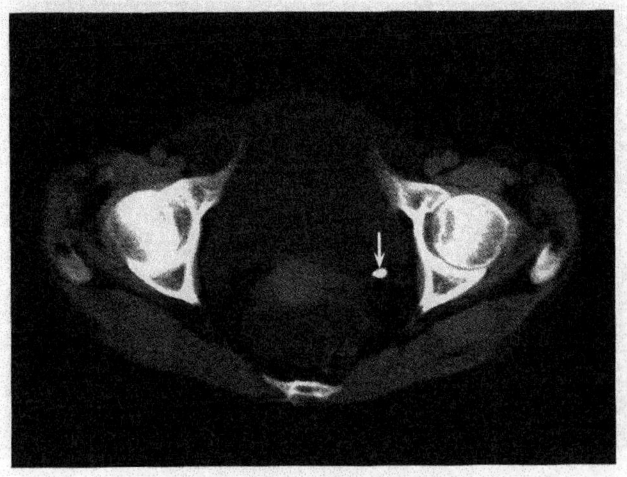

图 11－5 输尿管结石

CT 平扫左输尿管下段走行区见小类圆形高密度结石，CT 值 150HU，边缘清晰、锐利（↑）

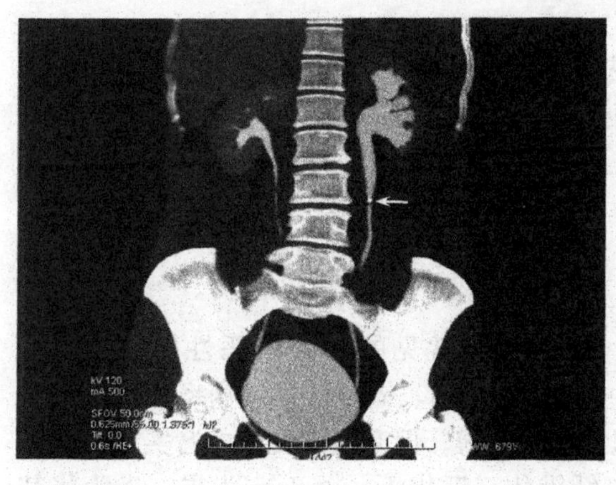

A

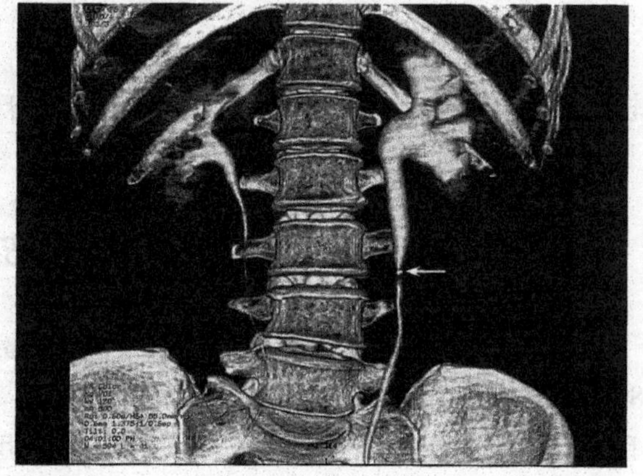

B

图 11－6 输尿管结石

A 为排泄期 MIP 像，B 为 VR 像。左输尿管中段结石（↑）伴上段输尿管扩张、肾积水

三、膀胱结石

（1）膀胱内见圆形、卵圆形、不规则形高密度灶。

（2）单发多见，亦可多发，大小不一，活动性强（图 11－7）。

（3）由于化学成分不一而密度不均，可出现同心圆征象，大部分边缘清晰，部分边缘不整（图 11－7）。

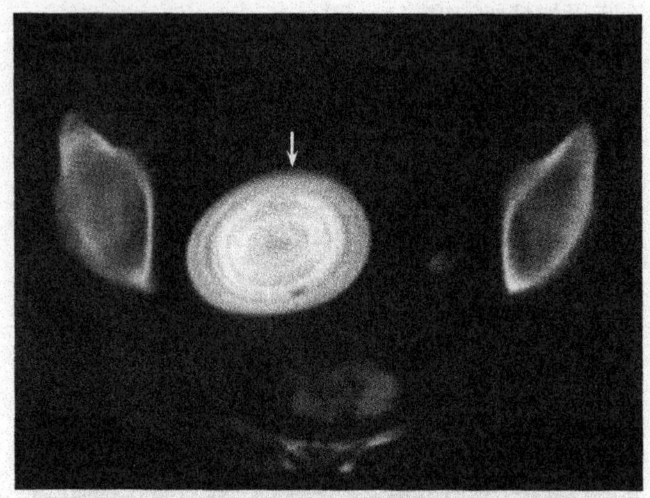

图 11－7　膀胱结石

CT 平扫见膀胱内巨大结石，呈同心圆样改变（↑）

四、尿道结石

少见，占尿路结石 10% 以下，男性为主。表现为尿道内圆形、卵圆形高密度灶，体积较小，直径数毫米，边缘光滑。结石易嵌顿于尿道膜部和阴茎尿道部或尿道狭窄处。

（刘智勇）

第三节　肾癌

肾癌又名肾细胞癌（renal cell carcinoma），是成人最常见的肾实质恶性肿瘤，占其 85%。多发生于 40 岁以上，男女之比为 2∶1～3∶1。吸烟、镉污染则发病率高。肿瘤来自于肾小管上皮细胞，大多数血供丰富，无组织学上的包膜，但有周围受压的肾实质和纤维组织形成的假包膜。肿瘤内可发生出血、坏死、纤维化、钙化等。以 3cm 为界，人为将其分为 <3cm 的小肾癌和 >3cm 的肾癌。转移途径有直接蔓延、血行和淋巴转移。30% 的肾癌有肾静脉瘤栓，其中 25% 累及腔静脉。常见转移部位有肺、纵隔、骨、肝等。

一、CT 平扫

（1）平扫多呈圆形、类圆形或不规则形低密度、等密度及少数稍高密度肿块，大小不一，较大肿瘤可使肾盂及肾盏受压、变形（图 11－8A）。

（2）常为单侧单灶，密度可均匀，瘤体亦常因出血、坏死和钙化而致密度不均匀，5%～10% 病例的钙化多表现为外周不全环状或弧线状钙化。

（3）小肿瘤大多有假包膜形成，所以轮廓规则，边缘清楚；较大的肾癌多数呈浸润性生长，轮廓不规则，边缘模糊，与周围正常肾实质不易分开，常形成局部膨出或肾轮廓改变。

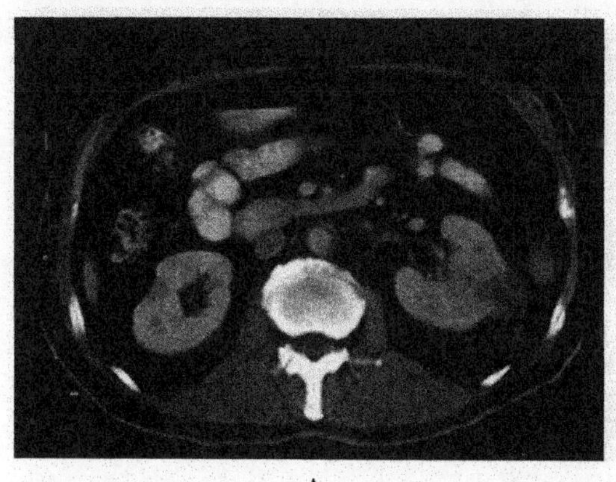

A

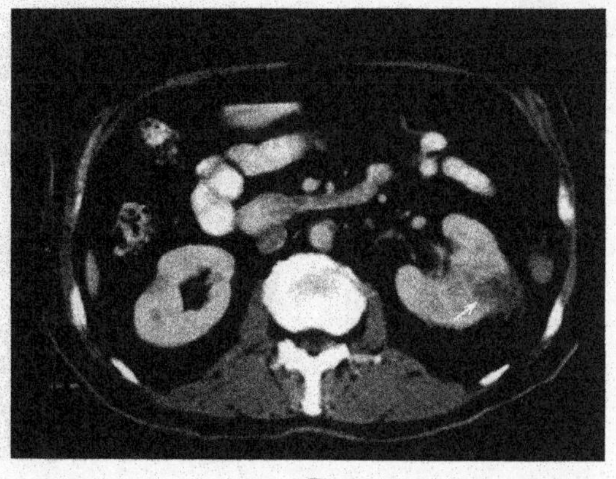

B

图 11－8 肾癌

A. CT 平扫见左肾实质内不规则低密度区，边缘不清，侵犯脂肪囊及肾筋膜；B. 增强扫描病灶明显强化（↑），但密度仍低于正常肾实质

二、增强扫描

增强扫描应是肾癌 CT 检查必不可少的环节，肾癌多为富血供肿瘤，强化明显，但仍低于周围正常肾实质，出血、坏死区不强化；部分乏血供肿瘤，瘤体较大，动脉期强化不明显，肿瘤内隐约可见条索状或斑片状强化，肾实质期和肾盂期扫描呈低密度改变（图 11－9B，图 11－9C）：部分小肾癌可表现为均匀强化，极少数多房囊性肿瘤增强扫描可见囊壁及肿瘤内分隔强化（图 11－10B，图 11－10C）。

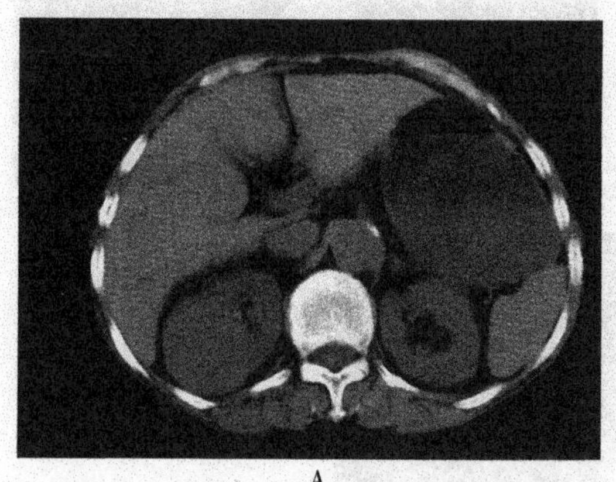

A

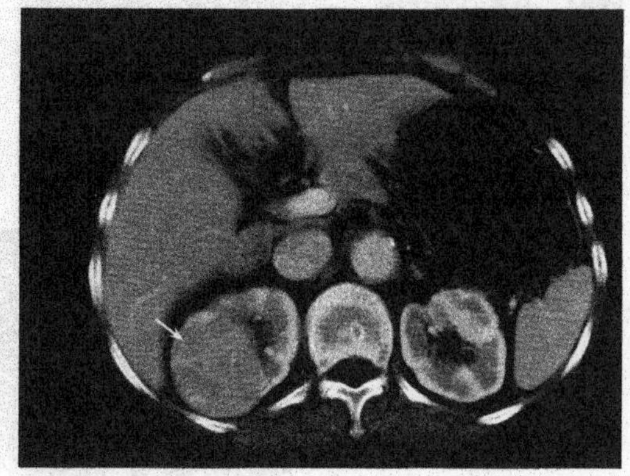

B

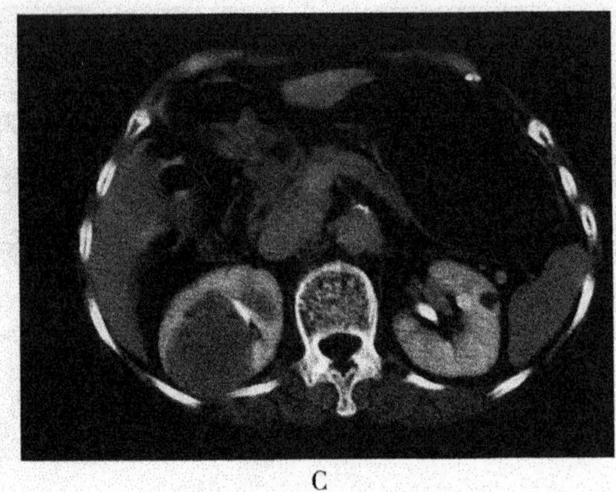

C

图 11－9 肾嫌色细胞癌

A. CT 平扫见右肾上、中部类圆形稍高密度肿块，局部突出肾轮廓之外，边缘清晰；B. 增强扫描肾实质期明显均匀强化，局部见欠连续的包膜影（↑）；C. 肾盂期肿块呈均匀低密度改变，肾盂明显受压变形，左肾另见一囊肿

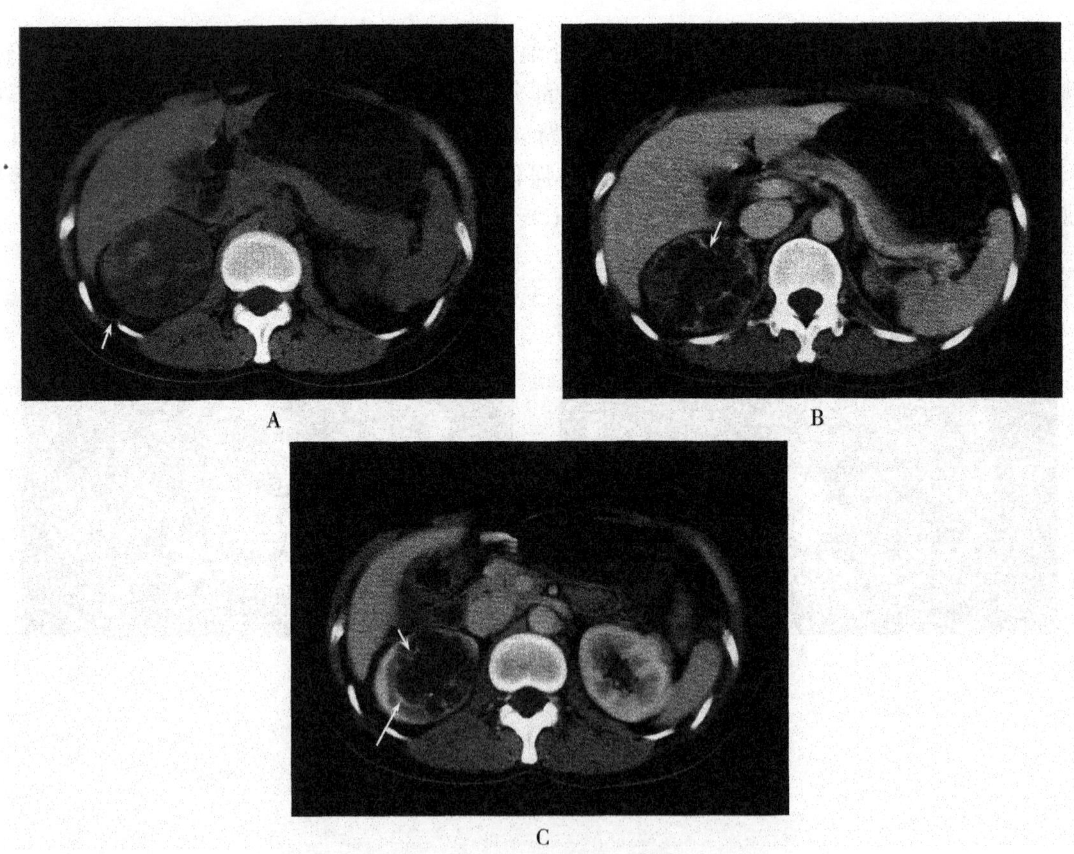

A　　B　　C

图 11－10 多房囊性肾癌

A. CT 平扫见右肾囊实性改变，密度不均匀，肾后筋膜稍增厚（↑）；B. C. 增强扫描见囊壁及肿瘤内分隔强化（↑），局部囊壁（长↑）及强化的分隔未达肾脏边缘，低密度区未见强化

三、转移征象

肿瘤向周围直接蔓延侵犯邻近结构：经淋巴转移使肾门及腹膜后淋巴结肿大；经血行转移可形成肾静脉和下腔静脉瘤栓（图 11－11）。

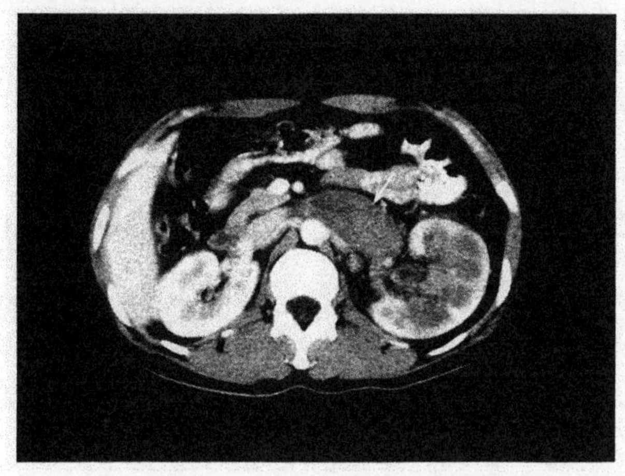

图 11－11　肾癌伴肾静脉瘤栓

强扫描示左肾癌，左肾静脉内为一巨大瘤栓填塞（↑），管径明显增粗

四、鉴别诊断

1. 肾高密度囊肿　单纯性囊肿可因囊液内含较多蛋白质成分或出血而呈高密度，轮廓可不规则，但与肾癌明显不同的是其边界较清楚，增强扫描不强化。

2. 肾血管平滑肌脂肪瘤　脂肪含量少的瘤体常需行薄层扫描，尽可能发现脂肪成分而与小肾癌相鉴别。

（刘智勇）

第三篇

MRI 检查的临床诊断与应用

第十二章　磁共振成像（MRI）技术

第一节　磁共振原理

磁共振是自旋的原子核在磁场中与电磁波互相作用的一种物理现象。为了加强理解，先复习有关概念，再根据 Bloch 的氢原子核磁矩进动学说（经典力学理论）和 Purcell 的氢原子核能级跃迁学说（量子力学理论），分别予以讨论。

一、基本概念

（一）原子与原子核

物质由分子组成，分子由原子构成，原子又由原子核和电子构成。原子核内含质子和中子，质子带正电荷，中子不带电荷，电子带负电荷。核外电子负电荷总量与核内正电荷总量相等。因此整个原子表现为中性。原子的化学特性取决于核外电子的数目，而它的物理特性由原子核所决定。

（二）原子核的磁矩、自旋、进动

氢的质子带正电荷，核的自旋就会产生环形电流，它会感应出磁场。因此我们可以将氢质子看作一个小磁棒，其磁力是一个矢量，称磁向量或磁矩。磁矩是随机分布的。

氢原子时刻绕自身中轴旋转称自旋（spin）。自旋的速率由核的种类决定，与磁场强度无关。氢原子在自旋时，由于受到重力影响，转动轴与重力方向形成倾角。氢原子绕自身轴线转动的同时，其转动轴线又绕重力方向回转，这种回转现象称进动（Precession）。

在磁场中自旋的质子也会绕磁场轴进动，进动是磁场与质子磁矩相互作用产生的。为了产生共振，要对自旋的质子输入能量，需要按照自然进动频率加磁推力。所加的射频磁场的振动频率要等于自旋质子在磁场中的进动频率。进动频率取决于磁场强度和所研究原子核的特性。

（三）产生磁共振的原子核

除氢原子核可以产生磁共振外，元素周期表中凡具有自旋特性的原子核都有产生磁共振的可能。这些元素的原子核中，其质子数或中子数必有一个是奇数，包括如下情况：

1. 质子或中子之一为奇数　如H－1（质子数为1，无中子）；C－13（质子数为6，中子数为7）；P－31；Na－23；O－17。

2. 质子和中子皆为奇数　如H－2（质子数和中子数皆为1）和N－14（质子数和中子数皆为7）。

3. 质子和中子数皆为偶数　此原子核不具有自旋的特性，也不可能产生磁共振，如C－12（质子数和中子数皆为6），O－16。

目前用于临床MR成像的原子核仅为质子（氢的一种同位素）。而人体内含有其他许多有自旋特性的原子核或其同位素，均未用于临床MR成像。这是因为这些原子核或其同位素在人体的含量低，原子核产生共振的敏感性差。见表12－1。

表12－1　具有自旋特性的原子核

原子核	旋磁比（MH_Z/T）	相对含量（%）	相对敏感性
^{1}H	42.576	99.985	1
^{2}H	6.536	0.015	0.0096
^{13}C	10.705	1.108	0.016
^{14}N	3.076	99.635	0.001
^{15}N	4.315	0.365	0.001
^{17}O	5.772	0.037	0.029
^{19}F	40.055	100	0.834
^{23}Na	11.262	100	0.093
^{31}P	17.236	100	0.066
^{39}K	1.987	93.08	0.0005

（四）Larmor公式

Larmor公式：$\omega_0 = rBo$。ω_0为质子的共振频率，单位是MHz；Bo为静磁场中的场强，单位是Tesla，简称T；r为磁旋比，是常数，见表12－1。要能使磁化的氢原子核激发，所用的射频脉冲频率必须符合氢的共振频率，原子核的共振频率又称Larmor频率或进动频率。

二、氢原子磁矩进动学说（经典力学理论）

Bloch从经典力学的角度描述了磁共振的产生过程。认为原子核磁矩偏转过程即为磁共振过程，其磁矩偏转及在新的状态下继续进动，可引起周围线圈产生感应电流信号即磁共振（MR）信号。现分述如下：

（一）氢原子核磁矩平时状态——杂乱无章

氢原子核具有自旋特性，在平时状态，磁矩取向是任意的和无规律的，因而磁矩相互抵消，宏观磁矩M＝0（图12－1）。

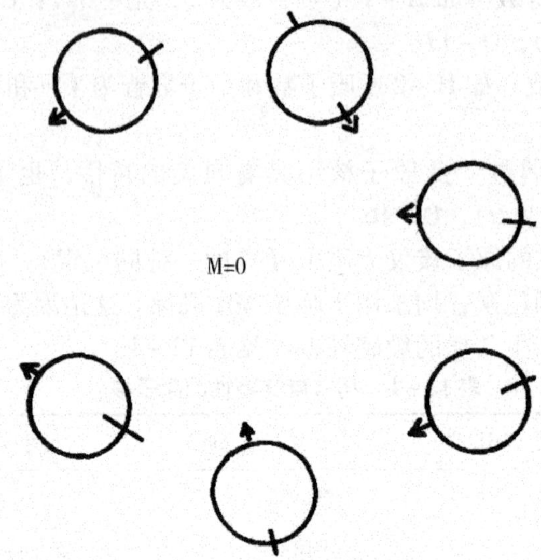

图 12－1　未置于磁场时，氢原子核磁矩取向呈随意分布

（二）氢原子置于磁场的状态——磁矩按磁力线方向排列

如果将氢原子置于均匀强度的磁场中，磁矩取向不再是任意和无规律的，而是按磁场的磁力线方向取向。其中大部分原子核的磁矩顺磁场排列，它们位能低，呈稳定态，但数量多；另外，较少一部分逆磁场排列，位能高，但数量少。由于顺磁场排列的原子核多于逆磁场排列的，这样就产生了一个平行于外磁场的磁矩 M。全部磁矩重新定向所产生的磁化向量称之为宏观磁化向量，换言之，宏观磁化向量是表示单位体积中全部原子核的磁矩。磁场和磁化向量用三维坐标来描述，其中 Z 轴平行磁力线，而 X 轴和 Y 轴与 Z 轴垂直，同时 X 轴和 Y 轴相互垂直。

（三）施加射频脉冲——原子核获得能量

一个短的无线电波或射频能量被称为“射频脉冲”。能提供能量使磁化向量以 90°的倾斜角旋转的射频脉冲称为 90°脉冲。质子磁化后，按照 Larmor 频率向质子辐射射频脉冲，质子才能发生进动，同相进动被称为相干。

一旦建立了相干性，磁化向量 Mo 将偏离 Z 轴一个角度绕 Z 轴旋转。Mo 可以被分解成一个平行于 Z 轴的垂直分量 Mz 和一个横向分量 Mxy，Mxy 垂直于 Z 轴的 XY 平面内旋转。随着射频脉冲的作用，横向分量愈来愈大，垂直分量愈来愈小，最后仅有横向分量 Mxy 而没有垂直分量 Mz。给予不同大小的脉冲，磁矩旋转亦不同。

向受检物质施加射频脉冲，等于向主磁场施加一个旋转磁场，由于旋转磁场的影响，磁矩发生旋转。施加射频脉冲愈强或时间愈长，磁矩偏离 Z 轴愈远，原子核获得能量愈多。

（四）射频脉冲停止后——产生 MR 信号

当射频脉冲停止作用后，磁化向量不立即停止转动，而是逐渐向平衡态恢复，最后回到平衡位置。我们把这一恢复过程称为弛豫过程，所用时间称为弛豫时间。这是一个释放能量和产生 MR 信号的过程。

当射频脉冲消失后，质子相干性逐渐消失，而质子磁矩在磁场的作用下开始重新排列。

相干性和横向磁化向量的损失将导致辐射信号振幅下降，这个衰减信号被称为自由感应衰减信号（free induction decay，FID）（图 12－2）。横向磁化分量 Mxy 很快衰减到零，并且呈指数规律衰减，将此称横向弛豫，而纵向磁化分量将缓慢增长到最初值，亦呈指数规律增长，将此称纵向弛豫。

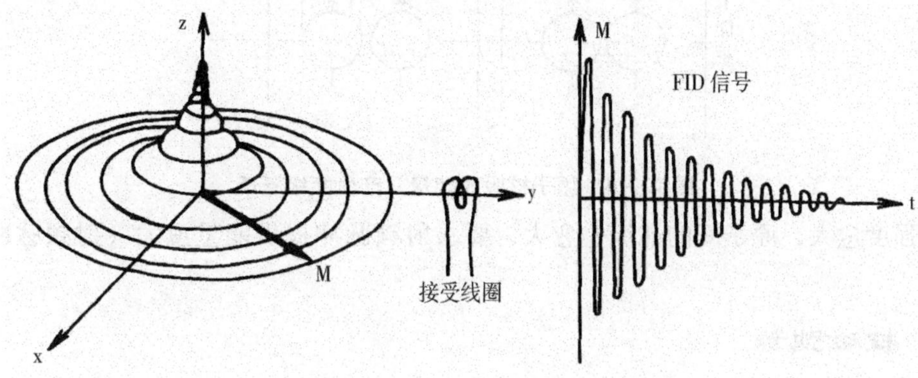

图 12－2　90°脉冲的 FID 信号

三、原子核的能级跃迁学说（量子力学理论）

Purcell 认为，氢原子核吸收射频能量并跃迁至高能级，这是核磁共振的本质。

在无磁场时，氢原子磁矩取向是杂乱无章的。如将其置于磁场中，其磁矩取向按磁力线方向排列。其中大部分原子核的磁矩顺磁场排列，它们的位能低，呈稳定态；较少的一部分逆磁场排列，位能高。两种取向的原子的能级间有一个能级差（图 12－3）。能级差是磁共振的基础。

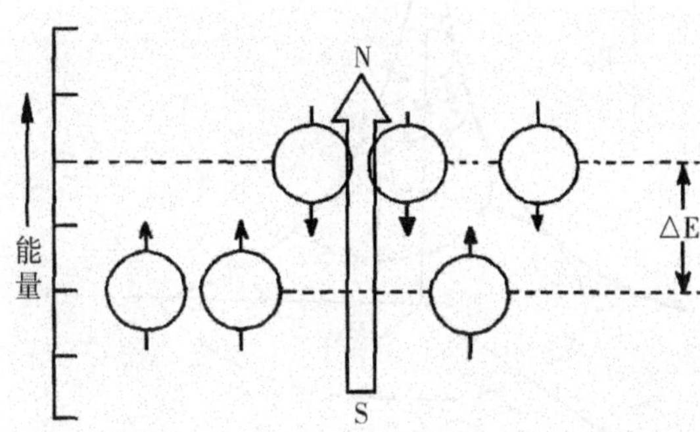

图 12－3　指向南极和北极的原子核的能级差

氢原子如果获得能量，低能级质子就会跃迁至高能级。原子核如何获得能量？它是由射频脉冲提供能量。当射频脉冲提供的能量精确匹配于相邻两个原子能级之差，这时低能级原子核就会跃迁至高能级。Purcell 认为，氢原子核吸收射频能量并产生能级跃迁就是核磁共振，这就是核磁共振的本质（图 12－4）。

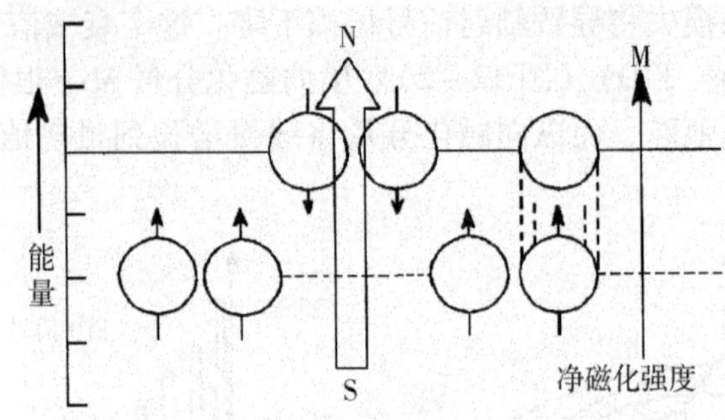

图 12－4　原子核吸收能量，产生能级跃迁

磁场强度愈大，原子间的能级差愈大，要求射频脉冲提供能量愈大（射频脉冲频率愈高）。

四、核磁弛豫

当射频脉冲停止作用后，宏观磁化向量并不立即停止转动，而是逐渐向平衡态恢复，最后回到平衡位置。我们把这一过程称弛豫过程，所用的时间称弛豫时间。射频脉冲停止后，横向磁化分量 Mxy 很快衰减到零，称为横向弛豫；纵向磁化分量 Mz 将缓慢增长到最初值，称为纵向弛豫（图 12－5）。不同物质弛豫时间并不相同。

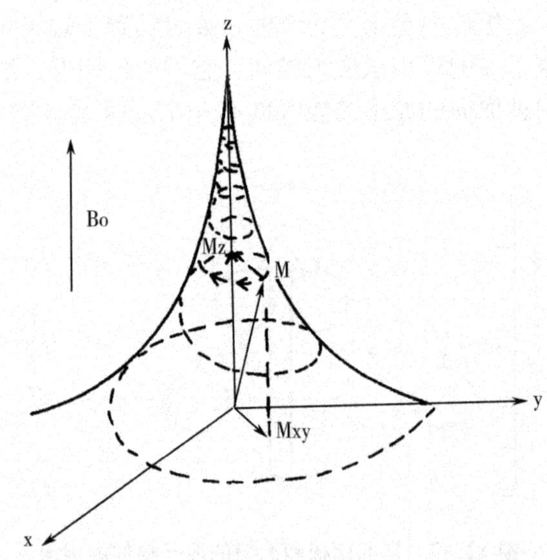

图 12－5　90°射频脉冲停止后，宏观磁化向量的变化

横向磁化向量 Mxy 很快衰减到零，纵向磁化向量 Mz 缓慢增长到最初值

（一）纵向弛豫

1. 概念　90°射频脉冲停止以后，磁化分量 Mz 逐渐增大到最初值，它是呈指数规律缓慢增长，由于是在 Z 轴上恢复，故将其称为纵向弛豫。弛豫过程表现为一种指数曲线，其快慢用时间常数来表示，T_1 规定为 Mz 达到其最终平衡状态 63% 的时间。

2. 机制　由于质子从射频脉冲吸收能量，处于高能态的质子数目增加，纵向弛豫是质子群通过释放已吸收的能量而恢复原来的高、低能态平衡的过程。由于能量转移是从质子转移至周围环境，故称自旋晶格弛豫。能量转移快，则 T_1 值短，反之亦然。晶格是指构成物质的质点，即受检原子核所处周围环境原子核有秩序的晶体框架（晶格）。这主要对固体物质而言，液体虽无这样的晶格结构，但也沿用下来了。

共振质子向周围晶格转移能量是有条件的，只有当晶格上的原子核波动频率等于共振质子的进动频率时，上述能量转移方能完成。

3. 影响 T_1 的因素

（1）不同物质对 T_1 的影响：固态下，晶格以振动为主，其磁场的波动频率常显著高于进动频率，质子向晶格的能量转移极慢，故 T_1 值极长。

能量转移也与分子大小密切相关。大分子其进动受限，晶格磁场的波动频率低于共振质子的进动频率；小分子运动相对活跃，晶格磁场的波动频率高于共振的进动频率。这两种分子都不利于能量向晶格转移，T_1 值都较长，只有中等大小的分子其晶格磁场的波动频率多数等于质子进动频率，能量传递快，T_1 值短（图 12－6）。

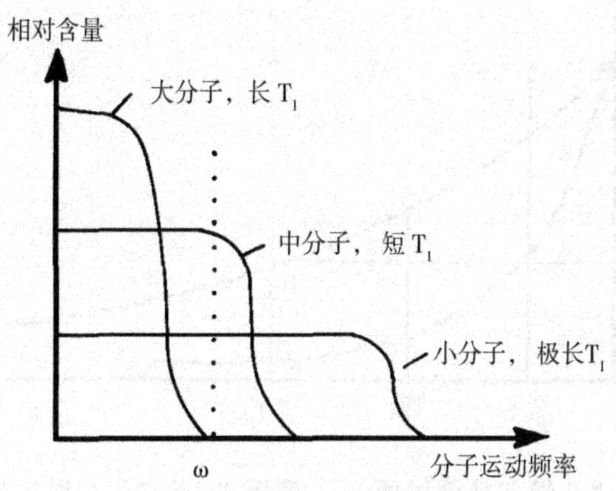

图 12－6 分子大小与 T_1 值的关系

在生物系统中的液体中，反映 T_1 的多是中等或大尺度分子的溶液或悬浮液，这些总的来说可以当作是不纯的液体，其 T_1 弛豫时间短于固体和纯液体。胆固醇一类中等尺度的分子在常温时进动频率接近 Larmor 频率，T_1 弛豫效率高，长链的脂肪酸进动得很慢，但它绕终端碳碳结合点旋转的频率非常靠近 Larmor 频率，故脂肪 T_1 值很短（图 12－7）。

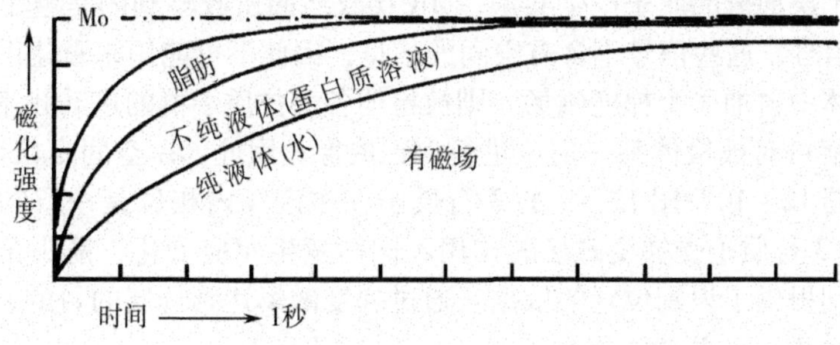

图 12－7 不同物质的 T_1 弛豫时间。纯水 T_1 长，脂肪 T_1 短

(2) 外磁场对 T_1 值的影响：外磁场增大时，质子的频率增大（$\omega_0 = rBo$），与晶格磁场的波动频率距离更大，使共振质子的能量更不易向晶格转移，故 T_1 值延长（见表 12－1）。

（二）横向弛豫

1. 概念　90°射频脉冲停止以后，磁化分量 Mxy 很快衰减到零，而且呈指数规律衰减，将其称为横向弛豫。T_2 值是指磁化分量 Mxy 衰减到原来值的 37% 的时间（图 12－8）。

2. 机制　90°射频脉冲结束时，磁化分量 Mxy 达到最大值进动的质子最相干，随后，由于每个质子处于稍有差别的磁场中，开始按稍有不同的频率进动，这将造成分相，相干性逐渐减弱。能量是在质子间相互传递，但无能量散出，故称自旋——自旋弛豫。

3. 影响 T_2 的因素　固体中质子相干性丧失很快，这是因为质子共振频率分布在一个范围，这使相位很快地分散，故固体 T_2 值短，信号弱。

而水一类的小分子有很高的共振频率，这样在纯液体中净磁场基本与外加磁场相同，由于质子一直以相位进动，相干性可以保持很长时间，故纯液体 T_2 值长，信号强。

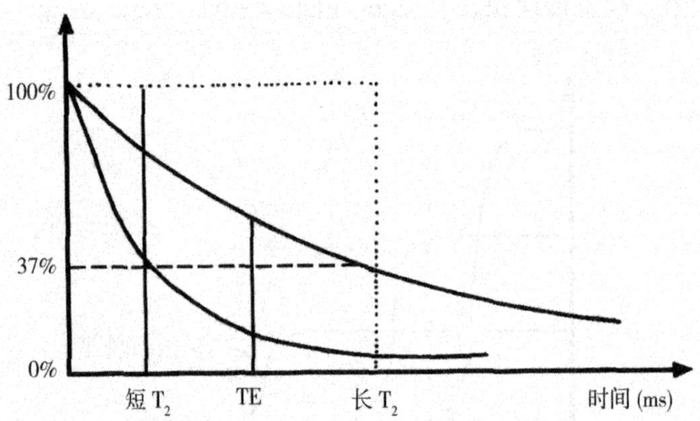

图 12－8　横向弛豫时间。T_2 是指 90°脉冲后，原磁化分量 Mxy 衰减到原来值的 37%的时间。T_2 愈短，信号愈弱

五、MR 信号空间定位

（一）梯度磁场与定位

要完成 MR 成像，必须获得人体特定层面内的 MR 信号。但在均匀的主磁场中，射频脉冲不可能只使一个层面内的质子产生共振，MR 接收线圈所收集到的是整个被成像区域内的质子发出的 MR 信号，这些信号不含有空间的信息，因此不可能用来重建图像。

如果在主磁体中再加一个梯度磁场，则被检体各部位质子群的进动频率可因磁场强度不同而区别，这样就可对被检体某一部位进行 MR 成像，因此 MR 空间定位靠的是梯度磁场，例如图 12－9 和图 12－10。图 12－9 的 3 行质子在主磁场内相位是一致的，启动梯度磁场后，图 12－10 的 3 行质子受梯度磁场的作用不同而发生相应变化，箭头位置不同，其频率亦不同，这个差别提供了识别位置的依据。通过梯度磁场达到选层的目的，此梯度也称为选层梯度（slice selective gradient，Gs）。

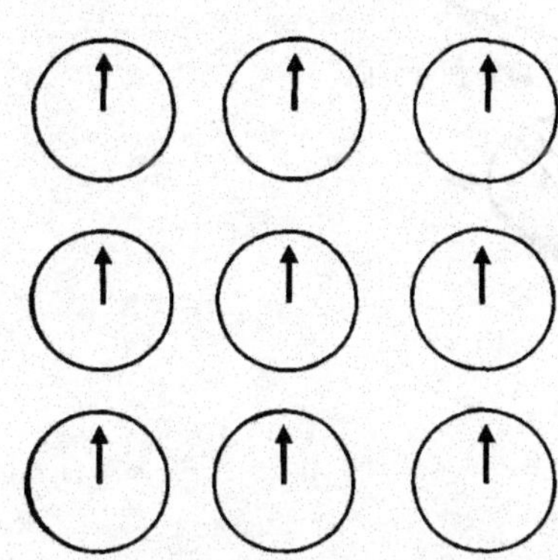

图 12-9 在主磁场中质子相位一致

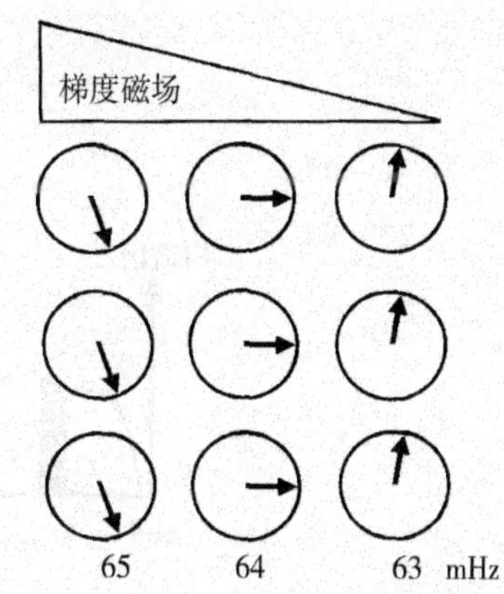

图 12-10 加入梯度磁场，质子相位发生变化

磁共振成像有 3 个基本轴，即 Z、X、Y。Z 轴相当于人体从头到足，沿这个轴选择人体的横断面；X 轴相当于人体从左到右，沿这个选择人体的矢状面；Y 轴相当于人体从前到后，沿这个轴选择人体的冠状面。

（二）频率编码梯度和相位编码梯度

通过选层梯度，我们已经获得了特定层面内质子的共振信号，但由于这些信号具有相同的频率，我们尚无法将同一层面内不同区域的 MR 信号区分开，也完成不了 MR 断面像的重建。

为了完成同一层面内不同区域质子信号的空间定位，需借助于与选层梯度垂直的另外两个梯度：频率编码梯度（frequency encoding gradients，Gf）和相位编码梯度（phase encoding gradients，Gp）。两种梯度与射频脉冲的时序关系如图 12-11 所示。下面让我们分析一下 Gf 和 Gp 是如何实现信号空间定位的。

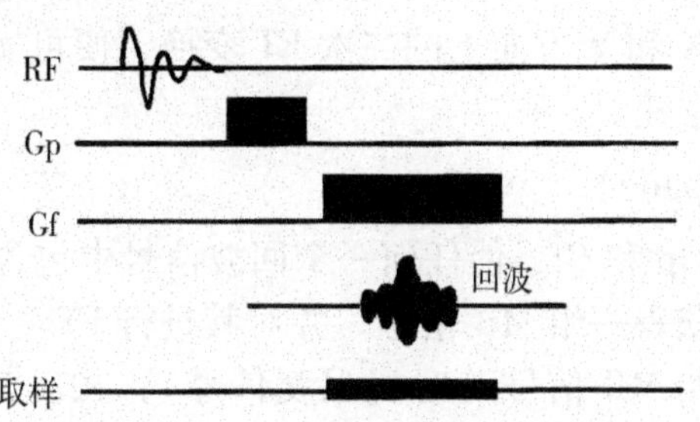

图 12-11 RF 与 Gp 和 Gf 的关系

为便于理解，首先分析 Gf（图 12-12）。该磁场梯度 Gf 的作用，使层面 XY（已被选层梯度激发）内 X 方向上不同位置的方条具有不同的磁场强度及不同的质子进动频率，MR 接收线圈收集到的信号也同样由上述不同频率的信号叠加而成。虽然看上去信号很复杂，但如果该复杂的 MR 信号经 Fourier 变换（简称 FT），则很容易将不同频率的信号区分开，再根据频率与位置的对应关系，可找到各自 MR 信号的位置。

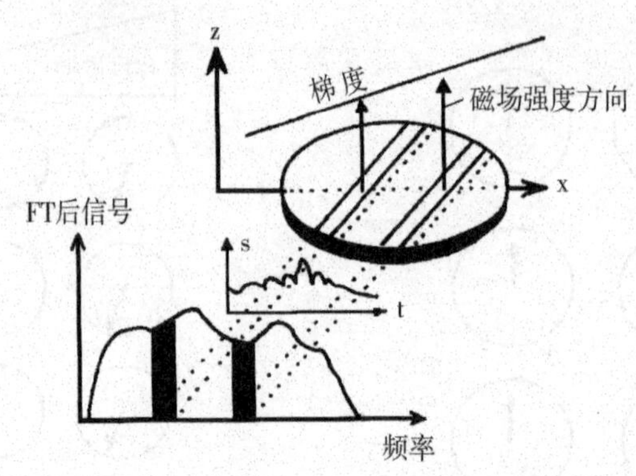

图 12－12　Gf 对质子在 X 方向上进动的影响。Gf 使质子在 X 方向上进动频率产生差异。对时间/强度信号行 FT 后，可得质子 MR 信号在 X 轴上的投影

至此，我们已完成层面内 X 方向上 MR 信号的定位，下一步要完成的，是 XY 平面中 Y 方向上质子 MR 信号的空间定位。Y 方向上 MR 信号的空间定位是通过 Gp 实现的。Gp 给予的时间是在选层梯度关闭以后、Gf 开启之前。在此梯度场的作用下，XY 平面中 Y 方向上的质子出现不同的进动频率。又由于该梯度场给予的时间极短，关闭后，Y 方向上的质子又恢复其相同的进动频率，但遗留下不同的进动相位，即相位编码。这种相位的不同构成了 Y 方向上 MR 信号空间定位的基础。与频率编码方向上 MR 信号的空间定位不同的是，相位编码方向上的信号空间定位不可能只通过一次相位编码实现，这是由 FT 决定的。一幅 256 × 256 矩阵的图像，必须有相应的 256 次 Gp 的作用，且每次 Gp 的大小必须不同（一般从负向到正向呈规则变化），对上述一组 MR 信号行 FT（必须明确的是，每个回波信号都来源于整个层面，在 3D 取样中来源于整个体积内的质子），方能实现 Gp 方向上 MR 信号的空间定位。与其相对应，也必须有 256 次 RF 激发和 256 次 Gf（大小不变化）。

Gf 和 Gp 的作用，使 XY 平面中不同点（或体素）中的质子 MR 信号具有不同的进动频率和不同的进动相位。通过 X 和 Y 方向上的二次 FT 变换，便可实现 XY 平面内 MR 信号的空间定位，实现断面图像的重建。

（三）K 空间（K－Space）

如前所述，由于采用了 Gp 和 Gf，使任何一个回波信号中包含有空间的信息，要解译出空间信息，需反复多次激发获得一组 MR 信号，并对其进行 FT。

通过取样获得的一组原始 MR 信号（时间强度信号），在对其进行 FT 之前，需存储在计算机的某一特定“空间”，此空间称为 K 空间。每幅图像对应于一个 K 空间。图 12－13 所示的 K 空间是目前 MRI 中最常用的一种 K 空间形式。K 空间内的每“一条”代表单个原始 MR 信号，它来源于整个层面（3D 中，来源于整个体积）内的质子信号。Kx 值代表回波取样时间（与 Gf 相对应）；Ky 值对应于相位编码步（steps），它与相应的 Gp 大小对应。Ky＝0时的信号，代表了相位编码梯度等于零时获得的信号位置。该型 K 空间内的信号，以 Kx＝0 和 Ky＝0 为中心，分别具有对称分布的特点。

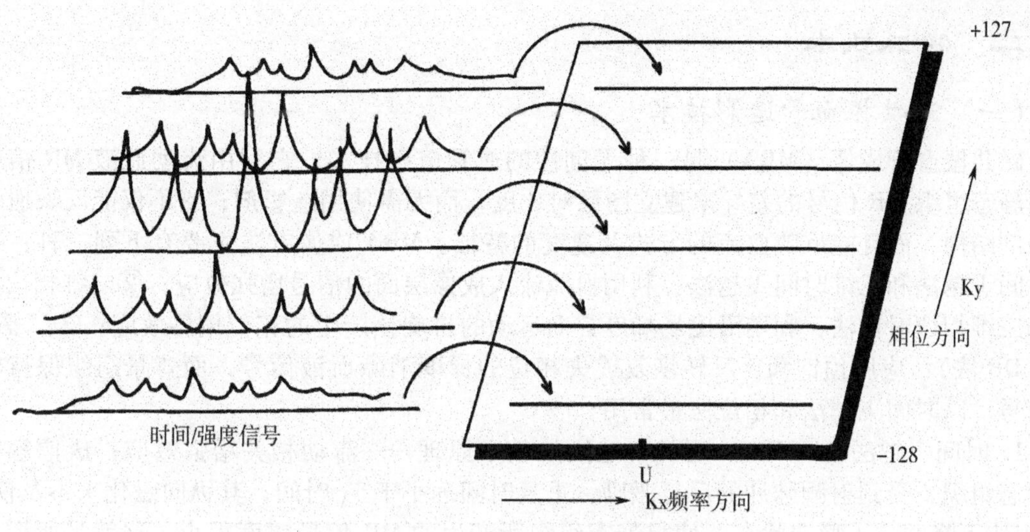

图 12-13 K 空间示意图

另外，尚有螺旋形和放射状取样对应的 K 空间。对该型 K 空间内信号行 FT 后所得图像的信噪比及对比度会与前述 K 空间得的图像有一些差异。

（四）变换层厚的措施

1. 变换 RF 频率的范围 用作激发的 RF 不是单一频率而是一个范围内的频率，这个范围被称作带宽（band width）。带宽与扫描层厚有关，采用的带宽窄则扫描层厚薄，反之亦然。

2. 变换梯度磁场坡度 梯度磁场坡度陡峭则扫描层厚薄，坡度缓则厚。

（易长虹）

第二节 磁共振成像特点与质量控制

一、MRI 成像系统的特点

1. 磁共振检查的优点 ①多参数、多序列、多方位成像；②无放射性损伤，安全可靠；③比 CT 有更高的软组织分辨率；④无骨伪影存在；⑤基于流空现象，无需造影剂可直接显示心脏和血管结构；特别是磁共振增强扫描时所用的顺磁性造影剂无毒性反应，可代替 CT 检查中造影剂过敏者行增强扫描；⑥特殊的成像方法：MR 水成像、MR 血管造影；⑦MR 功能成像：扩散成像、灌注成像、脑功能成像和 MR 波谱分析。

总的来讲，与其他成像技术相比，MRI 检查具有能够早期发现病变、确切显示病变大小和范围，且定性准确率高等优点，可用于各个部位先天性发育异常、炎性疾病、血管性疾病、良恶性肿瘤、外伤以及退行性和变性疾病等的发现和诊断。

2. 磁共振检查的限度和不足 ①MRI 显示钙化不敏感；②对于骨骼系统以及胃肠道方面不及 X 线方便、敏感；③对呼吸系统的病变显示和诊断还远远不及 CT；④磁共振检查比较复杂，检查时间较长，特别要注意的是磁共振检查存在禁忌证和相对禁忌证。

二、特殊技术

（一）磁共振血管造影技术

磁共振血管成像（MRA）是一种无创性的血管造影技术，它利用流动血液 MR 信号与周围静态组织 MR 信号的差异来建立图像对比度，而无需使用造影剂；它不仅能反映血管腔的解剖结构，而且能反映血流的方式及速度的特征。MRA 成像方法主要有下列三种：①二维时间飞越法和三维时间飞越法：利用血流流入成像层面的信号增强效应；②二维相位对比法和三维相位对比法：利用沿磁场梯度方向运动的自旋核产生的相位偏移效应；③“黑血”法（DB 法）：应用预饱和、反转恢复或失相位的梯度消除血液信号，而背景组织保持较高的信号。以时间飞越法和相位法最常用。

1. 时间飞越法（TOF）　时间飞越法的基本原理——流动相关增强效应：成像容积内的静态组织，受到射频脉冲的反复激励，重复时间远小于 T_1 时间，其纵向磁化来不及恢复，Mz 很快下降并进入稳定状态，使得静态组织所产生的 MR 信号幅度很小，这就是所谓饱和信号。在成像容积内的静态组织进入到饱和状态时，成像容积以外的流体，未受到射频脉冲的反复激励，保持较高的纵向磁化。当其以一定的速度流入成像容积时，流体的信号就远高于静态组织的纵向磁化，因此在下一次射频脉冲激励产生 MR 信号时，流体的信号就远高于处于饱和状态的静态组织，呈高信号。

二维时间飞越法（2D－TOF）是应用破坏性梯度回波脉冲序列连续采集一系列切层后，用最大强度投影法（MIP）按投影顺序叠加而成。三维时间飞越法（3D－TOF）是用相似的脉冲序列采集一个扫描块的数据，然后重建出 0.8～1.2mm 的薄层，再用 MIP 处理得到血管的图像。

3D－TOF 法的分辨率优于 2D－TOF 法，但由于成像厚度大，容易产生饱和效应而使血流信号减弱，对慢血流尤为明显，因此适用于较快血流的大血管的显示；2D－TOF 法对慢血流的显示较 3D－TOF 法好，适合于颅内静脉和小动脉的显示。

2. 相位对比法（PG）　相位对比法的基础是相位效应：在梯度磁场作用下，不论是运动自旋还是静止自旋，它们的相位都会发生改变，这种单个自旋在梯度磁场中的相位改变，称为相位偏移效应。先后施加大小和持续时间相等、方向相反的双梯度脉冲，静止组织产生的相位位移被完全取消，而流动质子在这两个梯度脉冲的作用期间已移动了一段距离，既由第一个梯度脉冲引出的相位位移，不能被第二次极性相反、大小相等的脉冲所取消，所剩余的相位位移与质子在第二次梯度脉冲期间移动的距离成正比，也就是说与流动的速度成正比。PC 法一般采集两次不同角度的流动编码图像，因为流动编码梯度对静止组织没有作用，两次图像所得的静止质子信号相同，而流动质子信号随流动编码改变而改变，将两个图像进行减影处理，即可得到流动质子像，即血管形态图像。

2D－PC 是在连续采集一系列切面数据后进行图像重建，由于同一体素内可能包含几条血流方向不同且交叉重叠的血管，从一个体素采集的不同血管的相位不同可产生相互干扰，以致信号消失。3D－PC 法直接采集三维空间的图像资料，可避免上述 2D－PC 法的缺点，能有效去背景，提高血流和周围组织的对比，无饱和效应，大扫描块内仍可显示小血管，图像质量优于 3D－TOF。PC 法可按血流速度进行调整，不仅可用于流速快的动脉，对流速慢的静脉也敏感。

3. 预饱和技术　选择饱和脉冲使血流呈低信号，和选择适当的参数使静止组织呈高信号。在成像容积外和射频脉冲前施加饱和带，再在血液流入成像容积后施加射频脉冲。由于已饱和的质子不再接受新的激励，因此血流无信号。在 MRI 图像上，血流呈黑色，称为“黑血”法；黑血技术虽分辨率差，但可分辨复杂血流引起的信号丢失，较真实地显示血管狭窄程度。

4. 造影剂对比增强 MRA　通过静脉注射 Gd 类顺磁性造影剂，缩短血液的 T_1 时间，使之较周围组织的 T_1 时间更短，利用 2D 或 3D 梯度回波技术采集兴趣区血管，再经 MIP 技术重建，可以得到从任何角度观察的三维血管像。该技术利用造影剂缩短血流的 T_1 值，与血流的流动效应无关，无需心电门控和空间预饱和技术，从而克服了非增强 MRA 的技术不足，3D 动态增强磁共振血管造影（3D DEC MRA）已广泛用于全身各部位的血管成像。

（二）心电门控技术

采用心电门控技术进行 MRI 扫描成像，既可以观察到心脏、大血管的内部结构，又可以减少心脏搏动引起的伪影，从而得到较高质量的 MRI 图像。最重要的是能得到心动周期预定点上的图像。在进行 MRI 扫描检查时，应将扫描序列与生理性触发点联系在一起，因此 TR 的长短由心电图 RR 间期决定，其成像参数的选择也受到一定的限制。一般情况下多采用心电门控，但在使用心电门控有困难时，也采用脉搏门控。心电门控效果比脉搏门控好，心电门控既可用于心脏大血管的检查扫描，也可用于胸部或其他部位检查扫描。

1. 心电触发技术　用心电 R 波作为 MRI 测量的触发点，并选择适当的触发延迟时间，可观察到心动周期上任意相位上的图像。

2. 心电门控技术　当心电门开放时再收集扫描资料，这样可得到多相位扫描的恒定信号强度。技术人员可自由选择心电门的宽度和位置。把心电门控对 MRI 信号的干扰降到最低，需将心电触发的电极与人体长轴平行排列，还需将导线拉直，并禁止与呼吸门控接触。因为环形的导线在高磁场下将产生电流，该电流将干扰 MRI 信号。当 R 波幅度较小时，有可能会影响心电触发。R 波幅度增加的方法：调整电极位置，或将患者一侧身体抬高，并使其与床面成适当的角度。

（三）呼吸门控技术

由于呼吸会干扰胸腹部的 MRI 成像，采用呼吸门控技术可使呼吸运动产生的伪影减少。在进行胸部的 MRI 成像时，如与心电门控一起使用，效果将会更好。采用呼吸门控技术，可通过选择采集呼吸某一时相的信号来实现的。用胸腹部气压感受器检测呼吸周期的频度，并选择呼气或吸气相，多采用呼气相采集 MRI 信号。为了充分发挥呼吸门控的作用和缩短检查时间，在使用呼吸门控之前，应训练患者，并使其保持有规律的呼吸。

（四）脂肪抑制技术

脂肪抑制在常规磁共振检查中为达到不同的目的而经常被应用。主要有两种适应证：首先，脂肪抑制被用来抑制正常脂肪组织的信号，从而达到降低化学位移伪影或提高增强效果的作用；其次是为了突出组织的特性，尤其是在肾上腺肿瘤、骨髓浸润、脂肪类肿瘤以及脂肪变性等情况下。应用脂肪抑制技术取决于需要被抑制的病变的脂肪含量。抑制含有大量脂质的白脂肪信号与抑制脂肪浸润或含少量脂肪病灶信号的方法不同。

1. 短时反转恢复法（STIR）　在反转恢复成像中，首先加一个 180°射频脉冲，将磁化矢量从 Z 轴变为负 Z 轴。当脉冲停止后，磁化矢量将向 Z 轴方向恢复。脂肪的 T_1 时间比水的时间短，这将导致脂肪纵向磁化矢量恢复比水快。如果在脂肪组织纵向磁化矢量于纵轴此上恢复量为零时施加 90°射频脉冲，脂肪组织将不产生信号。组织纵向弛豫过零的时间点（反转时间，TI）大约位于其 T_1 时间的 0.7 倍处。T_1 时间及 TI 时间有磁场依赖性，因此在进行抑制脂肪信号时，应根据不同场强选择不同的 TI 时间。

优点：STIR 法可以抑制整个脂肪信号，包括其中水的成分。这是对磁场均匀性不敏感的方法，而且可以在低场强系统中应用；图像对比好，具有长 T_1 长 T_2 的组织都会表现为亮信号，可以提高肿瘤的检出率。

缺点：因为成像序列在 TI 时间开始，此时大部分质子在纵轴上还没有完全弛豫，因而处于部分饱和状态，将导致整体信号丢失，因此反转恢复成像的信噪比比较低。

2. 频率饱和法　在频率饱和法成像采集中，在没有梯度磁场的情况下，通过施加一个与脂肪共振频率相同的频率选择性饱和射频脉冲，紧接着施加均一的毁损梯度以使脂肪中的氢质子失相位，这样，被下一层选择性射频脉冲所激励产生的信号中就不包含来自脂肪的信号。

优点：频率饱和法是脂肪特异性的抑制序列。在对比剂增强 T_1 加权与突出组织特性方面，尤其是在含有大量脂肪组织的区域抑制效果非常可靠；频率饱和法可以更好的显示细微的解剖细节。

缺点：不可靠的脂肪抑制。频率选择性饱和脉冲的频率必须与脂肪共振的频率相同，然而，主磁场的不均匀将会使水和脂肪的共振频率发生偏移。这样，饱和脉冲频率此时不可能恰好等于脂肪共振的频率，这种偏移将导致较差的脂肪抑制效果。可采用减小视野、把感兴趣区置于视野中央以及自动匀场等技术加以纠正。射频脉冲场的不均匀性也会降低脂肪抑制的效果。水和脂肪间的化学位移伪影随场强的增加而增加，因此在低场强中频率饱和法效果较差。频率饱和法明显增加扫描时间。

3. 反相位成像　反向为成像技术是基于在不同回波时间所采集的图像相位不同。所谓相位是指磁化矢量在 X－Y 平面的角度。因为脂肪和水的氢质子有着不同的共振频率，经过初始激励以后，两者的相对相位会随着时间而变化。在激励刚结束时，两者处于同相位（相位差为零），然而，水的质子比脂肪质子进动快，因而经过几毫秒后，两者的相位差是 180°，再经过几毫秒，相对于脂肪的质子、水质子整整旋转了 360°，此时两者再次处于同相位。因而可通过设计恰当的回波时间从而在同相位或反相位是采集信号。通常，此项技术只用于梯度回波序列。在磁共振成像过程中，每个像素的信号是这个像素中水和脂肪信号的矢量和。在同相位图像中水和脂肪的信号是相加的。但是反相位图像中信号是两者的差值。所以，反相位成像可降低含脂肪组织的信号。反相位成像非常适合于抑制水和脂肪含量基本相同的组织信号。

优点：反相位成像简单、快速，而且在所有的磁共振系统中均可运用。检出少量脂肪以及水－脂混合物的能力是此项技术最大优点。

缺点：对于被大量脂肪组织包埋的小肿瘤的检出比较困难。此种缺陷发生在乳腺成像时。

4. 水激励技术　它使用的是一个复合式脉冲，包含几个独立的脉冲，彼此间有极其短暂的间隔，仅仅用来激励水氢质子，可以产生很好的抑脂效果。

优点：水激励比频率饱和法有时间优越性，可大大缩短成像时间，尤其在 T_1 加权像，几乎可以减少一半时间；相对于频率饱和法，水激励成像在各种加权像上有着更好的信噪比。

缺点：正像频率饱和法那样，水激励对磁场的不均匀性也非常敏感，需要自动或体积匀场。

5. Dixon 法及 Chopper 法　Dixon 法也是基于化学位移原理。它包括两次自旋回波成像，而不像常规同一反相位成像那样在梯度回波中进行。第 1 次为常规的自旋回波成像，采集到水和脂肪的信号之和；第 2 次自旋回波，在于180°重聚相位与第 1 次相比，被延迟了一小段时间，而回波时间保持不变，采集到水和脂肪的信号之差。两幅同、反相位图像的和将产生纯水图像；两幅同、反相位图像的差将产生纯脂肪的图像。Chopper 法是对 Dixon 法改进后的脂肪抑制技术，在获得图像的过程中就可以自动处理数据，省去了图像数据采集后的重建过程，因此可减少患者运动所造成的伪影，目前中场强的机器一般采用此脂肪抑制技术。

6. 混合法　实际上这并不是特别的脂肪抑制技术，它是应用两种独立的物理机制来消除脂肪信号，把各种抑脂技术整合到一个序列中，从而达到更好的抑脂效果。例如：SPIR 法，它代表的是选择性频率预饱和法和反转恢复成像法结合在一起，是一个适合于个体的脂肪频率抑制技术，对每一个患者都能做到抑脂完全，可与各种扫描方法结合使用。

（五）增强扫描技术

将对比剂经静脉注入人体，当对比剂通过组织细胞时，将改变组织的 T_1 或 T_2 弛豫时间，以达到增加组织之间、组织与病变之间的对比度；通过病灶增强方式和类型的识别帮助定性的目的。

1. 对比剂的种类

（1）顺磁性螯合物类对比剂：研究表明，改变质子周围的局部磁场，质子的 T_1 和（或）T_2 弛豫时间就会发生改变，能引起氢质子弛豫时间缩短的离子或小分子物质称为顺磁性物质。顺磁性对比剂含有多个不成对的电子，它们与质子一样具有磁矩。由于这些电子的磁矩比氢质子磁矩大 657 倍，将导致局部组织产生巨大的磁场波动，使附近的氢质子的 T_1 和 T_2 弛豫时间大为缩短，造成质子的弛豫增强。

该种对比剂缩短弛豫时间受下列因素的影像：①对比剂中顺磁性物质的浓度。浓度越高，T_1 缩短越明显。但当剂量过大时，反而会使含对比剂的组织呈低信号；②对比剂中顺磁性物质的磁矩。当不成对电子越多时，其磁矩也就越大，使 T_1 和 T_2 缩短越明显；③如果顺磁性物质结合的水分子数越多，顺磁作用将越强。

（2）超顺磁性和铁磁性粒子对比剂：它们都能使质子弛豫时间缩短。由于它们的磁矩和磁化率都高于人体组织，也高于顺磁性螯合物，将导致磁场不均匀。当质子通过这种不均匀磁场时，它们的横向磁化相位将发生变化，从而加速了去相位过程，使 T_2 大大缩短，即 T_2 弛豫增强。对比剂的磁化率越高，去相位作用也就愈快。此种对比剂将使 T_2 缩短，增强信号为低信号，图像为黑色。

2. 对比剂的应用剂量　Gd－DTPA 的注射剂量为成人 0. 1mmol/kg（0. 2ml/kg）；非离子型对比剂 Gadoterridol 的注射剂量为 0. 3mmol/kg。对比剂的应用剂量应根据情况而定，还可选用常规剂量的半量，或 1/4 剂量；为排除肿瘤的转移或复发，使用 0. 6ml/kg 体重的 Gd－

DTPA 常常能提高诊断的可信度。

3. 对比剂的注射途径　对比剂的注射途径为静脉。

4. 对比剂的不良反应　资料统计表明：GD－DTPA 的不良反应通常是轻至中度而且是一过性的。常见有头痛、不适、恶心、呕吐等反应；癫痫患者可能诱发癫痫发作；严重的不良反应较少发生。由于正常人体内钆离子含量极少，当少量自由钆离子进入体后，就可引起毒副作用。进入人体内的钆离子与血清蛋白结合后，将进入肝、脾、骨髓等器官，使这些器官中毒。患者的临床症状为共济失调，神经、心血管与呼吸抑制等。如果将对比剂中自由钆与 DTPA 络合成螯合物，它的毒性将大大减少。如果在 Gd－DTPA 中加入钙离子，将使副反应减轻。

5. 对比剂的排泄途径　Gd－DTPA 主要由肾脏排泄。当它们经肾脏排泄时，将受到浓缩，浓缩后的对比剂在肾盏、肾盂、输尿管和膀胱内的浓度较高。由于它们不透过细胞膜，在细胞外液，并与血浆蛋白结合较少，因此不易透过血脑屏障。当血脑屏障受到破坏时，它们才可能进入脑与脊髓。又由于在 Gd－DTPA 口服时，人体不吸收。因此可将它们作为胃肠对比剂，在体内不经代谢，直接被排出体外。

6. 对比剂应用的适应证、禁忌证及注意事项

（1）适应证：①肿瘤与非肿瘤组织的鉴别诊断；②脊髓肿瘤的发现；③肿瘤内部解剖结构的观察；④良、恶性肿瘤的鉴别诊断；⑤水肿组织鉴别诊断；⑥明确肿瘤的数目与范围；⑦肿瘤手术后的随诊等。

（2）禁忌证：①对对比剂注射液的任何成分过敏；②重度肾功能损伤；③妊娠三个月以内的孕妇。

（3）注意事项：哺乳期的妇女，在注射对比剂后 24h 内，应禁止给婴幼儿哺奶。

（六）磁共振水成像技术

磁共振水成像（MR，water imaging）的原理是利用重 T_2WI 的效果，即长 TR 加特长的 TE 使含水器官显影。长 TR（重复时间）指的是 TR 值 >3000ms，特长的 TE（回波时间）指 TE 值 >150ms。体内静态或缓慢流动的液体具有长 T_2 弛豫值呈高信号，脑脊液（水）300～500ms；周围组织 T_2 弛豫值较短呈低信号，骨骼肌为 47ms，肝 43ms，肾 58ms，脾 62ms，脂肪 82ms，脑灰质 101ms，脑白质 92ms，扫描所选的 TE 值如高于以上组织所具有的 T_2 值，其信号为低（组织呈黑色），如相接近，信号为中等（组织呈灰色）；所用的 TE 值低于组织的 T_2 值，则信号高（组织呈白色），如含水器官，因此达到水造影的目的。实际上长 TR 主要是为了取得 T_2 效果，特长的 TE 是为了增强 T_2 的效果，更重要的是将一般的组织结构信号压低（变黑），从而使含水的信号更加突出。因此 TE 值在水成像中非常重要，是成功的关键。也就是说此技术对流速慢或停滞的液体（如脑脊液、胆汁、尿液等）非常灵敏，呈高信号，而使实质性器官和流动液体呈低信号，再将原始图像采用最大强度投影法（MIP）重建时，得到类似于注射造影剂或行静脉肾盂造影一样的影像。临床上常见的运用水成像进行检查的技术主要包括磁共振胰胆管成像、磁共振脊髓成像、磁共振泌尿系统成像、磁共振内耳成像、磁共振涎腺管成像、磁共振输卵管成像等等。

三、磁共振成像系统的质量控制

（一）信噪比（SNR）

1. 信噪比的概念　它是组织信号与随机背景噪声的比值，信噪比与图像质量成正比。当比值增大时，人体组织的信号成分越多，噪声越小，图像质量越好。

2. 影响信噪比的因素　①磁场强度：信噪比与磁场强度呈正比，磁场强度越大，信噪比越高。②射频线圈：MR 信号强度与射频线圈到被检部位之间的距离成反比关系，即距离越大信号强度越小；而线圈所接收到的噪声强度又和线圈敏感区域内组织的大小成正比关系，即线圈敏感区域内所包含的组织越多噪声强度越大，因此要提高 MR 图像的信噪比就必须选择合适的射频线圈，一是要尽量贴近被检查部位，以提高 MR 信号强度；二是要使线圈敏感区域所包含的组织尽可能的少。③体素容积：体素容积增大，MR 信号增强，信噪比也就增高。增加体素容积的方法有，一是保持图像矩阵不变，增加 FOV；二是保持 FOV 不变，降低图像矩阵；三是 FOV 和图像矩阵都保持不变，增加采集层厚。④重复测量次数：当平均次数增加时，导致扫描时间增加，而信噪比的增加只与平均次数的平方根成正比。当扫描时间延长时，出现运动伪影的概率增大，将导致图像质量下降。⑤重复时间：重复时间决定纵向磁化恢复的程度，当重复时间延长时，导致组织的纵向磁化倾向最大限度增加。与此同时，信号强度也增加，使信噪比增加，但增加是有限的。因为组织一旦经过充分的纵向弛豫，它的信噪比将不会再增加。⑥回波时间：射频脉冲结束后，开始横向弛豫，而回波信号的大小取决于信号读出时横向磁化的大小，当回波时间延长时，会使横向磁化衰减增多，回波信号降低，引起信噪比相应减低，减低的程度各组织间有差异。⑦翻转角：所谓翻转角，就是在射频脉冲作用下，纵向磁化偏离 Z 轴的角度。翻转角增大，XY 平面内的横向磁化 MXY 也就提高，相应的 MR 信号就增强，信噪比就可以提高。

（二）空间分辨率

1. 空间分辨率的概念　图像的空间分辨率是指在一定对比度下，图像所能分辨的相邻物体的最小距离。也就是指对解剖细微结构的显示能力。一个像素代表一个体元大小，由观察视野面积除以像素值来表示空间分辨率。空间分辨率被分为常规分辨率，即像元大于 1mm；高分辨率，即像元在 0.5～1.0mm 之间；超高分辨率，即像元小于 0.5mm。

2. 影响空间分辨率的因素　MR 图像灰度取决于断层内各体素所产生的 MR 信号的强度，因此 MR 图像无法把一个体素内的不同成分区分开来，而是把它们当成同一个物体，所以空间分辨率就取决于体素的大小，当体素减小时，图像空间分辨能力提高；当体素容积增大时，图像空间分辨能力降低。

体素的大小取决于断层厚度、FOV 和像素矩阵的大小：①断层越薄，空间分辨率越高；高分辨图像层厚应在 3mm 以下；②当 FOV 一定时，像素矩阵越大，体素越小，空间分辨率就越高；③当像素矩阵一定时，FOV 越小，体素也就越小，空间分辨率就越高。

（三）对比度

1. 对比度的概念　对比度是指图像中不同区域在信号强度上所存在的相对差异。它有两个方面组成，即组织信号的对比度和由磁共振信号转换成影像的对比度，前者直接影响后者。

2. 影响对比度的因素　①噪声；②层面间距：层面间距越大，噪声就越小，图像对比度就越高；③不同的脉冲序列和不同的序列参数调整不同组织特性对图像对比度的影响，形成所谓的质子密度加权图像，T_1 加权图像或 T_2 加权图像。

（四）伪影

伪影是指在磁共振成像过程中，由于某种或某些因素，而出现了人体组织原来并不存在的影像，被称为伪影。当出现伪影时，应仔细分析伪影出现的原因，用有效的方法来防止、抑制，甚至消除伪影，提高影像质量。

1. 设备伪影　是指 MRI 系统本身产生的伪影。此种伪影是由于在设计、生产、安装、调试和应用 MRI 系统过程中，某些人为因素、匹配不当、操作者设置的各种参数不当等因素所造成的伪影。

2. 化学位移伪影　在磁共振成像时，是用施加梯度磁场导致人体不同部位共振频率的差异的方法确定人体不同位置。由于脂肪和水分子内氢原子共振频率不同，导致两者在 MRI 图像上沿频率编码方向上产生化学位移伪影。

3. 卷摺伪影　当被扫描检查部位的范围超过了 FOV 范围时，造成扫描范围外的解剖结构的影像移位或卷摺到下一幅影像上。解决办法是：将被扫描检查部位的最小直径放置在相位编码方向上或扩大视场。

4. 截断伪影　在 MRI 信号发生突然跃迁时，在两个界面上可能发生信号振荡，沿频率编码方向上出现环形黑白条纹，被称为截断伪影。抑制和消除方法是：多采用增大矩阵的方法；或采用在傅利叶变换前对信号进行滤过的方法，此种方法有可能导致空间分辨率下降。

5. 部分容积效应　是由于扫描层面过厚，或病变较小并骑跨于扫描切层之间，周围高信号组织将其掩盖而形成的假影，被称为部分容积效应。解决方法是：①采用薄层扫描；②调整扫描位置。

6. 运动伪影　是由于人体生理性和自主性运动造成的伪影。消除方法是：①采用心电门控技术；②呼吸门控技术；③尽量减少检查时间；④在进行扫描检查前，应对患者进行训练，以得到患者的配合；⑤快速成像技术、改变矩阵、减少信号采集次数等。

7. 金属异物伪影　是由于患者身体上的抗磁性物质与铁磁性物质引起的。消除方法是：在患者进入扫描检查室之前，请他们仔细地检查一下身上的此类物质，并将它们去除掉。

四、磁共振成像的新进展

（一）并行采集技术

并行采集技术是指使用相控阵线圈、多个独立射频采集通道和线圈敏感曲线来减少扫描时间的一种快速扫描技术。目前有两大类技术：

1. 敏感编码（sensitivity encoded，SENSE）　并行采集技术利用相控阵线圈的空间敏感性信息，部分代替了传统费时的空间编码过程，通过增加 K 空间中的采样距离，表示为加速因子（reduce factor，简称 R），减少相位编码线数目，从而减少图像采集时间。SENSE 技术中由于 K 空间原有 K 值未变，所以能保持原有的空间分辨率和图像的对比度不变。当然，图像的信噪比会降低，减少到加速因子的平方根倍。SENSE 技术是一种基于图像的算法，在获得准确的敏感性校准图的基础上重组出的图像信噪比最优，但受 FOV 的限制，FOV 的设定时要充分考虑到不同方向扫描时的区域大小，避免由于组织超出FOV造成的卷折伪影。

2. 空间谐波（simultaneous acquisition of spatiall harmonics，SMASH） 并行采集技术SMASH技术是基于K空间算法的重组技术。如果有n个线圈单元，那么就有n个谐波信号，减少了相位编码线的数目，将扫描时间减少到原来的1/n。临床上采用此技术的是西门子公司的GRAPPA技术，它只要求采集合适的K空间线，不受小FOV影响，允许小FOV成像，因此对心脏成像和骨科成像更有用。

（二）运动校正技术

为了控制在磁共振检查中出现的运动伪影，近几年出现了许多运动伪影校正技术，值得注意的两种方法就是螺旋桨技术（propeller）以及八分仪或叶型导航技术。

1. 螺旋桨技术（propeller） 全称是“周期旋转重叠平行线强化重建技术”。该技术采集以K空间原点为中心的多个矩形条带数据，每一个条带均在K空间中心区域采样，使人们可以对条带之间的相互位置、角度和相位空间不一致性进行校正。先根据校正测量指示，对无用的层面方向的运动数据加以抛弃；最后通过对低空间频率数据取平均的方法，进一步减少运动伪影的产生。目前，该技术主要用于两种场合。第一，应用于不能配合扫描检查的患者，如儿童和帕金森症患者，可以提供具有临床诊断意义的MRI图像。第二，改进了扩散MRI图像的质量。

2. 叶型导航技术 是一种改良的K空间轨道填充技术，它与相应程序结合，可以在最短的额外采集时间内，做到快速的数据在线校正、在线旋转和平移。

（三）弥散加权成像（DWI）

弥散为分子在媒介中的一种随机热运动，即布朗运动（Brownian motion）。当温度高于绝对零度时，所有分子均有布朗运动。

弥散加权成像（diffusion weighted imaging，DWI）是建立在人体组织微观流动效应的基础之上，利用人体内不同情况下水分子弥散程度的不同所造成的信号改变而进行的磁共振成像。

DWI是在常规SE序列基础上，在180°聚焦射频脉冲前后加上一个位置对称极性相反的梯度场。在梯度场作用下水分子扩散时其中的质子于横向磁化上发生相位分散，不能完全重聚，导致MR信号衰减，故形成了DWI上的异常信号。该过程受弥散系数和弥散梯度强度的影响。水分子在活体组织内的扩散与组织的空间结构有关。细胞膜、基底膜等膜结构的分布、核浆比以及胞浆内大分子物质如蛋白质的分布均影响组织内水分子的扩散。病理状态下，细胞内外的大分子分布发生变化，以及膜结构的完整性遭到破坏，使其中水分子的扩散速度发生改变，从而形成DWI上信号异常。目前国内外的MR扩散加权成像主要应用于中枢神经系统疾病，可早期发现脑梗死，鉴别脑囊肿与肿瘤性病变，以及用扩散的各向异性来判断脑组织的病理状态。近年来扩散加权成像已经应用于肝脏、椎体、四肢关节、脊髓、前列腺、乳腺及子宫肿瘤中。

DWI的信号强弱与表观扩散系数（apparent diffusion coefficient，ADC）值有关，它们之间存在负指数函数关系，即ADC值增大，DWI信号降低（即高弥散区，水分子运动区）；反之，ADC值减小，则DWI信号增高（即低弥散区，水分子运动受限区）。如生物膜结构的阻挡和大分子蛋白的吸附作用在一定程度上限制了水分子的扩散，导致ADC值减小，

DWI 信号增高。

（四）弥散张量成像（DTI）

弥散张量成像（diffusion tensor imaging，DTI）是由弥散加权成像（diffusion weighted imaging，DWI）技术改进和发展而来的一项新型磁共振成像技术，可利用弥散敏感梯度从多个方向对水分子的弥散各向异性进行量化，从而反映活体组织内的细微结构。此技术在中枢神经系统的应用已日趋成熟。

弥散各向异性，自由水的弥散是随机的，在不同方向上弥散程度相同，这种现象被称为各向同性（isotropy）；而在生物体组织结构中，水分子的弥散过程包括随机弥散、浓度梯度下的弥散、分子的跨膜弥散等，受到多种局部因素的限制，表现为单位体积内不同方向上分子弥散程度的总和各不相同，这种现象被称为各向异性（anisotropy）。水分子的各向异性与其所在介质的特定物理学排列特点或限制分子运动的障碍物的存在有关。在非自由的细胞间屏障或不规则的细胞形状存在的情况下，障碍方向上的分子弥散明显减少。大部分生物组织内水分子的弥散运动是各向异性的，获得了单位体积内的各向异性信息，即可研究生物体的细微解剖结构及功能改变。

弥散张量，弥散运动不是平面内的过程，而是发生于三维立体空间中的。普通的弥散成像只用一个标量参数描述，即表观弥散系数，弥散程度的测量限制在平面内，往往低估组织的各向异性。弥散各向异性的研究进展起始于 Basser 等，引入的弥散张量（diffusiontensor）成像的概念，从三维立体的角度分解、量化了弥散各向异性的信号数据，使组织微结构的显示更加精细准确。由于各向异性的存在，弥散需要用张量（tensor，D）进行描述。弥散张量可显示为一个 3×3 的对称矩阵，可分解为 6 个矢量成分、3 个对角线成分 D_{XX} D_{YY} D_{ZZ} 和 3 个非对角线成分 D_{XY} D_{XZ} D_{YZ}。还可应用“各向异性椭圆体”的概念进行解释，椭圆体 3 个主轴不等长，由大到小分别为 λ_1、λ_2、λ_3（即为弥散的 3 个本征值）。若 $\lambda_1=\lambda_2=\lambda_3$ 即为各向同性。扫描应用的梯度场方向越多，在椭圆体表面选取的点就越多，采样误差越小，各向异性的测量越准确。现阶段临床应用的 DTI 序列常采用 6～25 个方向（普通弥散加权成像仅应用 3 个正交方向）。

平均弥散度（各向同性弥散系数）：其数值不受组织 T_1、T_2 时间的影响，只表现出组织内水分子的弥散特性。平均弥散度越大，组织自由水含量越多。

弥散各向异性系数：弥散各向异性系数越大，组织的各向异性越强，组织结构排列越规律紧密。不同作者运用的各向异性系数各不相同。应用部分各向异性（faction anisotropy FA 值）的作者较多，原因有以下几点：①FA 值是不随坐标系旋转方向改变而改变的；②FA 图可提供较好的灰白质对比；③FA 图信噪比较高；④FA 值是组织的物理特性，在同一对象不同时间、不同对象间、不同成像设备获得的数值间具有可比性。

（五）磁共振波谱分析（MRS）技术

MRS 技术是一种无创伤检测体内化学成分的手段。MRI 信号的频率由磁旋比和原子核所处的磁场强度所决定，而这种磁场强度又由外加的磁场强度所决定。与此同时原子核也受自身周围电子与邻近原子核周围电子的作用，由于这些电子与外磁场的相互作用，导致原子核局部磁场强度的改变，此种现象被称为化学位移。

人体内不同化学成分的原子核，都以不同频率进行共振，产生不同的 MRI 波峰。利用化学位移的方法来研究分子结构，并对分子进行波谱定量分析，被称为波谱分析。波谱定量用两个参数，波峰的位置用 ppm 表示；而谱线所覆盖的、正比于原子核密度的面积表示磁共振信号的强度。MRS 技术要求采用较短的射频脉冲激励，然后再进行信号采集，最后将这种信号通过傅利叶变换成波谱。MRS 技术要求高场强和磁场均匀性较好的 MRI 系统。采用 MRS 技术可对人体内的肌肉、肝脏、脑、肾脏等进行代谢产物的研究。

（六）脑功能磁共振成像技术

大脑皮质微血管中血氧水平的变化，会引起局部磁场均匀性变化，从引起 MR 信号的变化，称之为血氧水平依赖性（BOLD）效应。当局部脑组织被激活时，将导致血红蛋白和脱氧血红蛋白的变化，和相应区域磁化率的变化。将这一变化记录下来，经处理后所得到的图像，被称为脑功能成像。由于脑功能区被激活时，该区域的血流量增加，但耗氧量增加不明显。又由于该区域的氧合血红蛋白和脱氧血红蛋白之间比例发生改变，导致在 T_2 加权像上，该区域的信号也随之发生变化。因为超高场强磁共振对局部磁化率变化的检测较为灵敏，再加上超高速成像技术等的应用，可显示较大范围的功能区，同时还能显示局部血流灌注情况。

（七）磁共振灌注成像（PWI）

磁共振灌注成像（perfusion weighed imaging，PWI）是一种反映微血管分布及毛细血管血流灌注情况的磁共振检查技术，用于评估局部组织活力及功能。常用方法为对比剂首过灌注成像技术。

对比剂首过灌注成像技术：经静脉团注对比剂后，当对比剂首次通过受检组织时，由于对比剂主要分布在毛细血管内，而毛细血管外间隙分布量很少，血管内外浓度梯度最大，引起局部微观磁场的均匀性发生改变，邻近氢质子的横向弛豫加快，T_2 缩短，表现为 T_2WI 上信号强度的下降。通过计算局部血管容量、平均通过时间、局部血流速度等数据来评估局部组织的灌注水平。

（黄江华）

第三节　磁共振成像系统的操作方法

一、磁共振成像系统的安全性与检查禁忌证

磁共振检查已经成为一种主要的影像学检查手段。正确使用磁共振检查是安全、有效的。然而，它也是唯一一种可以立即造成患者损伤甚至死亡的成像形式。磁共振具有较高的静磁场。当一个铁磁性物质靠近磁体时，有两种形式的力产生：平移力和旋转力，均可造成严重的后果。因此，应严格禁止把铁磁性物质带入扫描室。

体内有植入物和磁或电触发装置的患者进入扫描室会造成严重的损伤。任何进入扫描室（或超过 5 高斯线）的人都应接受经过培训的 MR 技师的检查。

1. MRI 检查的禁忌证　①带有心脏起搏器、疑有眼球金属异物、动脉瘤用银夹结扎术后患者；②检查部位存在不可卸除的金属物者；③病情危重并带有生命监护和维持系统者；④癫痫发作状态患者；⑤幽闭恐惧症患者。

2. MRI 检查的相对禁忌证　①无法控制或不自主运动者、不合作者；②怀孕 3 个月以内

者；③高热或散热障碍者；④体内非检查部位有金属物者（如假牙、内固定器、宫内避孕环）。

以上人员慎做 MRI 检查，如需 MRI 检查，应事先向患者（或家属）做好解释说明工作，及采取相应必要的措施（药物控制、尽可能去除金属异物等）后再行 MRI 检查。

二、磁共振扫描检查前准备工作

在磁共振扫描前患者的准备工作应根据扫描部位和扫描方式来定，这里只介绍常规准备工作。

（1）为防止患者将灰尘带进磁共振机房，患者在磁共振检查前应更换衣服和鞋子。

（2）为了解除患者的思想顾虑和紧张情绪，在磁共振扫描前应向患者做好解释工作。

（3）为了防止产生异物伪影，在扫描前请患者或帮助患者除掉检查部位的饰物、异物及全身的金属物。

（4）在进行胸、腹部磁共振扫描前，应做好患者的呼吸训练工作，以减少由于患者呼吸而产生的移动伪影，并确保扫描层面的准确性。

（5）对昏迷和不合作的患者，可适当给予镇静剂，特殊情况下应给予麻醉剂。

三、磁共振成像系统的操作规程

在使用磁共振机以前，使用人员应详细阅读磁共振机操作手册，并熟悉磁共振机的性能和结构。磁共振机操作规程如下：

1. 开机　将磁共振机开关闭合，给磁共振机各系统接通电源。接通电源后，磁共振机进行自检。在磁共振机自检时，禁止按任何按键和移动鼠标。在磁共振机自检完成后，根据监视器屏幕上的提示进行下一步操作。

2. 清磁盘　磁盘是图像储存的重要工具。它的储存空间是有限度的，为了确保扫描工作不受影响，在对患者扫描前，应首先访问一下磁盘，了解一下磁盘存储的剩余空间是否够用。如果不够用，应将处理过的图像数据删除。

3. 扫描检查　医技人员应根据临床医师所开申请单的项目和扫描技术要求对患者进行磁共振扫描检查。

4. 关机和切断电源　在每日工作完成以后，按照磁共振机关机程序进行关机，并切断磁共振扫描机的电源。

四、患者进行磁共振扫描检查的操作程序

1. 患者资料的输入　在对患者进行磁共振扫描之前应将患者的姓名、性别、年龄、出生年月日、体重、磁共振号、住院号、普通 X 线检查号和 CT 检查号等资料输入到磁共振扫描仪内的计算机上。

2. 患者的检查体位　患者的体位应按照磁共振扫描申请单上所要求的扫描部位、操作人员所采取的扫描方法而定。其原则为：患者被合理地安置在扫描床上，在不影响扫描要求的前提下，应尽量使患者感到舒适。患者体位安置方法：利用检查床旁的操作台和（或）扫描架上的操作键，将检查床升高到扫描高度，将患者送到预定的扫描位置上。应打开定位灯对人体的扫描部位进行标志，在进行某些部位磁共振扫描时，还可使用如头架、膝关节托、固定软垫、头部及体部固定带等定位辅助工具。

3. 确定扫描范围　常采用以下两种方法确定扫描范围：①先扫描一张定位片，在定位片上划出磁共振扫描的起点与终点；②在摆体位时，用定位指示灯直接从患者体表上定出扫描的起点位置。应尽量将扫描范围包括在所选线圈内。

4. 磁共振扫描　按临床与诊断要求选择冠状位、矢状位或横断位等位置对患者进行扫描检查。

5. 数据储存　将磁共振扫描所获得的影像数据储存到长期存储器。

五、图像显示与摄片

磁共振扫描图像在送交医师出诊断报告之前，应根据诊断的需要进行各种图像的处理或测量。由于计算机功能软件的不断开发，磁共振图像的后处理功能也越来越多，下面简单介绍几种与图像显示有关的图像后处理功能以及图像显示技术。

1. 窗口技术和图像缩放技术　选择适当的窗宽和窗位是数字图像后处理工作中的一项重要内容。为了得到较清晰的磁共振扫描图像，清晰地显示病灶，应正确地选择和运用窗口技术。并根据临床与诊断要求对图像进行适当的缩放处理。

2. 图像重建　为了观察病灶组织结构的形态、大小、范围、与相邻组织间的关系，需对所获信息进行图像重建。

3. 黑白反转与方向旋转、三维图像重建、多平面重组图像　图像黑白反转与方向旋转可按磁共振指令进行，也可在激光打印机上进行。三维图像重建与多平面重组图像请参阅医学影像的三维重建章节的内容。

4. 摄片　用激光打印将磁共振扫描图像打印在胶片上。患者的所有磁共振扫描图像用一份胶片进行总结，供医师对患者的病情进行研究。

磁共振胶片上的图像质量，除与冲洗和摄片因素有关外，还与荧屏图像处理、显示技术有关。在摄片时应注意以下几个问题：

（1）窗宽、窗位：应根据病变情况和要观察的内容，选择合适的窗宽与窗位。

（2）按磁共振扫描顺序进行图像排列和摄片，以利于保持一个整体的概念。

（3）不要将平扫和增强扫描的图像进行交叉排列，应分别按其扫描顺序进行图像排列，以便系统分析。

（4）应将局部病灶进行放大、测量、重建的图像布置在序列图像的后面。

（5）图像幅式应大一点，过小将影响观察效果。幅式组合应简单化，图像太复杂将影响其美观。

（黄江华）

第四节　MRI 成像检查护理

一、MRI 检查护理

（一）MRI 普通检查护理

1. 检查前护理

（1）患者预约：患者凭检查信息通过 PACS 系统进行预约、登记确认。正确留取患者身高、体重，并记录在申请单上。

（2）检查分检：护士或登记员根据检查信息进行分检，指导患者到相应地点等待检查。

（3）评估核对：护士仔细阅读检查申请单，核对患者信息（姓名、性别、年龄、检查部位等），详细询问病史，明确检查目的和要求；评估患者病情，确认患者信息、检查部位、检查方式的正确；对检查目的要求不清的申请单，应与临床申请医师核准确认。

（4）风险筛查：确认受检查者无 MRI 检查绝对禁忌证，患者进入机房前需将身上一切金属物品摘除，包括义齿、钥匙、手表、手机、发夹、金属纽扣，以及磁性物质和电子器件。安置有金属节育环的盆腔受检查者，应嘱其取环后再行检查；由于某些化妆品含有微量金属，必要时检查之前卸妆。

（5）消化道准备：腹部脏器检查者于检查前 6～8h 禁食、禁水；做盆腔检查者禁止排尿（膀胱内保持少量尿液）；并进行严格的呼吸训练。

（6）心理护理和健康宣教：介绍检查的目的、禁忌证、适应证、注意事项、配合、环境及机器情况，过度焦虑紧张可由家属陪同（筛查有无焦虑症、恐惧症等）。告知患者扫描检查大概所需的时间，磁场工作时会有嘈杂声响或发热，均属正常，扫描过程中平静呼吸，不得随意运动，以免产生运动伪影（如：吞咽动作易导致颈、胸部检查时出现运动伪影，眨眼和眼球运动易导致头颅、眼眶等检查时出现运动伪影，腹部运动过于明显易导致盆腔检查时出现运动伪影等）。若有不适，可通过话筒和工作人员联系。

（7）对于咳嗽的患者检查前遵医嘱止咳后再安排检查。

（8）婴儿检查前 0.5h 不可过多喂奶，防止检查时溢乳导致窒息发生。需行监测麻醉者需禁食、水 4～6h。

（9）镇静准备：对小儿、昏迷、躁动、精神异常的受检者，应在临床医师指导下适当给予镇静处理（10% 水合氯醛、苯巴比妥钠、监测麻醉等）。

2. 检查中护理

（1）体位设计：按检查部位要求设计体位，安放线圈，指导患者保持正确的姿势，确保体位不动。严禁患者体位在体内形成回路（两手不能交叉放在一起，双手不与身体其他部位的皮肤直接接触，其他部分的裸露皮肤也不能相互接触，以免产生回路），同时患者皮肤不能直接触碰磁体内壁及各种导线，防止患者灼伤。

（2）患者沟通：再次告诉患者检查时间、设备噪声和发热现象。有特殊需要的患者给予保暖，防止患者着凉。

（3）听力保护：提供听力保护装置（比如耳塞、棉球或 MRI 专用耳麦等），保护受检者听力。

（4）观察病情：检查中注意观察患者有无异常反应。

（5）检查结束后询问患者情况，协助下检查床。

3. 检查后护理　告知患者及家属取片与报告的时间及地点。

（二）MRI 增强检查护理

MRI 增强扫描可提供更多的诊断信息，可显示微小病灶，能够更清晰地分辨病灶的性质及范围，有助于明确诊断和鉴别诊断。磁共振增强扫描成功与否直接影响到疾病的诊断，患者配合的好坏是扫描成功的关键因素之一，全程有效的护理干预不但能保证患者安全，而且有利于提高图像质量和诊断效果。

1. 检查前的护理

（1）患者预约：患者凭检查信息通过 PACS 系统进行预约、登记确认；正确记录患者身高、体重，并记录在申请单上，便于计算注射对比剂使用量。

（2）评估核对：护士仔细阅读检查申请单，核对患者信息（姓名、性别、年龄、检查部位、检查设备等），详细询问病史（既往史、检查史、用药史、现病史、过敏史等），明确检查目的和要求；评估患者病情，筛选高危人群；确认患者信息、检查部位、检查方式的正确。对检查目的要求不清的申请单，应与临床申请医师核准确认。

（3）心理护理和健康宣教：在常规宣教的基础上重点告知增强检查的目的及注意事项、合理水化的重要性，注射对比剂后可能出现的正常现象（口干、口苦、口腔金属味、全身发热、有尿意等）和不良反应（如恶心、呕吐、皮疹等），进行针对性护理，消除患者紧张、焦虑的不良情绪。

（4）必要时镇静：对小儿、昏迷、躁动、精神异常的受检者，应在临床医师指导下适当给予镇静处理（10% 水合氯醛、地西泮、监测麻醉等）。

（5）建立静脉通道：认真评估血管，安置 22G 留置针；嘱患者等待中穿刺侧肢体制动，防止留置针脱出。

（6）指导患者或家属签署钆对比剂使用知情同意书。对于危重患者，原则上不做增强检查，如果特别需要，必须由有经验的临床医师陪同。

（7）急救准备：因 MRI 设备的特殊性，应在 MRI 检查室隔壁设立抢救室，常备各种急救药品和仪器，固定放置，定期查对。护理人员应熟悉抢救药品的药理作用、常用剂量及使用方法，熟练使用抢救器械。若患者发生了对比剂不良反应，应及时地进行抢救。并向临床医师说明发生意外不能在机房内实施抢救，必需转移到抢救室处理。

（8）其他内容参照 MRI 普通检查。

2. 检查中的护理

（1）再次沟通：告诉患者检查时间、设备噪声、发热现象以及注射对比剂后可能出现的反应，减轻患者紧张情绪；有特殊需要的患者给予保暖，防止患者着凉。

（2）确保静脉通畅：按要求抽吸钆对比剂，连接高压注射器管道，试注水，做到“一看二摸三感觉四询问”；确保高压注射器、血管通畅。

（3）严密观察：注射对比剂时密切观察患者有无局部和全身症状，防止不良反应的发生，及时发现、及时处理。

（4）检查结束后询问患者情况，评估有无不适，协助下检查床。

（5）指导患者到观察区休息 15 ~ 30min，如有不适及时告知护士。

（6）其他参照 MRI 普通检查。

3. 检查后的护理

（1）定时巡视：准备护士定时巡视观察区，询问患者有无不适，及时发现不良反应。

（2）合理水化：MRI 对比剂的半衰期为 20 ~ 100min，24h 内约有 90% 以原型在尿液中排出。若病情允许；指导患者进行水化（100ml/h）以利于对比剂的排出，预防肾源性系统纤维化（NSF）的发生。

（3）观察 15 ~ 30min 患者无不适后方可拔取留置针，指导正确按压穿刺点，无出血方可离开观察区。

（4）告知患者回家后继续观察和水化，如有不适及时电话联系。

（5）其他参照 MRI 普通检查。

二、MRI 常见部位检查护理要点

（一）头部 MRI 检查护理要点

头部 MRI 检查包括颅脑、鞍区、内听道、眼部、鼻旁窦、鼻咽、颅底、腮腺、内耳等部位。

1. 检查前准备要点　参照 MRI 普通或增强检查。

2. 检查中护理要点

（1）线圈选择：头部专用线圈。

（2）体位设计：患者仰卧在检查床上，头先进，头置于线圈内，人体长轴与床面长轴一致，双手置于身体两旁或胸前。头颅正中矢状面尽可能与线圈纵轴保持一致，并垂直于床面。

（3）成像中心：颅脑、鞍区以眉间线位于线圈横轴中心；内听道、鼻旁窦、鼻咽、颅底、腮腺、内耳以鼻根部位于线圈横轴中心；眼部以眶间线位于线圈横轴中心。即以线圈中心为采集中心，锁定位置，并送至磁场中心。

（4）制动并保护眼部：嘱患者保持头部不动，平静呼吸，眼球检查时嘱患者闭眼，双眼球不能转动，避免产生运动伪影。对于眼睑闭合不全的患者，可用纱布遮盖患者双眼。

（5）其他参照 MRI 普通或增强检查。

3. 检查后护理要点　参照 MRI 普通或增强检查。

（二）颈部 MRI 检查护理要点

颈部 MRI 检查包括颈部软组织、颈部血管成像、喉及甲状腺。

1. 检查前准备要点　参照 MRI 普通或增强检查。

2. 检查中护理要点

（1）线圈选择：颈部专用线圈。

（2）检查体位：患者仰卧在检查床上，头先进，颈部置于线圈内，人体长轴与床面长轴一致，双手置于身体两旁或胸前。头颅正中矢状面尽可能与线圈纵轴保持一致，并垂直于床面。

（3）成像中心：线圈中心对准甲状软骨，移动床面位置，使十字定位灯的纵横交点对准线圈纵横轴中点。即以线圈中心为采集中心，锁定位置，并送至磁场中心。

（4）嘱患者保持安静，平静呼吸，叮嘱患者尽量避免咳嗽或吞咽，以免产生伪影影响图像质量。确实无法控制咳嗽时，可在扫描间隙期进行动作（即机器没声音时）。

（5）其他参照 MRI 普通或增强检查。

3. 检查后的护理要点　参照 MRI 普通或增强检查。

（三）胸部 MRI 检查护理要点

1. 检查前准备要点

（1）呼吸训练：正确指导患者呼吸训练，耐心解释说明屏气重要性，使患者在实际检查过程中适应憋气扫描。

（2）其他内容参照 MRI 普通或增强检查。

2. 检查中护理要点

（1）线圈选择：体表线圈或者专用心脏线圈。

（2）体位设计：患者仰卧在检查床上，头先进，人体长轴与床面长轴一致，双手置于身体两旁。

（3）成像中心：线圈中心对准胸部中点（胸骨柄切迹与剑突连线中点和正中矢状面），移动床面位置，使十字定位灯的纵横交点对准线圈纵横轴交点对准胸部中点，即以线圈中心为采集中心，锁定位置，并送至磁场中心。

（4）呼吸控制：呼吸门控放置于呼吸动度最大处，如呼吸动度过大，可加用腹带捆绑以限制患者的呼吸。

（5）在检查过程中，叮嘱患者尽量避免咳嗽或吞咽。

（6）其他参照 MRI 普通或增强检查。

3. 检查后护理要点　参照 MRI 普通或增强检查。

（四）冠状动脉 MRI 检查护理要点

冠状动脉 MRI 受到心跳、呼吸等各种生理运动的影响，其成像质量与这些生理参数的控制密切相关，而患者在检查中的配合也至关重要。

1. 检查前准备要点

（1）指导呼吸训练：呼吸运动是影响呼吸导航采集率的关键因素，直接影响图像的采集速度和质量。告知患者浅慢、均匀呼吸，避免深呼吸是冠状动脉检查成功的关键环节。耐心解释说明屏气重要性，使患者在实际检查过程中适应憋气扫描。

（2）控制心率：心率过快引起伪影是影响磁共振冠状动脉成像的主要因素之一，适当控制心率 $<75/\text{min}$ 有助于减轻或消除冠状动脉的运动伪影。必要时给予 β 受体阻滞药（美托洛尔）口服，适当降低心率。

（3）其他参照 MRI 普通或增强检查。

2. 检查中护理

（1）线圈选择：体表线圈或者专用心脏线圈。

（2）体位设计：患者仰卧在检查床上，头先进，人体长轴与床面长轴一致，双手置于身体两旁。

（3）成像中心：线圈中心对准胸部中点（胸骨柄切迹与剑突连线中点和正中矢状面），移动床面位置，使十字定位灯的纵横交点对准线圈纵横轴交点对准胸部中点。即以线圈中心为采集中心，锁定位置，并送至磁场中心。

（4）安放电极：嘱患者保持体位不动，心脏检查者正确安放电极，右上电极（黄色）放右锁骨中线，左上电极（绿色）左侧第 2 肋间，左下电极（红色）放心尖处。告知患者在扫描过程中体表线圈和身体下矩阵线圈有发热感，属正常现象。

（5）呼吸控制：呼吸门控放置于呼吸动度最大处。如呼吸动度过大，可加用腹带捆绑以限制患者的呼吸。

（6）其他参照 MRI 普通或增强检查。

3. 检查后护理　参照 MRI 普通或增强检查。

（五）乳腺 MRI 检查护理要点

MRI 是目前诊断乳腺疾病重要的检查手段，但是由于其检查环境的特殊性、检查时间长、俯卧位，以及检查中需动态增强等因素导致患者不舒适，而影响图像质量。因此检查前护士准备质量、检查中患者的配合程度是检查成功与否的关键因素。

1. 检查前准备要点

（1）更换开式检查服或病员服。

（2）建立静脉通道：选择适宜的注射部位，建立静脉留置针，保持畅通。

（3）心理护理和健康教育：重点向患者说明乳腺检查时间，俯卧位可能导致体位不舒适、胸部及面部皮肤的压迹，如有其他特殊不适，请及时告诉技师。

（4）乳管内乳头状瘤的患者可有乳头溢液的现象，溢液通常是血性、暗棕色或者黄色液体，会污染内衣，在检查前协助患者用温水拭去外溢的分泌物，避免污染检查线圈，必要时在线圈内铺上治疗巾。

（5）乳腺囊性增生病主要是由于女性体内雌、孕激素比例失调，临床突出表现是乳房胀痛和肿块，疼痛与月经周期有关，在月经前疼痛加重。可以采用预约检查，也就是错过周期性疼痛的时间进行检查。

（6）其他参照 MRI 普通或增强检查。

2. 检查中护理要点

（1）线圈选择：乳腺专用线圈。

（2）体位设计：取俯卧位，将头置于专用海绵圈内，双乳自然悬垂入线圈内。双手上举或放身体两旁，膝部、足部垫上软枕以起到支撑作用。乳腺癌及乳腺纤维腺瘤患者如疼痛感明显，采用俯卧位同时把乳腺线圈的头侧垫高 15°~30°，以防止乳腺过度受压引起疼痛，尽量让患者保持舒适的体位，嘱患者保持体位不动。

（3）成像中心：线圈中心对准双乳头连线，移动床面位置，即以线圈中心为采集中心，锁定位置，并送至磁场中心。

（4）检查中注意保护患者的隐私。

（5）对乳腺癌术后体质虚弱的患者，检查中技师与护士重点观察呼吸情况，发现异常应及时处理。

（6）其他参照 MRI 普通或增强检查。

3. 检查后护理　参照 MRI 普通或增强检查。

（六）腹部 MRI 检查护理要点

腹部 MRI 检查包括肝、胰腺、肾、前列腺、女性盆腔、尿路造影。

1. 检查前准备要点

（1）消化道准备：腹部检查前需禁食、水 6~8h，尿路造影检查前 12h 禁食、禁水，排便，禁服促进肠液分泌药物，如泻药等。

（2）正确指导呼吸训练：耐心解释说明屏气重要性，训练方式为：深吸气－屏气－呼气，告知患者在扫描时需数次屏气，每次吸气幅度保持一致。另外，训练患者屏气最长时间达 22s，使患者在实际检查过程中适应憋气扫描。对一些屏气较差的患者，可采取加腹带及捏鼻的方法，使其被动屏气，也可获得很好的效果。

（3）盆腔检查者需要憋小便使膀胱充盈以便更好地显示盆腔脏器，女性在盆腔 MRI 检查前需取掉节育环。

（4）其他参照 MRI 普通或增强检查。

2. 检查中护理要点

（1）线圈选择：体表线圈。

（2）体位设计：患者仰卧在检查床上，取头先进，体线圈置于腹部并固定于床缘，人体长轴与床面长轴一致，双手置于身体两旁或双手上举。

（3）成像中心：肝、胰腺线圈中心对准脐与剑突连线中点，肾、肾上腺线圈中心对准脐中心，盆腔线圈中心对准脐和耻骨联合连线中点，前列腺线圈中心对准脐和耻骨联合连线下 1/3 处前列腺中点。移动床面位置，开十字定位灯，使十字定位灯的纵横交点对准脐与剑突连线中点。即以线圈中心为采集中心，锁定位置，并送至磁场中心。

（4）其他参照 MRI 普通或增强检查。

3. 检查后护理　参照 MRI 普通或增强检查。

（七）胰胆管水成像（MRCP）护理要点

1. 检查前准备要点

（1）消化道准备：禁食、禁水 6h，可使胆胰管充分扩张，管壁显示清晰。

（2）对比剂准备：检查前 15min 左右饮温开水 300ml 加枸橼酸铁铵泡腾颗粒铁剂 3g（0.6g1 包），或 100ml 温开水中加入 1～2ml 静脉用钆喷酸葡胺口服，目的在于抑制周围肠道水信号，使十二指肠充盈良好，从而使十二指肠壶腹及乳头显示清晰，能更准确地判断该处是否存在梗阻占位病变。

（3）减少胃肠道蠕动：必要时检查前 10～15min 肌内注射山莨菪碱注射液 10mg，以减少胃肠道的蠕动，避免出现运动性伪影。

（4）呼吸训练：于检查前训练患者屏气（深吸气－屏气－呼气），告知患者在扫描时需数次屏气，每次吸气幅度保持一致。另外，训练患者屏气最长时间达 22s，使患者在实际检查过程中适应屏气扫描，清晰显示胰胆管的结构及十二指肠的形态。耐心说明屏气的重要性，如屏气不成功，会影响图像质量与诊断。

（5）必要时镇静或镇痛：胆胰疾病的患者伴有不同程度的疼痛，对于耐受力差的患者，必要时按医嘱给予镇痛药或镇静药，以解除疼痛，防止过度疼痛影响检查质量。

（6）其他参照 MRI 普通或增强检查。

2. 检查中的护理要点

（1）线圈选择：体表线圈。

（2）体位设计：患者仰卧在检查床上，头先进，体线圈置于腹部并固定于床缘，人体长轴与床面长轴一致，双手置于身体两旁或双手上举。

（3）成像中心：线圈中心对准脐与剑突连线中点，移动床面位置，开十字定位灯，使十字定位灯的纵横交点对准脐与剑突连线中点。即以线圈中心为采集中心，锁定位置，并送至磁场中心。

（4）患者制动：嘱患者在检查中避免咳嗽及身体运动，以免造成运动伪影。对于精神紧张的患者，此时再次耐心指导患者检查时如何配合，允许家属陪同，并采取腹部加压，盖上软垫或床单，以减少伪影的产生。

（5）对一些屏气较差的患者，可采取加腹带及捏鼻的方法，使其被动屏气，也可获得很好的效果。

（6）其他参照 MRI 普通或增强检查。

3. 检查后的护理要点　参照 MRI 普通或增强检查。

（八）脊柱及四肢关节 MRI 检查护理

脊柱 MRI 检查包括颈椎、胸椎、腰椎、骶椎，髋关节，四肢关节包括肩关节、肘关节、腕关节、膝关节、踝关节等。

1. 检查前准备要点　参照 MRI 普通或增强检查。

2. 检查中护理要点

（1）线圈选择：根据不同的部位选择相应的线圈。颈椎选用颈线圈，胸椎、腰椎、骶椎、髋关节选用体表线圈，肩关节选用专用肩关节线圈，四肢关节选用专用四肢关节线圈。

（2）体位设计：脊柱 MRI 患者仰卧在检查床上，头先进，人体长轴与床面长轴一致，双手置于身体两旁。四肢关节 MRI 根据相应线圈和机器选择合适的检查体位。患者取仰卧位，用海绵垫垫平被查肢体并用沙袋固定，使患者舒适易于配合。单侧肢体检查时，尽量把被检侧放在床中心。可用体线圈行两侧肢体同时扫描，以便对照观察，或用特殊骨关节体表线圈。

（3）成像中心：颈椎成像中心在喉结处，胸椎对准双锁骨连线处，腰椎对准脐上两横指；肩关节对准喙突，下肢以踝关节为中心，膝关节以髌骨为中心，四肢关节成像中心应根据不同的关节部位而定。

（4）其他参照 MRI 普通或增强检查。

3. 检查后护理要点　参照 MRI 普通或增强检查。

三、特殊患者 MRI 检查护理要点

（一）老年患者 MRI 检查护理要点

老年患者因机体器官功能逐渐减退，身体贮备能力下降，加上本身疾病因素、心肺功能不全、环境改变、MRI 噪声的影响，部分患者会出现紧张、焦虑、恐惧等不良情绪，给 MRI 检查带来了一定困难。因此，认真做好老年患者 MRI 检查前准备是检查成功的关键。

1. 检查前准备要点

（1）患者评估：阅读申请单，评估患者病情、配合程度、精神状态，增强者重点评估过敏史和肾功能情况。仔细询问有无 MRI 禁忌证，因老年患者体内接受置入物的相对频率较高，常见的有冠状动脉支架、人造心脏瓣膜、血管夹、人工耳蜗、胰岛素泵等，对此类患者除详细阅读 MRI 申请单外，还需向患者及家属进一步核实，发现有疑问应及时与临床医师核实，确认体内置入物是非铁磁性材料方可进行检查。对携带动态心电图的患者择日安排检查。

（2）心理护理、健康教育：向患者及家属交代 MRI 检查环境、设备噪声特点、检查时间等，组织患者观看视频，了解整个检查过程，消除患者焦虑、紧张、恐惧的心理，使患者愿意接受 MRI 检查。要求患者检查过程中制动，任何轻微的动作如咳嗽、吞咽、喘息等均会造成图像伪影；嘱患者平稳呼吸，手握报警球，如有不适随时与医护人员沟通。

（3）呼吸训练：胸腹部检查需使用呼吸门控、心电门控及屏气扫描技术，老年患者反应迟缓、听力差，检查前需反复进行呼吸训练，对屏气扫描者要求扫描前深呼吸 3～5 次，吸气末进行屏气，尽可能延长屏气时间。必要时由家属协助患者完成呼吸训练。

（4）检查前排空膀胱。

（5）必要时镇静。

（6）其他参照 MRI 普通或增强检查。

2. 检查中的护理要点

（1）体位设计：上检查床时，护士与技师注意搀扶患者，防止跌倒。

（2）专人陪同：必要时检查中专人陪同患者完成检查。

（3）患者监测：危重患者检查时启用心电门控或使用 MRI 专用指夹式脉搏血氧仪，监测生命体征的变化。必要时氧气枕低流量吸氧，保持呼吸道通畅。扫描过程中严密观察患者情况，话筒开放，随时询问有无不适。

（4）注意保暖：由于扫描房间温度较低，防止受凉引起咳嗽。

（5）告知患者检查时一定要保持不动防止移动体位和咳嗽等动作。

（6）其他参照 MRI 普通或增强检查。

3. 检查后的护理要点

（1）检查结束后询问、观察患者有无不适，协助患者下检查床，做到“一动、二坐、三下床”。“一动”就是检查结束时四肢活动；“二坐”是在“一动”的基础上缓慢坐起；“三下床”是指扶患者下床并至安全位置休息以防跌倒，同时避免因体位突然改变引起不适。

（2）其他参照 MRI 普通或增强检查。

（二）幽闭症患者 MRI 检查护理要点

幽闭恐惧症是被幽闭在限定空间内的一种病态恐惧，是一种心理疾患，在 MRI 检查过程中经常可以遇到（占 5%～10%），部分患者主动放弃检查。产生原因：MRI 扫描仪中央孔洞幽闭狭长、光线暗淡、视野受限、扫描中噪声刺激、活动受限、较长的检查时间和担心检查结果不好。曾有神经系统病变、肥胖、心肺疾病的患者发生率较高。因此，针对性地做好幽闭恐惧症患者检查的全程管理是检查成功的关键。

1. 检查前准备要点

（1）患者评估：阅读申请单，评估患者病情、配合程度、精神状态。对曾有幽闭恐惧症病史的患者，护士应了解其发生过程、发生程度、临床表现、检查结果等，做到心中有数。

（2）心理护理与健康教育：检查前多与患者沟通，简单介绍 MRI 原理及步骤，如：检查环境、MRI 扫描孔径的大小、噪声强度、检查时间等，组织患者观看健康教育视频，使患者了解整个检查过程及配合方法。必要时让已检查成功的患者介绍检查中的体会。

（3）熟悉环境：检查前让患者进检查室观看其他患者的检查过程，感受一下 MRI 噪声的特点，测试患者是否能承受。

（4）演示报警球的使用方法。机房播放轻音乐，分散患者注意力。

（5）药物控制：经准备仍无法完成检查者，在患者及家属同意后遵医嘱使用镇静药。

（6）其他参照 MRI 普通或增强检查。

2. 检查中配合要点

(1) 抚摸患者的肢体：可让家属陪同一起进入扫描室，让家属握住患者的手或抚摸患者的肢体使其有安全感。

(2) 随时沟通：医务人员在检查时可通过话筒和患者保持通话，让患者感觉到近距离的接触，心情自然会放松。

(3) 保护听力：让患者戴上耳塞，播放舒缓的音乐。

(4) 改变体位：如仰卧位改为俯卧位，头先进改为足先进等。

(5) 必要时吸氧：对检查前诉有头晕、胸闷、心悸者可给予氧气袋低流量吸氧。

(6) 患者进入磁体腔之前嘱其闭上眼睛或戴上眼罩使患者不知道自己在密闭环境中，或者让受检者俯卧位抬高下巴，使其可以看到磁体腔外的环境，同时在磁体内安装反光镜，可以使患者看到磁体外的环境，分散患者的注意力。

(7) 打开扫描孔内的灯，增加空间感。

(8) 操作者要技术娴熟，定位准确，合理缩短检查时间，必要时可采用快速成像序列以缩短扫描时间。

(9) 其他参照 MRI 普通或增强检查。

3. 检查后的护理要点

(1) 检查完后立即将患者退出检查床，同患者交谈，给予鼓励、表扬等，缓解其紧张、恐惧、焦虑心理。

(2) 其他参照 MRI 普通或增强检查。

(三) 气管切开患者 MRI 检查护理要点

气管切开患者由于丧失了语言交流及呼吸道完整性，气道内分泌物多，检查时平卧位导致分泌物不易排出，而引起呛咳、呼吸不畅、缺氧等症状，使患者无法顺利完成检查，因此做好气管切开患者 MRI 检查全程的气道管理非常重要。

1. 检查前准备要点

(1) 患者预约：开设绿色通道，临床医师确定患者是否能完成 MRI 检查，提前将检查信息传至 MRI 室，提前电话通知并送入检查单。迅速阅读检查单，提前录入患者信息，确认患者到达时间。

(2) 评估核对：患者到达检查室快速核查信息、评估病情（生命体征、意识、呼吸道是否通畅、有无气道危险）、配合程度等，详细询问病史（手术史、检查史、过敏史），筛选高危人群。将金属套管更换为一次性塑料套管，并妥善固定。

(3) 患者沟通：可采用笔、纸、写字板等工具，让患者将自己的感受、想法写出来进行交流。对于文化层次比较低的患者，仔细观察患者的表情、手势，并鼓励其重复表达，与家属配合能起到很好的交流及配合作用。

(4) 清理呼吸道：进入 MRI 检查室前充分吸氧、吸痰，保持呼吸道通畅，防止检查时患者呛咳导致检查失败。

(5) 备好氧气袋持续给氧，维持有效的血氧饱和度。

(6) 其他参照 MRI 普通或增强检查。

2. 检查中护理要点

(1) 体位设计：由医师、技师与护士共同将患者转移到检查床，动作要轻，将头放于舒适的位置，避免咳嗽。

（2）专人陪同：由医师、护士或家属陪同患者完成检查。

（3）患者监测：检查时启用心电门控或使用 MRI 专用指夹式脉搏血氧仪，监测生命体征的变化。必要时给予氧气枕低流量吸氧，保持呼吸道通畅。扫描过程中严密观察患者情况，发现异常立即处理。

（4）注意保暖：由于扫描房间温度较低，防止患者因受凉引起咳嗽。

（5）对于清醒的患者告知检查时一定要保持不动，防止移动体位和咳嗽等动作。

（6）其他参照 MRI 普通或增强检查。

3. 检查后护理要点

（1）检查结束后将患者安全转移至平车上，再次评估患者情况，必要时清理呼吸道，在医师或护士的陪同下将患者安全送回病房。

（2）其他参照 MRI 普通或增强检查。

（四）机械通气患者 MRI 检查护理要点

MRI 检查由于环境及设备的特殊性，检查中观察患者存在盲区，一些监测设备及抢救设备无法进入检查室，如何保证机械通气患者 MRI 检查的安全性是目前面临的难题。

1. 检查前准备要点

（1）风险评估：由医师与家属详谈 MRI 检查的必要性与危险性，由家属签字同意后方可安排检查。主管医师认真评估及权衡检查的必要性与转送风险，制订检查计划。要求医师将金属气管导管更换为一次性塑料气管导管，并妥善固定。

（2）患者预约：开设绿色通道，临床医师确定患者是否能完成 MRI 检查，提前将检查信息传至 MRI 室，提前电话通知并送入检查单。迅速阅读检查单，确认患者到达时间，并向医师确认检查方式（平扫或增强），预先安置好留置针。

（3）检查前需遵医嘱查血气分析，在血氧饱和度及生命体征较稳定情况下由护士和医师陪同检查，更换专用的便携式小型呼吸机或简易呼吸器。

（4）MRI 专用呼吸机准备：接通电源、开机、氧气充足、自检、设置患者体重、测试管道的密闭性、根据病情设置模式。

（5）评估核对：患者到达检查室后快速核查信息、评估病情（生命体征、意识、呼吸道是否通畅、有无气道危险），详细询问病史（手术史、检查史、过敏史），筛选高危人群。并填写危重患者检查记录单。

（6）清理呼吸道：进入 MRI 检查室前充分吸氧、吸痰，保持呼吸道通畅。分离普通呼吸机管道，接好 MRI 专用呼吸机管道，调节参数，观察呼吸机运行是否正常，观察生命体征情况，并做好记录。

（7）嘱陪同医师、家属去除患者身上的一切金属异物，包括监护仪、微量泵等急救设备。护士运用金属探测器再次检查，确认患者身体无金属异物的存在。

（8）家属准备：询问家属有无手术史，禁止体内安有金属异物的陪护进入检查室，并取下身上的一切金属物品，护士运用金属探测器再次检查以确保安全。并交代家属所有转运患者的工具不能进入检查室，并指导转运方法。

（9）保持静脉补液通畅，暂时夹闭其他引流管。

（10）其他参照 MRI 普通或增强检查。

2. 检查中护理要点

（1）体位设计：由医师、技师与护士共同将患者安全转移到检查床，动作要轻，将头放于舒适的位置；并将呼吸机放置于检查室指定的位置，妥善放置呼吸机管道及引流管，防止脱落，并观察呼吸机是否能正常运行。

（2）专人陪同：由医师、护士或家属陪同患者完成检查。

（3）患者监测：检查时启用心电门控或使用 MRI 专用指夹式脉搏血氧仪，监测生命体征的变化。检查时医师、护士定时巡视，重点观察血氧饱和度的变化、呼吸机运行情况，并做好记录。

（4）注意保暖：由于扫描房间温度较低，注意保暖，防止患者因受凉引起咳嗽。

（5）对于清醒的患者告知检查时一定要保持不动，防止移动体位和咳嗽等动作。

（6）其他参照 MRI 普通或增强检查。

3. 检查后护理要点

（1）检查结束后将患者安全转移至平车上，检查管道有无脱落，开放引流管并妥善放置。

（2）再次评估患者气道是否通畅，生命体征是否平稳，清理呼吸道后分离专用呼吸机管道，接好普通呼吸机管理；连接心电监护仪、微量泵等，在医师或护士的陪同下将患者安全送回病房。

（3）检查后整理呼吸机，消毒呼吸机管理，及时充氧备用，做好使用记录。

（4）其他参照 MRI 普通或增强检查。

（五）癫痫患者 MRI 检查护理要点

癫痫是大脑神经元突发性异常放电，导致短暂的大脑功能障碍的一种慢性疾病。MRI 技术是目前诊断癫痫疾病的首选方法。但由于 MRI 检查时间长、噪声大、空间密闭等因素，检查中可能会诱发或突发癫痫发作，存在安全隐患。如何确保癫痫患者 MRI 检查中的安全性，是目前 MRI 室护士应解决的问题。

1. 检查前的准备要点

（1）患者评估：认真阅读检查单，针对有癫痫病史的患者 MRI 护士应详细询问癫痫发作症状、发作时间、持续时间、有无规律、服药情况、诱发因素等。评估患者是否能进行 MRI 检查。

（2）医师沟通：对于癫痫频繁发作的患者，护士应与临床医师沟通，告知癫痫患者 MRI 检查中发作的风险，检查前进行对症处理，待症状控制后再检查，最好由医师陪同到 MRI 室检查。

（3）心理护理与健康教育：癫痫患者因反复发作，治愈困难，给患者及家属带来巨大的经济负担和精神压力。应加强与患者的沟通，给予心理辅导，告知患者 MRI 检查的必要性、注意事项、检查时间及配合要领。检查前应告知患者适当进食，避免饥饿与脱水；避免过度疲劳，保持充足的睡眠；勿大量饮水；禁饮酒；防止滥用药物与突然停药等。

（4）环境及物品准备：MRI 机房温度设置在 22～24℃，检查区光线柔和舒适，通风效果要好；准备眼罩，减少光线的刺激；准备棉球或耳塞。尽量减少刺激，防止癫痫发作。检查前让患者进检查室感受一下 MRI 噪声的特点，看患者是否能适应。

（5）准备好急救物品、药品，重点准备氧气袋和地西泮。

（6）演示报警球的使用方法，告知患者检查中如出现发作先兆症状，请按报警球。

（7）药物控制：对于癫痫频繁发作的患者，检查前遵医嘱给予静脉缓慢推注地西泮后立即检查。同时技师、护士加强观察，防止出现呼吸抑制。

（8）其他参照 MRI 普通或增强检查。

2. 检查中护理要点

（1）专人陪同：由医师、护士或家属陪同患者完成检查。让家属握住患者的手或抚摸患者的肢体使其有安全感。

（2）随时沟通：医务人员在检查时可通过话筒和患者保持通话，让患者感觉到近距离的接触，心情自然会放松。

（3）患者监测：医师、护士定时巡视，重点观察有无癫痫发作先兆，当出现癫痫发作时，立即停止检查，退出并降低检查床，陪同人员站在检查床两边，避免患者坠床，通知医师的同时立即静脉缓慢推注地西泮，头偏向一侧，保持呼吸道通畅，高流量吸氧。必要时迅速将压舌板或者纱布成卷垫在患者上下牙齿中间，预防牙关紧闭时咬伤舌部。待患者抽搐痉挛控制后，迅速将患者转移到抢救室处理与观察，并做好记录。抢救时禁止将铁磁性抢救设备带入磁体间。

（4）注意保暖：由于扫描房间温度较低，防止患者受凉诱发癫痫发作。

（5）其他参照 MRI 普通或增强检查。

3. 检查后护理要点

（1）检查完后立即将患者退出检查床，安排患者到候诊室休息，无任何不适方可离开。对于检查中有癫痫发作的患者，待病情平稳后由专人送回病房。

（2）其他参照 MRI 普通或增强检查。

（六）躁动患者 MRI 检查护理要点

躁动是意识障碍下以肢体为主的不规则运动，表现为患者不停扭动肢体，或大声叫喊等，是颅脑功能区损伤或病变后出现的精神与运动兴奋的一种暂时状态。MRI 检查是诊断颅脑疾病的重要手段，由于 MRI 检查环境的特殊性，检查前患者的准备质量是保证躁动患者顺利完成检查的关键。

1. 检查前准备要点

（1）开通绿色通道：提前电话预约，告知检查相关事宜、注意事项、检查时间。

（2）患者评估：阅读检查申请单、核对信息、询问病史，评估病情及配合程度。了解患者躁动的原因：如颅脑外伤（额叶或颞叶脑挫伤、蛛网膜下腔出血等）、术后疼痛、颅内压增高、缺氧（呼吸道分泌物阻塞气道）、昏迷患者尿潴留、管道的刺激（气管插管、气管切开等）等。

（3）医师沟通：对于躁动的患者，护士应与临床医师沟通，告知躁动患者 MRI 检查中的风险，提前使用镇静药、镇痛药，提供护理干预，待患者安静后立即安排检查。最好由医师陪同到 MRI 室检查。

（4）环境及物品准备：声、光、冷的刺激可诱发患者躁动的发生，检查前调节室温、光线调暗、准备好棉球和或耳塞。尽量减少刺激。

（5）其他内容参照 MRI 普通或增强检查。

2. 检查中的护理要点

（1）体位设计：技师与护士转运患者时动作要轻、快、稳，妥善固定肢体。

（2）专人陪同：检查时由家属陪同，适当固定患者的肢体，指导家属正确的按压方法，防止坠床。

（3）快速扫描：由经验丰富的技师采用快速扫描方式进行检查，检查时间不宜过长。

（4）推注对比剂时密切观察穿刺部位有无肿胀和肢体回缩现象，及时发现对比剂渗漏先兆，确保高压注射的安全。

（5）患者监测：医师、护士定时巡视，观察呼吸是否平稳，监测血氧饱和度的变化，并做好记录。

（6）其他参照 MRI 普通或增强检查。

3. 检查后的护理要点　参照 MRI 普通或增强检查。

（汪令生）

第十三章　神经系统疾病的MRI检查

第一节　颅内肿瘤

一、颅脑肿瘤的基本MRI表现

（一）占位征象

由于颅腔容积固定，颅内肿瘤几乎均有占位效应。产生占位效应的原因主要是：①肿瘤本身；②瘤周水肿；③瘤周胶质增生；④肿瘤继发病变：出血、脑积水等。

不同部位的肿瘤有不同征象：

幕上半球占位征象表现特征：①脑室系统（主要是双侧脑室、三脑室）变形、移位；②肿瘤附近脑沟、脑池变窄或闭塞；③中线结构（如大脑镰、透明中隔等）向健侧移位。

幕下半球占位征象：①四脑室变形、移位，其上位脑室扩大积水；②同侧脑池变窄（如小脑肿瘤）或轻度扩大（如听神经瘤）；③脑干变形、移位。

脑干肿瘤占位征象：①脑干本身体积膨大；②相邻脑池受压变窄或闭塞；③四脑室变形、后移。

其他如脑室内肿瘤、鞍区肿瘤、松果体区肿瘤均可造成类似改变。上述占位征象在肿瘤较小时，表现不明显，随着肿瘤体积的增大，占位征象则日趋显著。

（二）信号异常

正常成人的脑灰质弛豫时间：$T_1 = 800ms$，$T_2 = 60ms$。脑白质弛豫时间为：$T_1 = 500ms$，$T_2 = 50ms$。因此，在 T_1WI 图像上，脑白质信号略高于脑灰质；在 T_2WI 图像上．脑白质低于脑灰质。

肿瘤的信号特征取决于：肿瘤实质的含水量，尤其是细胞外间隙；瘤体内的其他物质：钙化、出血、囊变、脂肪等。可以归纳为：①多数肿瘤（因细胞中毒性水肿或瘤体内游离水与结合水的比率增加而）呈长 T_1、长 T_2 改变。②少数肿瘤（如脑膜瘤、错构瘤及神经纤维瘤等）与正常脑组织信号接近，需结合发病部位、占位效应等综合判断。③其他物质的肿瘤：如含脂肪成分多的肿瘤，因脂肪成分不同可呈短 T_1 高信号、等信号或低信号，以高信号居多。T_2WI 则特异性较低，为较高信号。瘤内出血，则因出血的不同时间而有不同信号表现，其机制及表现详见脑出血。囊变部位呈长 T_1 长 T_2 信号。钙化呈长 T_1、短 T_2 信号。而顺磁性物质则呈短 T_1、短 T_2 信号改变。

良性肿瘤的 T_1、T_2 加权像信号接近正常脑组织，而恶性肿瘤则与正常脑组织的信号差别大，有助于鉴别肿瘤的良恶性。

（三）脑水肿

瘤周水肿和脑肿胀常常同时存在。其发生机制可能为：①血脑屏障破坏、血管通透性增加；②静脉回流障碍，毛细血管内压力增高；③组织缺氧和代谢障碍，钠泵减弱，细胞内水分增多。

脑水肿分为三度：Ⅰ度：瘤周水肿≤2cm；Ⅱ度：2cm＜瘤周水肿＜一侧大脑半球的宽径；Ⅲ度：瘤周水肿＞一侧大脑半球的宽径。

脑水肿的范围与肿瘤恶性程度有关，肿瘤恶性程度高，水肿范围大，反之亦然。

脑水肿在 MRI 上表现为：T_1WI 上呈现为肿瘤周围的低信号区，T_2WI 呈高信号改变，一般沿脑白质分布，如胼胝体、放射冠、视放射等，可随弓状纤维呈指状伸入大脑皮层的灰质之间。

（四）脑积水

颅内肿瘤可阻塞脑脊液循环通路，形成阻塞性脑积水。脑室内脉络丛乳头状瘤使脑脊液分泌增加，则可形成交通性脑积水。临床上以前者多见。

阻塞性脑积水，表现为阻塞部位以上脑室系统扩大，还可以有脑室旁白质水肿，呈现长 T_1、长 T_2 信号改变。其原因为脑室内压力升高，室管膜的细胞联接受损出现裂隙，水分子进入脑室周围组织。脑积水时间长，室管膜受损而出现胶质增生，形成室管膜瘢痕，又可阻止脑脊液漏入脑实质，使脑室周围异常信号减轻，甚至消失。

由于肿瘤造成阻塞的部位不同，可出现不同范围的脑积水。单侧室间孔受阻，可出现一侧侧脑室扩大；双侧同时受阻，表现为双侧侧脑室扩大。多见于鞍区肿瘤、第三脑室肿瘤以及透明隔肿瘤等。

中脑导水管阻塞，可出现第三脑室和双侧侧脑室扩大。常见于松果体区肿瘤、中脑胶质瘤等。

第四脑室出口阻塞，可造成四脑室以上脑室系统扩大，主要见于幕上占位病变和脑干病变。

脑室内肿瘤亦可形成阻塞性脑积水，第三、四脑室内的肿瘤易出现。侧脑室体部或三角部肿瘤，可出现侧室下角扩大或者后角扩大。

（五）脑疝

当颅内肿瘤占位效应发展到一定程度，使邻近部位的脑组织从颅腔高压区向低压区移位，从而引起一系列临床综合征，称为脑疝。常见有小脑幕裂孔下疝、枕骨大孔疝和大脑镰疝。

小脑幕裂孔下疝（颞叶钩回疝）：是幕上占位病变将海马回和钩回疝入小脑幕裂孔，将脑干挤向对侧。MRI 表现为中脑受压向对侧移位、旋转或者形态异常；鞍上池、脚间池、四叠体池和环池变形、移位或者闭塞；侧脑室同侧受压，对侧扩大；还可以出现大脑后动脉闭塞等征象。

枕骨大孔疝（小脑扁桃体疝）：是颅压增高时，小脑扁桃体经枕骨大孔疝出到椎管内。MRI 表现为枕大池消失；阻塞第四脑室而出现上位脑室扩大。

大脑镰疝（扣带回疝）：大脑镰呈镰刀形，前部较窄，向后逐渐增宽。幕上半球病变可将同侧扣带回等和中线结构挤向对侧。MRI 表现为大脑纵裂、透明中隔和第三脑室离开中线；病侧扣带回移向对侧；严重时基底节和丘脑亦可移至对侧。较少见的还有直回疝、小脑幕裂孔上疝和切口疝等。

（六）脑内肿瘤和脑外肿瘤的MRI表现

表13-1 脑内肿瘤与脑外肿瘤的MRI表现

	脑内肿瘤	脑外肿瘤
起源	脑白质	脑膜、脑神经、胚胎残留、血管或颅骨
部位	主要部分位于脑实质内	位于脑表浅部位
基底	以窄基与硬膜相接触	以宽基与硬膜相连
瘤周水肿	多有，且明显	少见，且轻
颅骨骨质改变	一般无改变	多有增生、破坏、受压变形、骨性管道吸收扩大
脑沟、脑池改变	邻近脑沟、脑池变窄或消失	邻近脑沟、脑池变窄消失或扩大
脑白质塌陷征	无	有
静脉窦改变	少见	闭塞，多见于脑膜瘤

二、星形细胞瘤（Astrocytoma）

（一）概述

星形细胞瘤是最常见的神经上皮性肿瘤，占颅内肿瘤的13%～26%，占神经上皮源性肿瘤的40%。男性多于女性，约占60%。年龄分布在6个月至70岁，高峰年龄31～40岁，多见于青壮年。

（二）病理

1. 发生部位　可发生在中枢神经系统的任何部位，一般成人多见于幕上半球，儿童则多见于幕下。幕上肿瘤好发于额叶、颞叶，并可沿胼胝体侵及对侧。幕下者多发生于小脑。

2. 大体病理　分化良好的星形细胞的肿瘤，多位于大脑半球白质，少数可位于灰质并向白质或脑膜浸润，肿瘤没有包膜，有时沿白质纤维或者胼胝体纤维向邻近脑叶或对侧半球发展。含神经胶质纤维多的肿瘤色灰白，与正常白质相似；少数则呈灰红色，质软易碎。肿瘤可有囊变，可为单发或多发，囊内含有黄色液体，称为“瘤内有囊”，如病变形成大囊，囊壁有小瘤结，则称为“囊中有瘤”。分化不良的肿瘤，呈弥漫性浸润性生长，半数以上有囊变，易发生大片坏死和出血。

3. 组织学分类　根据WHO的中枢神经系统肿瘤组织学分类，星形细胞的肿瘤包括：

星形细胞瘤：纤维型（Ⅱ级）、原浆型（Ⅱ级）、肥大细胞型（Ⅱ级）

毛状星形细胞型瘤（Ⅰ级）

室管膜下巨细胞星形细胞瘤（Ⅰ级）

星形母细胞瘤（Ⅱ、Ⅲ、Ⅳ级）

分化不良性星形细胞瘤（Ⅲ级）

（三）临床表现

局灶性或全身性癫痫发作是星形细胞瘤最重要的临床症状。其次是精神改变，神经功能障碍及颅内高压等。

（四）MRI 表现

1. 幕上Ⅰ、Ⅱ级星形细胞瘤（图 13－1）　大多数Ⅰ、Ⅱ级星形细胞瘤为实体型，位于皮髓质交界处，局部脑沟变平，其瘤体呈明显的长 T_2 高信号，不太明显的长 T_1 低信号，边界较清楚，90%瘤周不出现水肿，占位征象不明显。少数有轻度或者中度水肿，约 1/4 的病例有钙化，表现为 T_1WI 和 T_2WI 图像上不规则低信号，MR 显示钙化不如 CT。瘤内出血少见。

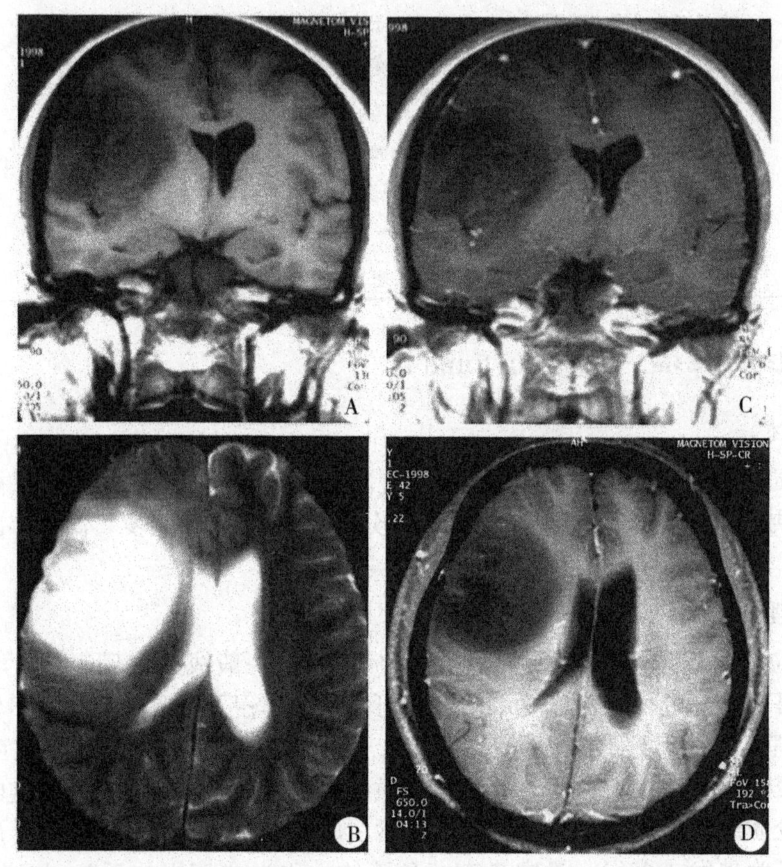

图 13－1　右额叶星形细胞瘤（Ⅱ级），女性，33 岁。右额叶占位性病变，边界欠清，信号不均。T_1WI（A）以低信号为主，T_2WI（B）呈高信号，周围脑质水肿。增强扫描（C、D）病变强化不明显，侧脑室受压变窄，中线轻度左移

注射 Gd－DTPA 增强后，Ⅰ级星形细胞瘤一般不强化，Ⅱ级星形细胞瘤呈轻度强化。

2. 幕上Ⅲ、Ⅳ级星形细胞瘤（图 13－2～4）　Ⅲ、Ⅳ级星形细胞瘤属于恶性肿瘤，其 MR 表现：T_1、T_2 值比Ⅰ、Ⅱ级星形细胞瘤延长更明显，瘤体边界不规则，周围脑组织水肿明显，占位效应显著。瘤内出现坏死、囊变或出血时，则呈混杂信号，位于额叶、顶叶及颞叶的肿瘤，瘤体可横跨胼胝体向对侧扩散，也可沿侧脑室、第三脑室、中脑导水管及第四脑室的室管膜扩散。

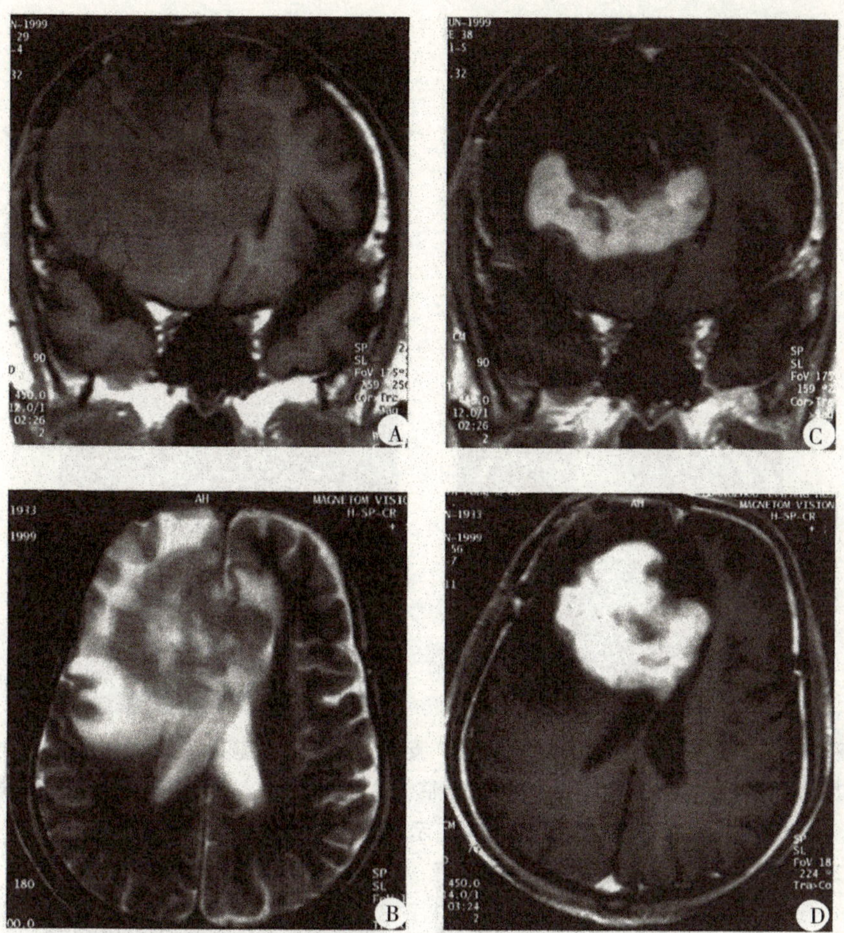

图13-2 右额叶星形细胞瘤（Ⅲ~Ⅳ级），男性，66岁。右额叶占位性病变，呈浸润性，边界不清。T_1WI（A）为低信号，T_2WI（B）为稍高和高混杂信号。增强扫描（C、D）肿块明显强化，并沿胼胝体跨越中线向对侧生长，侧脑室受压变窄，中线左偏

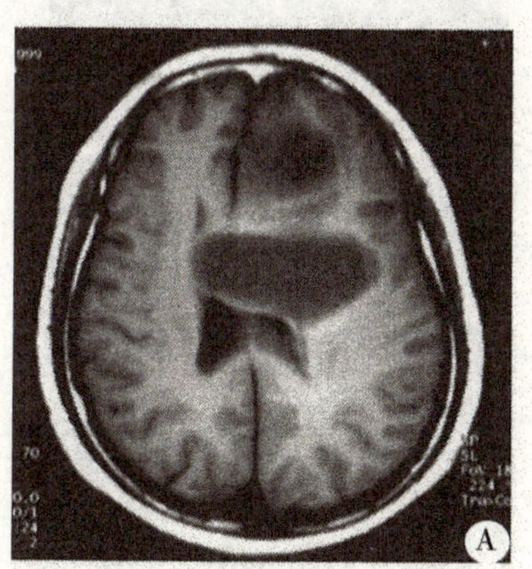

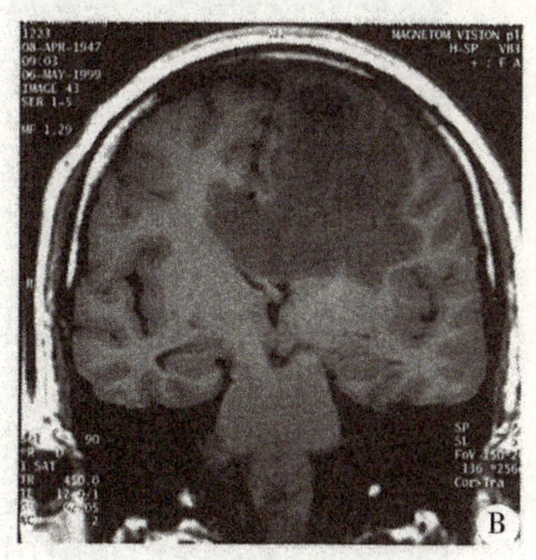

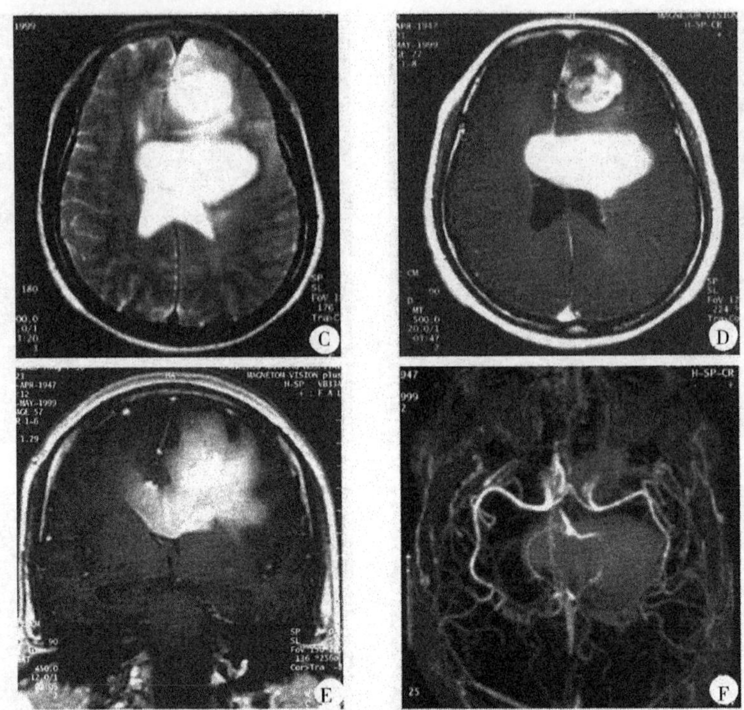

图 13-3　左额叶星形细胞瘤（Ⅲ级），女性，50 岁。左额叶占位性病变（2 个），边界清。T_1WI（A、B）为不均匀低信号，T_2WI（C）为高信号。增强扫描（D、E）病变均明显强化。MRA（F）示左大脑中动脉分支向外侧推移

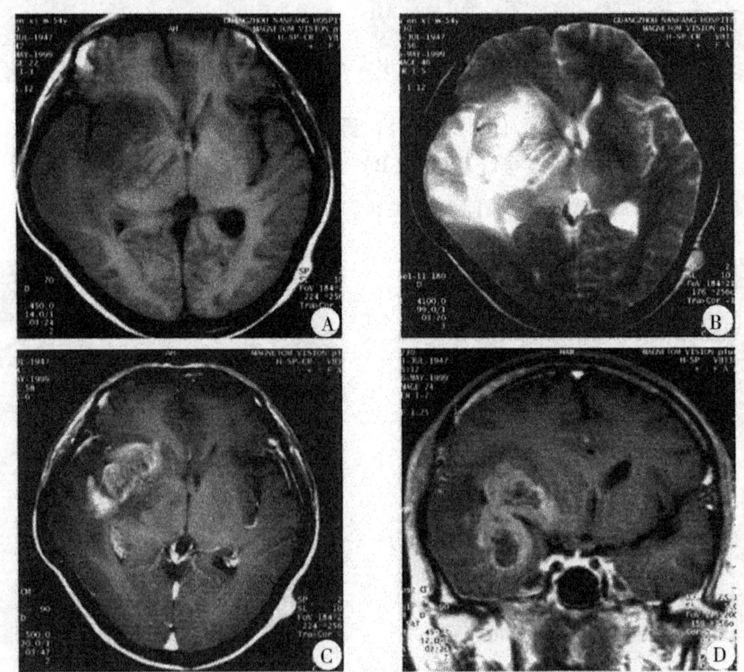

图 13-4　右额颞叶星形细胞瘤（Ⅲ级），男性，54 岁。右侧额颞叶占位性病变，呈浸润状，边界不清，信号不均，T_1WI（A）为低、等混杂信号，T_2WI（B）为高信号，周围脑质水肿明显。增强扫描（C、D）病变呈不规则环状强化，中央为坏死囊变区，侧脑室受压变窄，中线向左移位

注射 Gd－DTPA 后，肿瘤实体可表现为均一性强化，亦可呈不均匀强化或不规则、不完整环状强化，环壁不均匀，有瘤节，邻近病变的脑膜因浸润肥厚而强化。

3. 小脑星形细胞瘤（图 13－5） 小脑星形细胞瘤 80% 位于小脑半球，20% 位于小脑蚓部，可为囊性或实性。

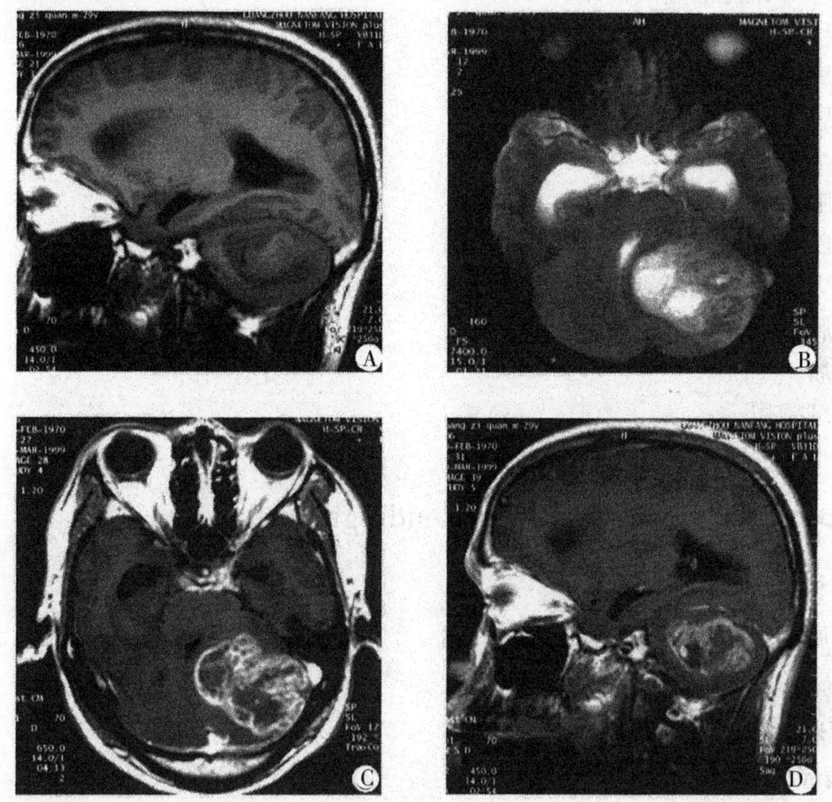

图 13－5 左小脑半球星形细胞瘤（Ⅲ级），男性，29 岁。左小脑半球占位性病变，边界清。T_1WI（A）呈低、等混杂信号，T_2WI（B）呈不均匀高信号。增强扫描（C、D）示病变呈不规则蜂窝状强化，脑干、四脑室受压变形伴阻塞性脑积水

囊性星形细胞瘤在 MRI 图像表现为长 T_1 低信号和长 T_2 高信号改变，边界清楚，少数病变囊壁有钙化，在 T_1WI、T_2WI 上均呈低信号。注射 Gd－DTPA 后，囊壁瘤节不规则强化。

实性星形细胞瘤则呈不规则的长 T_1、长 T_2 改变，多数伴有坏死、囊变区，肿瘤实性部分有明显强化。

小脑星形细胞瘤多有水肿，第四脑室受压、闭塞，上位脑室扩大积水，脑干受压前移，桥脑小脑角池闭塞。

（五）诊断要点

（1）癫痫、精神改变、脑受损定位征象、高颅压表现。

（2）Ⅰ、Ⅱ级星形细胞瘤：T_1WI 为略低信号，T_2WI 为高信号，坏死、囊变少，瘤周水肿轻、强化轻。

（3）Ⅲ、Ⅳ级星形细胞瘤：长 T_1、长 T_2 改变，信号强度不均匀，多见坏死、囊变、出血肿瘤边缘不整，瘤体有不均匀显著强化。瘤圈水肿、占位征象重。

(4) 小脑星形细胞瘤：多位于小脑半球，表现为“囊中有瘤”或“瘤中有囊”，呈长 T_1、长 T_2 改变，肿瘤实质部分强化明显，易出现阻塞性脑积水。

(六) 鉴别诊断

1. 幕上星形细胞瘤鉴别诊断

单发转移瘤

近期发病的脑梗死

颅内血肿吸收期

脑脓肿

非典型脑膜瘤

恶性淋巴瘤

2. 幕下星形细胞瘤鉴别诊断

髓母细胞瘤

室管膜瘤

血管母细胞瘤

转移瘤

三、少突胶质细胞瘤（Oligodendroglioma）

(一) 概述

少突胶质细胞瘤占颅内肿瘤的1%～4%，约占胶质细胞瘤的7%，男性多于女性，好发年龄30～50岁之间，高峰年龄30～40岁。

(二) 病理

1. 发病部位　本病绝大多数发生于幕上，约占96%。特别常见于额叶，其次为顶叶、颞枕叶等。

2. 大体病理　少突胶质细胞瘤一般为实体，色粉红，质硬易碎，境界可辨，但无包膜，瘤向外生长，有时可与脑膜相连，肿瘤深部也可囊变，出血坏死不常见，约70%的肿瘤内有钙化点或钙化小结。

3. 组织学分类　根据WHO的分类，少突胶质细胞瘤包括：少突胶质细胞瘤（Ⅱ级很少，Ⅰ级），少突胶质－星形细胞混合性瘤（Ⅱ级），间变性（恶性）少突胶质细胞瘤。

(三) 临床表现

少突胶质细胞瘤生长缓慢，病程较长。50%～80%有癫痫，1/3有偏瘫和感觉障碍，1/3有高颅压征象，还可出现精神症状等。

(四) MRI表现（图13－6）

肿瘤在MR图像上表现为长 T_1 低信号和长 T_2 高信号，约70%的病例可见钙化，表现为 T_1WI、T_2WI 图像上肿瘤内部不规则低信号。大多数肿瘤边界清楚，水肿轻微。Gd－DTPA增强后，瘤体呈斑片状、不均匀轻度强化或不强化，恶变者水肿及强化明显。

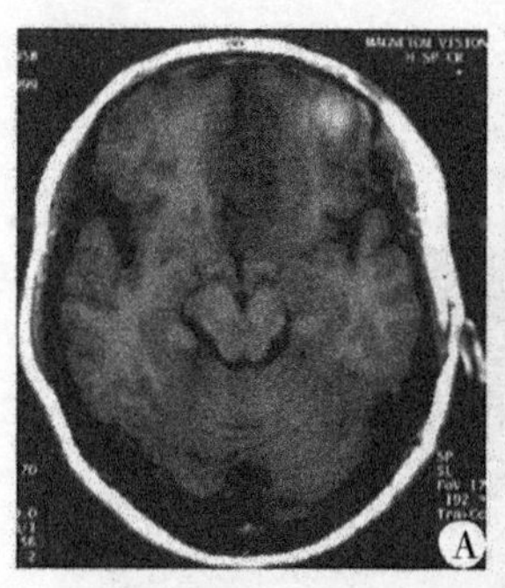
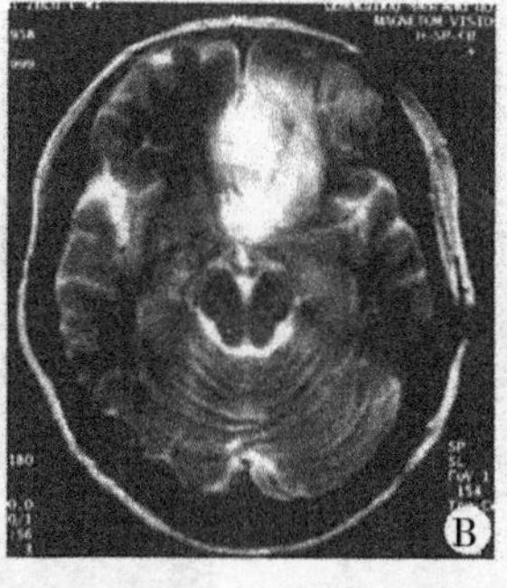
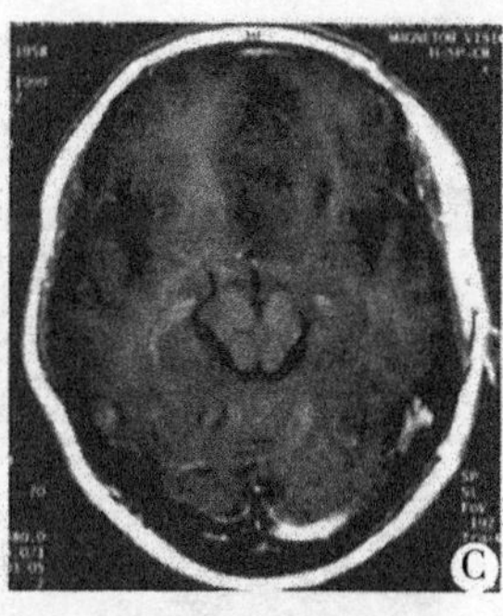

图 13－6 左额叶少突胶质细胞瘤，女性，41 岁。T_2WI（B）左侧额叶直回区以高信号为主的异常信号影，中线结构向右移位，左侧外侧裂较对侧小，鞍上池变形。T_1WI（A）肿瘤区为低信号，增强扫描（C）肿瘤区点、条状强化

（五）诊断要点

（1）多见于成人，病程进展缓慢。

（2）临床上以癫痫，精神障碍，偏瘫或偏身感觉障碍为主要表现。

（3）肿瘤多发生于幕上，以额叶为多，其次为顶叶、颞叶。

（4）肿瘤在 MR 图像上呈长 T_1，长 T_2 改变，瘤体内多见长 T_1、短 T_2 的不规则低信号，为钙化所致。

（5）恶性者，水肿重，可有囊变、出血，强化明显。

（六）鉴别诊断

星形细胞瘤

钙化性脑膜瘤

室管膜瘤

钙化性动静脉畸形

结核瘤

四、脑干胶质瘤（Brain Stem Glioma）

（一）概述

脑干胶质瘤系神经外胚层肿瘤，绝大多数为原纤维或纤维性星形细胞瘤（Ⅰ、Ⅱ级，WHO 分类），间变型或恶性胶质瘤较少见。

（二）MRI 表现（图 13－7～8）

脑干体积增大，正常形态消失，肿块呈略长 T_1 或等 T_1、长 T_2 改变。较大肿块中央可有囊变、坏死，与脑脊液信号相仿。肿块周围脑池（四叠体池、环池、桥前池等）变形、扭曲、闭塞。中央导水管、四脑室受压变窄、移位或闭塞，可致上位脑室梗阻性脑积水。增强后，以不均匀、不规则强化为多，亦可呈环形或结节状强化。

（三）鉴别诊断

髓母细胞瘤

转移瘤

脑干梗死

脑干感染性病变

脑干脱髓鞘性疾病

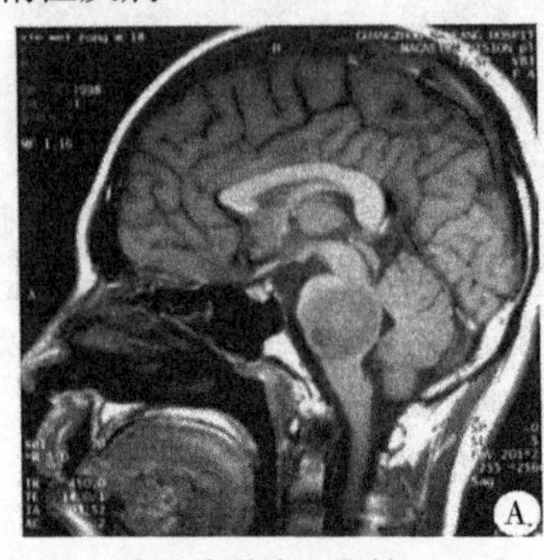

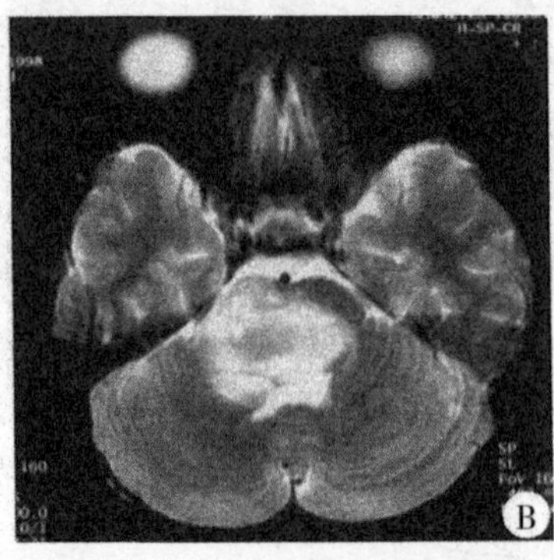

图 13－7　脑干胶质瘤，男性，18 岁。矢状面 T_1WI（A）桥脑膨胀呈梭形，第四脑室变窄，肿瘤为低信号。T_2WI（B）肿瘤呈以高信号为主的混杂信号

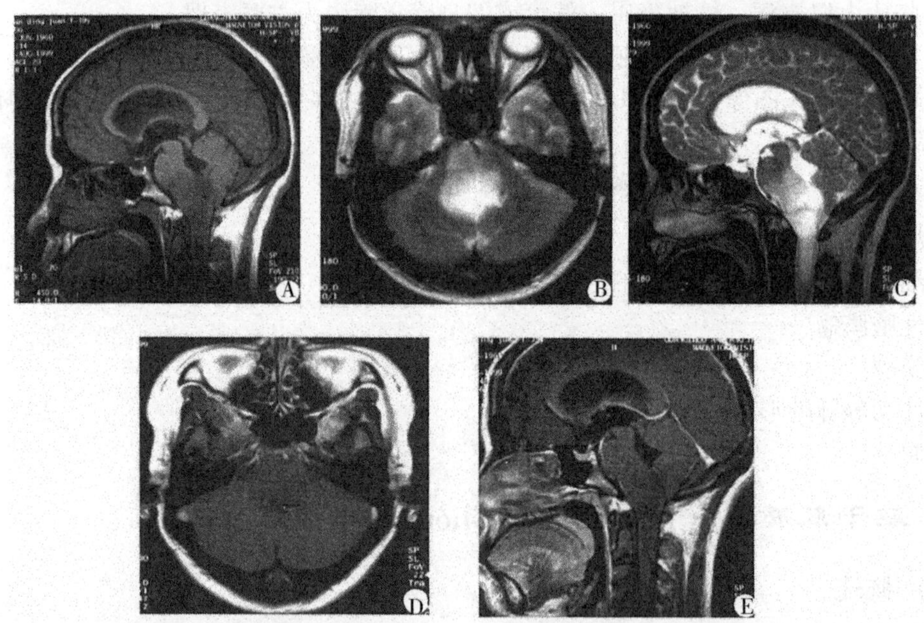

图 13－8　脑干及颈髓上段胶质瘤，女性，39 岁。矢状面 T_1WI（A）显示桥脑下部、延髓及颈髓上段呈膨胀性改变，以低信号为主，第四脑室下部变窄。T_2WI（B、C）肿瘤以高信号为主。增强扫描（D、E）肿瘤无明显强化

五、髓母细胞瘤（Medulloblastoma）

（一）概述

髓母细胞瘤来源于胚胎残留组织，恶性程度高，多见于儿童，占颅内肿瘤的 1.8% ~ 6.5%，约占胶质瘤的 10%，男性多于女性，发病高峰年龄 4 ~ 8 岁。

（二）病理

1. 发病部位　肿瘤主要发生在小脑蚓部，少数可发生在小脑半球（多见于年长儿与成

人），肿瘤增大后可突入第四脑室，甚至达小脑延髓池。

2. 大体病理　肿瘤由于富含实质细胞和血管，质脆软似果酱。呈浸润性生长，边界不清楚，有时可有假包膜，而边界清楚。

3. 组织学分类　促纤维增生型髓母细胞瘤；髓母肌母细胞瘤。

（三）临床表现

最常见症状为头痛、呕吐、共济失调、高颅压征象。神经根受刺激可引起斜颈。

（四）MRI表现（图13－9）

小脑蚓部占位性病变，呈长 T_1、长 T_2 信号改变，部分肿瘤可呈等 T_2 信号，原因可能为肿瘤细胞中细胞核（细胞核含水量比细胞浆少）所占比例较大有关。瘤体内可有出血、囊变、钙化，但较少见。第四脑室受压变形、移位，多伴有梗阻性脑积水。Gd－DTPA增强，多有明显均匀的强化。

肿瘤可沿脑脊液种植转移至脑室壁、脑池、蛛网膜下腔等。

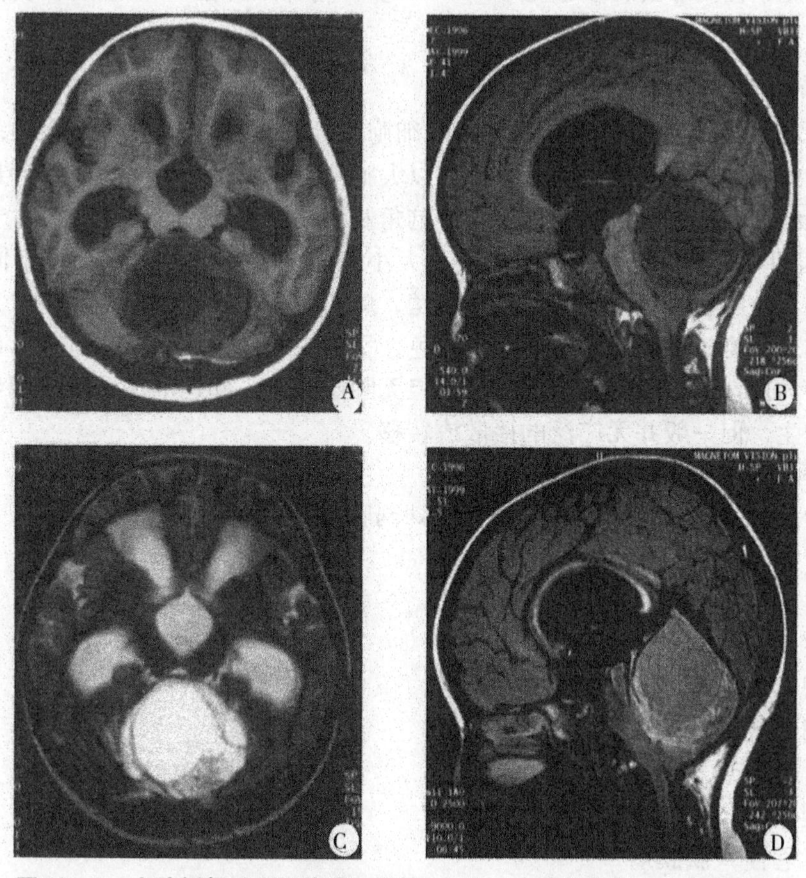

图13－9　小脑蚓部髓母细胞瘤，男性，3岁。小脑蚓部巨大占位性病变，T_1WI（A、B）呈低、等混杂信号，T_2WI（C）以高信号为主，肿块内有囊变区，呈长 T_1、长 T_2 改变。水抑制像（D）示肿块呈中等度高信号

（五）诊断要点

（1）多见于儿童，伴小脑受损及高颅压征象。

(2) 多发生于小脑蚓部，呈长 T_1、长 T_2 改变，强化明显且较均匀。

(3) 易发生脑脊液种植转移。

(六) 鉴别诊断

星形细胞瘤

室管膜瘤

小脑动静脉畸形

蚓部假瘤

六、脑膜瘤 (Meningioma)

(一) 概述

脑膜瘤是颅内最常见的肿瘤之一，约占颅内肿瘤的 15% ~20%，仅次于星形细胞瘤，居第二位。可见于任何年龄，多数见于 40 ~70 岁，高峰年龄在 45 岁左右。女性多见，男女之比约为 1 : 2。

(二) 病理

1. 发病部位　脑膜瘤起源于蛛网膜内皮细胞或硬膜内的脑膜上皮细胞群，因此，凡有蛛网膜颗粒或蛛网膜绒毛的部位均可发生，以大脑凸面、矢状窦旁、大脑镰旁最多见，其次为蝶骨嵴、鞍结节、中颅窝、嗅沟、桥脑小脑角及后颅窝等。

2. 大体病理　肿瘤常单发，偶为多发，大小不一，形态可随发生部位不同而异。肉眼观肿瘤呈球形、分叶状或不规则形，边界清楚，质实或硬。少数肿瘤呈斑块状，覆盖在脑半球的表面，称斑块型。肿瘤质硬，切面灰白色，呈颗粒或条索旋涡状，有的含砂砾样物质。

脑膜瘤多为良性，邻近的脑组织受压，但无肿瘤浸润，邻近的颅骨有时因瘤细胞的浸润而发生骨质增生，但一般并无广泛的播散或转移。

3. 组织学分类　根据 WHO 的分类。

脑膜皮瘤型（内皮瘤型，合体细胞型，蛛网膜皮瘤型）

纤维型（纤维母细胞型）

过渡型（混合型）

砂样瘤型

血管瘤型

血管母细胞型

血管外皮细胞型

乳头状型

间变性（恶性）脑膜瘤

(三) 临床表现特点

(1) 肿瘤生长缓慢，又居脑外，特别是在“静区”，定位征象可以不明显。

(2) 高颅压征象出现缓慢。

(3) 脑膜瘤发生在不同的部位，可有不同的功能异常：癫痫、精神障碍、嗅觉异常，视力障碍等。

（四）MRI表现（图13－10～14）

1. 肿瘤本身MRI表现特点　大多数脑膜瘤的信号接近于脑灰质。T_1WI图像上，肿瘤多呈等信号，少数为低信号。T_2WI图像上，则多表现为等信号，部分可为高信号或低信号。在脑膜瘤内部，MRI信号常不均一，可能为囊变、坏死、出血、钙化或纤维分隔所致。此外，MRI还可显示瘤体内不规则血管影，呈流空效应。Gd－DTPA增强后呈明显强化，多较均匀，较大肿瘤出现囊变、坏死时，则不均匀，相邻脑膜可呈鼠尾状强化征象。大部分脑膜瘤与邻近脑组织有一包膜相隔，在T_1WI、T_2WI像上均表现为连续或不连续的低信号，病理证实为由纤维组织和肿瘤滋养血管构成。

瘤周常有轻至中度的脑水肿。

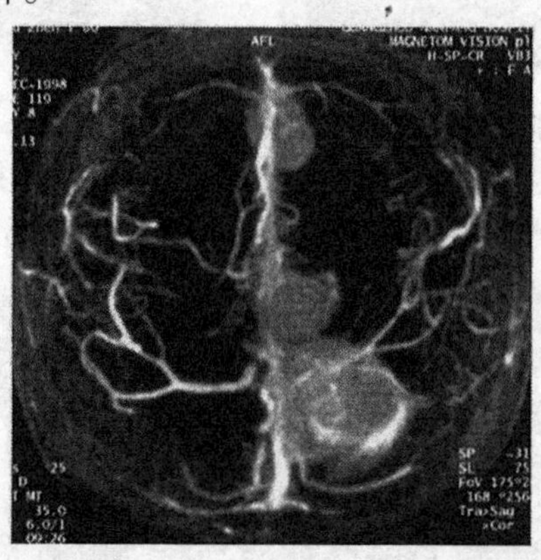

图13－10　上矢状窦旁脑膜瘤（混合细胞型），女性，60岁。增强并MRA示上矢状窦旁多发类圆形占位性病变，强化明显，邻近血管推压移位

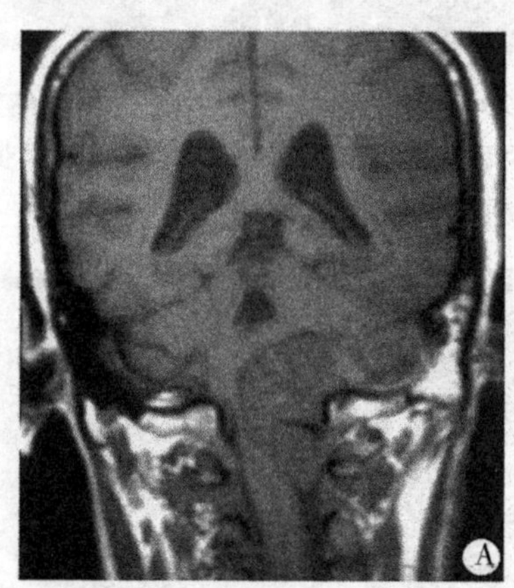
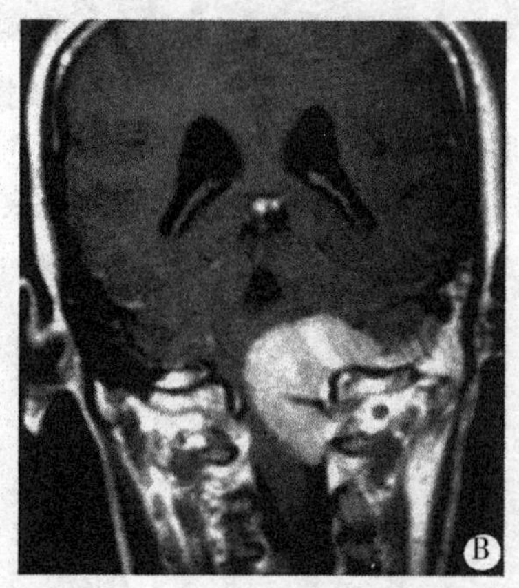

图13－11　枕骨大孔区脑膜瘤（血管瘤型），女性，50岁。左侧枕骨大孔区占位性病变，以广基底与脑膜相连，向下通过枕骨大孔突入椎管。T_1WI（A）为等信号，增强扫描（B）肿瘤均匀显著强化。脑干受压、变形，向对侧移位，并梗阻性脑积水

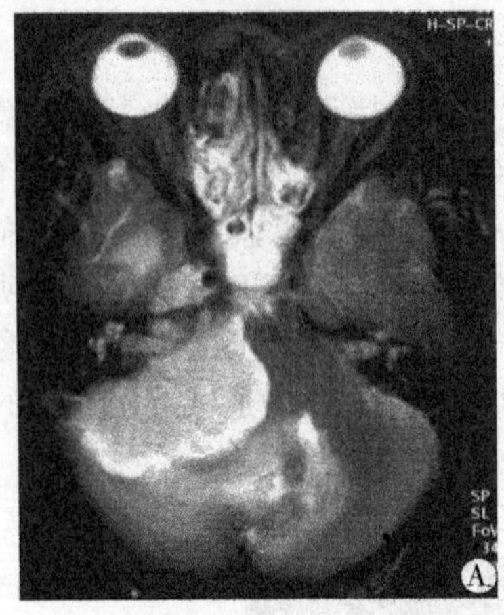
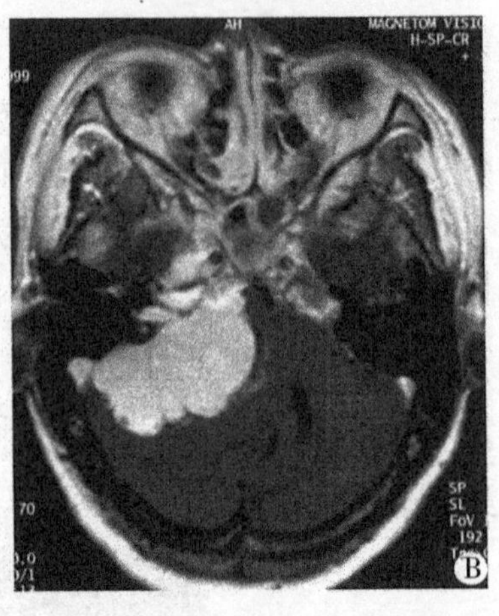

图 13-12 右侧桥脑小脑角区脑膜瘤（血管内皮型），女性，61 岁。右桥脑小脑角区巨大占位性病变，边界清，T_2WI（A）呈中等度高信号，增强扫描（B），肿瘤明显强化，以广基底与硬膜相连。双侧听神经未见异常，四脑室、脑干及小脑半球受压变形、移位

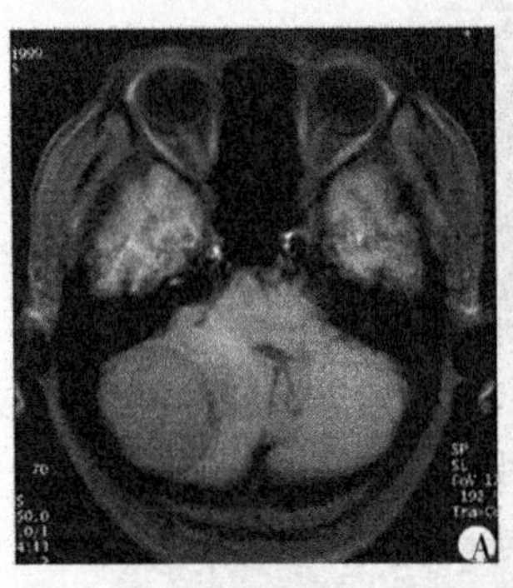
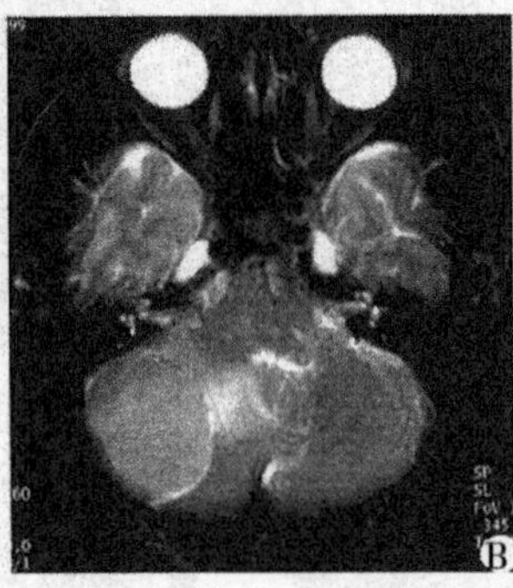
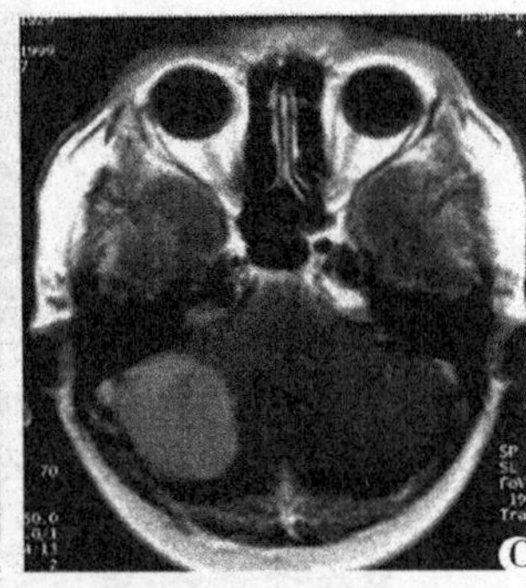

图 13-13 右乙状窦区脑膜瘤（纤维型），女性，20 岁。右乙状窦区类圆形占位性病变，边界清。T_1WI（A，脂肪抑制像）为等信号，T_2WI（B）为稍高信号，肿块边缘可见一薄层长 T_1 长 T_2 信号带。增强扫描（C）肿块均匀强化，以广基底与硬膜相连

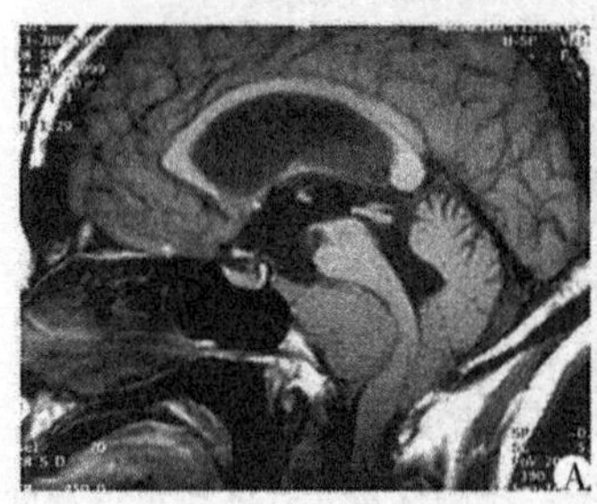
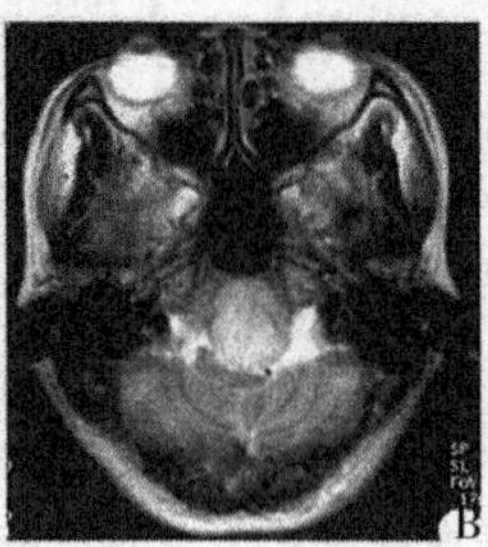
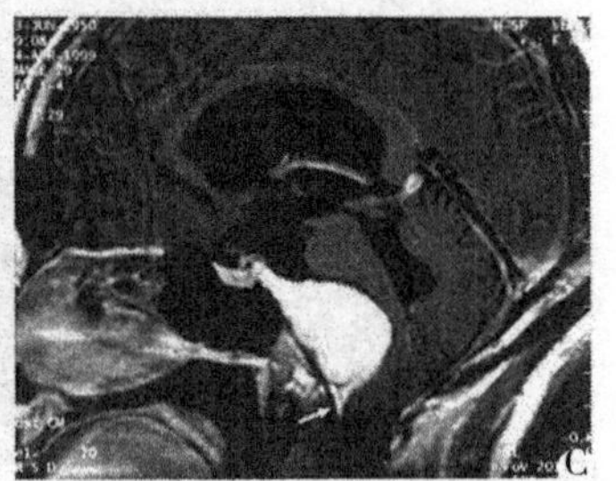

图 13-14 斜坡脑膜瘤（过渡型），女性，49 岁。斜坡区占位性病变，T_1WI（A）呈等信号，T_2WI（B）呈中等度高信号，增强扫描（C）肿瘤明显强化，以广基底与硬膜相连，并见“脑膜尾征”（↑）。桥脑及延髓受压变形呈弓状，第四脑室流出道受阻恶性淋巴瘤

2. 提示肿瘤位于脑外的征象　①白质塌陷征：脑膜瘤较大时，压迫相邻部位脑实质，使脑灰质下方呈指状突出的脑白质变薄，且与颅骨内板之间的距离增大，此征象称为白质塌陷征，是提示脑外占位性病变可靠的间接征象。②以宽基底与硬膜相连。③肿瘤所在脑沟、

脑池闭塞，邻近脑沟、脑池增宽。④颅骨正常结构消失，不规则。

（五）诊断要点

（1）神经定位体征不定，高颅压征象出现晚。

（2）MRI平扫，大多数病变呈等信号，强化明显，且均一，肿瘤伴有坏死、囊变时，则不均匀。

（3）脑外肿瘤征象。

（六）鉴别诊断

1. 位于大脑凸面和大脑镰的脑膜瘤

胶质瘤

转移瘤

淋巴瘤

2. 位于鞍上和颅前窝的脑膜瘤

垂体瘤

星形细胞瘤

颈动脉瘤

脊索瘤

转移瘤

3. 位于颅中窝的脑膜瘤

三叉神经鞘瘤

神经节细胞瘤

胶质瘤

颈内动脉动脉瘤

软骨瘤

4. 位于颅后窝的肿瘤

听神经瘤

转移瘤

血管母细胞瘤（实性）

恶性淋巴瘤

脊索瘤

5. 位于脑室内的脑膜瘤

脉络丛乳头状瘤

胶样囊肿

七、听神经瘤（Acoustic Neuroma）

（一）概述

听神经瘤是颅神经瘤中最常见的一种，占颅内肿瘤的5.9%～10.6%。起源于听神经可发生于任何年龄，高峰年龄30～50岁。男性略多于女性。听神经瘤多为良性肿瘤，恶性者罕见。

（二）病理

小脑桥脑角区是听神经瘤的发病部位。

听神经由桥延沟至内耳门长约1cm，称近侧段，在内听道内长约1cm，称远侧段。听神经瘤3/4发生在远侧段，1/4发生在近侧段。

肿瘤呈圆形或结节状，有完整包膜，大小不一，质实，常压迫邻近组织，但不发生浸润，与其所发生的神经粘连在一起。可伴有出血和囊性变。镜下肿瘤组织学分束状型和网状型形态。后者常有小囊腔形成。

（三）临床表现

常以单侧耳鸣、耳聋、头昏、眩晕等为首发症状，少数患者可有高颅压、锥体束征象。

（四）MRI表现（图13－15）

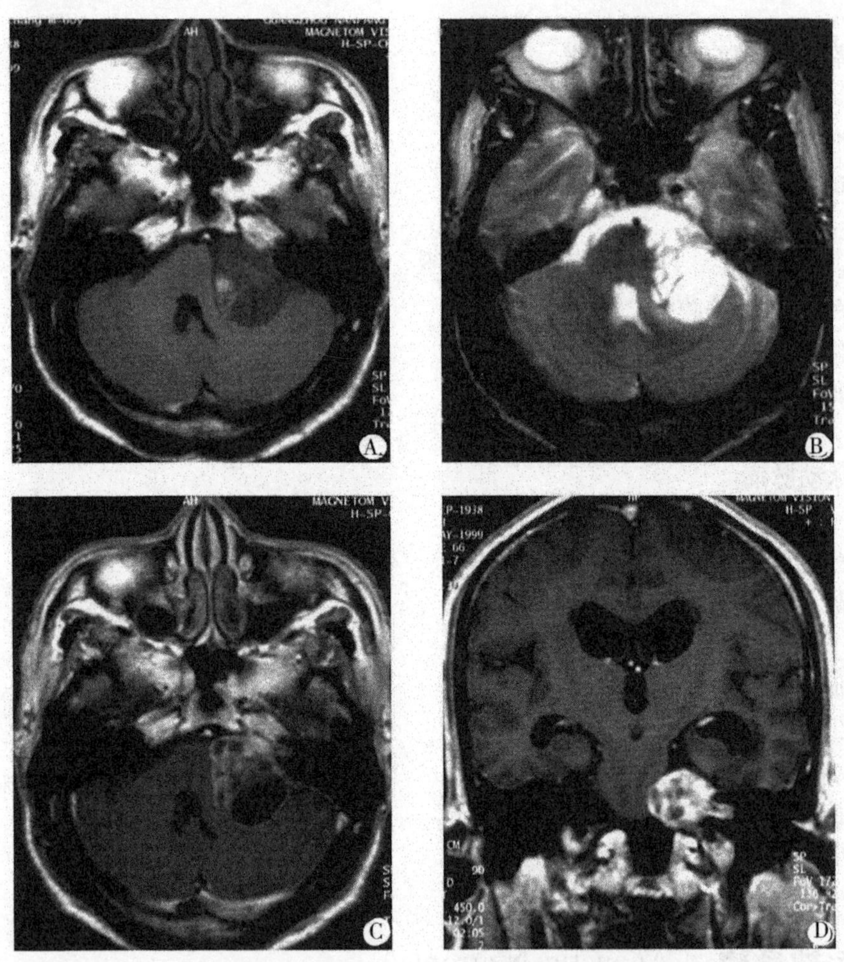

图13－15　左侧听神经瘤，男性，60岁。左小脑桥脑角区占位性病变，信号不均，其内见多个圆形、类圆形呈长T_1（A）长T_2（B）改变的囊变区，实质部分呈等信号。肿块边缘见一斑片状短T_1、长T_2信号，提示肿瘤内少量出血。增强扫描（C、D）肿块实质部分不均匀明显强化，肿瘤已延伸至内听道

MRI 具有高对比度，无创伤以及无颅骨伪影影响的特点，目前成为听神经瘤诊断最敏感的方法。其影像特点为：多数肿瘤呈略长 T_1、等 T_1 和长 T_2 信号改变，T_1WI 上表现为略低或等信号，T_2WI 上呈高信号。

肿瘤信号均匀一致，但较大肿瘤可有囊变。肿瘤呈类圆形或半月形，紧贴内听道口处，瘤组织呈漏斗状，尖端指向内听道口。脑干、小脑受压移位征象。注射 Gd - DTPA 肿瘤实质部分信号明显升高，囊性部分无强化。

微小听神经瘤位于内听道内，体积小，诊断困难，MR 可直接显示耳蜗、听神经及前庭器官。微小听神经瘤与正常健侧听神经相比呈不对称性局限性增粗，呈结节状略长 T_1（或等 T_1）及长 T_2 信号改变。增强后，均一明显强化。

（五）诊断要点

（1）多于中年后缓慢起病。

（2）以耳鸣、耳聋、眩晕、头昏为首发症状。

（3）桥脑小脑角区，以内听道口为中心的肿块，伴同侧听神经增粗，在 T_1WI 上呈略低或等信号，T_2WI 上呈高信号，注射Gd - DTPA 后呈明显均匀的强化。

（六）鉴别诊断

脑膜瘤

表皮样囊肿

室管膜瘤

脊索瘤

颈静脉球瘤

血管母细胞瘤

动脉瘤

小脑脓肿

八、垂体腺瘤（Pituitary Adenoma）

（一）概述

垂体腺瘤是鞍区最常见的良性肿瘤，约占颅内肿瘤的 10%，仅次于胶质瘤和脑膜瘤。正常垂体上缘下凹或偏平，高度：男性 <7mn，女性 <9mm（垂体高度以女性生育期最高，随年龄增大而下降，男性一生变化不明显）。明显的局部上凸者 90% 以上为垂体微腺瘤所致。正常垂体柄直径小于 4mm，90% 左右的正常人比基底动脉细，下端可偏移 1.5 ±1.2°。垂体柄移位是垂体病变的间接指征。正常垂体前叶的 MR 信号与脑灰质相似。垂体后叶 91% 在 T_1WI 上呈高信号，其原因可能为：①垂体后叶 Herring 体内含脂类物质；②垂体后叶分泌含脂类的激素。

垂体病变须行冠状位和矢状位扫描，层厚为 1 ~ 2mm，发现可疑病变需行 Gd - DTPA 增强扫描。

（二）肿瘤分类

1. WHO 分类

垂体前叶肿瘤
- 垂体腺瘤
  - 嗜酸性
  - 嗜碱性
  - 嗜酸-嗜碱性
  - 嫌色性
- 垂体腺癌

2. 按肿瘤大小分类

<1cm　垂体微腺瘤

>1cm　垂体大腺瘤

3. 按肿瘤的功能分类

分泌性腺瘤：分泌相应激素，表现为特殊的临床综合征，就诊时往往体积较小。

无分泌性腺瘤：就诊时体积大，有占位性效应，压迫性功能障碍等。

（三）临床表现

1. 压迫症状　视力障碍；垂体功能低下症状；头痛等。

2. 内分泌亢进症状　PRL 腺瘤出现闭经、泌乳；HGH 腺瘤出现肢端肥大；ACIH 腺瘤出现库欣综合征等。

（四）MRI 表现

鞍内肿瘤在 MR 上有四种征象：①蝶鞍扩大，伴骨质吸收变薄或破坏；②垂体高度 > 9mm，并且局限性上凸；③鞍内出现异常肿块；④漏斗上升。

1. 垂体微腺瘤的 MRI 表现（图 13－16）　垂体微腺瘤在矢状位和冠状位显示最清晰，在 T_1WI 像上呈略低信号，T_2WI 图像上为稍高信号异常改变。冠状位可显示垂体局限性上凸，垂体柄移位，鞍底向下凹陷，双侧海绵窦可不对称。部分微腺瘤呈短 T_1 或等 T_1 及等 T_2 信号改变。Gd－DTPA 增强后，早期正常垂体、海绵窦明显强化，而微腺瘤由于血供不如垂体丰富，而呈低信号。延迟扫描，肿瘤呈等信号或稍高信号（高于垂体部分）。

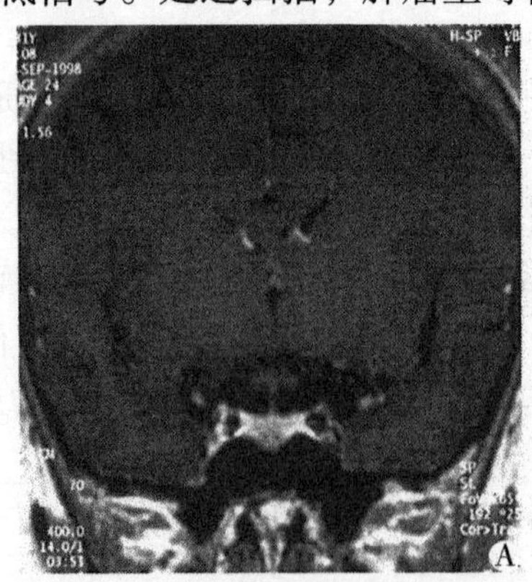

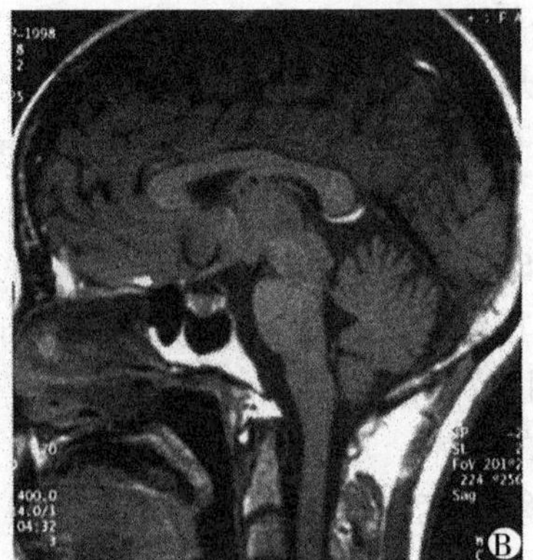

图 13－16　垂体微腺瘤，女性，32 岁。冠状面增强扫描（A）显示垂体下缘肿瘤向下突呈倒置驼峰状，信号低于周边正常垂体。T_1WI（B）垂体下缘可见一圆形低信号区，其内信号略不均匀

2. 垂体大腺瘤的 MRI 表现（图 13－17） 肿瘤呈圆形、分叶状或不规则形。冠状位扫描显示呈哑铃状，即所谓束腰征，这是由于肿瘤向鞍上生长，受鞍隔束缚之故。蝶鞍扩大、变薄或破坏。

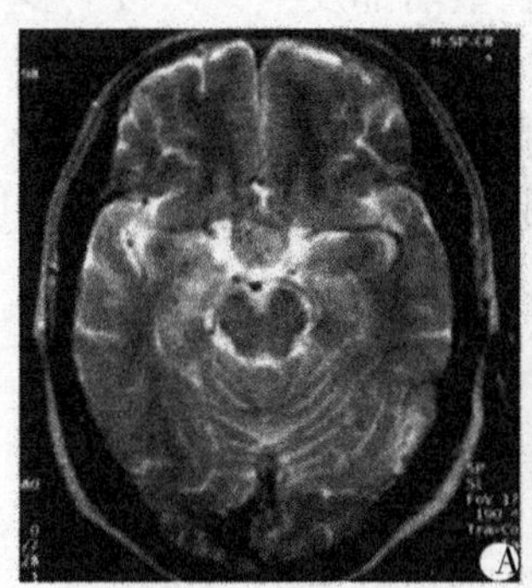

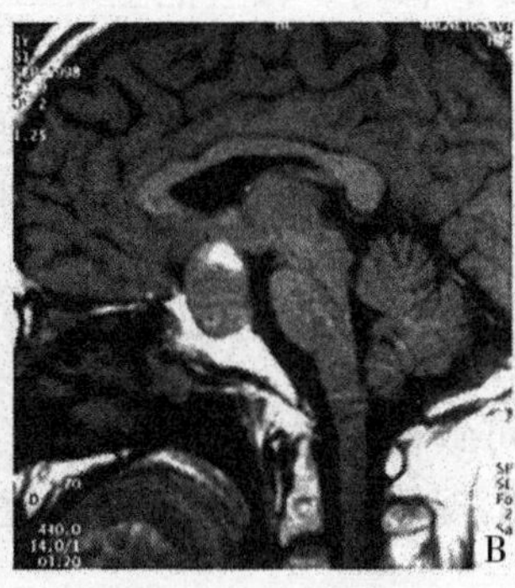

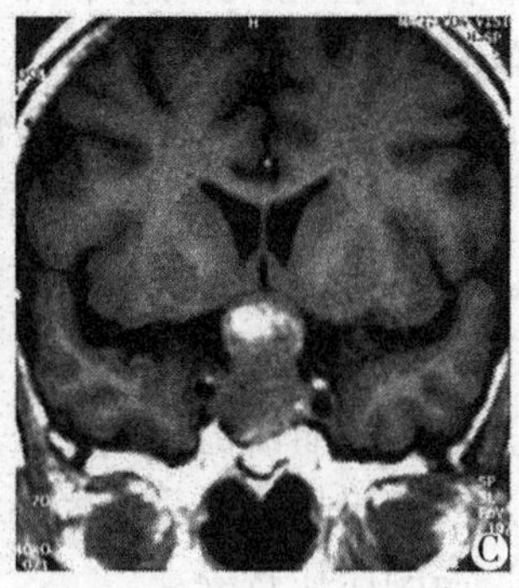

图 13－17 垂体大腺瘤，女性，61 岁。垂体窝占位性病变，T_1WI（B、C）以等信号为主，其内可见斑片状高信号，为肿瘤内出血所致。T_2WI（A）呈等、高混杂信号。冠状位（C）上可见典型“束腰征”

实性肿瘤与脑组织呈等信号，有囊变、坏死时，则该区呈明显长 T_1、长 T_2 改变。瘤内出血时，除急性期外，在 T_1WI、T_2WI 上均呈高信号。海绵窦受侵时，双侧海绵窦不对称，颈内动脉受压移位，Mechel 腔消失。注射 Gd－DTPA 后，瘤体实性部分明显强化，但早期低于正常垂体。

（五）诊断要点

1. 微腺瘤 ①临床、实验室检查有相关分泌异常。②垂体内局灶性异常信号，可伴有垂体上缘上凸，垂体柄移位，鞍底下陷。③动态增强早期，瘤体不强化，与强化明显的正常垂体形成鲜明的对比。

2. 大腺瘤 鞍内软组织肿块，多有束腰征，与正常垂体呈等信号，可伴有囊变、坏死。蝶鞍扩大，骨质吸收破坏，增强后强化明显。

（六）鉴别诊断

1. 微腺瘤需与下列病变鉴别

垂体囊肿

转移瘤

垂体梗死

2. 大腺瘤需与下列病变鉴别

颅咽管瘤

脑膜瘤

星形细胞瘤

动脉瘤

九、颅咽管瘤（Craniopharyngioma）

（一）概述

颅咽管瘤起源于胚胎时期 Rathke 囊的上皮残余，占脑肿瘤的 2%～4%。从新生儿至老年人均可发生，20 岁以前发病接近半数，男性较多于女性。

（二）病理

颅咽管瘤可沿鼻咽后壁、蝶窦、鞍内、鞍上池至第三脑室前部发生，以鞍上多见，也可鞍上、鞍内同时发生。

肿瘤大多数为囊性或部分囊性，少部分为实性。囊性肿瘤生长缓慢，囊壁光滑，厚薄不等。囊内可为单房或多房，囊液黄褐色，含有不同数量的胆固醇结晶、角蛋白脱屑以及正铁血红蛋白。囊壁和肿瘤实性部分多有钙化。

（三）临床表现

（1）颅咽管瘤压迫视交叉，可致视力视野障碍。

（2）内分泌症状，垂体受压出现侏儒症（多见于儿童），尿崩症。

（3）高颅压症状等。

（四）MRI 表现（图 13－18～19）

颅咽管瘤 MRI 表现变化多。

1. 囊性病变常表现为两种信号特点

（1）病变内含较高浓度的蛋白、胆固醇或正铁血红蛋白时，呈短 T_1、长 T_2 信号改变，在 T_1WI、T_2WI 图像上均呈高信号。

（2）病变为囊性坏死和残留的上皮细胞，并且蛋白含量少时，呈长 T_1、长 T_2 信号改变，在 T_1WI 像上为低信号，T_2WI 像上为高信号。

2. 实性颅咽管瘤亦表现为两种信号特点

（1）病变缺少胆固醇和正铁血红蛋白，呈等 T_1、长 T_2 信号改变。

（2）病变内含角蛋白、钙质或散在的骨小梁时，呈长 T_1 短 T_2 信号改变，在 T_1WI、T_2WI 像上均呈低信号。

注射 Gd－DTPA 后，在 T_1WI 图像上肿瘤实质部分表现为均匀或不均匀增强，囊性部分呈壳状强化。

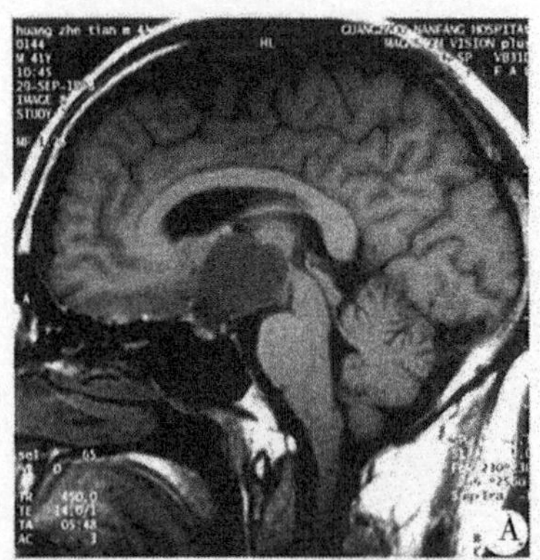

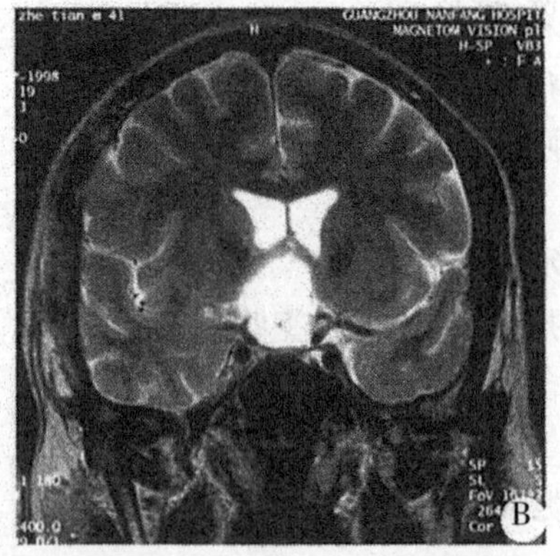

图 13－18　囊性颅咽管瘤，男性，41 岁。鞍上池区占位性病变，边缘清，呈分叶状。T_1WI（A）为均匀低信号，T_2WI（B）为高信号。视交叉、漏斗受压上移，垂体受压变扁

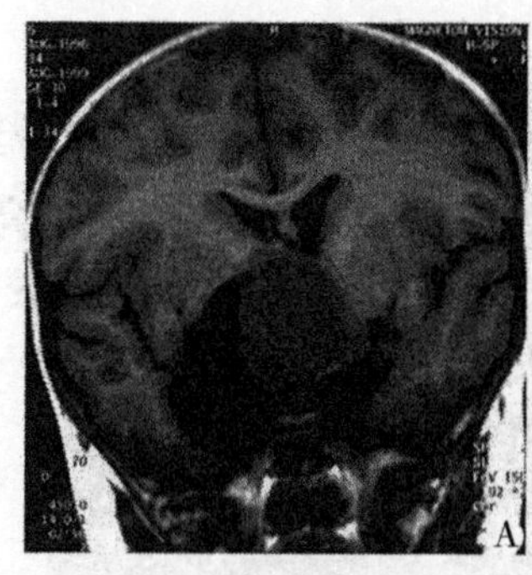
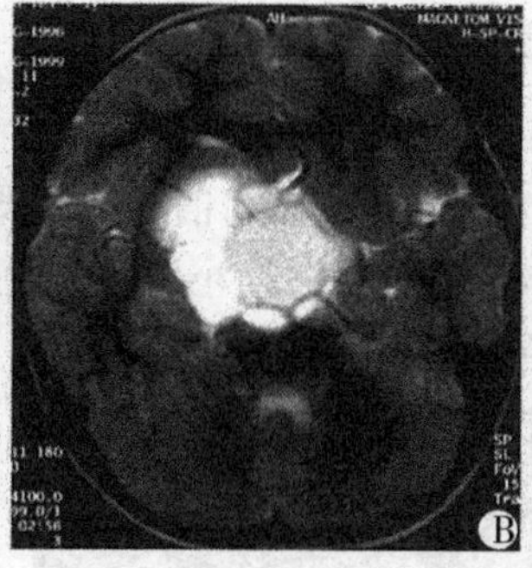
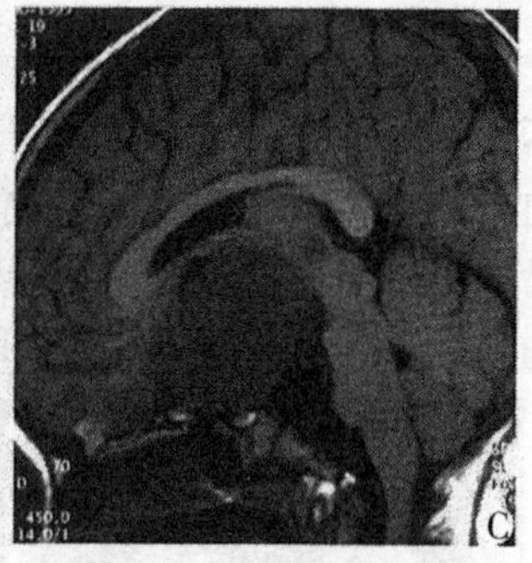

图 13-19　颅咽管瘤，女性，3 岁。鞍上池区巨大肿块，分实性和囊性两部分。实性部分 T_1WI（A、C）为稍低信号，T_2WI（B）呈中等度高信号，囊性部分呈新月形，位于肿块的右侧缘，呈长 T_1 长 T_2 改变

（五）诊断要点

（1）青少年多见。

（2）临床上表现为高颅压、视力视野障碍及内分泌方面的改变。

（3）MRI 表现多样化，囊性病变根据囊内成分的不同，在 T_1WI、T_2WI 像上均可表现为高信号，亦可呈 T_1WI 低信号，T_2WI 高信号；实性病变则表现为在 T_1WI 像呈等信号，T_2WI 图像上呈高信号，亦可均表现为低信号。

（六）鉴别诊断

垂体瘤

畸胎瘤

生殖细胞瘤

胶质瘤

十、表皮样囊肿（Epidermoid Cyst）

（一）概述

表皮样囊肿起源于异位胚胎残余组织的外胚层组织，是胚胎晚期在继发性脑细胞形成时，将表皮带入的结果，又称为胆脂瘤、珍珠瘤。其发病率占颅内肿瘤的 0.73%～3.07%。各年龄均可发病，发病高峰年龄 40～50 岁，男性略多于女性。

（二）病理

本病常位于中线外侧，以桥脑小脑角最多，约占 1/2 以上，其次为鞍上池、脑室系统及中颅窝。

表皮样囊肿表面有一菲薄的包膜，可有钙化。表面所附血管不向深部延伸，囊壁内层被覆鳞状上皮，上皮不断增生角化，积聚物如豆腐渣，常含有脂肪、胆固醇结晶等。

少数病例肿瘤内可有出血和反应性肉芽组织增生。

（三）临床表现

病程长，无特征性症状，常表现为脑积水、癫痫或 7、8、9 对脑神经受损症状。

（四）MRI 表现（图 13－20～21）

绝大部分囊肿呈不均匀的长 T_1、长 T_2 信号改变，这是由于囊肿内含固态胆固醇结晶与角化蛋白的缘故。在 T_1WI 呈略高于脑脊液的低信号，T_2WI 上呈略低于脑脊液的高信号。囊肿多呈类圆形或不规则形，位于鞍上池或桥脑小脑角池。部分含液态胆固醇及三酸甘油酯等纯脂肪成分时，则呈短 T_1、长 T_2 改变。注射 Gd－DTPA 后，囊肿不强化。

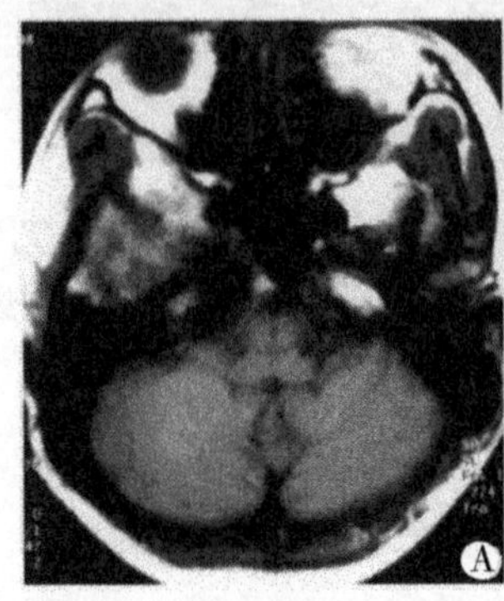

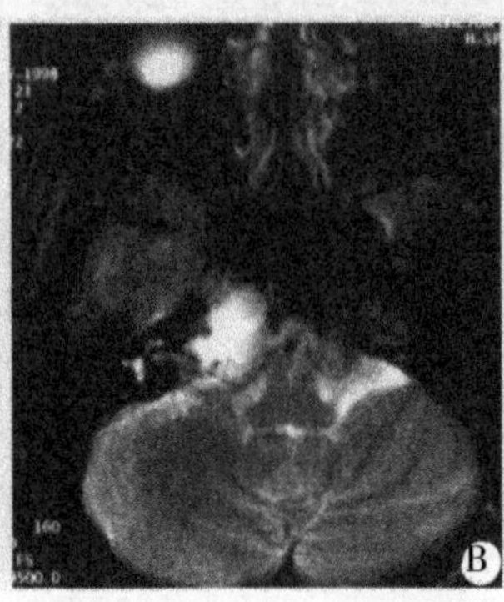

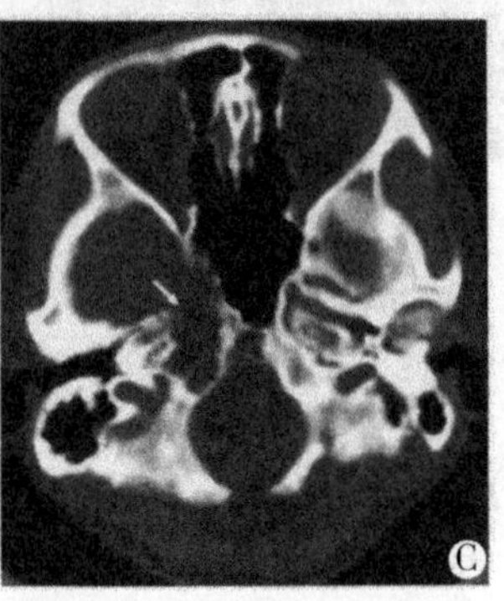

图 13－20　胆脂瘤，女性，21 岁。右岩骨尖区不规则占位性病变，T_1WI（A）为低、等混杂信号，T_2WI（B）呈高信号。CT 扫描（C）示岩骨尖骨质明显破坏（↑）

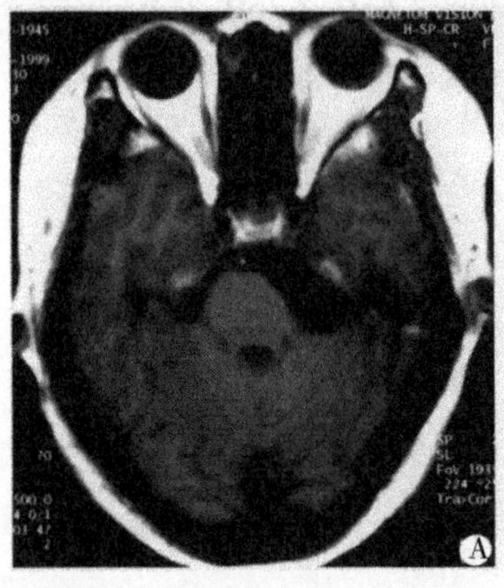

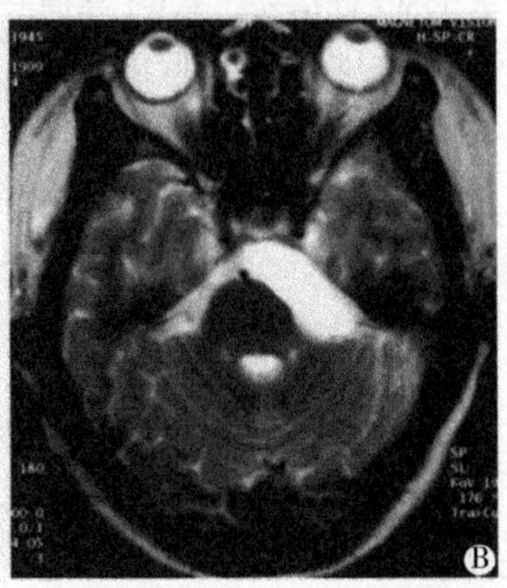

图 13－21　左桥脑小脑角及桥脑腹侧区胆脂瘤，女性，54 岁。左桥脑小脑角及桥脑腹侧偏左条形占位性病变，沿间隙生长，呈长 T_1（A）和长 T_2（B）信号改变。基底动脉（↑）向右移位，桥脑左侧受压变形

（五）诊断要点

（1）病程长，多于中青年发病。

（2）桥脑小脑角或鞍上池等处类圆形、不规则形占位性病变，多数病变 T_1WI 图像呈略高于脑脊液的低信号，T_2WI 图像则为略低于脑脊液的高信号。

（3）增强后不强化。

（六）鉴别诊断

蛛网膜囊肿

脑脓肿

颅咽管瘤
皮样囊肿
血管母细胞瘤
星形细胞瘤
听神经瘤囊变

十一、皮样囊肿（DermoidCyst）

（一）概述

皮样囊肿又称皮样瘤，比表皮样囊肿少见，约占颅内肿瘤的0.2%，可发生于任何年龄，高峰年龄为30~40岁，女性多于男性。

（二）病理

以后颅窝中线区最常见（约占1/3），其次为鞍旁区、半球间裂、四叠体池等。

皮样囊肿含有外胚层与中胚层两种组织成分，囊壁厚，常有钙化，内含大量水分子、油脂、表皮、真皮及其中的毛囊、皮脂腺、汗腺等。囊肿与皮肤之间常有一窦道相连，也可以闭合成纤维条索。

（三）MRI表现

颅内中线区肿物，因囊内含真正的脂肪成分，T_1WI图像上呈短T_1高信号，T_2WI呈长T_2高信号。边缘常伴钙化，T_1WI及T_2WI上均呈不规则低信号。瘤周无水肿。增强后，囊肿无强化效应。

（四）诊断要点

（1）病程慢。

（2）颅内中线区占位性病变，在T_1WI、T_2WI上均呈高信号，可伴有钙化，无增强效应。

鉴别诊断基本同表皮样囊肿。

十二、畸胎瘤（Teratoma）

（一）概述

畸胎瘤占颅内肿瘤的0.1%~14%，多发生20岁以下的青少年，男性比女性多见。

（二）病理

半数左右的畸胎瘤位于松果体内，15%位于鞍区，其余散在于颅内中线处。

畸胎瘤表面光滑，界限清楚，呈圆形、结节状或分叶状。大多数肿瘤部分为囊性，部分为实性。囊腔大小不一，其内含有油脂、毛发和牙齿等结构。镜下见有多种胚叶组织结构。

（三）MRI表现

肿瘤由于含多种成分，而信号不均，其中脂肪成分，在T_1WI、T_2WI上均呈高信号，钙化则均呈低信号。恶性畸胎瘤者，呈浸润性生长，大量增殖的异常胶质细胞取代了脂肪成分，使肿瘤呈长T_1、长T_2信号改变。常有梗阻性脑积水。

十三、脊索瘤（Chordoma）

（一）概述

脊索瘤是颅底较少见的一种破坏性肿瘤，起源于胚胎脊索残余组织，约占颅内肿瘤的0.2%。脊索瘤各年龄段均可发生。高峰年龄30～40岁，男性较女性多见。

（二）病理

脊索瘤多起自斜坡中线部位，位于硬膜外，缓慢浸润生长。其中，半数位于骶骨，35%位于斜坡，15%位于脊柱。颅底脊索瘤的典型发生部位位于蝶、枕骨软骨接合处。

大体标本为灰白色半透明的明胶样肿块，中间有与包膜相连的间隔，将其分割成多叶状，瘤内可有出血、囊变和钙化。组织学上为富有染色质核的小泡性细胞（即液滴状细胞）构成。脊索瘤偶见恶性，但脊索瘤均伴中线骨质的破坏及软组织肿块。

（三）临床表现特点

（1）中、青年多见，病史长。

（2）早期头痛最常见，继之出现脑神经和脑干受损的表现，高颅压征象出现晚。

（四）MRI表现（图13－22）

颅底脊索瘤表现为斜坡中线部位的不规则实质性肿块，常累及鞍下和鞍旁区。在T_1WI上呈低信号，T_2WI上为不均匀高信号。瘤内囊变区呈更长T_1、长T_2改变。出血灶在T_1WI、T_2WI上均呈高信号。钙化则均呈低信号。增强后常呈中等度不均匀强化。邻近骨质呈明显破坏，失去正常形态，斜坡髓质内高信号消失。

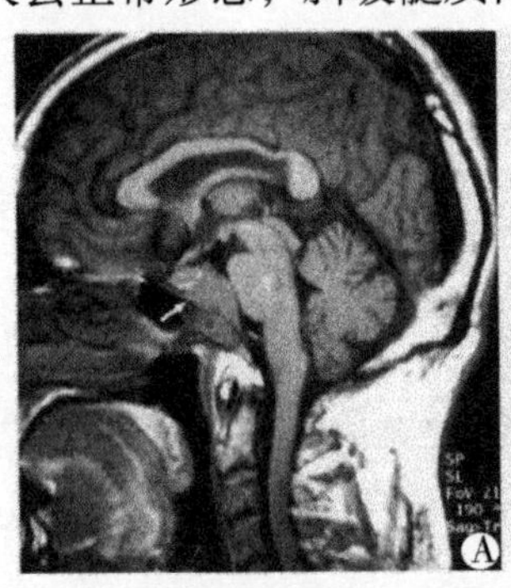

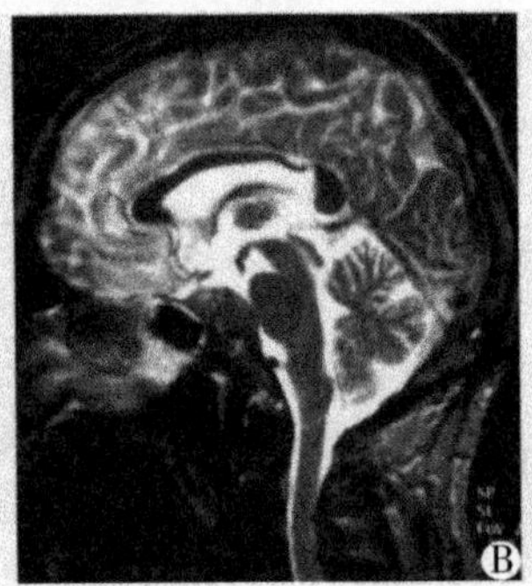

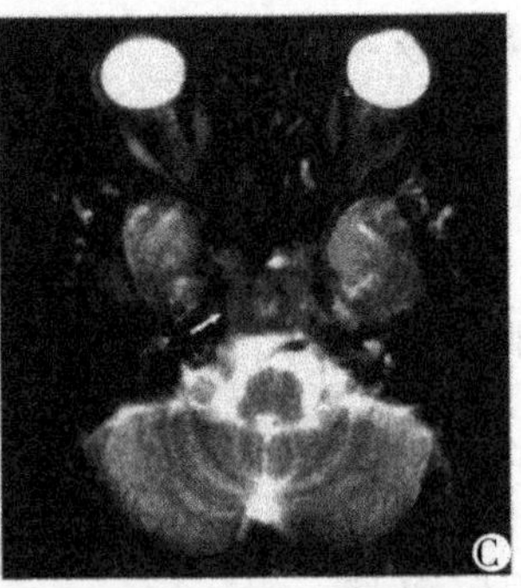

图13－22　斜坡脊索瘤，男性，52岁。斜坡上部占位性病变（↑），T_1WI（A）呈等信号，T_2WI（B、C）以等信号为主，间杂少量点片状高信号

MRI由于能多方位成像，可清楚显示瘤体的全貌，生长的方向及对邻近器官组织的压迫。

（五）诊断要点

（1）起病慢，病史长，中青年多见。

（2）头痛为最常见症状，可有脑神经及脑干受损表现。

（3）MRI显示斜坡中线处占位性病变，呈长T_1、长T_2改变，伴邻近骨质的明显破坏。

（六）鉴别诊断

颅底软骨瘤、骨软骨瘤

软骨肉瘤

转移瘤

鼻咽癌

脑膜瘤

十四、颅内转移瘤（Metastatic Tumor）

（一）概述

颅内转移瘤国内报道其发生率占颅内肿瘤的 3.5%～10%。肿瘤来源前三位依次为肺、子宫与卵巢和黑色素瘤。发病高峰年龄 40～60 岁，通常男性多于女性。

颅内转移瘤的转移途径有：

1. 血行转移　常见肺癌、乳腺癌、肾癌和皮肤癌等。

2. 直接侵入　鼻咽癌、视网膜母细胞瘤，颈静脉球瘤等。

3. 经蛛网膜下腔　极少数脊髓内肿瘤，如胶质瘤，室管膜瘤可经此途径向颅内转移。

4. 经淋巴途径转移　中枢神经系统无淋巴系统，但却有淋巴系统转移之学说。可能由于：①椎间孔血管周围的淋巴管；②脑神经内、外衣中的淋巴管；③已有颈淋巴结转移癌的颈淋巴管。

（二）病理

1. 结节型　幕上大脑中动脉供血区脑实质内多见，小脑少见，脑干更少。可以是单发，也可多发。较大肿瘤中间有出血、坏死；肿瘤周围水肿广泛，肿瘤界限清楚，但镜下观察，肿瘤沿血管间隙蔓延。

2. 脑膜弥散型　肿瘤沿脑脊液播散广泛转移，位于脑膜、室管膜，使其增厚或呈颗粒状，以颅底多见。位于软脑膜者称癌性脑膜炎或弥漫性软脑膜癌瘤。硬脑膜转移罕见。

（三）临床表现

（1）多有原发癌症状，但 30% 的患者以颅脑症状为首发症状。

（2）脑转移症状：高颅压，精神障碍，神经定位体征，脑膜炎等。

（四）MRI 表现（图 13－23～24）

病变多见于皮髓质交界处，亦可局限于白质内。小者为实性结节，大者多有坏死。可多发亦可单发。大多数病变均呈稍长 T_1，长 T_2 信号改变，瘤周水肿明显。小肿瘤大水肿为转移瘤的特征表现，但 4mm 以下的小结节周围常无水肿。注射 Gd－DIPA 后，绝大多数病例均有强化，强化形态多样，可呈结节状，点状均匀强化或不均匀强化，亦可表现为不规则状环形强化，边缘与周围组织界限清晰。

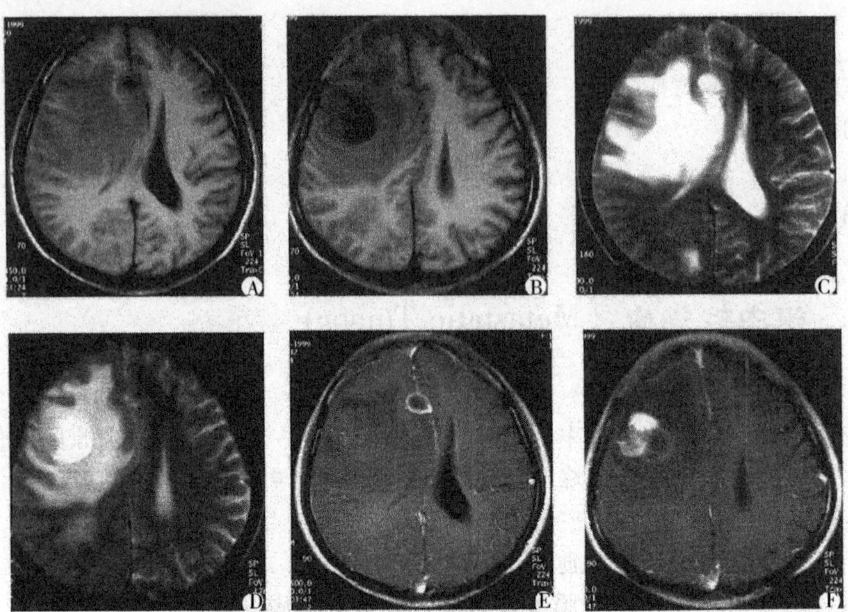

图 13－23　肺癌脑转移瘤，男性，34 岁。右额叶皮层下多发占位性病变，部分病变内有囊变区，呈长 T_1（A、B）、长 T_2（C、D）改变。实质部分呈稍长 T_1 和稍长 T_2 信号。增强扫描（E，F），病变均呈不规则环形强化。周围脑水肿明显，侧脑室受压狭窄，中线左偏

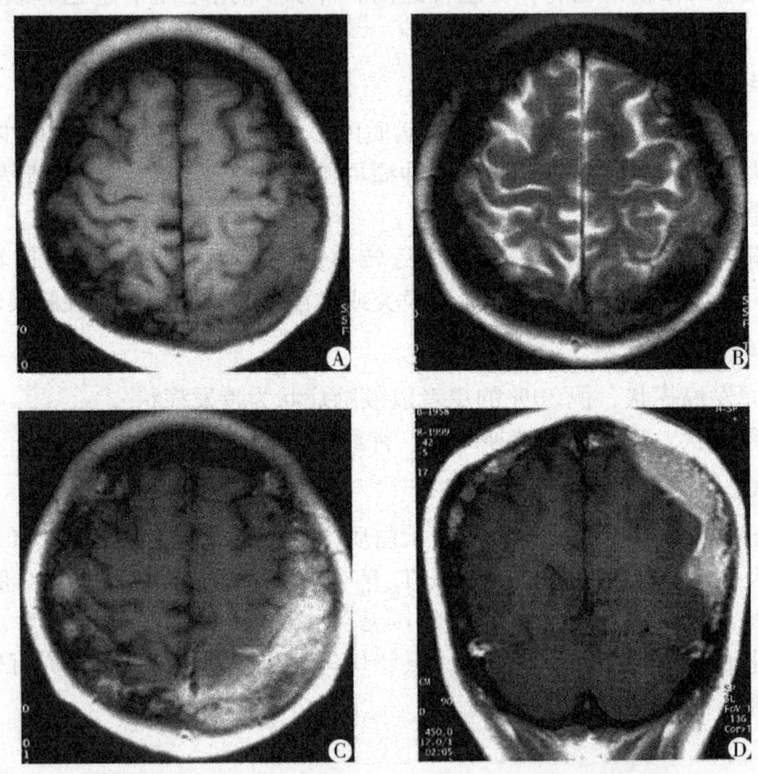

图 13－24　乳腺癌脑膜、板障多发转移瘤，女性，40 岁。双侧颅板下方脑膜不规则增厚，板障内可见异常信号区，以左侧显著。T_1WI（A）和 T_2WI（B）均为等信号，增强扫描（C、D），病变明显强化

（五）诊断要点

（1）原发肿瘤病史。

（2）多数肿瘤呈稍长 T_1、长 T_2 信号改变，瘤周水肿明显，形态多样。小肿瘤大水肿应高度怀疑转移瘤的可能，特别是无明确原发病史时。

（六）鉴别诊断

1. 多发转移瘤时需与下列疾病鉴别

多发脑脓肿

多发脑膜瘤

脑梗死

多发性硬化

脑白质病

2. 单发转移瘤时需与下列疾病鉴别

胶质瘤

脑膜瘤

单发脑脓肿

结核瘤

（燕宏军）

第二节　脑血管病变

一、脑梗死（Infarction）

（一）概述

脑梗死是指因血管阻塞而造成的脑组织缺血性坏死软化。造成脑梗死的原因主要是：①动脉粥样硬化；②高血压；③糖尿病；④高脂血症；⑤血液黏度过高；⑥脑血管解剖的生理变异等。

（二）病理

脑动脉闭塞后，病理改变是一个连续过程，可将其分为三期：

1. 坏死期　脑动脉闭塞后，4～6h，脑缺血区出现灌注综合征，出现血管源性脑水肿。1～2d 后神经细胞坏死，残存者有局部缺血性改变。

2. 软化期　脑血管闭塞2～3d 后，病变区变软，神经细胞及纤维消失，为格子细胞所代替。

3. 恢复期　坏死软化的组织被吞噬细胞所清除，大的软化灶可形成囊腔，内含液体；小的软化灶由星形细胞及其纤维填塞。

（三）临床表现

一般症状有头痛、眩晕等，神志多清醒。不同部位的血管梗死，有不同的临床表现。

（四）脑梗死分期及 MRI 表现（图 13－25～27）

1. 超急性期（0～6h） 梗死后 6h 内，缺水区水分增加，使病灶区在 T_1WI 上呈略低或等信号，T_2WI 成像对水分积聚异常敏感，发病 2h，可呈较高信号，4h 则呈明显高信号。部分病例甚至 30min 即可显示异常改变。而在此期，CT 检查常为阴性。

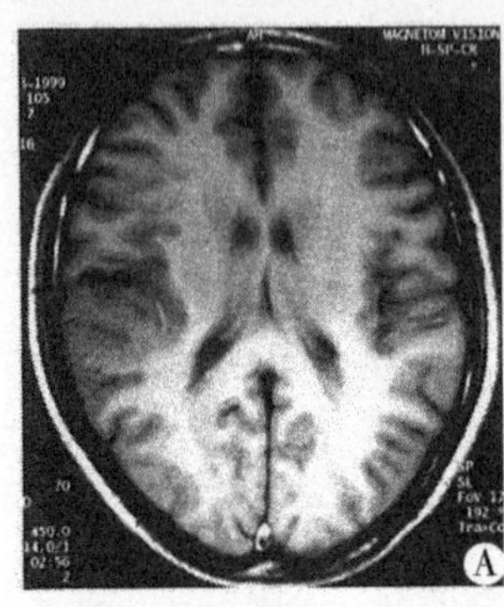
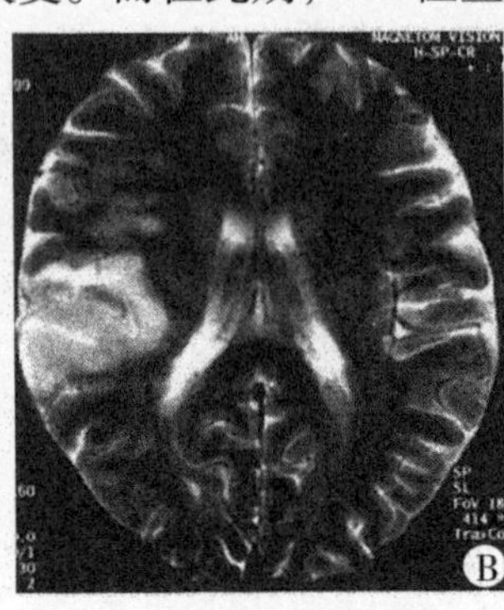
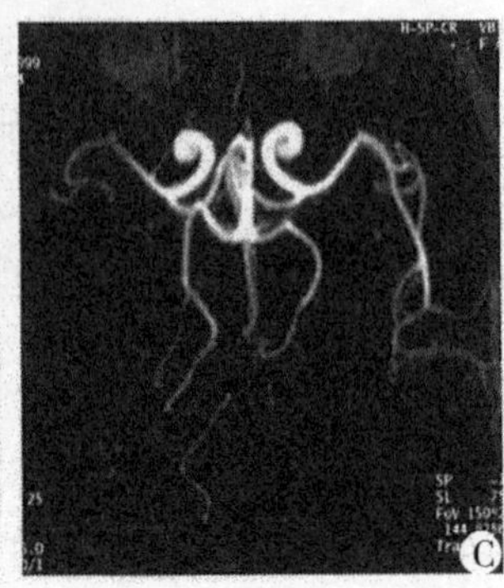

图 13－25　右侧颞顶叶交界区脑梗死，男性，31 岁。T_2WI（B）示右侧颞顶叶交界区见一片状高信号，伴“底节回避”。T_1WI（A）病变呈略低信号，范围显示不佳。MRA（C）示右侧大脑中动脉侧裂段以后分支减少

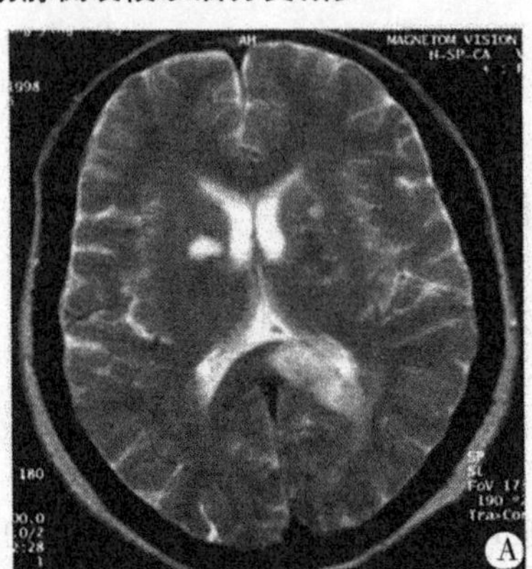
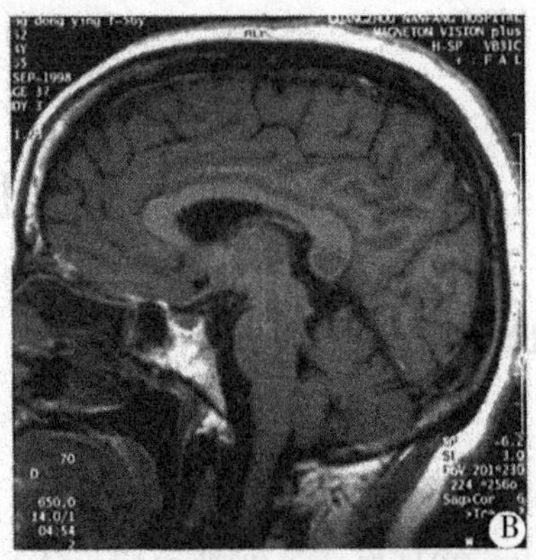

图 13－26　基底节、胼胝体脑梗死，女性，56 岁。T_2WI（A）示双侧基底节区多发斑片状高信号，胼胝体压部左侧不规则片状高信号，矢状位 T_1WI（B）胼胝体后部病灶为圆形低信号

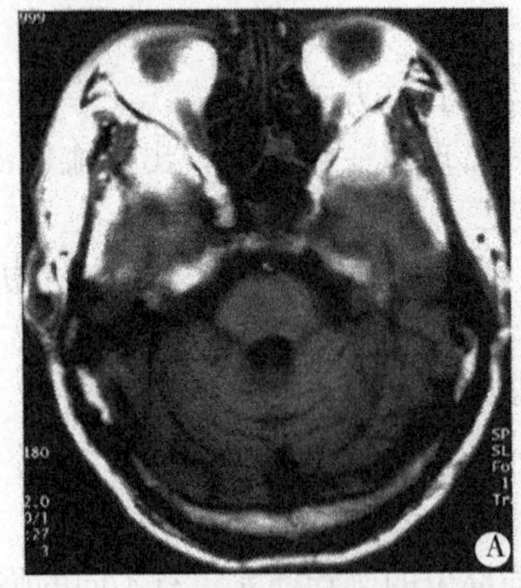
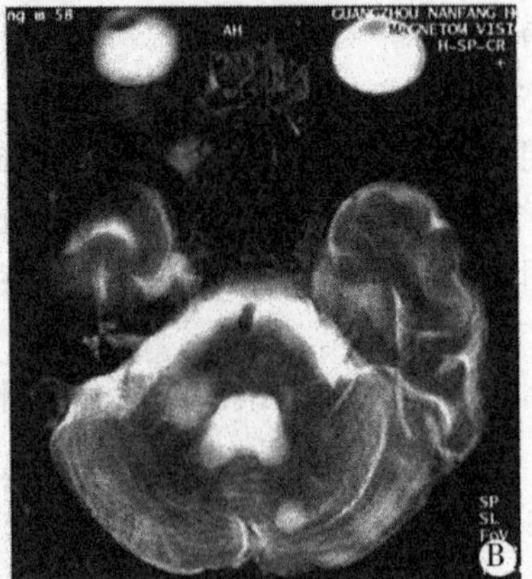

图 13－27　小脑梗死，男性，59 岁。左侧小脑半球及右侧桥臂多发斑片状异常信号，呈长 T_1（A）长 T_2（B）改变，以 T_2WI（B）显示清晰

2. 急性期（6～24h） 在此期，细胞毒性脑水肿继续发展，髓鞘脱失，细胞坏死，血脑屏障破坏，水分及蛋白质大分子均进入梗死区。梗死后再灌注，使脑水肿进一步加重，致梗死范围扩大，使 T_1、T_2 值明显延长，在 T_1WI 为明显低信号，T_2WI 上信号更高。病变区脑沟变浅消失。Gd－DTPA 增强扫描，此期可见梗死区有脑回状强化。

3. 亚急性期（2～7d） 脑水肿以发病后第三天最重，占位效应明显，可引起脑疝。由于血脑屏障破坏，蛋白质大分子渗入病变区，梗死范围增大。梗死区仍呈 T_1WI 低信号，T_2WI 高信号。24～72h 增强，脑回状强化明显。

4. 稳定期（8～14d） 梗死中心细胞坏死，周围血管增生，水肿消退，占位效应消失。病变区仍呈长 T_1 与长 T_2 信号。注射 Gd－DTPA，仍呈脑回状强化。此期可出现坏死、囊变。最易发生梗死后出血。

5. 慢性期（>15d） 病情轻者，逐渐恢复，T_1WI 与 T_2WI 表现逐渐接近正常。严重者因坏死、囊变、软化，呈边界清晰的圆形或卵圆形长 T_1、长 T_2 信号的改变。增强扫描，仍呈脑回状强化，可维持 2～3 日。可继发出现局限性脑萎缩。

（1）脑梗死特点：①异常信号区的范围与闭塞血管供血区一致。②同时累及灰质和白质。

（2）脑梗死的范围和形态与闭塞的血管有关：①大脑中动脉主干闭塞，病变呈三角形异常信号改变，基底朝向脑凸面，尖端指向第三脑室。②大脑中动脉闭塞在豆纹动脉的远端，病变多为矩形异常信号改变，出现“基底节回避现象”。③大脑前动脉梗死，表现为长条状的异常信号改变，位于大脑镰旁。④大脑后动脉梗死，表现为顶叶后部及枕叶的半圆形异常信号改变，位于大脑镰旁的后部。⑤穿动脉闭塞，表现为基底节、内囊、丘脑的圆形、椭圆形或长条状异常信号改变。⑥局灶性脑皮层梗死，表现为脑回丢失。室管膜下脑梗死，脑室边缘呈波浪状改变。

（五）不同类型的脑梗死 MRI 诊断要点

1. 腔隙性脑梗死（Lacunar infarction） 是指脑深部穿支动脉闭塞所致的脑缺血性软化，而形成豌豆或粟粒大小的腔隙。腔隙灶直径多在 5～15mm，大于 10mm 称为巨腔隙。最大直径可达 20～35mm，是由两个以上穿支动脉闭塞所致。高血压是引起腔隙性脑梗死的直接原因。其 MRI 表现为（图 13－28）：

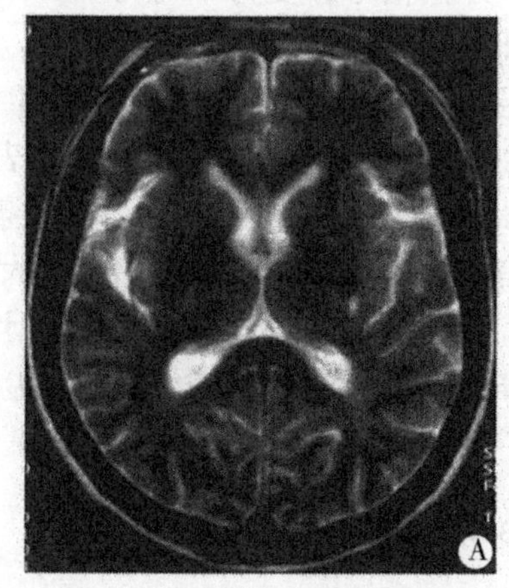

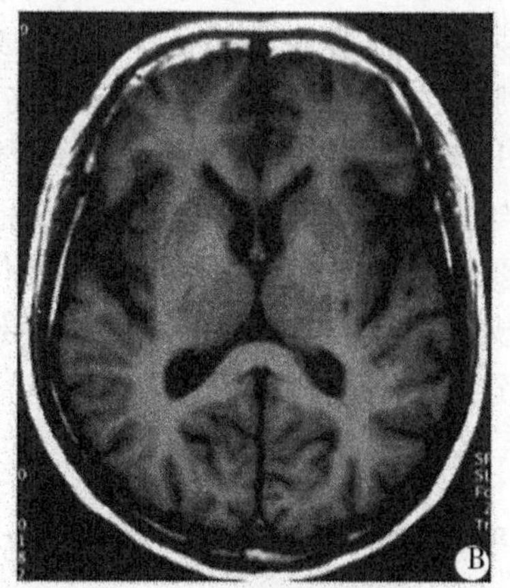

图 13－28 左基底节区腔隙性脑梗死，男性，52 岁。左基底节区多发斑片状异常信号，呈长 T_1（B）、长 T_2（A）改变，以 T_2WI（A）显示更清晰

（1）多发生于双侧基底节区、半卵圆中心，其次为脑干。

（2）病灶直径多在5~15mm，呈圆形、卵圆形、星形或裂缝状，在T_1WI上呈略低或低信号，T_2WI上为高信号。

（3）MR显示腔隙性梗死，明显优于CT。

2. 出血性脑梗死（Hemorrhagic Infarction） 出血性脑梗死又称为梗死后出血，是指脑梗死后，缺血区血管再通，血液溢出的结果。脑梗死后出血多在脑梗死后一至数周发生，发生率约占脑梗死的3%~5%。

梗死后出血的形态分为三种：①脑深部血肿；②梗死皮层区斑片状出血；③梗死区外周围少量出血。

MRI诊断要点为（图13-29）：

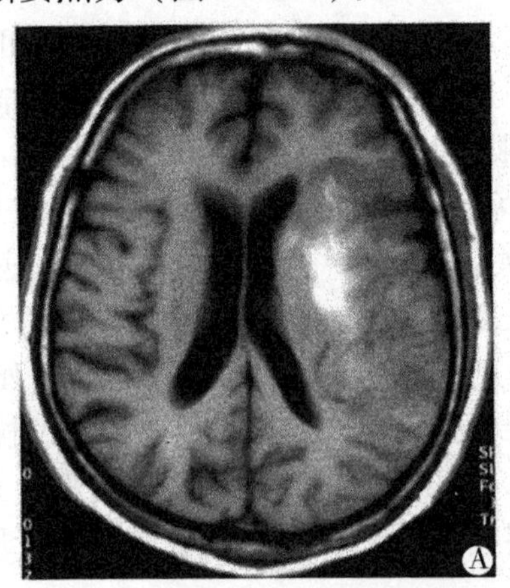

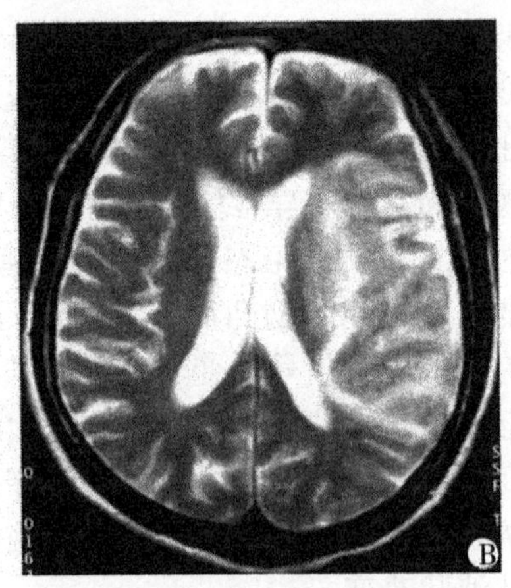

图13-29 左额颞叶出血性脑梗死，男性，76岁。左额颞叶大片异常信号，呈长T_1（A）、长T_2（B）改变，同时累及灰、白质，病变白质区见片状、斑片状短T_1长T_2信号，提示有出血灶

（1）常见于大面积脑梗死患者，先显示脑梗死的长T_1、长T_2信号改变，1~2周后出现脑出血信号特征。

（2）多为斑片状出血，T_1WI高信号，T_2WI原高信号影变得不均匀。

（3）慢性期可见血肿周边部有含铁血黄素低信号形成。

3. 分水岭脑梗死 分水岭脑梗死是两支主要动脉分布区供血交界区发生的脑梗死，占全部脑梗死的10%。多由全身低血压、颈内动脉狭窄或闭塞等引起。MRI表现及分型为：分水岭脑梗死与其他脑梗死一样，MRI表现为长T_1、长T_2信号改变，常呈条形或类圆形，分布在两支主要动脉分布区边缘带。主要部位有：①前分水岭脑梗死，位于大脑前动脉与大脑中动脉皮质支的边缘带。②后分水岭脑梗死，位于大脑中动脉与大脑后动脉皮质支的边缘带。③皮质下分水岭脑梗死，位于大脑中动脉皮质支与深穿支的边缘带。④小脑分水岭脑梗死。

二、高血压性脑出血（Hypertensive Hemorrhage）

（一）概述

高血压引起脑实质内出血，为老年人三大死亡原因（心梗和癌肿）之冠。

本病的发病机制为：可能与动脉痉挛有关。动脉痉挛可引起血管壁和局部脑组织缺血缺氧导致血管壁纤维性坏死，多发性微动脉瘤形成或血管壁本身的出血或栓塞等，血压升高时，从而导致血管破裂出血或血管壁发生渗漏而出血。

脑出血主要发生在幕上半球半卵圆中心，约占 80%，脑皮层下约 10%，脑干、小脑约各占 5%。

（二）病理

1. 血肿在不同时期的病理改变

（1）急性期：血肿内含新鲜血液或血块，周围脑组织有一定程度的软化，还可有点状出血。

（2）吸收期：血肿内红细胞破坏，血块液化。血肿周围出现吞噬细胞，并逐渐形成含有丰富毛细血管的肉芽组织。

（3）囊变期：坏死组织被清除，缺损部分由胶质细胞及胶原纤维形成瘢痕。血肿小可由此类组织所填充，血肿大时则遗留囊腔。这与脑软化相同，不同点在于血红蛋白产物长久残存于瘢痕组织中，使该组织呈现棕黄色。

2. 其他改变　较大的血肿可导致脑疝；脑脊液通路障碍可致脑积水；邻近脑池、脑室之血肿破溃入蛛网膜下腔及脑室，造成脑室积血及蛛网膜下腔积血。

（三）临床表现

活动时发病，发展快，昏迷。高颅压表现，局灶定位体征。小量出血的临床表现与脑梗死相似。

（四）MRI 表现及诊断要点（图 13－30～32）

颅内出血 MR 信号变化复杂，主要与血肿成分的演变有关。

1. 超急性期　起病 24h 内，新鲜血肿主要由含氧合血红蛋白的红细胞、血清蛋白和血小板组成。基本上属非顺磁性物质，对 MR 信号影响轻微。

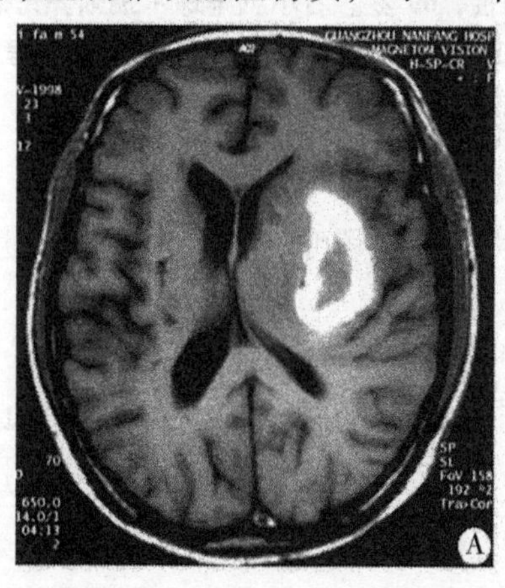

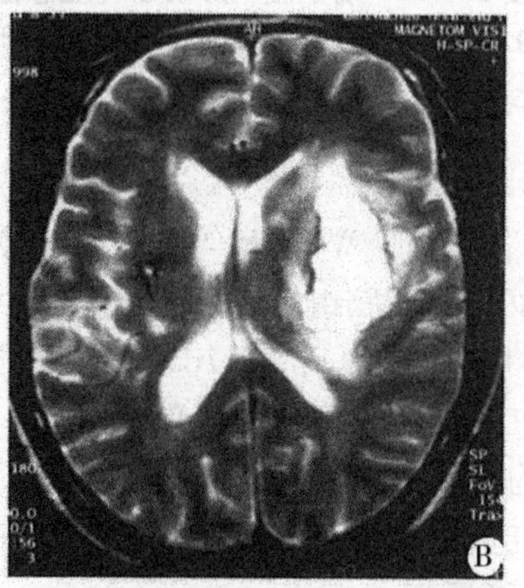

图 13－30　左基底节亚急性脑出血，男性，54 岁。左基底节区异常信号，T_1WI（A）为不规则环状高信号，中央信号与脑实质相同，T_2WI（B）为高信号，边缘可见薄层低信号带。周围脑质水肿，左侧脑室受压变窄，中线轻度右偏。右基底节区腔隙性脑梗死

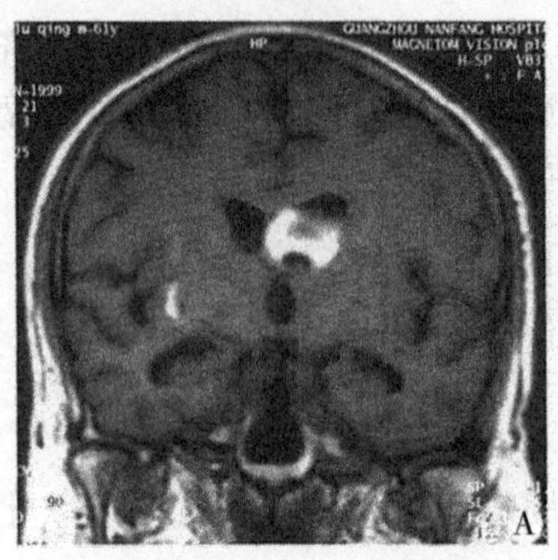

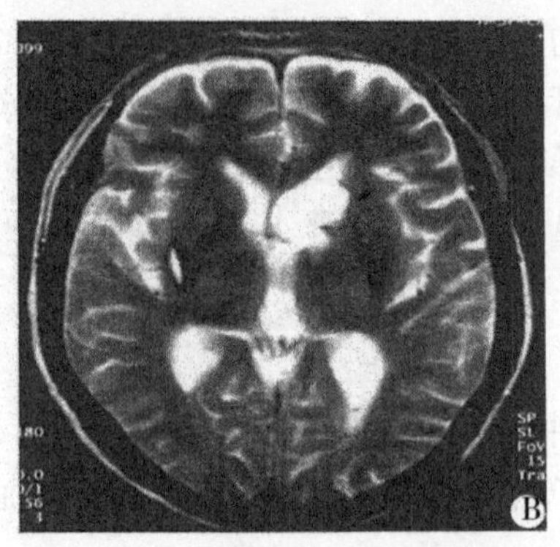

图 13-31　双侧基底节区出血并破入脑室，男性，61 岁。左尾状核头部异常信号区，T_1WI（A）病变周边为高信号，中央呈等信号，T_2WI（B）为高信号，部分病变破入侧脑室。右基底节外囊处见一梭形短 T_1 长 T_2 信号区，病灶边缘见薄层低信号带

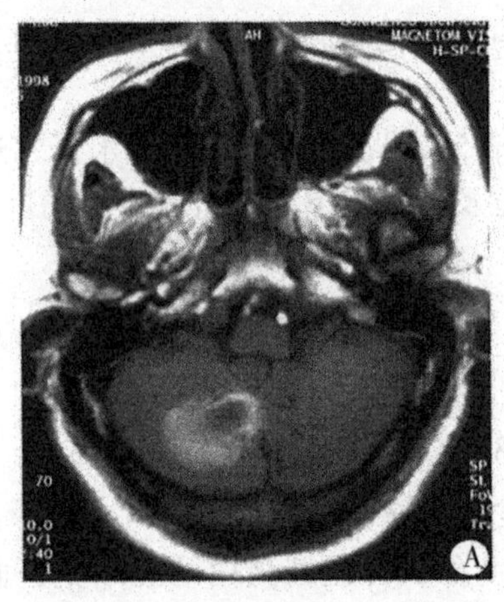

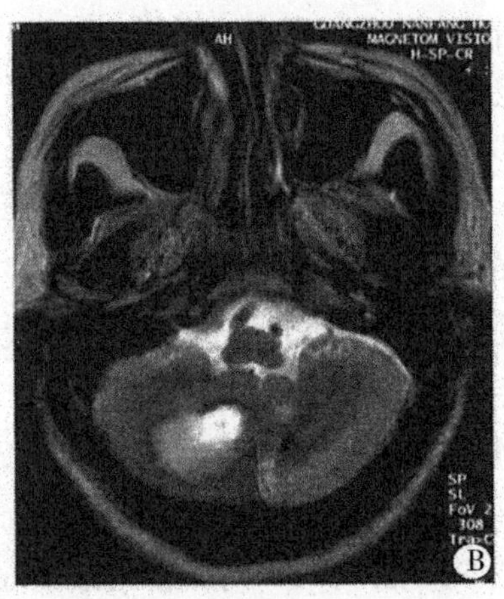

图 13-32　右小脑半球出血（亚急性），男性，60 岁。右小脑半球不规则异常信号，T_1WI（A）为不规则环形高信号，中央与正常脑质呈等信号，T_2WI（B）呈不均匀高信号，部分边缘可见薄层低信号带，周围脑质无明显水肿

MR 诊断要点：

（1）T_1WI 和 T_2WI 均呈等或略高信号，但 T_2WI 信号可不均匀。

（2）病灶周围脑组织有轻至中度水肿。

2. 急性期　出血后 2～7d，这一阶段血肿内血红蛋白以三种形式存在：①出血后 2～3d，完整红细胞内的血红蛋白变为脱氧血红蛋白；②3～4d 后，血肿除脱氧血红蛋白外，大部分转化为细胞内正铁血红蛋白；③出血后 5～7d，此期红细胞开始溶解，出现游离未稀释的正铁血红蛋白。

MR 诊断要点：

（1）T_1WI 上，病变为等信号（高、中场强 MR）或高信号（低强 MR）；T_2WI 为低信号，以血肿中心最明显。

（2）周围脑水肿明显。

3. 亚急性期　出血后 8～30d，在血肿周边部位，游离的正铁血红蛋白向中心推移，直

至整个血肿内均变成稀释的 MHB（正铁血红蛋白）。

MR 诊断要点：

（1）早期（8～15d）：T_1WI、T_2WI 均呈周边高信号、中心低信号改变。

（2）晚期（16～30d）：含铁黄素开始沉积，T_2WI 上血肿边缘出现低信号带；由于血肿中央氧血红蛋白氧化成高铁血红蛋白，部分血肿此时 T_1WI、T_2WI 均为高信号。

（3）脑水肿减轻。

4. 慢性期　出血后 1 个月～2 个月末。血肿由游离稀释的 MHB 组成，周围包绕着含铁血黄素沉积环。

MR 诊断要点：

（1）T_1WI、T_2WI 均为高信号 T_2WI 上，血肿边缘出现环状低信号带。

（2）血肿完全吸收后，T_1WI、T_2WI 呈斑点样不均匀的略低或低信号。

（3）软化灶形成者，T_1WI 低信号，T_2WI 高信号，周边环绕极低信号带。

三、颅内动脉瘤（IntracranialAneurysm）

（一）概述

颅内动脉瘤是由于局部血管异常改变，产生的脑血管瘤样突起，主要与脑动脉管壁先天异常、动脉粥样硬化、创伤、感染等有关，是引起自发性蛛网膜下腔出血最常见的原因。可发生于任何年龄，以 30～60 岁最常见，女性多于男性。

（二）分类

1. 按病因分类

先天性动脉瘤

损伤性动脉瘤

感染性动脉瘤

动脉硬化性动脉瘤

2. 按大小分类

＜1cm　一般动脉瘤

1.0～2.5cm 大动脉瘤

＞2.5cm　巨大动脉瘤

3. 按形态分类

粟粒状动脉瘤

囊状动脉瘤

假性动脉瘤

梭形动脉瘤

夹层动脉瘤

（三）MRI 表现（图 13－33）

（1）MR 可直接显示动脉瘤，由于流空效应呈圆形或纡曲扩张的无信号影。

（2）部分血栓化动脉呈复杂的信号改变：血流和涡流因流空效应显示无信号。缓慢的血流在偶数回波相呈高信号。血栓均在瘤壁内面，呈高信号同心圆状。钙化、含铁血黄素在所有序列中均为低信号。

（3）完全血栓化动脉瘤呈混杂信号，MHB 形成的高信号与含铁血黄素、钙化形成的低信号混杂存在。

（4）MRA 可清楚显示动脉瘤的高信号影。

（5）有时可见蛛网膜下腔出血改变，脑内血肿形成等。

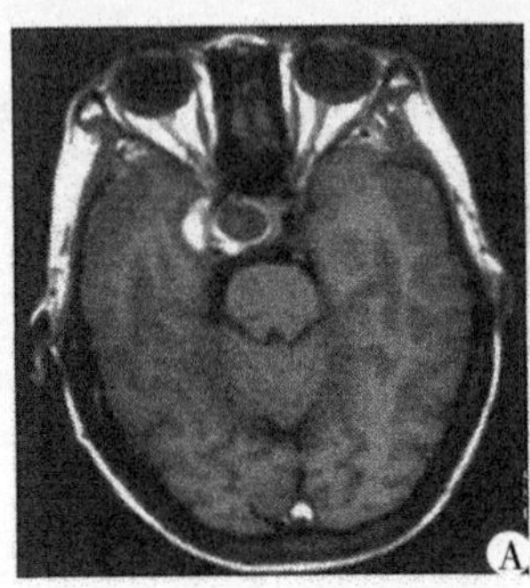

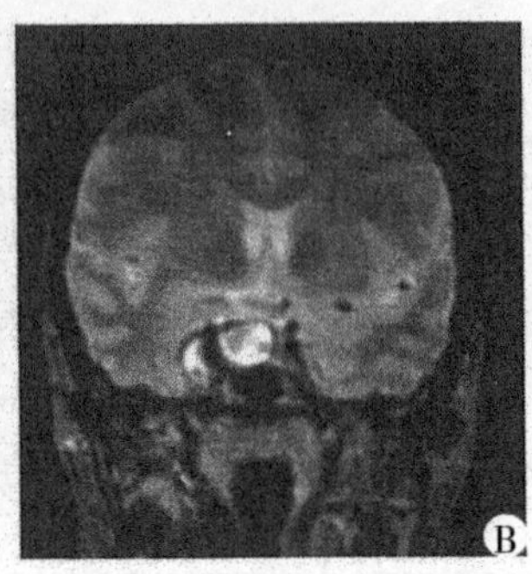

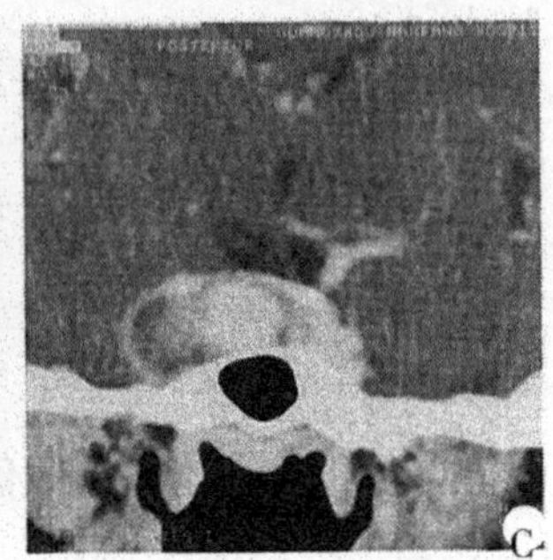

图 13－33　右颈内动脉海绵窦段动脉瘤，女性，49 岁。右侧海绵窦区见一异常信号，大小约 1.8cm×3cm。T_1WI（A）示其内侧为一直径 1.5cm 的低信号区，T_2WI（B）呈不均匀高信号，外侧缘呈高低信号混杂区，为血栓和出血所致。CT 增强扫描（C）见瘤体显著强化，CT 值 156HU，相应外侧缘呈中等密度强化影

（四）鉴别诊断

脑膜瘤

垂体腺瘤

颈内动脉海绵窦瘘

颅咽管瘤

四、动静脉畸形（Arteriovenous Malformation，AVM）

（一）概述

动静脉畸形为脑血管畸形中最常见者，是由一团动脉、静脉及动脉化的静脉样血管组成。动脉直接与静脉交通，中间无毛细血管。可发生于任何年龄，以 16～35 岁最多见，男性稍多于女性。

（二）病理

畸形血管团小者 1～2cm，大者可占大脑半球的 1/2。输入动脉和输出静脉一般各一支，也可以多支。输出静脉大多数汇入上矢状窦或深部的大脑大静脉。少数汇入横窦或岩上窦。

AVM 存在短路现象，邻近脑组织常常缺血，畸形血管容易破裂出血，其结果造成脑萎缩。有些部位还可以有脑水肿、梗死、钙化和出血。

动静脉畸形的发生部位和分型

1. 部位（Stein 法）

（1）表浅型（软膜、皮层）：主要累及脑膜及皮层。

（2）深或中央型：累及皮层下灰质及邻近白质。

（3）髓质型：主要累及髓质动脉及静脉。

（4）旁中央及中线型（胼胝体、脑干、小脑）

2. 分型

单纯软脑膜供血型：最多见，占75%

单纯硬脑膜供血型：占10%

混合供血型：占15%。

（三）临床表现

以蛛网膜下腔出血或脑内出血最多见，癫痫、头痛、TIA发作，进行性神经障碍，颅内压增高等。

（四）MRI表现（图13－34～36）

AVM多位于幕上，大脑表面。在T_1WI、T_2WI上由于快速流空效应，均呈无信号的纡曲成团的畸形血管影，呈葡萄状或蜂窝状。慢速血流在偶数回波相可呈高信号。Gd－DTPA增强后，畸形血管团呈高信号而显影更清晰。MRA能清楚显示供血动脉，纡曲血管团及引流静脉。

病灶内有出血或血栓钙化形成时，则呈混杂信号影。病灶周围可见局限性脑萎缩和软化灶形成。

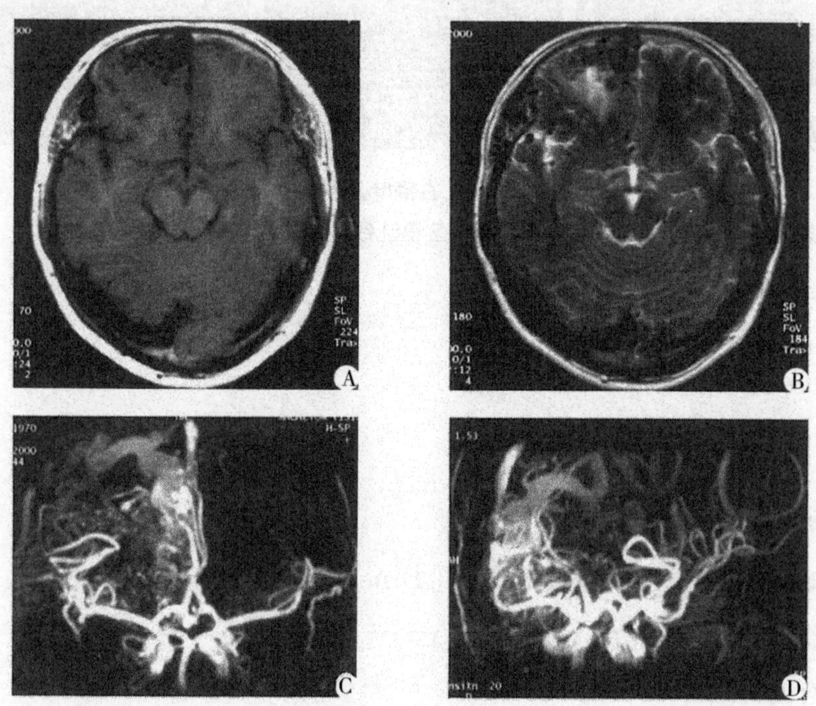

图13－34　右额叶动静脉畸形，男性，29岁。T_1WI（A）和T_2WI（B）示右额叶蜂窝状无信号区，MRA（C、D）显示病变区呈乱麻状、蚯蚓状高信号，并可见粗大的引流静脉，无占位效应

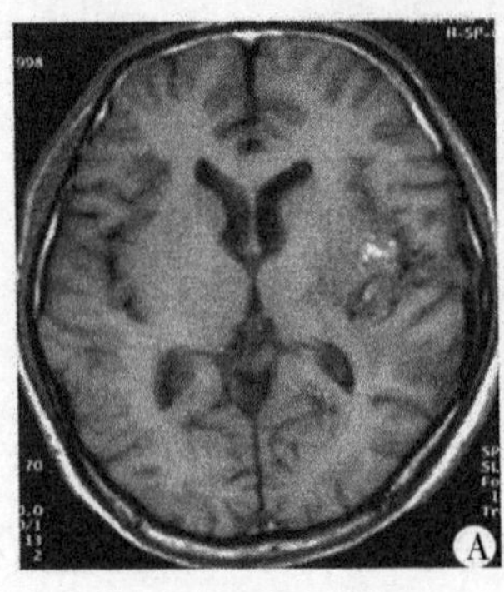
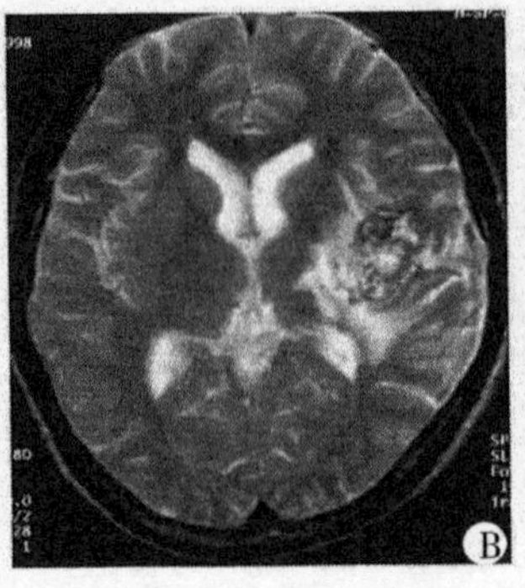
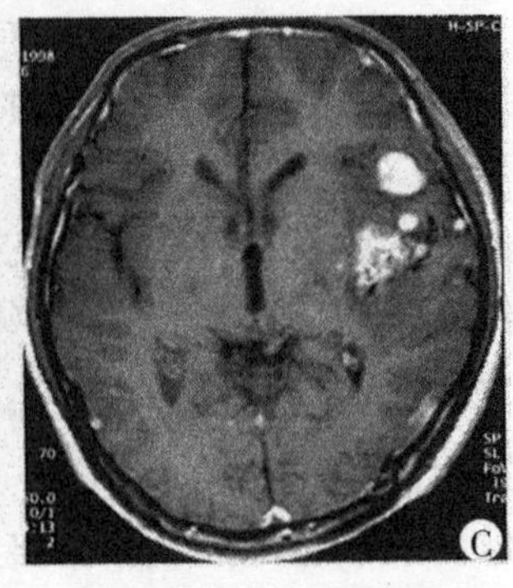

图 13-35　左额颞叶动静脉畸形，男性，30 岁。T_2WI（B）示左侧额颞叶交界区见一蜂窝状高、低信号混杂区，周围轻度水肿，无明显占位效应。T_1WI（A）以等信号为主，间杂多个点状高、低信号。增强扫描（C）病变呈圆点、条状等不规则强化，边缘可见粗大的引流静脉

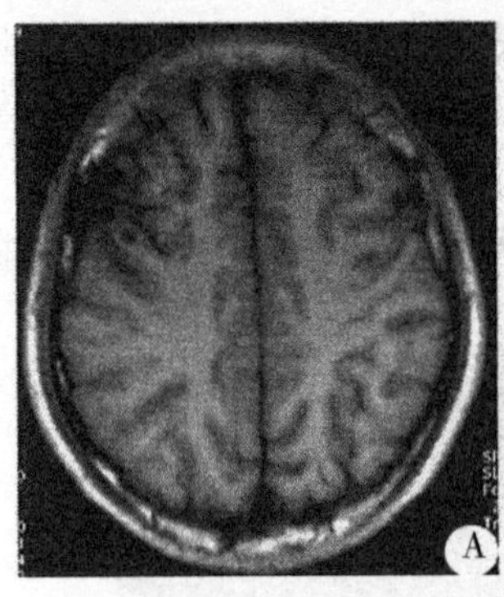
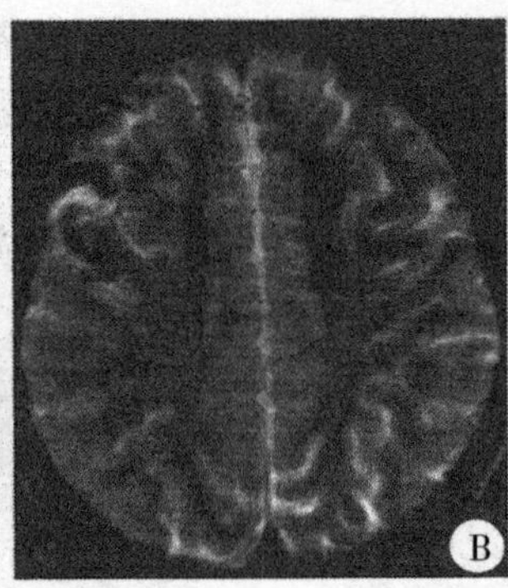
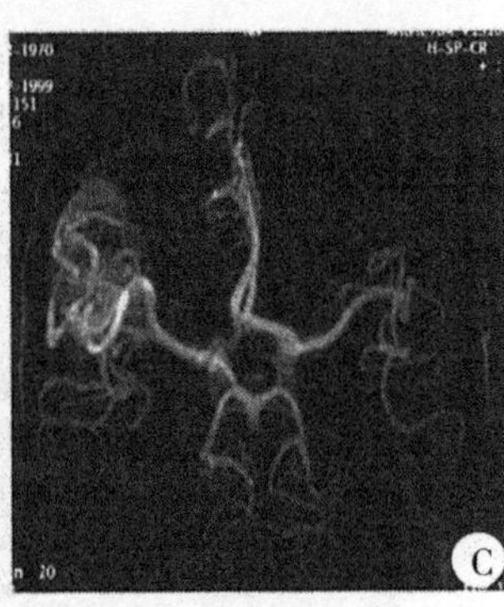

图 13-36　右额叶动静脉畸形，男性，29 岁。右额叶片状异常信号区，在 T_1WI（A）、T_2WI（B）均为圆形、条形无信号区。MRA（C）示病变区呈乱线缠绕的高信号，无占位效应

（五）鉴别诊断

胶质瘤

脑脓肿

脑梗死

囊肿

各种原因的脑出血及脑软化

五、皮层下动脉硬化性脑病（Binswanger 病）

（SubcorticArteriosclerotic Encephalopathy）

（一）概述

皮层下动脉硬化性脑病又称 Binswanger 病，进行性皮层下血管性脑病。在老年人中发病率为 1%～5%。男女发病相等。随年龄增大及伴有高血压、糖尿病者发病率增加。

（二）病因病理

室管膜下白质是皮层穿支动脉的终末区，称边缘带。当动脉硬化时，使管腔狭窄，边缘区缺血，而发生白质脱髓鞘、水肿及组织坏死。

白质变性与脑梗死发生率呈正相关，脑萎缩也很常见。

皮层下动脉硬化性脑病可分为三度：

轻度（Ⅰ型）：病变仅限于侧脑室前角、枕角周围，有轻度智能减退或无明显症状。

中度（Ⅱ型）：病变除Ⅰ型所见外，尚见于侧脑室体部、前后角周围、半卵圆中心，但未融合，有中度智能减退。

重度（Ⅲ型）：Ⅱ型所见病变相互融合成片，有重度智能减退。

（三）临床表现

2/3 慢性发病，1/3 为急性发病。常以精神症状为首发症状，主要为缓慢进行性痴呆，性格改变等。可有锥体束征（如偏瘫等），肌张力升高，共济失调等。少数可有癫痫发作。

（四）MR 表现（图 13－37）

（1）脑室周围及中央半卵圆中心区对称性月晕状异常信号，在 T_1WI 上呈长 T_1 低信号，在 T_2WI 上呈长 T_2 高信号，以前角周围明显。

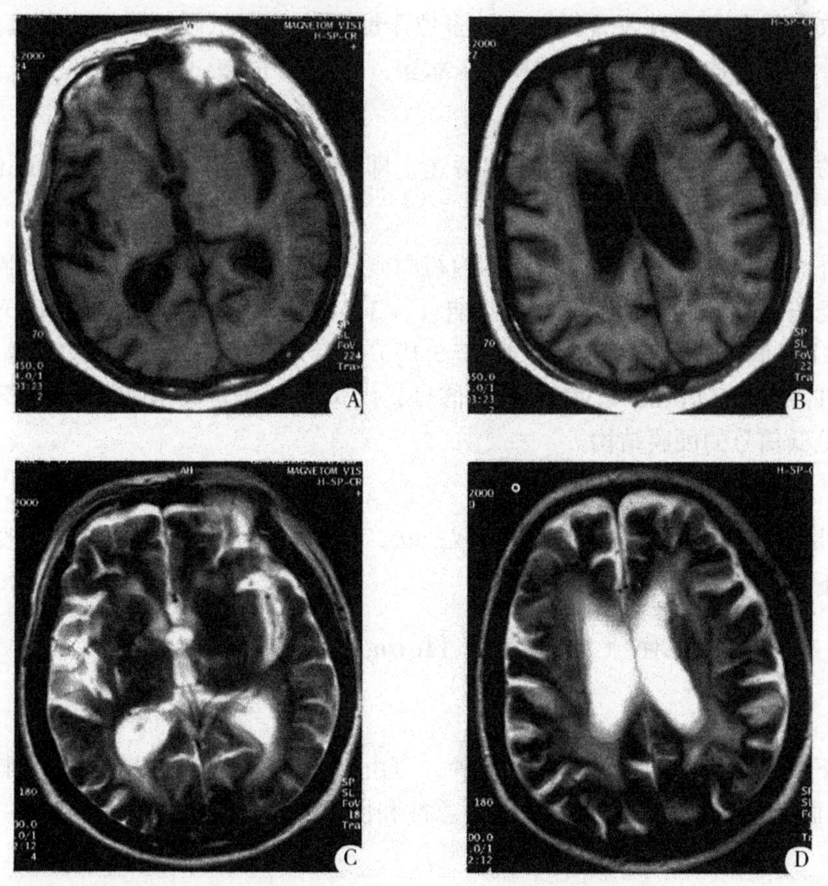

图 13－37　皮层下动脉硬化性脑病伴双侧基底节区腔隙性脑梗死，男性，75 岁。两侧脑室周围及放射冠区对称性月晕状异常信号，呈稍长 T_1（B）和稍长 T_2（D）改变。双基底节区多发斑点长 T_1（A）长 T_2（C）信号。脑室系统扩大，脑沟、脑池增宽

（2）脑室周围、半卵圆中心及基底节区可伴多发腔隙性或大片脑梗死。

（3）多伴有脑萎缩征象。

（燕宏军）

第三节　颅脑损伤

一、硬膜外血肿（Epidural Hematoma）

（一）概述

硬膜外血肿指外伤后聚集在硬膜外腔的血肿，占颅脑损伤的3%，多为单发，少数多发，各年龄组均可发生，以成人多见。

（二）病理

硬膜外血肿常由于直接外力作用于头部引起骨折或颅骨局部暂时变形伤及脑膜中动脉及其分支所致，其中90%伴发骨折。血肿多位于颞顶部，偶尔硬脑膜的静脉窦撕裂可引起静脉性硬膜外血肿，常见于横窦窦汇和上矢状窦，可穿越中线。

（三）临床表现

典型的临床表现为昏迷－清醒－再昏迷，即常有中间清醒期，严重者可出现脑疝。

（四）MRI表现

硬膜外血肿呈双凸透镜形，位于颅内板与硬膜之间，一般不跨越颅缝，伴占位效应，邻近脑实质受压。高场强MR成像，急性期（<3d）T_1WI呈等或高信号，PDWI呈等或略高信号，T_2WI呈低信号；亚急性期（4d至3周）T_1WI、PDWI及T_2WI均为高信号；慢性期（>3周）T_1WI呈高信号，T_2WI中央高信号，周边含铁血黄素沉积呈低信号。在血肿与脑实质间常见低信号的硬膜结构。

（五）诊断要点与鉴别诊断

硬膜外血肿有明确外伤史，血肿呈双凸状，较局限，好发于颞顶部，一般不难诊断，主要与硬膜下血肿鉴别。

二、硬膜下血肿（Subdural Hcmatoma）

（一）概述

硬膜下血肿是发生于硬膜下腔的血肿，可由直接或间接外伤引起，占颅脑损伤的3%～6%，根据血肿形成时间可分为急性、亚急性和慢性硬膜下血肿三种类型。约1/3～1/2为双侧性。

（二）病理

急性硬膜下血肿（<3d）和亚急性硬膜下血肿（4d至3周）常因皮层动静脉撕裂引起，多伴有脑挫裂伤，好发于额、颞及大脑凸面，少见矢状窦和脑底静脉窦破裂，其血肿分别位于大脑纵裂内和脑底部，而慢性硬膜下血肿（>3周）则由于桥静脉断裂所致，中老年人常见。

（三）临床表现

急性和亚急性硬膜下血肿常有严重意识障碍，极少中间清醒期，颅内压增高症状和脑疝出现早。慢性硬膜下血肿则病情发展慢，症状出现晚，可有相应神经系统定位体征。

（四）MRI表现（图13－38～39）

硬膜下血肿多呈新月形，介于硬脑膜与蛛网膜之间，可跨越颅缝，甚至累及整侧大脑半球的硬膜下腔，伴占位效应，局部脑实质受压内移，脑沟消失，严重者，侧脑室变窄，中线结构向对移位。其三种类型血肿的MR信号改变与硬膜外血肿相似。

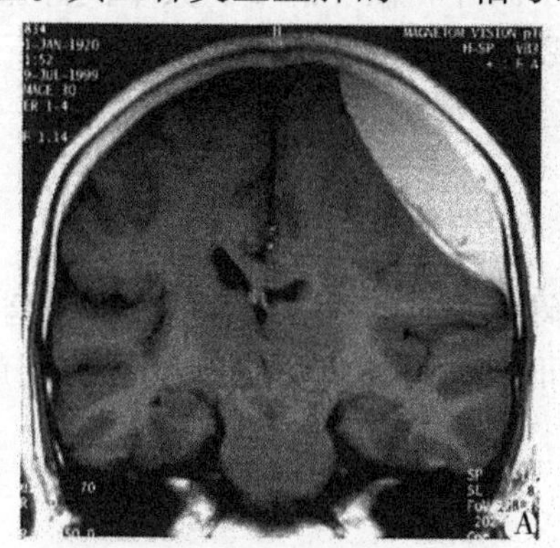
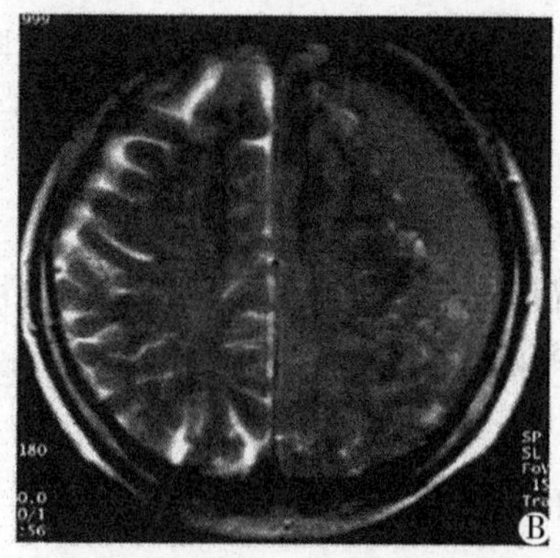

图13－38　左额顶部硬膜下血肿（急性期），女性，79岁。左额顶部颅骨内板下方新月形异常信号，T_1WI（A）为均匀高信号，T_2WI（B）为等信号。左侧脑室受压变形，中线右偏

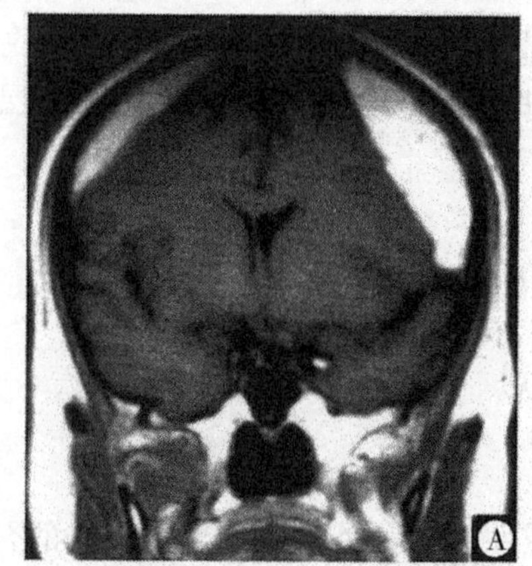
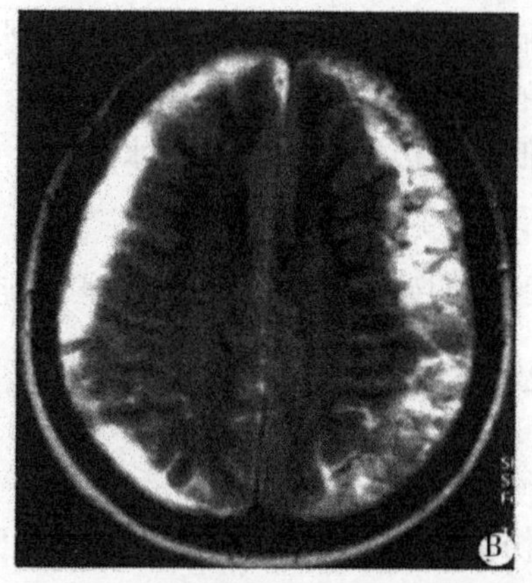

图13－39　硬膜下血肿（亚急性），男性，62岁。双侧额颞顶部颅骨内板下方新月形异常信号，T_1WI（A）呈高信号，T_2WI（B）为不均匀高信号。侧脑室受压内聚，中线稍右偏

（五）诊断要点与鉴别诊断

硬膜下血肿呈新月形，可跨越颅缝，MRI显示硬膜呈低信号，有利于确定血肿在硬膜外或硬膜下。慢性硬膜下血肿需与硬膜下积液鉴别，后者因蛛网膜撕裂形成活瓣造成脑脊液聚集于硬膜下腔，MRI表现T_1WI呈均匀低信号，T_2WI呈高信号，与脑脊液信号一致。

三、脑内血肿（Intracerebral Hematoma）

（一）概述

脑内血肿为外伤后脑实质出血所形成的血肿（≥2cm）。在闭合性颅脑损伤中，其发生率为0.5%~1.0%，占颅内血肿的5%。

（二）病理

脑内血肿常因对冲性脑挫裂伤所引起，好发于额叶和颞叶前端。其中浅部血肿占80%，由冲击伤或凹陷性骨折造成皮层血管破裂出血所致，往往伴有脑挫裂伤和硬膜下血肿；深部血肿占20%，为脑受力变形或剪力作用使深穿支血管破裂所致，位于基底节、丘脑或脑室壁附近，血肿较大时可破入脑室。

（三）临床表现

根据血肿的部位而定，浅部血肿伤后意识障碍持久，进行性加重，易引起脑疝，无明显神经系统定位体征。深部血肿病情进展缓慢，可出现局部脑功能损害症状和颅内压增高症状。

（四）MRI表现

脑内血肿呈圆形或不规则形，其影像特征及信号演变与自发性脑内血肿一致。高场强MR成像，超急性期血肿T_1WI呈略低信号，T_2WI和PDWI呈高信号；急性期血肿T_1WI呈等信号，PDWI呈等或略高信号，T_2WI呈低信号，外周水肿带。亚急性期血肿T_1WI上呈等信号核心层和高信号核外层，无边缘带，稍低信号外周水肿带，T_2WI上，早期呈低信号的核心层、更低信号的核外层及高信号外周水肿带，后期呈低信号的核心层、高信号的核外层、低信号的边缘带及高信号外周水肿带。慢性期血肿T_1WI和T_2WI上核心层和核外层均为高信号，低信号边缘带，无外周水肿带。

（五）诊断要点与鉴别诊断

脑内血肿有明确外伤史，常伴脑挫裂伤，MRI表现典型，诊断不难。

四、脑挫裂伤（CerebralContusion）

（一）概述

脑挫裂伤指暴力打击头部造成的脑组织器质性损伤，是脑挫伤和脑裂伤的合称，属原发性闭合性颅脑损伤。

（二）病理

脑挫伤为脑组织浅或深层散在点状出血及静脉瘀血、脑水肿；脑裂伤则为剪性或旋转性外力作用所致脑组织、软脑膜及血管断裂，局部出血、水肿甚至坏死。二者常同时发生，多见于额、颞极和额叶眶面。

（三）临床表现

依外伤程度和部位不同，有不同程度的意识障碍，颅内压增高征象及相应的神经系统定位体征，如伴蛛网膜下腔出血可出现脑膜刺激征。

（四）MRI 表现（图 13－40）

病灶内出血与水肿混杂，因此 T_1WI 和 T_2WI 呈高、低混杂信号，占位效应明显。形成软化灶则 T_1WI 呈低信号，T_2WI 呈中央高信号，周边低信号环，伴局部脑室扩大，脑沟增宽。

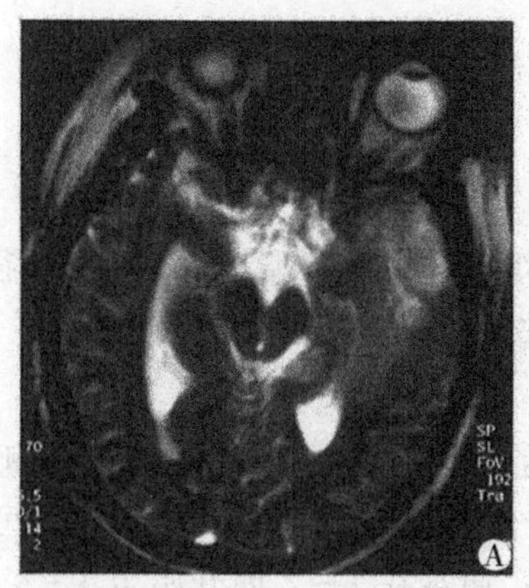

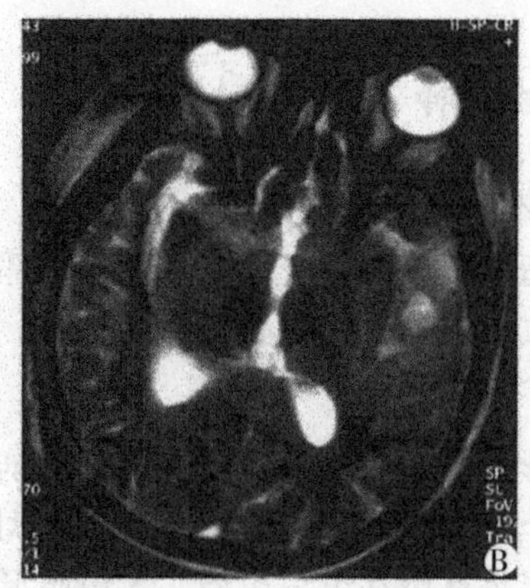

图 13－40　左颞叶脑挫裂伤，女性，56 岁。T_2WI（A、B）示左颞叶片状、斑片状不均匀高信号影，周围轻度水肿

（五）诊断要点与鉴别诊断

MRI 能反映脑实质出血和水肿的特征，结合外伤史，脑挫裂伤不难诊断。有时需与出血性脑梗死鉴别。

五、弥漫性轴索损伤（Diffuse Nerve cord contusion）

（一）概述

弥漫性轴索损伤指头部遭受加速性旋转暴力时因剪力伤造成脑实质撕裂，是一种严重的致命伤。约 10%～20% 的重型颅脑损伤伴弥漫性轴索损伤，偶有单发。

（二）病理

主要表现为轴索断裂、轴浆溢出，呈多灶性出血、水肿。病灶位于脑灰白质交界处、胼胝体、大脑脚和脑干等特殊部位。

（三）临床表现

伤后即刻意识障碍，生命体征紊乱，多数患者不久死亡，少数可持续深昏迷数周或数月，甚至成为植物人。

（四）MRI 表现

弥漫性轴索损伤的病灶多数为非出血性，在灰白质交界处等部位呈散在的 5～15mm 圆形或椭圆形异常信号，分布不对称，T_1WI 呈低或等信号，T_2WI 呈高信号，而灶性出血急性期 T_1WI 呈等信号，T_2WI 呈低信号，亚急性和慢性期 T_1WI 和 T_2WI 均为高信号。

（五）诊断要点与鉴别诊断

弥漫性轴索损伤有剪力伤病史，特殊的发病部位，且病情与 MRI 表现不一致，多可明确诊断。有时应与脑挫裂伤和弥漫性脑水肿相鉴别。

（周静然）

第四节　颅内感染

一、脑脓肿（BrainAbscess）

（一）概述

脑脓肿指化脓性细菌侵入脑内引起局部脑组织破坏形成脓腔。按其感染途径可分为耳源性脑脓肿、血源性脑脓肿、鼻源性脑脓肿、外伤性脑脓肿和隐源性脑脓肿等。

（二）病理

脑脓肿形成主要有三个阶段：①急性脑炎期：病变部位炎性细胞浸润，局灶性脑组织充血、水肿甚至坏死、液化。②化脓期：局灶性液化区扩大并融合形成脓腔，可呈单房或多房，周边薄层炎性肉芽组织包绕。③包膜形成期：通常在 1～2 周开始至 4～8 周完全形成，脓肿壁由内层炎性细胞带、中层肉芽和纤维组织及外层增生的胶质细胞三层结构组成。

（三）临床表现

可有畏寒、发热、全身不适等中毒症状，依脓肿所在部位不同而出现偏瘫、失语、记忆障碍或癫痫等相应的定位症状。

（四）MRI 表现（图 13－41）

急性脑炎期，病灶在 T_1WI 上呈不规则低信号，T_2WI 呈高信号；脓腔和脓壁形成后，T_1WI 上脓腔和外周水肿区呈低信号，脓壁呈等信号，T_2WI 上脓腔和水肿区则呈高信号，脓壁呈等或低信号，注射 Gd－DTPA 增强扫描脓壁呈环形强化。

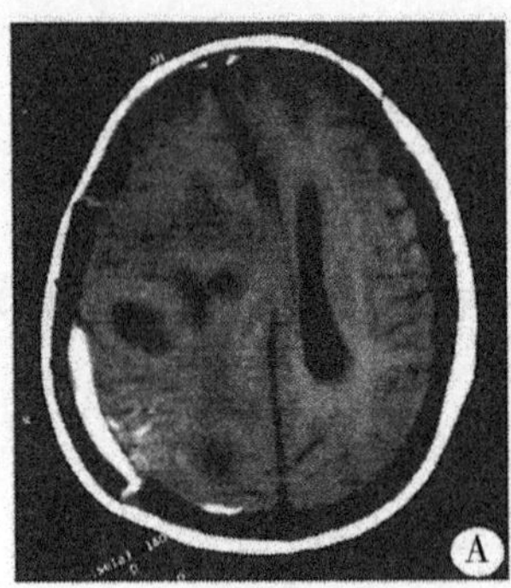

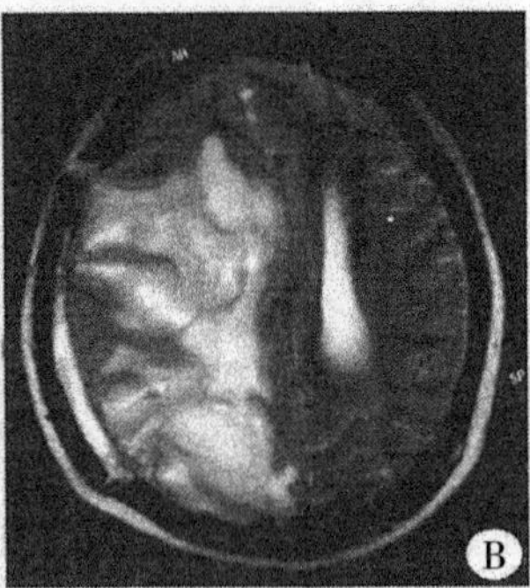

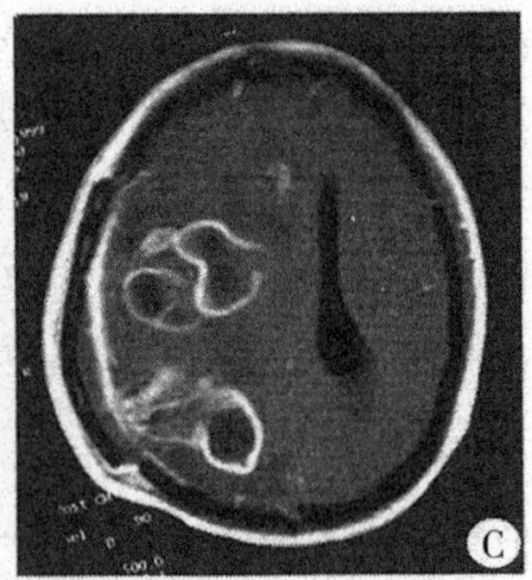

图 13－41　右侧幕上半球多发性脑脓肿，女性，27 岁。右额颞顶叶大片异常信号区，T_1WI（A）呈低信号，其内见多个圆形、卵圆形更低信号区，T_2WI（B）呈高信号，边缘可见薄层等信号带。增强扫描（C）病灶呈不规则环状强化，右侧脑室受压变窄，中线左偏

（五）诊断要点与鉴别诊断

MRI 能清楚分辨脑脓肿的典型结构即脓腔、脓壁和水肿区三部分，结合感染病史较容易做出诊断。但急性脑炎期表现无特异性，需与胶质瘤、转移瘤、炎性肉芽肿等鉴别。

二、化脓性脑膜炎（Purulent Meningitis）

（一）概述

化脓性脑膜炎指由化脓性细菌引起的软脑膜炎症，致病菌中成人以肺炎双球菌最常见，儿童以嗜血性流感杆菌和大肠杆菌多见。

（二）病理

感染途径主要是血行播散，其次为直接扩散。早期软脑膜充血、水肿，继之炎性渗出物覆盖脑表面并沉积于脑沟、脑裂和脑池，有时波及脑室引起室管膜炎；后期脑膜增厚粘连导致颅神经受压和阻塞性或交通性脑积水，如并发动脉炎可引起脑梗死。

（三）临床表现

首先有畏寒、发热等全身感染症状，并出现头痛、呕吐、颈项强直等脑膜刺激征以及烦躁、谵妄等精神症状，累及脑神经则引起眼外肌麻痹、复视、斜视和周围性面瘫等。

（四）MRI 表现

覆盖于脑表面的炎性渗出物，以脑底部为主，T_1WI 呈低信号，T_2WI 呈高信号，脑沟和脑裂增宽，邻近脑组织水肿。脑膜增厚且增强扫描明显强化，伴脑积水则见脑室明显扩大。

（五）诊断要点与鉴别诊断

化脓性脑膜炎病变广泛分布于软脑膜，沿蛛网膜下腔扩展，结合感染病史，脑膜刺激征及脑脊液检查白细胞增多等不难诊断。主要应与非化脓性脑膜炎、蛛网膜下腔出血和脑膜转移等鉴别。

三、病毒性脑炎（Viral Encephalitis）

（一）概述

病毒性脑炎是由病毒感染所引起的脑组织局部炎症，包括单纯疱疹病毒性脑炎、亚急性硬化性全脑炎和带状疱疹病毒脑炎。

（二）病理

病毒性脑炎基本病理改变主要是血管周围炎性细胞浸润，脑组织水肿、坏死伴胶质结节形成，神经细胞核内可见包涵体。

（三）临床表现

常有头痛、发热等病毒感染症状，继之出现语言障碍、智力减退和癫痫等神经系统症状，严重者可昏迷甚至死亡。

（四）MRI 表现（图 13－42）

早期病灶小、水肿轻时，T_1WI 显示不清楚，而 T_2WI 较敏感呈现高信号；后期病灶范围扩大，水肿加重则 T_1WI 呈低信号，T_2WI 呈高信号，增强扫描病灶不均匀强化，也可见软脑膜和脑室周围强化。单纯疱疹病毒性脑炎病变主要位于双侧颞叶和边缘系统，常不对称或仅限于一侧。亚急性硬化性全脑炎病变广泛分布于皮层下和脑室周围伴弥漫性脑水肿，而带状疱疹病毒性脑炎病变多沿脑血管走行分布。

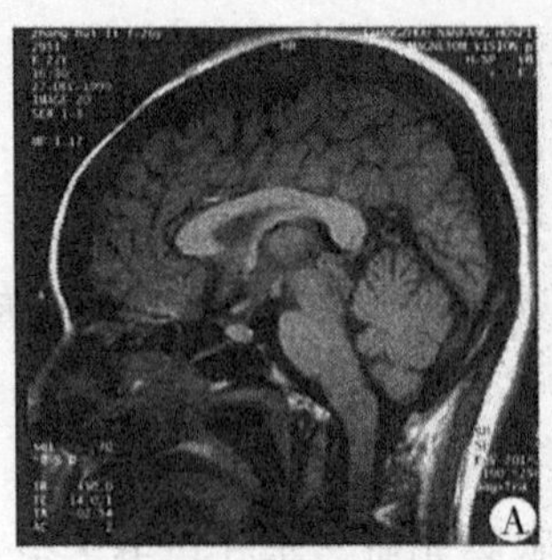
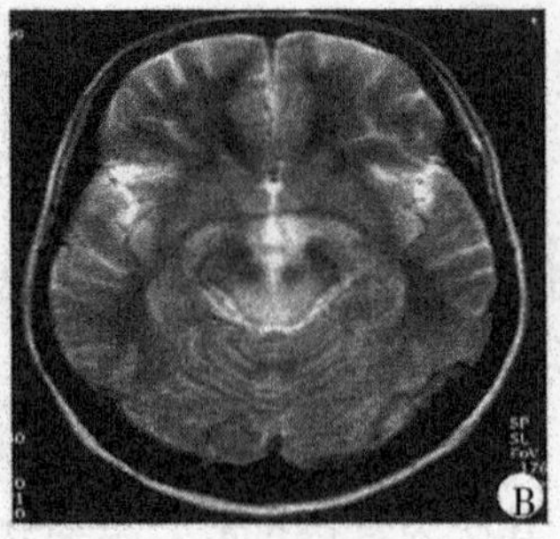
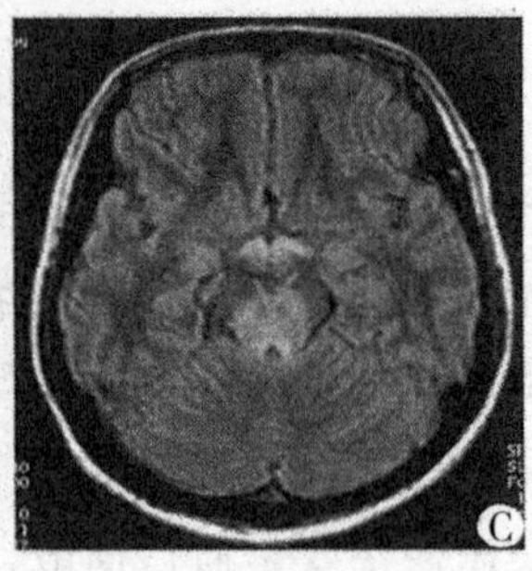

图 13－42　病毒性脑干炎，女性，26 岁。T_2WI（B）及水抑制像（C）示中脑内片状欠均匀高信号，T_1WI（A）病变区与脑实质信号相等

（五）诊断要点与鉴别诊断

病毒性脑炎 MRI 表现无特异性，确诊需结合病史、临床症状和体征及血或脑脊液检查病毒抗体升高等临床资料。

四、颅内结核（Intracranial Tuberculosis）

（一）概述

颅内结核感染多继发于身体其他部位的结核菌经血行播散而来，以肺结核最常见。主要有结核性脑膜炎和结核瘤两种类型。

（二）病理

结核菌经血行播散至软脑膜引起炎症反应，在脑膜和脑实质内形成小结核肉芽肿，坏死组织破入蛛网膜下腔即引起结核性脑膜炎，大量纤维蛋白渗出物沉积脑底部脑沟及脑池，可造成阻塞性脑积水和局限性脑梗死。脑实质内的小肉芽肿逐渐增大融合，中央出现干酪样坏死，周围胶原纤维等肉芽组织包绕形成结核瘤，部分可有钙化。

（三）临床表现

常有低热、盗汗等结核病全身症状，结核性脑膜炎患者脑膜刺激征明显，严重者出现意识障碍甚至昏迷，结核瘤中急性者往往有颅内压增高症状，慢性者以头痛和癫痫发作为主诉。

（四）MRI 表现（图 13－43）

结核性脑膜炎病变以脑底部明显，脑基底池充填渗出物 T_1WI 呈低信号，T_2WI 呈高信号，脑凸面脑膜增厚且增强扫描明显强化，基底节区常见梗死灶，多伴阻塞性脑积水，结核瘤常多发，位于基底池附近和大脑皮层下，中央坏死区及外周水肿带 T_1WI 呈低信号，T_2WI 呈略高信号，钙化灶则 T_1WI 和 T_2WI 均呈低信号，增强扫描瘤灶呈结节状或环形强化，中央坏死区和水肿带无强化。

（五）诊断要点与鉴别诊断

颅内结核的诊断应结合临床：青少年多发，有结核病史，全身中毒症状及脑脊液生化检查糖和氯化物减少等。结核性脑膜炎 MRI 表现与化脓性脑膜炎类似，两者需鉴别，另外，结核瘤需与脑脓肿和转移瘤等鉴别。

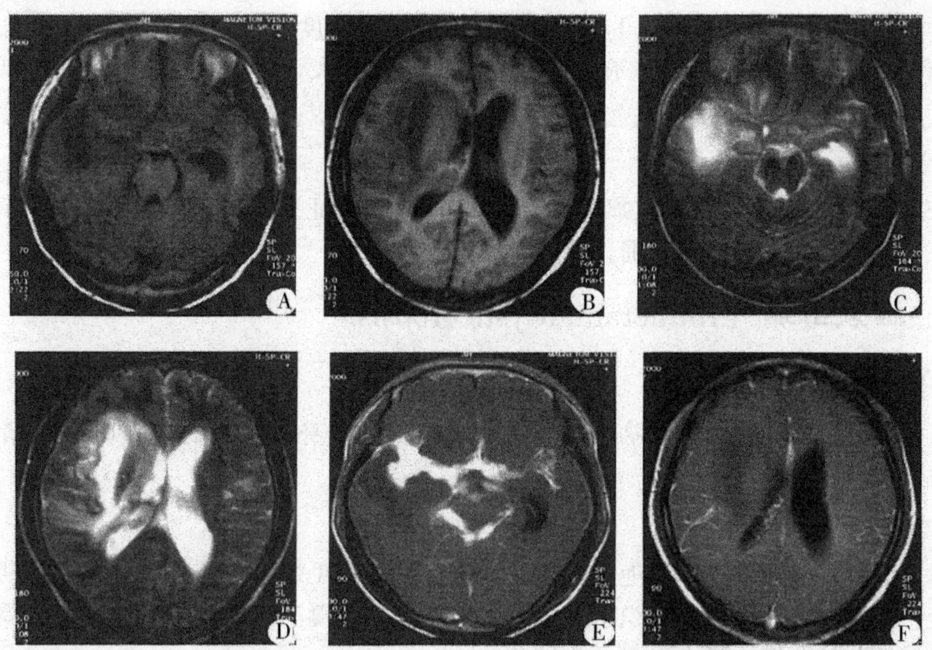

图 13-43　结核性脑膜炎，男性，22 岁。右额、颞叶大片异常信号区，T_1WI（A、B）为低、等混杂信号，T_2WI（C、D）呈高、等混杂信号，病变周围脑水肿明显。增强扫描（E、F）示右侧裂池、鞍上池及四叠体池呈高信号，脑实质未见明显强化。右侧脑室受压变窄，中线轻度左偏

五、艾滋病（AIDS）的颅内感染

（一）概述

AIDS 又称获得性免疫缺陷综合征，是由人体免疫缺陷病毒（HIV）引起的致命性流行病。主要经 AIDS 患者的体液传播，约 75% 患者的中枢神经系统受侵犯，包括直接感染和机遇感染。

（二）病理

HIV 具有嗜淋巴细胞和嗜神经的生物特性，感染 T_4 淋巴细胞造成其大量破坏，致机体免疫功能下降，同时经血脑屏障侵入中枢神经系统，在其内繁殖导致神经细胞损害，主要是白质脱髓鞘，空泡变性及萎缩，血管周围炎性细胞浸润。

（三）临床表现

1. 急性 HIV 性脑膜炎　在 HIV 感染约 6 周发病，表现为发热、嗜睡和关节痛等病毒血症，伴全身淋巴结肿大，影像检查无异常。

2. 亚急性 HIV 性脑膜炎　主要是进行性痴呆和显著脑萎缩。

3. 慢性 HIV 性脑膜炎　表现为脑膜刺激征，可累及Ⅴ、Ⅶ、Ⅷ对脑神经。

（四）MRI 表现

亚急性和慢性 HIV 性脑膜炎的 MRI 示脑白质区散在多发的大小不等病灶，分布不对称，偶有单发，T_1WI 呈等或低信号，T_2WI 呈高信号，无或轻度占位效应，增强扫描病灶可强化。伴脑萎缩则可见脑沟、脑裂、脑池及脑室系统广泛扩大，同时可见脑底脑膜增厚及脑膜强化。

（五）诊断要点与鉴别

AIDS 的颅内感染诊断主要依靠病史、临床症状和体征及 HIV 抗体检测阳性等临床资料，MRI 只能显示病变分布和范围，无特异性。

六、脑囊虫病（IntracranialCysticcrcosis）

（一）概述

囊虫病是猪囊尾蚴寄生于人脑内所引起的疾病，占全身囊虫病的 80%。人是猪绦虫的唯一终末宿主，主要经口传播。

（二）病理

脑囊虫病演变分四期：①囊泡期：囊液清亮，囊腔内见蚴虫头节。②胶样囊泡期：蚴虫头节退变，囊液混浊，周围脑组织水肿。③颗粒结节期：囊泡缩小，壁增厚钙化，周围肉芽肿形成。④钙化结节期：囊虫形成钙化结节。

（三）临床表现

主要表现为癫痫发作、精神症状、脑膜刺激征和颅内高压征象。病情轻重与囊虫大小、数量、部位和时期有关。

（四）MRI 表现（图 13－44）

按病变部位分脑实质型、脑室型和脑膜型三种类型。以脑实质型表现最典型，囊尾蚴存活时，病灶呈圆形，多发常见，大小相似，附壁囊虫头节呈偏心小点状影，T_1WI 呈略高信号，T_2WI 呈低信号，囊液 T_1WI 和 T_2WI 分别为低信号及高信号，周围水肿不明显，增强扫描囊壁和头节强化；囊虫退变死亡时，头节消失，囊腔增大，周围水肿明显；病灶钙化后，T_1WI 和 T_2WI 均为低信号，周围水肿消退。脑室型和脑膜型病灶大小不等、形态不一，囊壁较薄，头节少见，可引起阻塞性脑积水。

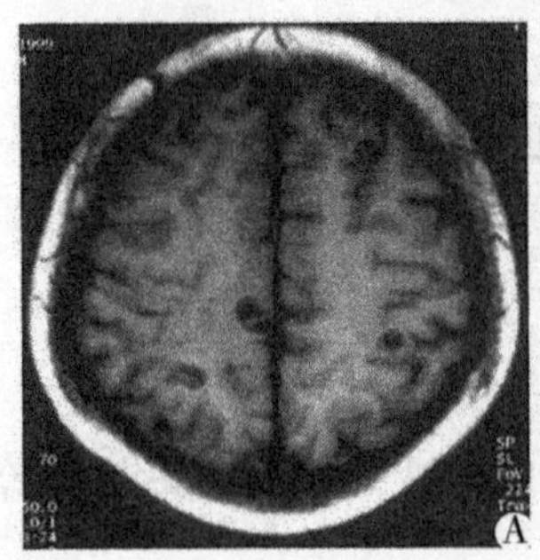

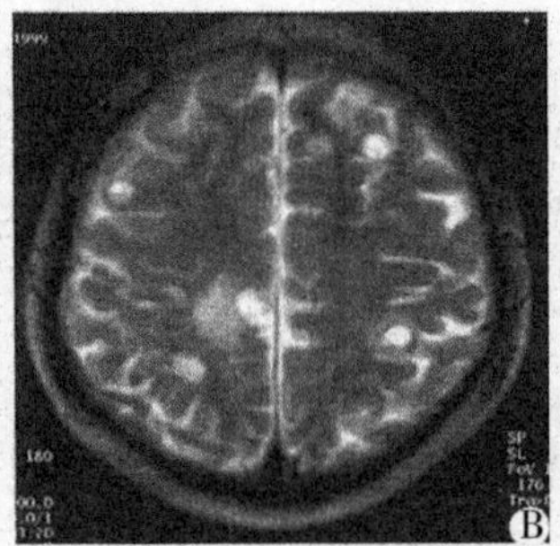

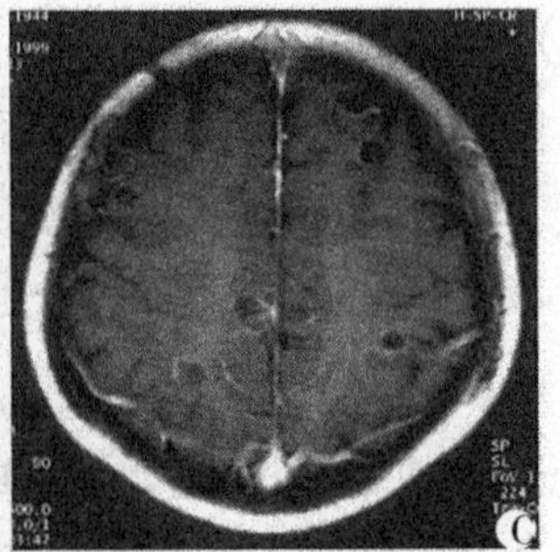

图 13－44　脑囊虫病，男性，56 岁。双侧幕上半球皮层下多发圆形异常信号影，T_1WI（A）为低信号，其内见点状等信号，T_2WI（B）为高信号，内见点状低信号。增强扫描（C）示病变呈环形强化。周围脑水肿不明显

（五）诊断要点与鉴别诊断

囊性病灶内发现头节结合绦虫感染史和囊虫补体结合试验阳性等，脑囊虫病不难诊断。如病变不典型，则单发者需与皮样囊肿和蛛网膜囊肿等鉴别，多发者需与脑脓肿和转移瘤等鉴别。

（周静然）

第五节　脑萎缩

一、概述

脑萎缩指由于各种原因所引起的多种脑组织退行性病变的结局，不是一个独立的病种，是病理性诊断。根据其病变范围分为局限性脑萎缩和弥漫性脑萎缩。

二、病理

脑萎缩是脑组织不可逆的丧失，不仅有体积缩小，而且脑细胞数量也减少。其遗留的间隙由脑脊液充填从而继发脑室系统和蛛网膜下腔扩大，产生“代偿性脑积水”。

三、临床表现

智力减退甚至痴呆，不随意运动，感觉或运动障碍，癫痫或共济失调等。

四、MRI表现（图13－45）

弥漫性脑萎缩又分为皮质型、髓质型和混合型。皮质型以灰质减少为主，表现为皮质变薄，脑沟、脑裂及脑池增宽明显，而脑室扩大不明显；髓质型以白质减少为主，表现为脑室系统扩大明显，而脑沟、脑裂及脑池增宽不明显；混合型则灰白质减少程度相似因而二者均扩大。局限性脑萎缩表现为病变局部的脑回变窄，脑沟增宽，邻近脑室扩大。

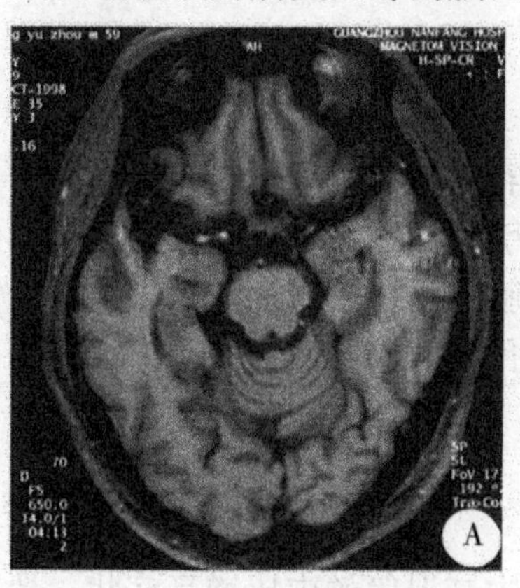

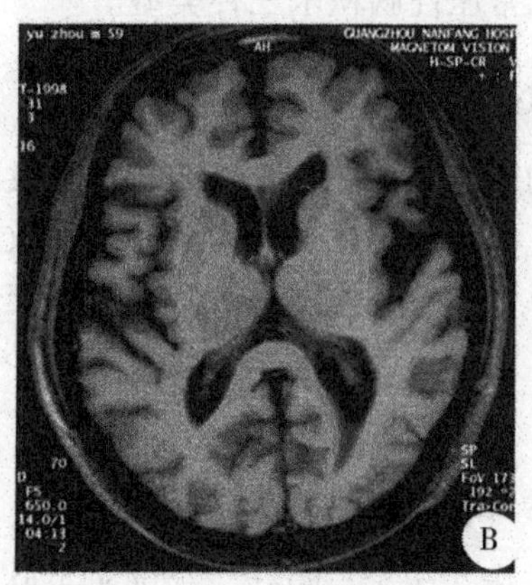

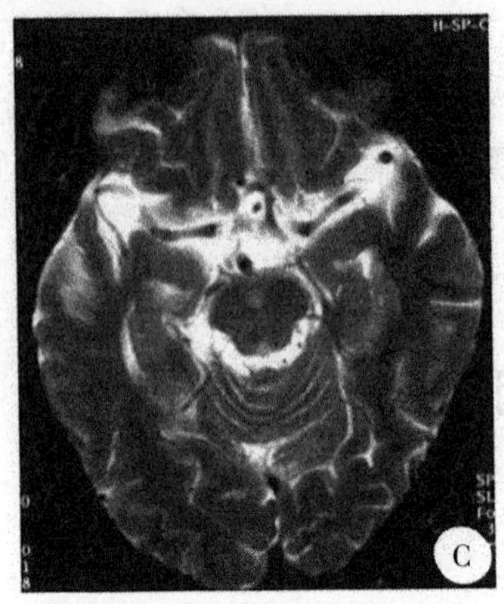

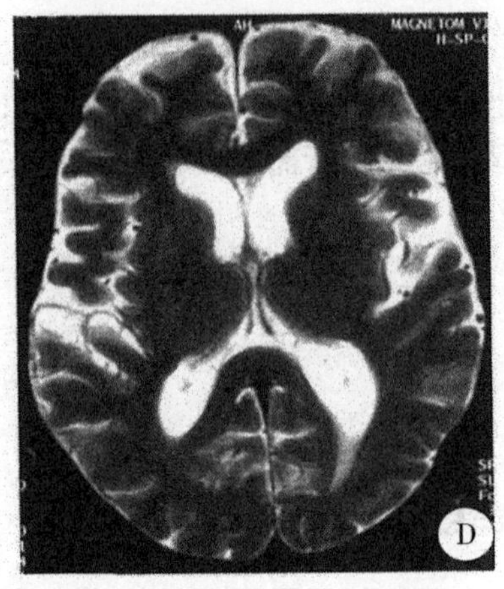

图 13－45　脑萎缩，男性，57 岁。双侧额叶及部分颞叶脑回变窄，脑沟、脑池增宽，脑室系统轻度扩大，呈代偿性脑积水改变

五、诊断要点与鉴别诊断

脑萎缩主要以脑组织减少，脑室系统和蛛网膜下腔扩大为特征，依不同类型而表现程度不一，无占位效应，有时需与脑积水相鉴别。

（周静然）

第六节　脑积水

一、概述

脑积水指因脑脊液产生和吸收失衡所致的脑室系统异常扩大，可分为阻塞性脑积水、交通性脑积水和常压性脑积水三种类型。

二、病理

脑积水的发生机制是脑脊液循环或吸收障碍和脑脊液产生过多，后者罕见，可发生于脑室内脉络膜乳头状瘤。由脑脊液循环或吸收障碍引起的脑积水，则根据梗阻部位在第四脑室出口以上或以下分别称为阻塞性脑积水和交通性脑积水。常压性脑积水是交通性脑积水的一种特殊类型，其仍有部分完好的脑脊液循环功能代偿，脑脊液压力在正常范围上下波动，呈间歇性高压。

三、临床表现

主要有头痛、恶心、呕吐、视乳头水肿和视力减退等颅内压增高症状，严重者可出现意识障碍和 Cushing 综合征（呼吸、脉搏减慢，血压升高），并形成脑疝。

四、MRI 表现（图 13-46～47）

阻塞性脑积水表现为梗阻部位以上的脑室扩大，而梗阻以下脑室无明显变化。扩大的脑室周围间质水肿，T_1WI 呈低或等信号，T_2WI 呈高信号，矢状、冠状和横断面三维成像能显示梗阻部位和病变。交通性脑积水表现为脑室系统广泛扩大，呈对称性，脑沟正常或消失，灰白质界面清楚，也可出现脑室周围间质水肿。常压性脑积水无特征性，可表现为脑室扩大伴脑沟加深，以前者明显，或与交通性脑积水的表现近似。

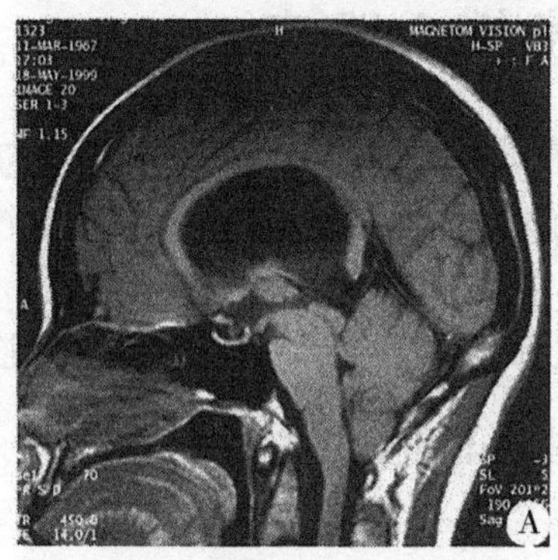

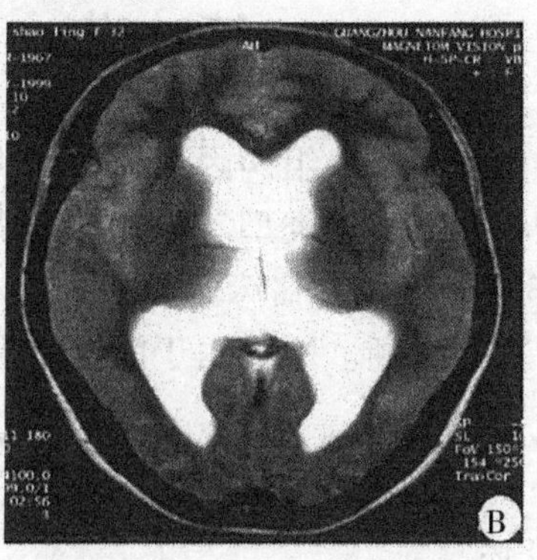

图 13-46　梗阻性脑积水，女性，32 岁。双侧脑室对称性扩大（B），呈长 T_2 改变。正中矢状位 T_1WI（A）示中脑导水管显影欠佳，提示其通畅不良

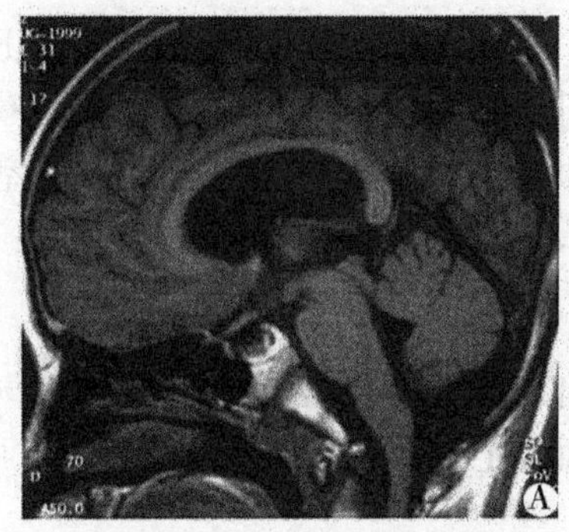

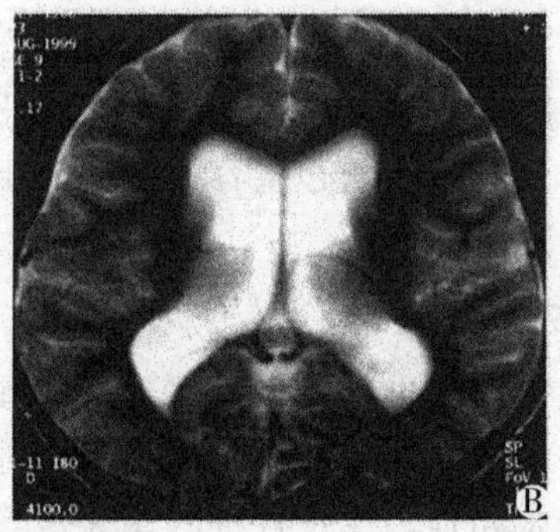

图 13-47　交通性脑积水，男性，11 岁。全脑室系统均见扩大，呈长 T_2（B）信号，正中矢状位（A）示脑导水管通畅，颅内未见占位性病变

五、诊断要点与鉴别诊断

阻塞性脑积水和交通性脑积水均有典型的 MRI 表现，诊断不难，仅常压性脑积水表现不典型。三者需与脑萎缩引起的“代偿性脑积水”相鉴别。

（周静然）

第十四章 循环系统疾病的MRI检查

第一节 原发性心肌病

原发性心肌病系指一组病因不明的心肌受累疾病，主要分为：扩张型心肌病，肥厚型心肌病和限制型心肌病三种类型。原发性心肌病在临床上并不少见，约占心血管系统住院患者的0.6%～4.3%。以前，临床上诊断原发性心肌病须首先排除风心病、冠心病、肺心病、先心病等之后方能诊断。MRI由于能清楚显示心肌情况，对本病具有较高的诊断价值。

一、扩张型心肌病（Dilated Cardiomyopathy，DCM）

（一）概述

扩张型心肌病是原发性心肌病中最常见的一种，临床上发病年龄较轻，以青壮年居多。

（二）病理变化

扩张型心肌病表现为各心腔扩大，以心室扩大为著，心室壁的厚度可在正常范围内或变薄。镜下见心肌细胞肥大、变性，可有坏死，间质纤维组织增生，心内膜增厚等，导致心室收缩功能下降，舒张末期心室容积和室内压增加，心室腔扩张，可合并有房室环扩大，瓣膜关闭不全等。

（三）临床表现

本病进展缓慢，早期可无症状，以后逐渐出现功能不全症状，如劳力性气促、乏力、呼吸困难等继之出现下肢浮肿、腹胀、肝大等充血性心力衰竭的症状。体检时可见心脏扩大、心音减弱、舒张期奔马律及各种心律失常等。

（四）MRI表现（图14－1）

（1）心脏明显扩大，以心室扩大为著，心室横径增大较长径明显，使心室外观呈球形。根据心室扩大的情况，将本病又分为左室型、右室型和双室型。

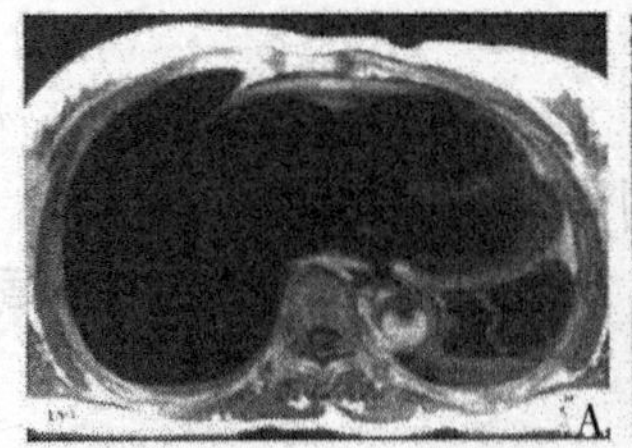

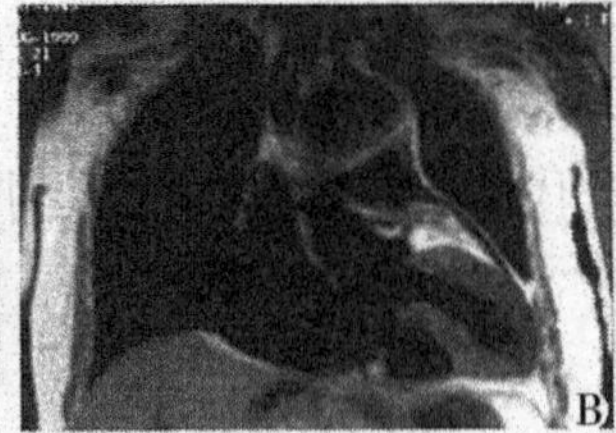

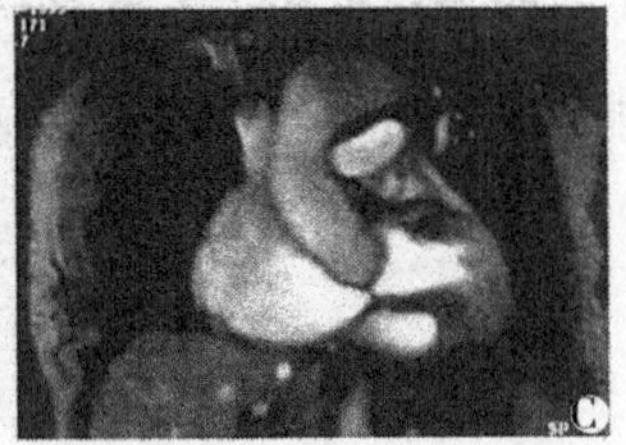

图14－1 扩张型心肌病，女性，50岁。T_1WI（A、B）和T_2WI（C）显示右心房及左、右心室扩大，心室壁变薄

（2）心室壁厚度正常，或轻度减低，MRI 信号强度无改变，仍呈等信号。

（3）心室壁运动普遍减弱，甚至接近无运动，室壁收缩期增厚率普遍下降或消失。

（4）GRE Cine - MRI 上显示心室运动减弱更为清楚，同时可见房室瓣反流。

（5）心腔内可见大量血流速度缓慢而形成的高信号，有时可见有附壁血栓形成。

（五）诊断要点

（1）临床上表现为心脏扩大，心律失常和充血性心力衰竭。

（2）MRI 上显示心室腔呈球形扩张，室壁 MRI 信号正常，厚度正常或轻度变薄。

（3）须排除其他原因造成的心脏扩大。

（六）鉴别诊断

（1）已知原因的器质性心脏病：临床表现，病史及 MRI 上显示出相应器质性病理变化。

（2）缺血性心肌病（冠心病）：发病年龄较大，MRI 上表现室壁不均匀性变薄，节段性心肌信号异常改变。

二、肥厚型心肌病（Hypcrtropic Cardiomyopathy，HCM）

（一）概述

肥厚型心肌病是以心肌的非对称性肥厚、心室腔变小及心室充盈受限，导致舒张期顺应性下降为特征的心肌病变。本病病因不明，常有家族史，目前认为系显性遗传性疾病。多见于 30 ~ 40 岁，男性多于女性，有家族史者女性居多。

（二）病理变化

肥厚型心肌病的主要病理改变在心肌，尤其是左心室形态学的改变。其特征为不对称性心室间隔肥厚，有时心肌均匀肥厚及心尖部肥厚。组织学上肥厚心肌细胞肥大，排列紊乱，可见畸形细胞。

根据左室流出道有无梗阻又将本病分为梗阻型和非梗阻型。前者病变主要累及室间隔、左室前壁基底段，肥厚心肌凸入左心室流出道部，造成左室流出道部狭窄。

（三）临床表现

本病起病缓慢，部分患者可无自觉症状，而在体检时发现或猝死，出现临床症状者主要表现为劳累后呼吸困难，心前区痛、乏力、头晕、心悸、晚期可出现心力衰竭。梗阻型者于胸骨左缘、心尖内侧闻及收缩中期或晚期喷射性杂音，可伴有收缩期震颤。心电图表现为 ST - T 改变，左心室肥厚，可有异常 Q 波。

（四）MRI 表现（图 14 - 2）

（1）左室壁明显增厚，受累部位心室壁舒张末期平均厚度 21.8 ± 5.6mm（正常人为 7.6 ± 1.1mm）；收缩末期厚度为 23.6 ± 5.4mm（正常人为 12.0 ± 1.5mm）。

（2）肥厚部位的心室壁厚度与正常部位室壁厚度（常取左室下壁后基底段）的比值≥1.5。

（3）肥厚室壁在 T_1WI 上多呈均匀中等强度信号，而在 T_2WI 上部分病例可见中等信号中混杂有点状高信号。

（4）左室腔缩小、变形。

（5）有左室流出道狭窄时，收缩末期测量左室流出道内径小于18mm，GRE Cine - MRI上见左室流出道内收缩期有低信号，为喷射血流。

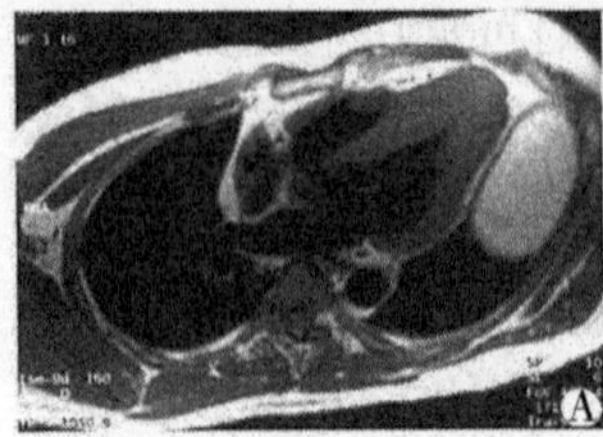
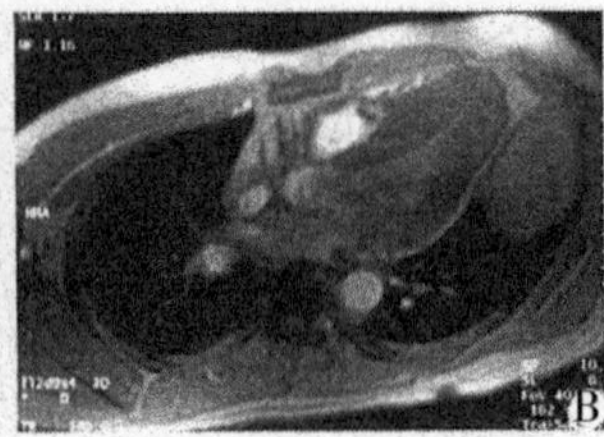
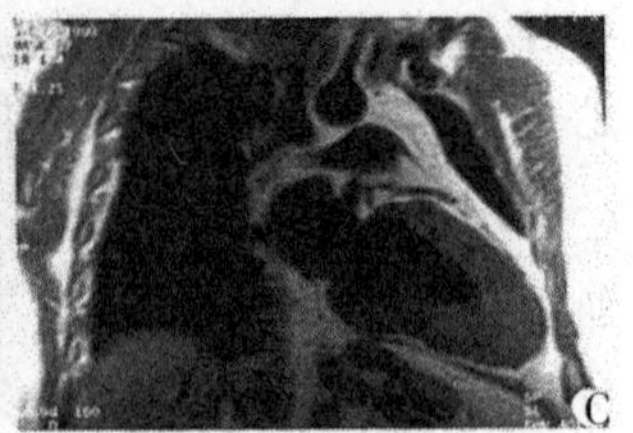

图14-2 肥厚型心肌病，男性，41岁。T_1WI（A、C）和T_2WI（B）显示左心室壁及室间隔增厚，心腔缩小

（6）左心房扩大。

（五）诊断要点

（1）年轻人出现心悸、头晕、心前区痛，心电图示左心室明显肥厚，有异常Q波者，应考虑为本病，特别是有家族史者。

（2）MRI显示左室壁明显肥厚，平均>20mm以上，肥厚心室壁与正常心室壁之比大于1.5。

（3）左心室变形、心腔缩小。

（六）鉴别诊断

（1）高血压病所致心肌肥厚：发病年龄较大，有高血压病史，MRI显示左室普遍均匀性增厚，且肥厚程度较轻，无流出道狭窄。

（2）主动脉瓣狭窄：左室肥厚为均匀、对称性，MRI上能显示主动脉瓣狭窄，而非流出道狭窄。

（3）先心病室缺：能显示室间隔不连续，且无室间隔肥厚。

三、限制型心肌病（Restrictive Cardiomyopathy，RCM）

（一）概述

限制型心肌病主要特征是心室的舒张充盈受限，代表性疾病是心内膜心肌纤维化。本病临床上少见，仅有少数病例报告。

（二）病理变化

本病主要病理改变为心内膜增厚，病变主要累及心室的流入道和心尖，致流入道变形，并导致血流动力学严重障碍，心室舒张功能受限，伴收缩功能受损，心排血量减少，终致心力衰竭。根据受累心室不同分为三个亚型：右室型、左室型和双室型，以右室型最常见。

（三）临床表现

本病以发热、全身倦怠为初始症状，白细胞增多，特别是嗜酸细胞的增多较为明显。以后逐渐出现心悸、呼吸困难、浮肿、肝脏肿大、颈静脉怒张、腹水等心力衰竭症状。

（四）MRI表现

（1）心室壁增厚，心室腔变形，心内膜面凹凸不平，可见极低信号影，提示有钙化灶。

（2）心房显著扩大，右室型者以右房扩大为著，并向上、下腔静脉扩张，而左室型者以左房扩大为著。

（3）在心腔内可见因血流缓慢而造成的异常高信号影。

（五）诊断要点及鉴别诊断

MRI 对本病诊断有确诊意义，能直接显示心内膜、心肌和心包情况，能准确区分各种亚型。鉴别诊断上主要应与缩窄性心包炎相鉴别，本病心包正常，而缩窄性心包炎可见心包增厚。

（付传明）

第二节　心脏肿瘤

心脏肿瘤临床非常少见，可分为原发性和继发性两大类。按其发生的部位又将其分为心内膜肿瘤和心肌肿瘤。心内膜肿瘤主要向心腔内生长，又称为心腔内肿瘤，约占原发性心脏肿瘤的 90% 左右，其中约 97% 为黏液瘤，其他类型的肿瘤很少见。

一、黏液瘤（Myxoma）

（一）概述

黏液瘤是心内最常见的肿瘤，约 90% 为左房黏液瘤，绝大多数位于左房卵圆窝附近，其他各心腔内少见。黏液瘤多见于女性，男女之比为 1 ∶ 3，中年发病较多见，有家族遗传倾向。

（二）病理改变

大体观黏液瘤呈灰白色，略带黄色，呈分叶状或梨形，表层易脱落小碎片，切开呈胶冻状，内部可见灶性钙化或有小血肿。多数有蒂与房间隔相连。显微镜下示黏液样基质含弹力纤维，黏液瘤细胞呈星芒状、梭形、圆形或不规则形，散在或呈团状排列，其瘤体表面覆有心内皮细胞。

（三）临床表现

左房黏液瘤在舒张期常随血流向左心室移动，阻塞二尖瓣口；收缩期黏液瘤又退回左心房，临床表现似二尖瓣狭窄，约 1/3 患者舒张期或双期杂音随体位变化而出现、消失或改变强度。瘤体碎片脱落，可引起体动脉或肺动脉栓塞，产生相应的表现并可致死。此外，患者临床上还可表现有反复发热，体重减轻，关节痛、贫血、血沉增快，血清球蛋白增多等全身性表现和心脏血流受阻表现。

（四）MRI 表现

（1）MRI 上示心腔内有一团块状异常信号影，在 T_1WI 上肿块呈均匀中等信号，在 T_2WI 上为不均匀中等度高信号。

（2）肿块有蒂与心腔壁相连，并随心动周期变化肿瘤位置可以发生改变。

（3）在 GRE－MRI 中于高信号的心腔内可见团块状低信号充盈缺损，动态显示可见在心腔内移动，如左房黏液瘤在舒张期常由左心房经二尖瓣口凸入左心室，而在收缩期又回至左心房内。

（4）一般心脏各房室大小、形态无异常改变，个别心房内肿瘤阻塞房室瓣口，或肿瘤较大时也可导致心房增大，但多为轻至中度增大。

（五）诊断要点

（1）临床表现心脏舒张期或双期杂音随体位的变化而改变。

（2）MRI 上示心腔内有团块状异常信号，有蒂与心腔壁相连。

（3）GRE Cine - MRI 中见心腔内有低信号充盈缺损，且随心动周期不同，其位置可发生改变。

（六）鉴别诊断

心腔内原发其他类肿瘤非常罕见，97% 为黏液瘤，故 MRI 诊断黏液瘤并不难，需鉴别的是心腔内附壁血栓。一般附壁血栓边缘光滑，无蒂，其位置不随心动周期变化而改变。常附着于左房后壁与侧壁，而左房黏液瘤常附着于房间隔上，边缘呈分叶状。

（付传明）

第三节　心包炎性病变

心包炎（Pericarditis）是最常见的心包病变，可由多种病因所致，主要有感染性（结核或化脓菌感染等）、自身免疫性、过敏性、物理、化学损伤及肿瘤等，国内以结核性心包炎居多，非特异性心包炎次之。

心包炎的病理过程：心包炎可分为纤维蛋白性（干性）和渗出性（湿性）。前者于脏壁层心包之间出现纤维蛋白，炎细胞渗出，慢性期可发展为缩窄性心包炎。后者心包腔内有渗出液，即心包积液。

一、心包积液（Pericardiac Effusions，PE）

（一）概述

正常心包脏、壁层之间有少量浆液性心包液，起润滑作用，一般不足 50ml，当心包在各种致病因素作用下，有大量炎性渗出液渗入到心包腔内，使心包内液体异常增多，一般超过 50ml。

（二）病理变化

按起病方式心包积液分为急性和慢性两种，急性者积液量在短时间内迅速增加，心包内压力急剧升高，引起急性心包填塞，使心室舒张受限，静脉回流受阻，肝静脉瘀血进而使心排血量降低，患者可出现休克，甚至死亡。慢性者心包内积液缓慢增多，心包腔内压力可不升高或仅轻度升高，患者症状较轻，直至大量积液达到或超过 3000ml 以上才产生严重心包填塞的临床表现。

（三）临床表现

患者临床上常表现为心前区痛、呼吸困难等，体检时可见心尖搏动减弱或消失，心界向两侧扩大，心音弱而遥远。心包填塞时心动过速、休克、颈静脉怒张，肝肿大、腹水、脉压差小及奇脉等。

（四）MRI 表现

（1）在 SE 序列中可见心包腔明显增宽，其内可见异常 MRI 信号影，MRI 信号特点与积液成分有关。单纯浆液性心包积液在 T_1WI 上呈低信号，在 T_2WI 上呈高信号；含蛋白成分较高的炎性心包积液时，在 T_1WI 上呈中等或略高信号，在 T_2WI 上呈高信号；血性心包积液或心包积血时，在 T_1WI 和 T_2WI 上均呈中等或高信号。

（2）由于受心脏跳动影响，心包积液的 MRI 信号不均，部分因受流空效应影响而形成低信号或无信号。

（3）在 GRE Cine－MRI 上心包积液均呈明亮高信号。

（4）心包积液的分度：

Ⅰ度为少量积液，积液量＜100ml，舒张期测量心包脏壁层间距为 5～14mm。

Ⅱ度中等量积液，积液量 100～500ml，心包脏壁层间距为 15～24mm。

Ⅲ度大量积液，积液量＞500ml，心包脏壁层间距＞25mm。

（五）诊断要点

（1）临床上患者表现为胸痛、胸闷、呼吸困难，心界向两侧扩大，心音减弱。

（2）SE 序列中见心包腔扩大，其内可见异常信号影，在 T_1WI 上呈低信号或略高信号，在 T_2WI 上均呈高信号。

（3）GRE Cine－MRI 上积液呈现明亮高信号。

（六）鉴别诊断

少量心包积液时，MRI 容易漏诊，此时应在不同方向的切面上进行扫描，以发现少量心包积液。中等至大量心包积液时 MRI 能显示其影像特点，诊断不难。

二、缩窄性心包炎（Constrictive Pericardlitis，CPC）

（一）概述

缩窄性心包炎是指急性心包炎过后，心包脏、壁层粘连、增厚、纤维化甚至钙化，心包腔闭塞代之以一个纤维瘢痕外壳，包绕心脏，致使心脏舒张期充盈受限而产生血液循环障碍。本病的病因以结核性占大多数，其次为化脓性，创伤和恶性肿瘤等也可见到。

（二）病理变化

心包炎急性期过后，渗液逐渐吸收，纤维性瘢痕组织形成，心包广泛性粘连、增厚，壁层与脏层融合在一起。钙盐的沉积使心包更加增厚和僵硬，因而可加重缩窄作用。有的病例纤维瘢痕局限在房室沟或主动脉根部形成缩窄环，病变以右心室表现更重，瘢痕厚度可达 20mm 以上。显微镜下瘢痕主要由胶原纤维构成，内部有玻璃样变性，脂肪浸润和钙化。增厚、钙化的心包压迫整个心脏和大血管根部，限制了心脏活动，使心室充盈受限，引起回心血流受阻和心排血量下降，大静脉压升高，体、肺循环瘀血，脉压下降等。

（三）临床表现

起病隐匿，常于急性心包炎后数月至数年发生缩窄性心包炎。患者临床表现有不同程度呼吸困难，腹部膨胀，乏力、肝区疼痛。体检时可见肝肿大，颈静脉怒张，腹水及下肢水肿，有 Kussmaul 征，即吸气时颈静脉更为扩张。心脏体征有心尖冲动不易触及，心浊音界正常，心音减低，可以听到心包叩击音。

（四）MRI 表现

（1）心包脏、壁层界限不清，且不规则增厚，其厚度大于4mm，以右心侧、尤其右心室壁外方多见，并且增厚明显。

（2）增厚的心包在 SE 脉冲序列 T_1WI 上大多数呈中等信号或中等度低信号，若见斑块状极低信号提示为心包钙化。

（3）左、右心室腔缩小，心室缘和室间隔僵直。

（4）心室壁运动幅度降低，心房室内径收缩期和舒张期的幅度变化降低。

（五）诊断要点

（1）有急性心包炎病史，近期出现呼吸困难、腹胀、体循环回流障碍等。

（2）MRI 中显示心包不规则增厚，脏层和壁层界限不清，其中有极低信号影代表心包钙化。

（3）心室壁运动幅度下降，收缩期和舒张期心室内径幅度变化降低。

（六）鉴别诊断

MRI 能清楚显示心包增厚、粘连，显示钙化更加支持缩窄性心包炎的诊断，MRI 对本病诊断不难。

（付传明）